# 危重病救治与护理技术

主编　赵　蕾　周冬梅　李树新　有　慧
　　　王洪梅　徐德臻　郝秀芹

四川科学技术出版社

图书在版编目（CIP）数据

危重病救治与护理技术/赵蕾等主编. —成都：
四川科学技术出版社，2024.6
ISBN 978 – 7 – 5727 – 1379 – 8

Ⅰ.①危… Ⅱ.①赵… Ⅲ.①急性病—急救②急性病
—护理③险症—急救④险症—护理 Ⅳ.①R459.7
②R472.2

中国国家版本馆 CIP 数据核字（2024）第 111253 号

危重病救治与护理技术

WEIZHONGBING JIUZHI YU HULI JISHU

主　编　赵　蕾　周冬梅　李树新　有　慧　王洪梅　徐德臻　郝秀芹

出 品 人　程佳月
责任编辑　李　栎
封面设计　刘　蕊
责任出版　欧晓春
出版发行　四川科学技术出版社
　　　　　成都市锦江区三色路 238 号　邮政编码 610023
　　　　　官方微博：http://weibo.com/sckjcbs
　　　　　官方微信公众号：sckjcbs
　　　　　传真：028 – 86361756
成品尺寸　185mm × 260mm
印　　张　21.5
字　　数　500 千
印　　刷　成都博众印务有限公司
版　　次　2024 年 6 月第 1 版
印　　次　2024 年 6 月第 1 次印刷
定　　价　88.00 元

ISBN 978 – 7 – 5727 – 1379 – 8

邮　　购：成都市锦江区三色路 238 号新华之星 A 座 25 层　邮政编码：610023
电　　话：028 – 86361770

# 本书编委会

# 前　言

　　危重病医学是基础医学、临床医学、生物医学工程和药物学互相渗透的边缘学科，其任务是运用最新的研究成果、最先进的医用设备和技术，为危重病患者提供及时、正确的医疗和护理。近年来，危重病医学发展迅速，重症监护病房（ICU）在医院的医疗工作中成为不可缺少的部门。因此，我们参阅大量国内外的文献编写了本书，以更好地推广和提高危重病医学领域的诊断、治疗与护理水平。

　　全书共分 13 章，系统介绍了临床常见急重症的救治与护理。通过对患者常见危重病病情评估，介绍急救措施，确定具体护理措施及加强对患者健康教育，力求反映现代危重病医学专业特色。本书内容丰富，重点突出，简明扼要，切合实用，可供广大医生、护理人员、护理教育工作者、在校学生及其他医药卫生人员参考。

　　由于本书编写时间仓促，又限于编者水平，书中难免会有缺点和疏漏，希望读者对书中不妥之处给予批评指正。

编　者

2023 年 12 月

# 目　录

# 第一章　急危症状

# 第一节 高 热

发热是指体温调节中枢受致热原作用或本身功能紊乱时，人体体温升高超过正常的高限，即人体在休息状态下口腔温度大于37.2℃，直肠温度大于37.7℃，腋温大于37℃。发热是临床上最常见的症状之一，是发热性疾病所共有的一种病理生理过程。

## 一、病因

发热的病因较多，临床上主要分为感染性发热与非感染性发热两大类，以前者多见。

### （一）感染性发热

感染性发热依病原体的不同可分为以下几类：

1. 病毒性感染

病毒性感染如流行性感冒（简称流感）、其他病毒性上呼吸道感染、病毒性肝炎、流行性乙型脑炎、脊髓灰质炎、麻疹、流行性腮腺炎等。

2. 细菌性感染

细菌性感染如伤寒、结核病、细菌性心内膜炎、败血症、大叶性肺炎、急性细菌性痢疾（简称急性菌痢）、丹毒等。

3. 支原体感染

支原体感染如支原体肺炎。

4. 立克次体感染

立克次体感染如斑疹伤寒、恙虫病等。

5. 螺旋体感染

螺旋体感染如钩端螺旋体病、回归热等。

6. 真菌感染

真菌感染如念珠菌病、放线菌病等。

7. 寄生虫感染

寄生虫感染如疟疾、急性血吸虫病等。

### （二）非感染性发热

非感染性发热主要有无菌性坏死物质引起的吸收热、抗原—抗体反应（如风湿热）内分泌与代谢性疾病引起的发热、皮肤散热减少引起的发热（如广泛性皮炎）、体温调节中枢功能异常引起的发热、自主神经功能紊乱引起的发热等。

## 二、病情评估

发热的原因复杂，临床表现千变万化，往往给诊断带来困难，因此，对一些非典型的疑难病例，除仔细询问病史，进行全面的体格检查和一些辅助检查外，更应注意动态观察，并对搜集来的资料进行仔细的综合分析才能及时得出确切的诊断。

（一）病史

现病史和过去史的详细询问常常能为发热性疾病的诊断和鉴别诊断提供重要的线索。如黑热病、血吸虫病、丝虫病、华支睾吸虫病等有相对严格的地区性；疟疾、流行性乙型脑炎、流行性脑脊髓膜炎（简称流脑）、细菌性痢疾等有一定的季节性；麻疹、猩红热、天花患者痊愈后有长期免疫力；食物中毒多见于集体发病，有进食不洁食物史；有应用广谱抗生素、激素、抗肿瘤药物及免疫抑制剂药物史者，经抗生素治疗无效，要考虑二重感染的可能性；有应用解热镇痛药、抗生素、磺胺等药物史，要警惕药物热，如果同时有皮疹出现，药物热的可能性更大；输血后发热时间长，要考虑疟疾、病毒性肝炎、巨细胞病毒（CMV）感染的可能性；既往有肺结核或有与肺结核患者密切接触史者，要警惕结核复发或结核感染的可能；有恶性肿瘤史，不管是手术后、放射治疗（简称放疗）后还是化学治疗（简称化疗）后，再次发热不退要警惕肿瘤转移。

（二）体格检查

详细询问病史和细致的体格检查对大部分高热均能做出正确的判断。病史中考虑到的疾病，还要重点检查有关的系统或脏器，阳性体征的发现对高热的病因诊断有重要参考价值。

1. 一般情况

若一般情况良好而无其他阳性体征者，急性感染性高热应考虑呼吸道病毒感染。

2. 皮肤、黏膜、淋巴结检查

如皮肤、黏膜有黄疸表现应考虑肝、胆疾患。淤点对流脑、败血症、血液病等的诊断有帮助。对有特殊的淋巴结肿大、明显压痛者，应考虑附近器官的炎症等。

3. 头面部

应注意检查巩膜有无黄疸，鼻旁窦有无压痛，外耳道有无流脓，乳突有无压痛，扁桃体有无红肿等。

4. 胸部

应注意乳房有无肿块，肺部有无啰音、胸膜摩擦音，心脏有无杂音等。

5. 腹部

注意有无压痛、反跳痛及肌紧张，有无固定明显压痛点，如右上腹压痛常考虑胆囊炎，女性下腹部压痛应考虑附件炎、盆腔炎等。还须注意有无肿块及肝、脾、肾问题等情况。

6. 神经系统检查

注意有无脑膜刺激征及病理反射等。

（三）辅助检查

1. 血常规

白细胞计数和分类计数最具初筛诊断意义。白细胞计数偏低，应考虑疟疾或病毒性感染；白细胞计数增高和中性粒细胞左移，常为细菌性感染；有大量幼稚细胞出现时要考虑白血病，但须与类白血病反应相鉴别。

2. 尿液、大便检查

尿液检查对尿路疾病的诊断有很大帮助。对昏迷、高热而无阳性神经系统体征患者，应做尿液检查，以排除糖尿病酮症酸中毒合并感染的可能。对高热伴有脓血便或有高热、昏迷、抽搐而无腹泻者，在疑为中毒性菌痢时应灌肠做大便检查。

3. X线检查

X线检查常有助于肺炎、胸膜炎、椎体结核等疾病的诊断。

4. 其他检查

对诊断仍未明确的患者，可酌情做一些特殊的检查，如血培养、抗链球菌溶血素 O 试验（简称抗 O 试验）、各种穿刺及活体组织检查（简称活检）。还可依据病情行 B 型超声（简称 B 超）、计算机断层扫描（CT）、内镜检查等。

5. 剖腹探查

如果能适当应用 CT 检查、B 超检查以及活检，一般不需要剖腹探查。但对 CT 的异常发现需要进一步阐明其性质，或制定准确的处理方案，或需做引流时，剖腹探查可作为最后确诊的步骤而予以实施。

（四）诊断性治疗试验

总的来说，不主张在缺乏明确诊断的病例中应用药物治疗，但是，如果在仔细检查和病原学培养后，临床和实验室资料支持某种病因诊断但又未能完全明确时，诊断性治疗试验是合理的。

1. 血培养阴性的心内膜炎

血培养阴性的心内膜炎有较高的死亡率，如果临床资料表明此诊断是最可能的，抗生素试验治疗可能是救命性的。常推荐应用广谱抗生素 2 种以上，联合、足量、早期、长疗程应用，一般用药 4~6 周，人工瓣膜心内膜炎者疗程应更长，血培养阳性者应根据药物敏感试验（简称药敏试验）给药。

2. 结核

对有结核病史的患者，应高度怀疑有结核病的活动性病灶，2~3 周的抗结核治疗很可能使体温下降，甚至达到正常。

3. 疟疾

如果热型符合疟疾（间日疟或三日疟）改变，伴有脾肿大、白细胞计数减少，处于疟疾流行季节或从疟疾流行区来的患者，而一时未找到疟原虫的确切证据，可试验性抗疟治疗，或许能得到良好的疗效，并有助于诊断。

4. 系统性红斑狼疮

疑为系统性红斑狼疮，而血清学检查未能进一步证实的患者，激素试验性用药可获良效而进一步证实诊断。

**三、治疗**

（一）一般处理

将患者置于安静、舒适、通风的环境。有条件时应安置在有空调的病室内，无空调设备时，可采用室内放置冰块、电扇通风等方法达到降低室温的目的。高热惊厥者应置于保护床内,保持呼吸道通畅,予足量氧气吸入。

（二）降温治疗

可选用物理降温法或药物降温法。

1. 物理降温法

利用物理原理达到散热目的,临床上有局部和全身冷疗两种方法。

1）局部冷疗:适用于体温超过39℃者,给予冷毛巾或冰袋及化学制冷袋,将其放置于额部、腋下或腹股沟部,通过传导方式散发体内的能量。

2）全身冷疗:适用于体温超过39.5℃者,采用乙醇擦浴、温水擦浴、冰水灌肠等方法。

（1）乙醇擦浴法:乙醇是一种挥发性强的液体,擦浴后乙醇在皮肤上迅速蒸发,吸收和带走机体的大量能量;同时乙醇擦浴又具有刺激皮肤血管扩张的作用,使散热增加。一般选用25%~35%的乙醇100~200 mL,温度为30℃左右。擦浴前先置冰袋于头部,以助降温,并可防止由于擦浴时全身皮肤血管收缩所致头部充血;置热水袋于足底,使足底血管扩张有利散热,同时减少头部充血。擦浴中应注意患者的全身情况,若有异常立即停止。擦至腋下、掌心、腘窝、腹股沟等血管丰富处应稍加用力且时间稍长些,直到皮肤发红为止,以利散热。禁擦胸前区、腹部、后颈、足底,以免引起不良反应。擦浴完毕,移去热水袋,间隔30分钟,测体温、脉搏、呼吸,做好记录,如体温降至39℃以下,取下头部冰袋。

（2）温水擦浴法:取32~34℃温水进行擦浴,体热可通过传导散发,并使血管扩张,促进散热。方法同乙醇擦浴法。

（3）冰水灌肠法:用于体温高达40℃的清醒患者,选用4℃的生理盐水100~150 mL灌肠,可达到降低深部体温的目的。

2. 药物降温法

应用解热剂使体温下降。

（1）适应证:①婴幼儿高热,因小儿高热引起"热惊厥";②高热伴头痛、失眠、精神兴奋等症状,影响患者的休息与疾病的康复;③长期发热或高热,经物理降温无效者。

（2）常用药物:有吲哚美辛、异丙嗪、氯丙嗪、激素（如地塞米松）等。对于超高热伴有反复惊厥者,可采用亚冬眠疗法［静脉滴注氯丙嗪、异丙嗪各2 mg/（kg·次）］。降温过程中严密观察血压变化,视体温变化调整药物剂量。

必要时物理降温与药物降温可联合应用,注意观察病情。

（三）病因治疗

诊断明确者应针对病因采取有效措施。

（四）支持治疗

注意补充营养和水分,保持水、电解质平衡,保护心、脑、肾功能及防治并发症。

（五）对症处理

如出现惊厥、颅内压增高等症状,应及时处理。

**四、护理**

1）做好患者皮肤、口腔等基础护理，满足患者的基本需要，尽可能使患者处于舒适状态，预防并发症的发生；做好发热患者的生活照顾，如发热患者的衣被被汗液浸湿，应及时更换。

2）患者由于疾病和高热的折磨，容易出现烦躁、焦虑等心理变化，需要更多的关心、抚慰和鼓励。医护人员要多接近患者，耐心解答患者提出的各种问题，使患者从精神、心理上得到支持。

3）严密观察体温、脉搏、呼吸、血压、神志变化，以了解病情及观察治疗反应。在物理降温或药物降温过程中，应持续测体温或每5分钟测体温1次，昏迷者应测肛温。体温突然下降并伴有大量出汗可导致虚脱或休克，此种情况在老年、体弱患者中尤应注意。

4）观察与高热同时存在的其他症状，如是否伴有寒战、大汗、咳嗽、呕吐、腹泻、出疹或出血等，以协助医生明确诊断。

5）观察末梢循环情况，高热而四肢末梢厥冷、发绀者，往往提示病情更为严重。经治疗后体温下降和四肢末梢转暖、发绀减轻或消失，则提示治疗有效。

6）饮食指导，告知患者发热是一种消耗性疾病，饮食中注意高能量、高蛋白、高维生素的摄取是必要的。鼓励患者多食一些营养丰富、易消化、自己喜爱的流质或半流质饮食，保证每日总能量不低于2 000 kcal*；同时注意水分和盐分补充，保证每日入水量在3 000 mL左右，防止脱水，促进毒素和代谢产物的排出。

7）正确测量体温，体温测量的正确性对于判断疾病的转归有一定的意义。应教会患者正确测量体温的方法，告知成人口腔温度和腋下温度测量的方法、时间及测量中的注意事项；向婴幼儿家属说明婴幼儿肛温测量的方法、时间及注意事项。

8）加强自我保健教育，指导患者建立有规律的生活；适当进行体育锻炼和户外活动，增加机体的耐寒和抗病能力；在寒冷季节或气温骤变时，注意保暖，避免受凉，预防普通感冒、流感等；向患者和家属介绍有关发热的基本知识，避免各种诱因；改善环境卫生，重视个人卫生；告诫患者重视病因治疗，如系感染性发热，当抗生素使用奏效时，体温便会下降。

（刘海云）

# 第二节　呼吸困难

呼吸困难是指患者主观感觉吸入空气不足、呼吸费力；客观表现为呼吸运动用力。

---

* 1 kcal≈4.2 kJ。

重者鼻翼扇动、张口耸肩，甚至发绀，辅助呼吸肌也参与活动，并可有呼吸频率、深度与节律异常。

## 一、病因

呼吸困难最常见的病因是呼吸系统和循环系统疾病，少数则由中毒性、神经精神性、血源性等因素引起。此外，腹内压增高（如大量腹水、妊娠后期等）时也可致呼吸困难。剧烈运动后的正常人，也可出现短暂的生理性呼吸困难。

（一）呼吸系统疾病

1. 上呼吸道疾病

如咽后壁脓肿、扁桃体肿大、喉内异物、喉水肿、喉癌、白喉等。

2. 支气管疾病

如支气管炎、哮喘、支气管肿瘤、广泛支气管扩张、支气管异物、阻塞性肺气肿、支气管狭窄或受压（邻近的淋巴结或肿块等压迫）。

3. 肺部疾病

如各种炎症、肺气肿、广泛肺结核病、大块肺不张、巨大肺囊肿或肺大疱、肿瘤（特别是肺癌）、肺水肿〔特别是急性呼吸窘迫综合征（ARDS）〕、肺尘埃沉着病（简称尘肺）、肺梗死、结节病、弥漫性肺纤维化、肺泡蛋白沉着症、多发性结节性肺动脉炎、肺泡微结石症、肺淀粉样变等。

4. 胸膜疾病

如大量胸腔积液、气胸、间皮瘤、广泛胸膜肥厚粘连等。

5. 胸壁限制性疾病

如胸廓或脊柱畸形、脊柱炎、肋骨骨折、呼吸肌麻痹、膈肌疲劳或麻痹、膈疝、过度肥胖等。

6. 纵隔疾病

如纵隔炎症、纵隔气肿、纵隔疝、淋巴瘤、主动脉瘤、甲状腺瘤、胸腺瘤、畸胎瘤等。

（二）心脏疾病

1. 充血性心力衰竭

充血性心力衰竭所致的呼吸困难一般在数周和数月中缓慢进展，是左心衰竭所致的肺静脉和肺毛细血管高压的临床表现。根据其严重程度可分别表现为：①劳力性呼吸困难；②端坐呼吸；③夜间阵发性呼吸困难；④静息时呼吸困难；⑤急性肺水肿。

2. 动力不足性心力衰竭

如窦性心动过缓，导致心脏缺血、缺氧而引起心脏动力不足。

3. 心包积液

心包积液也可引起呼吸困难，由于心包积液量的不断增加压迫邻近的支气管和肺实质，致使呼吸困难进一步加重，可伴有胸部压迫性钝痛、咳嗽、吞咽困难等症状。

## 二、病情评估

（一）病史

1. 起病形式

1）发病急，常见于急性喉炎、喉头痉挛、呼吸道异物、急性左心衰竭、哮喘发作、自发性气胸、肺梗死。

2）缓慢发病见于慢性支气管炎、慢性心力衰竭、重症肺结核、肺纤维性变、阻塞性肺气肿、二尖瓣狭窄等。

2. 诱发因素

劳动时出现呼吸困难并加重，休息时减轻或缓解，仰卧位时加重，坐位时减轻，夜间阵发性发作，可能系心源性呼吸困难；活动时明显，休息后无气短者，可能为心功能不全、重度肺气肿、哮喘性支气管炎等；在咳嗽或突然用力后发生者可能为自发性气胸；精神刺激后发生的呼吸困难常见于癔症；慢性进行性呼吸困难常见于胸腔积液（如化脓性、结核性、风湿性及肿瘤浸润等）。

3. 伴随症状

1）发作性呼吸困难伴窒息感：常需做紧急处理，见于哮喘发作、心源性哮喘、喉头痉挛或喉头水肿、大块肺栓塞、自发性气胸等。

2）呼吸困难伴发热：可见于肺炎、肺脓肿、肺结核、胸膜炎、急性心包炎、咽后壁脓肿、扁桃体周围脓肿及中枢神经系统疾病。

3）呼吸困难伴意识障碍或昏迷：多见于中枢神经系统疾病、尿毒症、糖尿病、药物中毒等。

（二）体格检查

1. 吸气性呼吸困难

其特点是吸气显著困难，常伴有吼声和三凹征（胸骨上窝、锁骨上窝、肋间隙在吸气时明显下陷）。

2. 呼气性呼吸困难

其特点是呼气费力、延长而缓慢，常伴有哮鸣音。

3. 混合性呼吸困难

混合性呼吸困难常见于肺组织呼吸面积减少，如肺炎、肺水肿、胸膜炎及气胸均可使呼吸受限，出现呼气与吸气均费力。

（三）辅助检查

血、尿液、大便常规检查，尿酮，血糖，血尿素氮，血肌酐，肝功能，血气分析，二氧化碳结合力（$CO_2CP$），痰查抗酸杆菌、癌细胞，心电图及心肺 X 线检查，支气管镜检查，各种免疫功能试验等，均有助于病因诊断。

## 三、治疗

（一）病因治疗

积极治疗原发病。

（二）对症处理

对症处理包括保持呼吸道通畅，给氧，给支气管解痉药如氨茶碱、酚妥拉明、莨菪类药物等，呼吸衰竭可给呼吸兴奋剂，必要时给予辅助呼吸。对于心脏病引起的呼吸困难，应立即救治，如吸氧、注射吗啡、强心、利尿等。对于慢性阻塞性肺疾病（简称慢阻肺）引起的呼吸困难，除一般治疗包括支持疗法，必要时除吸氧、抗生素防治呼吸道感染外，需积极化痰、排痰及解痉平喘，大力改善呼吸道阻塞。对于大量胸腔积液引起的呼吸困难，为解除呼吸困难及诊断，需进行穿刺及抽液，并针对病因进行全身用药或胸腔内注射。对于自发性气胸引起的呼吸困难，若病情危重不允许 X 线检查者应立即用人工气胸器抽气。干性胸膜炎引起的呼吸困难除病因治疗外，可予以消炎镇痛药如阿司匹林，必要时可予以可待因等。

## 四、护理

1）保持室内空气新鲜和适宜的温度、湿度；协助患者取舒适的体位，如抬高床头、半坐卧位。

2）教会患者正确的咳嗽、排痰方法，以确保有效咳嗽和顺利排痰，若病情许可，每 2 小时改变 1 次体位，以利痰液的移动和清除，必要时吸痰，保持呼吸道通畅。

3）指导患者采取有效的呼吸方法

（1）缩唇式呼吸法：患者用鼻吸气，然后通过半闭的口唇慢慢呼气，边呼气边数数，数到 7 后做一个"扑"声，尽量将气呼出，以改善通气，吸与呼的时间之比为1:2或1:3。

（2）膈式呼吸法：护士将双手放在患者肋弓下缘，嘱患者用鼻吸气并将其腹部向外膨起顶住护士双手，屏气 1~2 秒以使肺泡张开，然后护士双手在患者肋弓下方轻轻施加压力，让患者用口慢慢呼出气体，如此练习数次后鼓励患者自己实施，以增加肺活量。

4）病情许可时，鼓励患者有计划地逐渐增加每日的活动量，以保持和改善肺功能，但应避免过度劳累。

5）向患者说明预防呼吸道感染的重要性和吸烟的危害性，指导患者注意保暖，避免到人多和空气污浊的地方，实施戒烟计划。

6）观察呼吸频率、深度和节律的改变，有无呼吸困难及三凹征，胸锁乳突肌等辅助呼吸肌是否参与呼吸运动。注意心、肺体征，尤其是两侧呼吸音是否对称，啰音的性质与分布，以及心界、心音、心律、杂音与血压。还要检查有无颈静脉怒张、肝大或下肢水肿。若为神经肌肉疾患所致呼吸困难，还应进行肌力、肌张力、腱反射、病理反射等神经系统检查。

7）呼吸困难者要按医嘱进行氧疗，如慢性 II 型呼吸衰竭患者一般采用鼻导管持续给氧，氧流量为 1～2 L/min，浓度为 24%～30%。按医嘱给予消炎、化痰、止喘药，进行超声雾化等治疗，必要时协助建立和维持人工气道。严重呼吸困难患者要做好机械通气的准备工作，必要时进行机械通气。合并心力衰竭者应按医嘱给予减负荷、强心、利尿等治疗。

（刘海云）

# 第三节　胸　痛

　　胸痛是一种很常见的临床症状，属于患者就诊时的主诉，很多人在生活中都可能出现过各种类型不同、程度不一的胸痛。虽说大多数胸痛的病因都是良性过程，预后良好，但是一部分起源于重要脏器的疾病（如心肌缺血性疾病）可以直接威胁生命。此时，时间对于患者来说非常重要，早期诊断是关键，早期治疗可获得最佳疗效。如何鉴别这些情况是本节讨论的重点。

　　胸痛的剧烈程度并不与病情严重性直接相关。详细区分各种胸痛的类型，排除一些良性疾病，有助于降低心肌梗死（MI）等一些重症的死亡率。

## 一、病因

　　胸痛病因可分为八大类。

（一）胸壁病变

胸壁病变最为常见，如胸壁挫伤、胸肌劳损、肋骨骨折、肋间神经炎、肋软骨炎、带状疱疹等。

（二）肺及胸膜病变

肺及胸膜病变如炎症、肿瘤、气胸。

（三）心血管病变

心血管病变如心绞痛、MI、心包炎及心肌炎。

（四）纵隔及食管病变

纵隔及食管病变如急性纵隔炎、纵隔肿瘤、纵隔气肿、急性食管炎、食管周围炎、食管癌等。

（五）横膈病变

横膈病变如膈胸膜炎、膈下脓肿、膈疝等。

（六）肩关节及周围组织疾病

肩关节及周围组织疾病如肩胛带骨折、软组织损伤、肩关节脱位、肩关节结核、肩关节肿瘤、胸廓出口综合征、颈胸神经根炎等。

（七）脊柱疾病

脊柱疾病如颈椎病、胸骨小关节紊乱症、脊柱压缩变形、骨质疏松症、脊柱畸形、棘上韧带劳损、类风湿关节炎、颈椎和胸椎结核、肋软骨炎综合征、多发性骨髓瘤等。

（八）其他

也可有精神因素等其他因素。

## 二、病情评估

（一）病史

1. 胸痛部位或其放射部位

不同的病因其胸痛部位或放射部位不同。心前区或胸骨后痛并向左肩或左臂内侧放射，常提示急性冠状动脉综合征（ACS），个别病例先有左肩、左臂及（或）左面颊部痛，后向胸腔中心转移，亦是 ACS 的表现；胸痛伴肩胛间区痛或又出现腹痛、腰痛等多处疼痛，常暗示急性主动脉夹层（AD）；胸痛随体位变化、咳嗽时加剧等提示自发性气胸、胸膜炎和肺栓塞；胸骨后痛、进食或吞咽时加剧，提示食管病变。

2. 胸痛性质

不同的疾病，胸痛的性质各异，胸痛的程度与疾病危险性不完全一致。压榨性痛或压迫感多为心绞痛，如疼痛更剧烈或伴有濒死感常提示急性心肌梗死（AMI）；胸部撕裂样痛可能为气胸或液气胸，胸侧部隐痛或钝痛与呼吸运动有关，可能是肺内病变侵犯脏层胸膜；突发胸背部撕裂样剧痛难忍可能为 AD；右胸下部痛并牵扯右肩部，可能为肝胆疾病或膈下脓肿；阵发性灼痛或刺痛多为肋间神经痛。

3. 持续时间

如疼痛持续 5 秒以上，15 分钟以内，常常是心绞痛；若疼痛持续 30 分钟以上，则常为 AMI；进食时发作或疼痛加剧可能为食管疾病。

4. 影响因素

劳累或紧张时发作，休息或口含硝酸甘油 3 分钟内或吸入亚硝酸异戊酯 30 秒缓解，则为心绞痛；若胸痛持续半小时以上或更长，含硝酸甘油无效，则可能为 AMI；若在劳累或紧张后发生，发作有规律性，持续时间较长，可能为变异型心绞痛；深呼吸或咳嗽时胸痛加重，可能为胸膜炎或心包炎。

5. 伴随症状

胸痛伴大汗、苍白、肢冷时，多考虑 AMI、AD 或肺动脉栓塞；伴呼吸困难者，则可能提示气胸、胸膜炎并发胸腔积液；伴吞咽困难或咽下痛时，提示可能为反流性食管炎等食管疾病。

（二）体格检查

除全面体格检查外，应注意以下三方面。

1. 生命体征

应注意四肢血压、有无奇脉、脉搏两侧是否对称、呼吸节律及频率。

2. 颈部查体

有无气管移位、颈静脉怒张。

3. 胸部查体

皮肤有无皮疹，胸壁有无局部压痛。肺部叩诊音的变化，呼吸音强弱的改变，有无干湿啰音、胸膜摩擦音。心界有无扩大，有无心律失常、心音增强或减弱、附加音、杂音及心包摩擦音。

（三）辅助检查

1. 实验室检查

胸痛患者可通过血常规、血生化、红细胞沉降率（简称血沉）和血清免疫学指标[抗核抗体（ANA）、类风湿因子（RF）、尿酸（UA）]帮助诊断白血病、痛风和结缔组织病。通过心肌酶谱、肌钙蛋白帮助诊断 MI。

1）天冬氨酸氨基转移酶（AST）：升高见于 AMI，常于发病后 12~48 小时达高峰，3 日后逐渐恢复正常。心绞痛、心包炎时正常，故有助于鉴别。

2）血清肌酸激酶（CK）：AMI 时升高，特异性较其他为高，出现时间早（起病后 4~6 小时），有利于早期诊断及鉴别诊断。充血性心力衰竭和肺源性心脏病（简称肺心病）所致的心力衰竭不引起此酶活性增高。

3）血清肌红蛋白：AMI 阳性率为 97.1%，但无特异性，须结合临床和排除其他原因的血清肌红蛋白增高方能做出 AMI 的诊断。

2. 心电图

心电图也是胸痛患者就诊时的常规检查，其基本目的是判断有无心肌缺血，同时还可发现肺栓塞出现的心律失常、左室肥大、束支阻滞或左室劳损，故成为常用的筛选方法。

AMI 时出现的 ST 段抬高是最为敏感和特异的指标，在胸部症状出现数分钟后即可表现出来。MI 患者中有 80%~90% 出现新的局限性 ST 段抬高。然而只有 30%~40% AMI 的胸痛患者在一开始住院的心电图上就发现有 ST 段抬高。临床发现 ST 段抬高的 AMI 患者，男性比女性更为明显。

ST 段压低提示心肌缺血，但是很难据此判断 MI，大约只有 50% 的患者出现 ST 压低而证实为 MI。

对称性 T 波是非特异性指标，在许多疾病中都可出现，如心肌缺血、心肌炎、肺栓塞。大约 1/3 胸痛伴有对称性 T 波的住院患者最终发展成为 AMI。新发的 Q 波对 AMI 有诊断意义，大约 90% 都可以出现。

因急性胸痛进入急诊科的患者中有 1/3 的心电图正常。在这些患者中有 5%~40% 可能发展为 AMI。急性心肌缺血有胸痛同时心电图缺乏相应改变的患者中只有 4% 能追溯到冠状动脉粥样硬化性心脏病（简称冠心病）的病史。不论近期还是远期诊断都与住院时的心电图明确相关。如果患者的心电图正常，其死亡率及并发症的概率均很低。长期随访的结果亦是如此。在入院患者心电图上发现 ST 段抬高，其早期死亡率最高，ST 段压低则次之，T 波出现最少。

3. 影像学检查

影像学检查包括胸部 X 线和 CT、磁共振成像（MRI）检查是诊断胸痛的重要检查手段，许多呼吸系统和纵隔疾病，如肺炎、支气管肺癌、气胸以及纵隔气肿均可通过常规 X 线胸片等诊断。借助于 X 线胸片、胸部 CT 及 MRI 还可发现严重的左心衰竭或二尖瓣狭窄以及心包炎、胸膜炎、肺动脉高压和肋骨骨折，胸部高速螺旋 CT 和增强 CT

有助于诊断肺栓塞和主动脉夹层分离。此外，腹部平片和 CT 也可除外肝癌、肝脓肿和膈下脓肿等腹部疾病引起的胸痛。血管造影能显示血管结构，有助于诊断肺栓塞和动脉瘤。

**4. 超声检查**

胸、腹部 B 超检查有助于胸腔积液、肝胆和膈下疾病的诊断。超声心动图有助于诊断和鉴别诊断引起胸痛的心血管疾病，包括心瓣膜病、AMI、急性肺栓塞、心肌病和心包炎及主动脉夹层分离、原发性肺动脉高压和一些先天性疾病，必要时可行心导管检查。

**5. 核素显像**

核素显像主要包括心肌灌注显像和心血池显像。一般以 $^{201}$Tc（铊）或 $^{99m}$Tc - 甲氧基异丁基异腈（$^{99m}$Tc - MIBI）使正常心肌显像，而缺血坏死区不显影的"冷区"显像法；也可以 $^{99m}$Tc - 焦磷酸盐（$^{99m}$Tc - PYP）或 $^{111}$In（铟）- 抗肌凝蛋白抗体使新鲜坏死心肌显像，而正常心肌不显像的"热区"显像法。诊断心肌缺血性病灶一般以负荷实验与心肌显像相结合，成像多采用单光子发射计算机断层显像（SPECT），诊断冠心病的敏感性与特异性为 80%～90%。鉴别心肌细胞是否有活力可用 $^{201}$Tl（铊）延迟到 18 小时甚至 72 小时显像或注射后重复显像。目前最准确的检查手段是正电子发射断层显像（PET），以 $^{18}$F - 脱氧葡萄糖（$^{18}$F - DP）为示踪剂探测病灶区心肌的糖代谢活力，在心肌灌注减低的状况下糖代谢活动存在，增强说明心肌有活力，反之则为瘢痕或坏死组织。

**6. 心导管技术**

心导管技术在诊断先天性疾病、心瓣膜病、心包病变和心肌病变等中很有价值。利用心导管或漂浮导管（Swan - Ganz 导管）在或不在 X 线监视下送入心脏各腔和大血管，进行有关血流动力学监测，获取包括压力、血氧的资料。

**（四）诊断分析**

对于有胸痛症状的患者，要详细询问胸痛的部位、程度、范围、持续时间、伴随症状、有无外伤、有无类似发病史等，结合体格检查、辅助检查综合分析，进行病因学诊断。

急性胸痛的临床表现各异，病情千变万化，危险性也存在着较大的区别，多数情况下可能预示有严重的不良预后，比如 ACS、主动脉夹层等高危疾病。越是严重的疾病，其预后就越具有时间依赖性，即诊断越早、治疗越及时，预后越好；反之则带来灾难性后果。

**（五）鉴别诊断**

胸痛既可是危及生命的症状，也可仅仅是普通疾病的一种表现，临床上结合其病史、体格检查和相应的辅助检查可对其病因做出诊断。

1. 呼吸系统疾病

1）气胸：气胸是胸痛的常见病因之一，几乎 100% 的气胸患者都会出现不同程度的胸痛。

2）肺栓塞：肺栓塞近年来有增多的趋势，该病的临床误诊率较高，它引起的胸痛常为钝痛，有时因栓塞部位附近的胸膜有纤维素性炎症，可产生与呼吸有关的胸膜性疼痛。

3）胸膜炎和恶性肿瘤：胸膜炎引起的胸痛与呼吸有关，深呼吸或咳嗽时加重，随着积液增多，胸痛减轻甚至消失。胸膜恶性肿瘤的胸痛特点是呈进行性加重。

4）急性支气管炎：急性支气管炎由于频繁咳嗽可引起胸骨后疼痛，临床上容易诊断。

5）其他肺部疾病：任何肺部疾病累及壁层胸膜时均可引起胸痛，如肺炎、肺结核、肺癌等。

2. 心血管系统疾病

1）MI 和主动脉夹层分离：中年以上患者出现持续性心前区痛或（及）休克，不论其胸痛程度如何及有无高血压或心绞痛病史，均应考虑 AMI 的可能，进行心电图动态观察，结合临床表现及其他实验室检查如心肌酶测定，必要时行冠状动脉造影明确诊断。对中年以上有高血压或动脉粥样硬化病史患者突然出现剧烈的撕裂样胸痛，可放射到背部、腹部或腰部，应警惕主动脉夹层分离的可能。应注意检查有无一侧桡动脉搏动减弱或消失、主动脉瓣区舒张期杂音，部分患者可出现心包摩擦音或心包、胸腔积液征象。胸部 X 线检查发现主动脉阴影呈进行性增宽，搏动减弱甚至消失而心电图无 AMI 的特征性改变。超声心动图、增强 CT 或 MRI 对此病诊断很有帮助。

2）心绞痛：主要表现为胸骨后压榨性疼痛，可向心前区和左上肢放射，持续数分钟，休息或含服硝酸甘油后常迅速缓解。根据典型的胸痛发作以及发作时心电图出现缺血性改变可诊断心绞痛。

3）急性心包炎：胸痛多位于心前区或胸骨后，为剧痛、刀割样痛，也可为钝痛或压迫感，呈持续性痛，在体位改变、深呼吸或咳嗽时加重，前倾位时可缓解。常伴发热、心脏压塞症状，如呼吸困难、烦躁不安、发绀、乏力、水肿。起病前往往有上呼吸道感染或原发感染病史，男性多于女性，成人较儿童多见。心包摩擦音是心包炎的重要体征。心包积液在 200~300 mL 时，心浊音界向两侧扩大，相对心浊音界消失，心尖冲动减弱或消失，心音遥远，心率快，闻及心包叩击音，颈静脉扩张伴奇脉。影像学检查可确诊。

4）肥厚型心肌病：劳力性胸痛，为心前区疼痛，伴劳累后呼吸困难、心悸、乏力、头晕与晕厥。晚期出现心力衰竭。体征：心浊音界向左下扩大，心尖冲动向左下移位，有抬举样搏动。心脏听诊在心尖区内侧或胸骨左缘中下段闻及喷射性收缩期杂音。第二心音反常分裂。辅助检查：

（1）心电图：ST－T 改变，胸前导联 $V_3$、$V_4$、$V_5$ 出现巨大的倒置窄的 T 波（>1 mV）；左心室高电压（$RV_5$>2.5 mV 或 $SV_1$+$RV_5$≥3.5 mV）；异常 Q 波，$V_{5~6}$、aVL、Ⅰ导联有深而窄的 Q 波；有时在Ⅱ、Ⅲ、aVF 及 $V_{1~2}$ 导联上也可有 Q 波，相应导联 T 波直立；左心房波形异常；部分合并预激综合征。

（2）超声心动图：不对称性室间隔肥厚，左心室肥厚形态可呈壶腹状；二尖瓣前叶或腱索在收缩期前移；左心室舒张功能障碍。

（3）心肌酶谱、心肌损伤标志物测定正常。

5）二尖瓣脱垂：指各种原因使二尖瓣瓣叶和（或）腱索发生病变，而造成的一叶（多为后叶）或两叶在左心室收缩时向左心房内脱垂，导致二尖瓣关闭不全的一系列临床表现。二尖瓣脱垂发病率为 1.4% ~ 6%，是较常见的非风湿性心脏瓣膜病之一。多数患者可无症状。部分患者表现为胸部钝痛、锐痛或刀割痛，持续数分钟至数小时，与劳累或精神因素无关，含服硝酸甘油不能使之缓解。另外，可有不同程度的心悸、呼吸困难、乏力、头晕、晕厥等症状；体格检查可在心尖区或其内侧闻及收缩中晚期喀喇音，伴或不伴有收缩期杂音，典型者呈"雁鸣音"。当立位、屏气或吸入亚硝酸异戊酯时，可使收缩期杂音增强；而下蹲、用 β 受体阻滞剂，可使杂音减弱。多数患者心电图可正常，部分患者表现为Ⅱ、Ⅲ、aVF 导联 T 波双相或倒置。另外，还可见各种心律失常，如房性期前收缩、室性期前收缩、室上性或室性心动过速及不同程度的房室传导阻滞等。超声心动图对诊断本病具有特别的意义，可见二尖瓣前后叶突向左心房，并超过瓣环水平；左心室造影显示二尖瓣脱垂和反流。

6）心脏神经症：大多发生在青年和壮年，以 20 ~ 40 岁为最多，多见于女性，尤其是更年期的妇女。一般并无器质性心脏病证据，但可与器质性心脏病同时存在，或在后者的基础上发生。严重的心脏神经症可对活动能力及生活质量造成影响。心脏神经症的主要特征为主观感受的心血管症状，包括心悸、心前区刺痛、气短或过度换气。此外，神经系统以焦虑为主要症状，患者可有紧张的表情、手掌汗多、两手颤抖、体温有时升高。详细的全身和心血管系统检查证实并无器质性心脏病证据，但某些器质性心脏病亦可无明显客观证据，并且器质性心脏病亦可与心脏神经症同时存在，或后者发生在前者的基础上，因此诊断宜全面考虑。必要时定期随访，观察病情发展后再下结论。与甲状腺功能亢进等内分泌代谢性疾病和其他器质性心脏病相鉴别。

7）心脏瓣膜病：引起胸痛的心脏瓣膜病常见的有主动脉瓣狭窄、主动脉瓣关闭不全和二尖瓣脱垂。超声心动图可确诊。

3. 食管疾病

食管疾病引起胸痛的临床表现因其病因不同而不同。

1）胃食管反流：患者有胃灼热、吞咽痛、胸部不适及胸骨中部的压榨感，亦可有恶心、呕吐和唾液分泌过多的表现。

2）食管炎：食管炎表现为吞咽困难、吞咽疼痛，或者有胃食管反流的症状。胸痛往往突然出现，抗酸剂治疗无效。

3）食管痉挛：食管痉挛表现为一种间歇性的钝痛，疼痛位于胸骨中部，可向颈部、背部或胸部放射。

4）食管癌：食管癌除有吞咽痛外，往往伴有进行性加重的吞咽梗阻感。食管吞钡摄片和内镜检查可确诊。

4. 纵隔疾病

纵隔疾病的主要临床表现为胸痛、胸闷和呼吸困难。

1）纵隔肿瘤：纵隔肿瘤压迫周围脏器可引起胸痛、呼吸困难、吞咽困难、声音嘶哑、霍纳综合征、上腔静脉压迫综合征等表现。胸部 CT、MRI 有助于本病的诊断。

2）纵隔炎：纵隔炎多由化脓性感染或结核引起，除了胸痛，常常还伴有感染性疾病的相关表现。

3）纵隔气肿：纵隔气肿多由自发性气胸或者外伤引起，较严重时可引起胸痛、呼吸困难。临床上根据其颈部、面部、前胸触及皮下"握雪感"或"捻发感"，结合X线胸片显示颈部及上纵隔有条索状透亮带可确诊。

5. 腹部脏器疾病

1）膈下脓肿：脓液积聚在一侧或两侧的膈肌下、横结肠及其系膜的间隙内，多见于右侧。膈下脓肿可发生在一个或两个以上的间隙。除全身感染的症状外，有下胸部、背部及侧胸部疼痛，并放射于肩部或胸肋缘。检查局部有压痛，呼吸运动减弱。X线检查可见胸膜反应、胸腔积液、肺下叶部分不张等，膈下可见占位阴影、左膈下脓肿，胃底可受压下降移位，脓肿含气者可见液气平面。B超检查或CT检查对膈下脓肿的诊断及鉴别诊断帮助较大。特别是在B超指引下行诊断性穿刺，不仅可帮助定性诊断，而且对小的脓肿可在吸脓后注入抗生素进行治疗。穿刺阴性者不能排除有脓肿的可能。

2）脾梗死：临床少见，缺乏特征性表现，部分病例因可自愈，在临床易被忽视。早期诊断可减少脾梗死的并发症（如脾脓肿和脾破裂），并可排除其他需及时手术的腹部疾病如肝脾破裂、内脏穿孔而避免不必要的剖腹探查。引起脾梗死的疾病常为二尖瓣疾病、骨髓增生性疾病、动脉炎、脾动脉瘤、动脉硬化等疾病。当有门静脉高压等导致的脾肿大时，更易出现脾梗死。脾梗死临床表现缺乏特征性，约半数患者可无症状，较大的脾梗死可引起恶心、呕吐、左上腹及左下胸持续性剧痛，并可向左肩和背部放射。可伴有贫血、白细胞升高和血小板升高。超声检查和CT检查可有阳性表现。多发小灶性脾梗死需与脾淋巴瘤、脾转移瘤鉴别，陈旧性脾梗死需同脾囊肿鉴别。

3）其他疾病：肝脓肿时除有感染症状外，还可出现右下胸疼痛及局部压痛，疼痛可向肩部放射；肝癌（尤其位于右叶顶部的）可引起右下胸疼痛，并向右肩部放射；消化性溃疡急性穿孔时可引起剧烈的上腹痛，有时伴有下胸部疼痛；胆道疾病可引起右下胸痛，也可出现类似心绞痛的发作；有时甚至由于胆道症状不明显或被胸痛症状所掩盖而误诊为冠心病；胃—心综合征主要表现为左侧胸痛或绞榨感，可向左肩放射，偶尔引起心绞痛样发作；脾曲综合征可引起左上腹和心前区疼痛，亦可向左肩、左上臂及颈部放射，有时酷似心绞痛发作，但用硝酸甘油无效，解便或排气后疼痛缓解。心电图正常，X线透视可见左侧结肠充气。

6. 其他

1）肋软骨炎：多位于第2~4肋软骨。疼痛多为闪电样刺痛或持续钝痛。同侧上肢活动、咳嗽、侧身均可使疼痛加重。多见于青壮年，女性多见。体征：局部增粗、隆起、肿胀，有明显压痛。局部皮肤无红肿，肋软骨表面光滑。无明显阳性影像学征象。

2）肌源性疼痛：常由外伤、肌肉劳损引起，也可由剧烈咳嗽及强力劳动引起。疼痛持续时间长短不一，短者疼痛较剧，长者多为钝痛。体征：局部有压痛。无明显阳性影像学征象。

3）带状疱疹：本病可引起剧烈的胸痛，沿肋间神经放射，呈条带状。皮肤异常过敏。体征：病侧皮肤上出现多个散在的丘疹或小水疱疹，内容物澄清，周围绕以炎症性红晕，小水疱簇集成群，但疏散排列，常发生在身体一侧，沿肋间神经分布，不越过中线，或仅累及对侧皮肤的小部分。病程为 2~4 周，愈合后一般不留瘢痕。

### 三、治疗

（一）病因治疗

积极治疗原发病。

（二）对症治疗

1）关节镇痛膏或伤湿镇痛膏，对轻症病例有一定效果。

2）镇痛药如阿司匹林、吲哚美辛、保泰松等可酌情选用。

3）对于癌肿晚期可给予吗啡或哌替啶，对于咳嗽较剧引起的胸痛可用磷酸可卡因口服。

4）对于肋间疼痛、局部肌肉疼痛或肋软骨炎可用 1% 普鲁卡因 5~10 mL 局部封闭，每日或隔日 1 次。肋软骨炎尚可用 1% 普鲁卡因 2~5 mL 加泼尼松龙 12.5~25 mg 局部封闭，每周 2 次。

5）对于肋骨骨折或胸膜炎可用 5~10 cm 宽胶布固定，胶布两端应超过正中线。对于闭合性多发性肋骨骨折和双骨折，因常引起反常呼吸，合并呼吸及循环障碍，须及时紧急处理，在保证呼吸道通畅及积极处理休克的基础上控制反常呼吸，如棉垫加宽胶布固定、肋骨牵引固定等。

### 四、护理

1）使患者保持安静休息，适当给予镇静剂，做好心理护理，消除患者焦虑、恐惧情绪。

2）合理安排饮食，保证营养摄入。

3）保持大便通畅，避免用力大便。

4）密切观察病情，加强对生命体征、胸痛变化的观察，如有异常情况应立即通知医生，进行对症处理。

5）做好基础护理，如口腔、皮肤护理，预防并发症。

6）对于各种疾病引起胸痛的患者，医护人员应指导患者注意休息，避免加重胸痛的行为和采取相应措施缓解胸痛，如肺及胸膜病变时在深吸气、咳嗽时胸痛加剧；冠心病患者在饮食、劳累、饮酒、吸烟、受凉、情绪激动等情况下会诱发心绞痛或 MI，此时应使患者采取平卧位，避免搬动患者和使患者情绪紧张，舌下含服硝酸甘油以缓解心前区疼痛。

7）指导患者保证休息，合理饮食，改正吸烟、饮酒等不良嗜好，避免过劳、受凉、情绪激动等刺激，教育患者树立战胜疾病的信心，做好患者的心理护理。

（王洪梅）

# 第四节 发 绀

发绀是指血液中还原血红蛋白增多，使皮肤、黏膜呈青紫色的现象。少数情况下，如高铁血红蛋白、硫化血红蛋白亦可致皮肤、黏膜呈青紫现象，发绀在皮肤较薄、色素较少和毛细血管丰富的部位，如口唇、鼻尖、颊部与牙床等处较为明显，易于观察。

## 一、病因

### （一）中心性发绀

中心性发绀包括肺性发绀和心性混合性发绀。肺性发绀见于呼吸道阻塞或各种严重肺部、胸膜疾病，使肺的氧合作用不足所致。心性混合性发绀见于右至左分流的先天性心脏病，如法洛四联症、法洛三联症等，是由于部分静脉血通过心脏内的异常通道进入动脉，当分流量超过心排血量的1/3时，即可出现发绀。

### （二）周围性发绀

由周围组织氧耗量增加、血液循环障碍等因素引起。全身性因素，如严重心力衰竭、休克、缩窄性心包炎、三尖瓣狭窄、血容量不足等。局部因素，肢端循环障碍，如雷诺病、血栓性静脉炎、动脉炎等。

### （三）混合性发绀

由血液在肺氧合不足同时伴有周围血流缓慢所致，见于全心衰竭和慢性支气管炎引起的肺心病。

### （四）异常血红蛋白性发绀

血液中高铁血红蛋白量达 30 g/L 时，即可出现发绀，可由药物或化学品如亚硝酸盐、硝基苯、苯胺等引起，或进食大量含亚硝酸盐的蔬菜（肠源性青紫症）；血液中硫化血红蛋白量达 5 g/L 时，可出现发绀，为获得性，是由于硫化氢作用于血红蛋白而产生的，见于非那西丁等乙酰苯胺类药物中毒时；先天性高铁血红蛋白血症也可引起发绀。

## 二、病情评估

### （一）病史

1. 发绀的发生情况

发生的年龄、起病时间、可能诱因、出现的急缓。

2. 发绀的特点及严重程度

注意发绀的部位与范围、青紫的程度，是全身性还是局部性；发绀部位皮肤的温度，经按摩或加温后发绀能否消退；发绀是否伴有呼吸困难。若为中心性发绀，则应询问有无心悸、气促、胸痛、咳嗽、晕厥、尿少等心肺疾病症状；周围性发绀者，则应注意上半身或某个肢体或肢端有无局部肿胀、疼痛、肢体发凉、受寒等情况。异常血红蛋白血症者一般无呼吸困难。红细胞增多者发绀明显，而休克和贫血者发绀不明显。

3. 相关病史

有无心肺疾患及其他与发绀有关的疾病病史；是否出生后及幼年时就有发绀；有无家族史；有无相关药物、化学物品、变质蔬菜摄入史，有无在持久便秘情况下过食蛋类或硫化物病史等。

4. 主要伴发症状

1）发绀伴呼吸困难：见于重症心肺疾病、急性呼吸道梗阻和大量气胸等。高铁血红蛋白血症和硫化血红蛋白血症虽有明显发绀，但无呼吸困难。

2）发绀伴杵状指（趾）：主要见于发绀型先天性心脏病、肺部肿瘤和慢性化脓性疾病，如支气管扩张和肺脓肿。

3）急速发生的发绀伴意识障碍：见于药物或化学物质中毒、休克。

（二）体格检查

1. 一般项目

注意有无窒息、呼吸困难、心力衰竭和休克的表现。

2. 发绀的程度与色泽

轻度发绀的发现在很大程度上有赖于检查者的观察能力和经验，极度发绀多见于高铁血红蛋白血症和发绀型先天性心脏病。慢性肺心病、非发绀型先天性心脏病继发肺动脉高压伴右向左分流综合征的发绀往往也较明显。病程冗长的发绀，因继发红细胞增多，发绀多较显著；而发绀病程短者，多不伴有红细胞增多，发绀一般较轻。伴有休克或贫血者，发绀程度大多较为轻微，皮肤黏膜多不出现典型青紫色而呈青灰色。真性红细胞增多症由于血液黏稠、血流缓慢而引起发绀，其程度较轻，且带有紫红色或呈古铜色。

3. 发绀的分布

1）如发绀仅限于末梢部位如鼻尖、耳垂、手指和足趾等处，而温暖部位并无发绀，加温后发绀消失或减轻者为周围性发绀。身体温暖部位，如眼结膜或口腔黏膜也同时呈现青紫色，在加温后发绀并不消失反趋于明显者为中枢性发绀。血管痉挛性病变引起的发绀属周围性发绀，并呈对称性分布，以肢端部分尤为明显。肢端发绀者和雷诺病都以双侧手指发绀为主，而双足较轻；血管闭塞性疾病如肢体动脉硬化或血栓闭塞性脉管炎则主要累及下肢，虽然双侧均累及，但常呈不完全对称。

2）发绀可呈特殊分布，在诊断上具有特征性，见于：

（1）先天性动脉导管未闭合并肺动脉高压伴有右向左分流时，下肢或躯干呈现明显发绀，两足发绀常较面部和两手为明显，趾呈杵状改变，而头部与上肢发绀则较轻，颜面正常。

（2）完全性大血管错位伴有动脉导管未闭合并肺动脉高压产生肺动脉至主动脉分流时，则头部和上肢呈现发绀，而下肢青紫反而不明显。

4. 胸部检查

应对肺和心脏进行全面检查。肺气肿体征及肺部干、湿啰音等提示为肺源性发绀；

心脏增大，有杂音，并根据杂音的部位、性质以及是否伴有心音异常等可判断是否为心内分流引起的发绀或心力衰竭引起的发绀。

5. 杵状指（趾）

一般而言，慢性中枢性发绀严重或明显时，多伴有杵状指（趾）和红细胞增多，故杵状指（趾）最多见于发绀型先天性心脏病，其程度也最明显。慢性肺部疾病亦可有杵状指（趾）。急性呼吸道疾病、后天性心脏病、高铁血红蛋白血症，以及真性红细胞增多症等一般都不伴有杵状指（趾）。

6. 意识障碍

全身发绀伴有意识障碍者常见于化学性发绀或呼吸、循环功能衰竭者。化学性发绀患者发绀程度虽重，但呼吸困难常不明显；而心功能不全所致的发绀常有明显的呼吸困难，甚至端坐呼吸；休克或弥散性血管内凝血（DIC）时，除了出现意识障碍和全身发绀外，尚有皮肤湿冷、脉搏细速、尿量减少和血压下降等周围循环衰竭的表现。

（三）辅助检查

发绀轻微而肉眼检查难以确定时，应做动脉血氧饱和度（$SaO_2$）测定。对心源性分流性发绀，还应根据具体情况进行心电图、胸部 X 线、超声心动图及心导管等检查。对发绀较明显而一般情况尚好，心、肺功能不能解释发绀原因者，应进行血液检查，以确定有无异常血红蛋白的存在。

（四）鉴别诊断

1. 呼吸系统疾病

1）急性喉梗阻：由喉部炎症、过敏、创伤、异物、肿瘤、痉挛、双侧声带外展性麻痹等原因引起。症状：可有声音嘶哑、咽喉部不适、疼痛、发热、呼吸困难、发绀等症状。病史特征：有呼吸道感染、应用药物、创伤、异物吸入、手术等相关病史。体征有发绀、吸气性呼吸困难，吸气时可见锁骨上窝、胸骨上窝、肋间隙同时出现的三凹征，吸气时闻及喉鸣，重症缺氧者表现为呼吸快而浅、心率快、脉无力、面色苍白、出汗。辅助检查：咽、喉、颈、胸部检查及间接喉镜、气管镜及 X 线、CT 检查可有异常发现。

2）慢性阻塞性肺疾病：慢性支气管炎、哮喘、支气管扩张等反复发作，可转变成慢性阻塞性肺疾病。症状：慢性咳嗽、咳痰、气促、呼吸困难和胸闷、发绀、喘息；严重时出现头痛、嗜睡、神志改变。病史特征：起病缓慢、病程长。好发于秋冬寒冷季节。反复发作呼吸道感染及急性加重史。体征：早期体征不明显。随病情进展表现为肺气肿体征，后期出现呼吸急促、发绀、低氧血症和（或）高碳酸血症，可并发慢性肺心病和右心衰竭，合并感染时肺部闻及干、湿啰音，散在分布。辅助检查：肺功能检查，吸入支气管舒张药后第一秒用力呼气容积（$FEV_1$）与用力肺活量（FVC）的比值 [$FEV_1$/FVC（%）] <70% 者，可确定为不能完全可逆的气流受限；胸部 X 线检查，肺过度充气，肺容积增大，胸腔前后径增长，肋骨走向变平，肺野透亮度增高，膈位置低平，心脏悬垂狭长，肺门血管纹理呈残根状，肺野外周血管纹理纤细稀少等，有时可见肺大疱形成；血气检查，表现为低氧血症、高碳酸血症。

3）肺实质和间质疾病：如肺炎、肺水肿、ARDS、肺间质纤维化等。症状：患者呼吸困难明显，往往有咳嗽、咳痰、气喘、胸痛等呼吸系统常见症状。病史特征：往往有呼吸道感染等诱发因素存在，或有慢性心肺部疾病病史。体征：有发绀、呼吸急促、肺部实变或闻及干、湿啰音等肺部疾病体征。辅助检查：胸部 X 线或胸部 CT 检查有异常发现。

4）肺血管疾病：如肺栓塞、肺动静脉瘘等。症状：有发绀、呼吸困难、咯血等表现。病史特征：往往有心脏病、肿瘤等基础疾病病史。体征：有发绀、呼吸急促，肺部闻及啰音、杂音等体征。辅助检查：胸部 X 线、胸部 CT 或 MRI 检查有助于诊断。

5）胸腔病变：气胸、胸腔积液、创伤等。症状：往往有呼吸困难、胸痛、胸闷、发绀。病史特征：有相应的基础疾病或诱发因素。体征：呼吸困难、发绀、气管及心脏移位，胸部有相应实变或气体增多的体征。辅助检查：胸部 X 线或胸部 CT 检查或超声检查有异常发现。

2. 心血管疾病

1）先天性心脏病：先天性心脏病是心源性发绀最常见的原因，根据出现发绀的早晚可分为早显性与迟显性发绀。当然这种分法并不十分准确，因为同一种发绀型先天性心脏病可以是早显性，也可以是迟显性。不同种类的先天性心脏病由于解剖病理的不同，临床症状、心脏杂音、胸部 X 线、心电图、超声心动图都有其各自的特点，对于疑难病例可考虑通过心导管检查予以确诊。迟显性发绀型先天性心脏病以艾森门格综合征为代表。

2）风湿性心脏病：心脏瓣膜病变可导致肺动脉高压和肺循环淤血，从而使肺功能下降，引起低氧血症，出现发绀。根据心脏杂音特点及 X 线、心电图和超声心动图检查可以确诊。

3）心源性肺水肿：各种原因引起的左心衰竭，如瓣膜疾病、高血压心脏病、冠心病、心肌病等，导致肺循环流体静压升高，液体漏出至毛细血管，引起气体交换障碍，往往同时合并有周围性发绀。结合呼吸困难的特点、循环淤血的表现、心脏体征及血浆脑钠肽（BNP）、X 线、心电图和超声心动图检查可以诊断。

3. 周围血管疾病

1）血栓闭塞性脉管炎：是一种以周围血管炎症和闭塞为特点的疾病，典型的临床表现为间歇性跛行、休息痛及游走性血栓性静脉炎。该病主要侵犯肢体，尤其是下肢的中、小动脉及伴行的静脉，受累血管呈现血管壁全层的非化脓性炎症，管腔内有血栓形成，管腔呈现进行性狭窄以至完全闭塞引起肢体缺血而产生疼痛，严重者肢端可发生不易愈合的溃疡及坏疽，患肢发凉、发麻、皮肤苍白，有时抽痛，指（趾）甲增厚，粗糙而脆，反复发作或日久局部皮肤呈暗紫色，长时间缺血、缺氧皮肤则变黑、坏死等。

2）闭塞性动脉硬化症：是动脉粥样硬化病变累及周围动脉并引起慢性闭塞的一种疾病。多见于腹主动脉下端的大、中型动脉。动脉粥样斑块及其内部出血或斑块破裂导致继发性血栓形成而逐渐产生管腔狭窄或闭塞，从而出现患肢缺血等临床表现。本病多见于老年人，男性多于女性，20% 的患者伴有糖尿病。最早出现的症状为患肢发凉、麻木和间歇性跛行，随着病情的发展，缺血程度加重，出现下肢持续的静息痛，常在肢体抬高位时加重，下垂位时减轻，疼痛在夜间更为剧烈。患肢颜色改变，特别是足在抬高时苍白，下垂时潮红、发紫，提示微循环水平的动脉缺血；两侧肢体皮温不同，患足变凉。

3）雷诺病：是指在寒冷刺激、情绪激动以及其他因素影响下，肢体末梢动脉阵发性痉挛，临床上多呈对称性，好发于 20 ~ 40 岁女性，以手指苍白—发绀—潮红—正常的皮肤颜色间歇性变化为主要表现。基本变化分为三期：痉挛缺血期、扩张期和充血期。

4）上腔静脉综合征：上腔静脉狭窄及阻塞所致的上腔静脉综合征是一组常见的临床综合征。多数为肿瘤压迫、侵犯上腔静脉所致。上腔静脉位于上纵隔右前方，管壁薄，压力低，易被邻近肿块压迫而产生静脉回流障碍，右上肺癌、纵隔肿瘤、胸腺瘤、巨大甲状腺瘤等均可引起上腔静脉综合征，除原发病表现外有进行性呼吸困难，头、面、上肢水肿，重者可波及颈部及胸背，皮肤发绀，胸壁静脉曲张等。

4. 血液病

1）高铁血红蛋白血症

（1）中毒性高铁血红蛋白血症：常由苯胺、硝基苯、亚硝酸盐、伯氨喹、磺胺等中毒引起，其特点是发绀出现急骤，全身性发绀但不伴有明显的呼吸困难，氧疗不能改善，只有注射亚甲蓝或大量维生素 C 才可消退。肠源性发绀多发生于进食过量含有亚硝酸盐的变质蔬菜或误将亚硝酸盐食用，一般起病急骤，迅速出现缺氧症状，如头晕、乏力，继之口唇发绀，伴有恶心、呕吐等消化道症状，重者可因昏迷、休克而死亡。

（2）先天性高铁血红蛋白血症：自幼有发绀，一般情况好，易误诊为早显性发绀型先天性心脏病。

2）硫化血红蛋白血症：为后天获得性，多由硝酸钾、亚硝酸钠、磺胺、非那西丁等中毒所致，须同时有便秘或服用硫化物在肠内形成硫化氢作为先决条件。硫化血红蛋白呈蓝褐色，当其在血液中浓度超过 5 g/L 时可产生全身明显发绀。硫化血红蛋白一经合成，不论体内还是体外都不能恢复为正常血红蛋白，直到红细胞破坏后排出，故发绀持续时间长。本症患者血液呈特殊的蓝褐色，在空气中振摇不能转为鲜红色，分光镜检查时硫化血红蛋白在 618 nm 处产生吸光带，也不被氰化钾所还原，以此与高铁血红蛋白血症相鉴别。

### 三、治疗

#### （一）病因治疗

对于心源性发绀应治疗和预防感染性心内膜炎，治疗心力衰竭和心律失常，治疗和预防缺氧发作，可长期服普萘洛尔；对大血管错位、三尖瓣闭锁、肺动脉瓣闭锁而房间隔缺口很小者可行心导管气囊房间隔造瘘术；对肺动脉瓣闭锁或严重狭窄等先天性心血管畸形患儿，可静脉注射前列腺素（PG）E，促使和延长动脉导管开放。有手术适应证者行手术治疗。周围性发绀除病因治疗外，还须积极治疗心力衰竭。对于异常血红蛋白引起的发绀，如先天性高铁血红蛋白还原酶缺陷及肠源性发绀者使用亚甲蓝和维生素 C 治疗有效。

（二）一般治疗

①半卧位休息，氧气吸入；②注意保暖；③控制感染及心力衰竭；④避免应用有关药物或食物；⑤严重贫血者输新鲜血；等等。

四、护理

1）病情评估：了解发绀患者的症状史，包括发绀出现的时间、次数、持续时间、诱因、伴随症状等，了解原发病的治疗情况、患者及家属的心理反应。进行体格检查及实验室检查。

2）针对发绀患者的心身特点，实施不同的心理安抚。

（1）帮助患者树立正确的观念，正视现实。

（2）让发绀患者保持稳定乐观的情绪。在进行治疗时，医护人员应注意言行，避免因患者情绪变化而引起原发病的恶化。

（3）热情、主动关心患者，在生活上提供方便，消除患者孤独感。

3）保持室内空气清新、温度适宜，让患者处于一个安心养病的良好环境。

4）严重呼吸困难出现发绀时宜取半卧位，这样可以使膈肌下降，有利呼吸，使血液滞留在下肢，减少回心血量，减轻肺淤血。

5）有发绀症状患者的饮食安排要根据发生原因而定。对于肺源性发绀患者应根据疾病情况，给予高营养、高维生素、高蛋白、易消化的饮食，以补充机体消耗的能量。对充血性心力衰竭患者应注意控制钠的摄入，以免加重心力衰竭。

6）根据不同情况合理用氧。严重缺氧所致的中心性发绀给予氧疗可缓解发绀症状。正确合理掌握吸入氧浓度和流量，在供氧过程中严密观察病情，防止不良反应。极度发绀给氧浓度为 28%～35%，中度发绀给氧浓度为 28%，轻度发绀给氧浓度为 24%～28%。高浓度氧吸入时间不宜过长，可与低浓度氧交替吸入，以免引起肺损害和氧中毒。

7）保暖可使血管扩张并促进血液循环。对于外周血管病变的患者，寒冷天气外出时戴手套和穿羊毛袜，避免肢体外露。休克患者可安置在温暖的空调房间内，多加盖被或用电热毯。但忌用热水袋直接给患者取暖，以免烫伤。

8）遵医嘱按时用药，观察用药情况及用药后的疗效与不良反应。了解药物的性状，向患者讲明用药方法及用药途径。

9）伴随症状：①晕厥、意识障碍等的处理见晕厥、意识障碍相关内容。②血压下降者，严密观察血压、尿量、神志；应用升压药时注意药液的浓度、剂量、滴速，定时测血压，保持静脉通路的通畅。

（孟艳）

# 第五节 咯 血

咯血是指喉以下呼吸道及器官病变出血，经口排出者。根据咯血量的不同可分为痰中带血、少量咯血（ < 100 mL/d）、中量咯血（100 ~ 500 mL/d）和大量咯血（ > 500 mL/d）。咯血常由呼吸系统疾病所致，也见于循环系统及全身其他系统疾病，因此，在询问病史时不仅要考虑呼吸系统疾病，也要考虑其他系统疾病，以免漏诊。

## 一、病因

### （一）支气管疾病

支气管疾病主要由炎症导致支气管黏膜或病灶毛细血管渗透性增加，或黏膜下血管破裂所致。常见于慢性支气管炎、支气管扩张、支气管内膜结核、支气管癌等。

### （二）肺部疾病

肺结核是最常见的咯血原因之一。结核性病变可使毛细血管通透性增高、血液渗出，表现为痰中带血；病变侵蚀小动脉管壁则可致咯血；如结核空洞壁肺动脉分支形成的动脉瘤破裂时，则可致大量咯血。此外，肺炎、肺脓肿、肺肿瘤、肺真菌病等均可致不同程度的咯血。

### （三）肺血管疾病

1. 肺淤血

咯血者以二尖瓣狭窄引起的肺淤血多见，且发生于较严重的瓣口狭窄的慢性充血期，也可见于其他心脏病引起的急性肺水肿，表现为痰带血丝、少量咯血或咳出粉红色泡沫样痰。

2. 急性肺血栓栓塞症

咯血发生率约30%，量不多，鲜红色，数日后可变成暗红色。伴有呼吸困难、胸痛。常有深静脉血栓形成或血栓性静脉炎、静脉曲张等危险因素。

3. 肺出血肾炎综合征

肺出血肾炎综合征表现为间歇的咯血，合并呼吸困难与胸痛；除肺、肾两脏器之外，其他器官很少受累。此病主要侵犯原来健康的青年男性，病程数月至1年，预后不良。肾脏病变为进行性，尿毒症症状迅速出现，并掩盖肺部症状，死亡通常为肾衰竭所致。

### （四）气管、肺先天疾病

1. 单侧肺动脉发育不全

本病少见，患者大多有不同程度的咳嗽、咳痰、痰中带血、胸痛和气促等表现，查体发现患侧胸廓扩张稍受限，语颤及呼吸音减弱，多可闻及啰音，可被误诊为肺气肿、气胸、支气管扩张等。诊断主要依靠胸部X线检查。

2. 肺囊肿

先天性肺囊肿患者往往因突然少量咯血或痰中带血而就诊。如有下列情况应考虑本病：肺部阴影长期存在，阴影在同一部位反复出现，无播散灶，阴影新旧程度一致，肺门纵隔淋巴结不肿大，患者虽反复咯血而无结核中毒症状。支气管造影和 CT 检查对本病诊断有决定性意义。

（五）全身性疾病的肺部表现

例如急性传染病（钩端螺旋体病肺出血型、出血热等）、各种血液病、白塞病、各种结缔组织病、肺出血肾炎综合征、替代性月经（如子宫内膜异位症）、DIC 等。

（六）少见的咯血原因

包括肺囊性纤维化（我国少见）、艾滋病（AIDS）继发卡波西肉瘤（Kaposi 肉瘤）时、棘球蚴疾病、硬皮症（伴支气管黏膜毛细血管扩张）、冠心病、恶性纤维组织细胞瘤、主动脉硬化（溃破引起致命性咯血）、急性细菌性心内膜炎（伴动脉瘤）、家族性淀粉样疾病、家族性多器官动脉膨胀病、心室支气管瘘、体外碎石术后、大疱性类天疱疮病、遗传性鼻出血伴出血性毛细血管扩张、肺肉芽肿病、上皮样血管内皮瘤（肺泡出血）、粥样硬化性主动脉瘤、异物食管穿孔、肺曲菌病、肺孢子菌肺炎、尿毒症、间质性肺炎、潜水病、食管疾病等。个别报告有"诈病"或"癔症"患者痰中"带血"。

二、病情评估

（一）病史

咯血的评估首先依据病史。

1. 首先要确定是否咯血

临床上患者自述咯血时首先要除外口腔、鼻咽或喉部出血，必要时做局部检查以明确诊断。其次，要鉴别是咯血还是呕血。还要排除出血性血液病等。

2. 患者的年龄与性别

青壮年咯血要考虑支气管扩张、肺结核。40 岁以上男性吸烟者首先要考虑支气管肺癌。年轻女性反复咯血要考虑支气管内膜结核和支气管腺瘤。发生于幼年则可见于先天性心脏病。

3. 既往史

幼年曾患麻疹、百日咳，有反复咳嗽、咳痰史者首先要考虑支气管扩张。有风湿性心脏病史者要注意二尖瓣狭窄和左心衰竭。有生食螃蟹和蝲蛄史者要考虑肺吸虫病。在流行季节到过疫区者要考虑钩端螺旋体病或流行性出血热。与月经期有一定关系的周期性咯血考虑替代性月经。

4. 咯血量

一般来说，不能以咯血量多少来判断咯血的病因和病情轻重。痰中带血多为毛细血管通透性增加所致，持续数周，经抗感染治疗无效者应警惕支气管肺癌，只有在排除其他原因后才可考虑慢性支气管炎是少量咯血的原因。反复大量咯血要考虑肺结核空洞、支气管扩张、肺脓肿和风湿性心脏病二尖瓣狭窄。突发急性大量咯血应注意肺梗死。咯血量的估计应注意盛器内唾液、痰及水的含量，以及患者吞咽和呼吸道内存留的血量。

5. 咯血的伴随症状

咯血伴刺激性干咳，老年人多见于支气管肺癌，青少年多见于支气管内膜结核；伴乏力、盗汗、食欲缺乏等全身性中毒症状者则肺结核可能性大；伴杵状指（趾）者多见于支气管扩张、支气管肺癌、慢性肺脓肿等；伴全身其他部位皮肤、黏膜出血者多见于血液系统疾病和传染性疾病；伴局限性喘鸣音者应考虑气道不完全性阻塞，见于支气管肺癌或异物。

（二）体格检查

应常规检查脉搏、呼吸、血压、体温；检查皮肤及关节有出血，鼻、咽、口腔有溃疡出血者，应考虑血液病；检查心脏有无扩大、震颤、杂音及心音的改变，特别注意二尖瓣区；检查肺部有无异常浊音区及呼吸音改变等，局限的湿啰音可能与该部的出血有关；如有杵状指（趾）则应想到肺脓肿、支气管扩张、肺癌等。

（三）辅助检查

1. 血液及痰液检查

血常规、血小板、出凝血时间检查可以提示或排除血液疾病。痰液查结核分枝杆菌、肺吸虫卵、阿米巴原虫、真菌及其他致病菌、癌细胞，对肺结核、肺吸虫病、肺阿米巴病、肺真菌病、肺癌有重要意义。

2. X 线检查

咯血患者均应进行前后位及侧位 X 线胸片检查，在大量咯血不易搬动时可进行床边 X 线检查或咯血停止后再进行检查。

3. 支气管镜检查

支气管镜检查不仅可迅速查明出血部位，也可进行适当的治疗。病情允许时可通过活检或刷检进行组织学或细胞学检查，帮助明确病因。纤维支气管镜（简称纤支镜）检查应在大量咯血停止 1～2 小时或少量出血时进行。大量咯血有窒息危险时应用硬质支气管镜进行急救吸引以防气道阻塞，对重度肺功能损害、衰弱不能耐受者应慎用。

4. 支气管造影

对于近期或活动性咯血患者而言，其诊断价值相当有限。目前，主要用于：①为证实局限性支气管扩张的存在；②为排除拟行外科手术治疗的局限性支气管扩张患者存在更广泛的病变。

5. 血管造影

1）选择性支气管动脉造影：咯血患者的出血绝大部分来自支气管动脉系统。选择性支气管动脉造影不仅可以明确出血的准确部位，同时，还能够发现支气管动脉的异常扩张、扭曲变形、动脉瘤形成以及体循环—肺循环交通支的存在，从而为支气管动脉栓塞治疗提供依据。

2）肺动脉造影：对空洞型肺结核、肺脓肿等疾患所引起的顽固性大量咯血，以及怀疑有侵蚀性假性动脉瘤、肺动脉畸形存在者，应在做选择性支气管动脉造影的同时，加做肺动脉造影。

6. 放射性核素检查

出血停止后行通气/灌注扫描有助于明确肺栓塞的诊断。

三、治疗

咯血是许多疾病的一个症状，应当积极寻找病因，治疗原发病。如对于左心衰竭及某些血液系统疾病来说，积极治疗原发病即可在短期内起到良好的止血效果；但是，对于大量咯血而言，即刻止血至关重要，否则可能窒息致死。目前，临床上最常见的咯血多由感染性疾病引起，尤其以支气管扩张、肺结核多见，故对于感染性疾病所致咯血，治疗原发病的同时，止血治疗是首要的治疗措施。

（一）病因治疗

肺结核患者应进行正规抗结核治疗，初治患者可用链霉素、异烟肼、利福平三联治疗。风湿性心脏病左心衰竭患者可静脉推注毛花苷 C 0.2～0.4 mg 和呋塞米 20 mg。肺部真菌病可应用氟康唑、酮康唑等抗真菌药物。

（二）一般治疗

1. 卧床休息

绝对卧床休息，一般采取半坐位，要符合患者的要求，保持最舒适的体位，如已知出血来源，应采取侧卧位压住出血侧，使出血侧呼吸运动减小。如需平卧，则出血侧置沙袋。

2. 镇静

咯血可给患者带来较大的惊恐，应适当予以镇静剂，如地西泮 10 mg 肌内注射或苯巴比妥 0.1～0.2 g 肌内注射。同时指导患者呼吸和咳嗽，不可屏气，有出血务必将血咯出，以防窒息。咳嗽可加剧咯血，剧咳者可给予镇咳剂，如可卡因 15～30 mg，每日 3 次。也可用喷托维林、复方吐根散、苯丙哌林等，但忌用吗啡，吗啡抑制呼吸中枢，减少咳嗽反射，血液或血块不易咳出，可引起窒息。

3. 吸氧及建立静脉输液通道

失血量多时，可少量多次输新鲜血，既防止休克又有促进止血作用。除非已发生休克，否则不宜大量输液或输血，以免促进出血。不可用低分子右旋糖酐，因它能阻止血液凝固。对有缺氧表现者，应给予氧疗，但需首先使呼吸道通畅，免受血液堵塞，才能有效地进行氧疗。采用高频通气方式给氧，可能更为有效。

4. 其他

大量咯血时暂禁食，咯血停止或减轻后可给予易消化食物。保持大便通畅。

（三）止血疗法

1. 止血药物的应用

目前，还没有经双盲试验证明对治疗咯血确切有效的药物。常用止血药物有神经垂体激素、巴曲酶，其他如维生素 K、普鲁卡因等。应用止血药物一般没有严格规定，可酌情交替应用，增强治疗效果。

1）神经垂体激素：为脑神经垂体的水溶性成分，可使肺小动脉收缩致血管破裂处血栓形成，同时减少肺内血流量，降低肺循环压力。大量咯血时可用 5～10 U 溶于 20～40 mL 生理盐水中或葡萄糖液中缓慢静脉注射，后以 10～40 U 溶于 5% 葡萄糖液 500 mL 中静脉滴注维持治疗，必要时 6～8 小时重复 1 次。不良反应有头痛、面色苍白、心悸、胸闷、腹痛、便意或血压升高等，高血压、冠心病者及孕妇禁用。

2）普鲁卡因：通过神经阻滞作用达到扩张血管、降低肺循环压力的作用。用于不能使用神经垂体激素者，常用 150～300 mg 普鲁卡因溶于 5% 葡萄糖液 500 mL 内静脉滴注，每日 1 次。少数人对此药过敏，首次应用时应做皮试。

3）酚妥拉明：为 α 受体阻滞剂，直接扩张血管平滑肌，降低肺动静脉压，减轻肺淤血达到止血目的。常用酚妥拉明 10～20 mg 加入 5% 葡萄糖液 250～500 mL 中缓慢静脉滴注，连用 5～7 日，应用过程中注意监测血压，血容量不足时易引起血压下降，故应在补足血容量的基础上应用。

4）巴曲酶：含有类凝血酶和类凝血激酶 2 种有效成分。主要作用为促进出血部位的血小板聚集，促进凝血过程。一般先肌内注射 0.3 U，然后静脉注射 0.3 U，如出血不止，可 4～6 小时重复 1 次。

5）阿托品及山莨菪碱：可用于对神经垂体激素有禁忌者。为治疗肺结核、支气管扩张所致咯血的首选药物。阿托品 1 mg 肌内注射，血不止者于 2～3 小时再次肌内注射 0.5 mg，以后 0.3 mg，每日 2 次口服，血停为止。或山莨菪碱 10 mg 肌内注射，方法同上。机制尚不清楚，可能与其扩张周围血管、减少回心血量以至降低肺动脉压、减少肺血流量有关。青光眼者禁用。

6）催产素：催产素具有直接扩张血管的作用，既能扩张静脉，也能扩张周围小动脉，从而减少回心血量，降低肺动脉压和减少肺循环血量，从而达到止血目的。用法：5～10 U 加入 25% 葡萄糖液 20 mL 中静脉缓慢注射，大部分人 10～20 分钟咯血量明显减少，再用催产素 10～15 U 加入 5% 葡萄糖液 500 mL 静脉滴注，每日剂量 40～50 U，遇有停药后再次咯血者，按原剂量再次给药有效。

7）氯丙嗪：取氯丙嗪 10 mg 每 4～6 小时肌内注射 1 次，必要时增至 15 mg 每 4 小时肌内注射 1 次。机制是氯丙嗪既可扩张静脉，也可扩张周围小动脉，从而降低心脏前后负荷而止血。

8）硝酸异山梨酯：硝酸异山梨酯可松弛血管平滑肌，扩张周围血管，减少回心血量，降低心排血量。用法：10～20 mg，每日 3 次口服。

9）冬眠 II 号：取哌替啶 50 mg，异丙嗪 25 mg，双氯麦角碱 0.3 mg，加注射用水 9 mL，共 12 mL。每次取 2 mL 肌内注射，每 2～4 小时 1 次，间隔时间长短视患者反应及病情需要而定，待咯血完全停止后再继用 3 日。

10）肾上腺皮质激素：顽固性咯血病例用一般治疗及神经垂体激素治疗无效时，加用泼尼松每日 30 mg，疗程 1～2 周，可获止血效果，对浸润性肺结核疗效最佳。

11）桂利嗪：每次 50 mg，每日 2 次口服，中等以上咯血者加倍服用。近期疗程 1 周，血止后长期或间断服用。不良反应有咽干、嗜睡，大多可耐受，无须特殊处理。

12）肼屈嗪：开始用量每次 25 mg，每日 3～4 次，以后可逐渐增加，治疗剂量为每日 200～300 mg。肼屈嗪为动脉扩张剂，能有效地降低肺动脉压力，适用于各种原因所致的肺动脉高压性咯血。不良反应有头痛、心悸、心动过速、恶心、呕吐、眩晕、体位性低血压等。

13）其他：如卡巴克洛、维生素 K、6-氨基己酸、酚磺乙胺、氨甲苯酸等均可酌情选用。

2. 支气管镜

对采用药物治疗效果不佳的顽固性大量咯血患者，应及时进行纤支镜检查。其目的：一是明确出血部位；二是清除气道内的陈血；三是配合血管收缩剂、凝血酶、气囊填塞等方法进行有效的止血。出血较多时，一般先采用硬质支气管镜清除积血，然后通过硬质支气管镜再应用纤支镜，找到出血部位进行止血。目前，借助支气管镜的常用止血措施有：①支气管灌洗；②局部用药；③气囊填塞。

3. 支气管动脉栓塞术

支气管动脉栓塞术已被广泛应用于大量咯血患者的治疗，尤其是对于双侧病变或多部位出血；心、肺功能较差不能耐受手术或晚期肺癌侵及纵隔和大血管者，支气管动脉栓塞治疗是一种较好的替代手术治疗的方法。

4. 放射治疗

有文献报道，对不适合手术及支气管动脉栓塞术的晚期肺癌及部分肺部曲霉菌感染引起大量咯血的患者，局限放疗可能有效。

（四）窒息时的紧急处理

窒息是咯血患者致死的主要原因，应及早识别和抢救，窒息抢救的重点是保持呼吸道通畅和纠正缺氧。

1. 体位引流

1）对于一次大咯血窒息者，应立即抱起患者下半身，倒置使身体躯干与床成40°～90°角，由另一人轻托患者的头部向背部屈曲并叩击背部，倒出肺内积血，防止血液淹溺整个气道。

2）对一侧肺已切除，余肺发生咯血窒息者，应将患者卧于切除肺一侧，健侧肺在上方，头低脚高。

2. 清除积血

用开口器将患者口打开，并用舌钳将舌拉出，清除口咽部积血；或用导管自鼻腔插至咽喉部，用吸引器吸出口、鼻、咽喉内的血块，并刺激咽喉部，使患者用力咳出气道内的积血；必要时，可行气管插管或气管切开，通过冲洗和吸引，亦可迅速恢复呼吸道通畅。

3. 高流量吸氧

高流量吸氧同时，注射呼吸兴奋剂如尼可刹米、洛贝林等。

4. 其他措施

其他措施包括迅速建立输液通道，使用止血药物、补充血容量、纠正休克、抗感染、加强监测和护理，必要时行机械通气。

（五）抗感染

预防肺部感染应予以适当抗生素，特别是支气管扩张、肺脓肿及肺炎等引起的咯血更需要大力抗感染。

## 四、护理

1）保持病室内安静，避免不必要的交谈，以减少肺部活动度，少量咯血者应静卧休息，大量咯血时应绝对卧床休息。

2）守护在患者身旁并安慰患者，轻声、简要地解释病情，使之有安全感，消除恐惧感。

3）向患者解释心情放松有利于止血，告知患者咯血时绝对不能屏气，以免诱发喉头痉挛。血液引流不畅形成血块，导致窒息时，协助患者取患侧卧位或平卧位头偏向一侧，嘱其尽量将血轻轻咯出。

4）大量咯血者暂禁食，少量咯血者宜进少量凉或温的流质饮食，多饮水及多吃含纤维素的食物，以保持大便通畅。

5）备好吸痰器、鼻导管、气管插管和气管切开包等急救用品，以便医生及时抢救，解除呼吸道阻塞。

6）严密观察生命体征，及时测量血压、脉搏、呼吸。严密观察精神及意识状态的变化，注意咯血量及速度，及时发现窒息的早期症状，如患者突然发生胸闷、躁动、呼吸困难，突然出现痰鸣音，患者反应迟钝，伴有发绀现象，咯血突然中断等。

7）注意观察患者对治疗的反应，并根据病情变化控制药液滴速。

8）大量咯血病情凶险危重，应迅速建立输液通道，补充血容量及药物。保持呼吸道通畅，体位引流无效时，可通过支气管镜用吸引器抽吸气管、支气管中的血凝块；或用呼吸器行人工呼吸，必要时行气管切开，并协助医生吸取气管内滞留的血块，以保持患者呼吸道通畅。因持续咯血静脉滴注或推注神经垂体激素时，速度不宜过快，并应观察药物反应，如恶心、便意、心悸、面色苍白等。反复应用咯血药物不能奏效时，应做好术前准备、术中配合及术后观察不良反应。需行支气管检查时，应向患者解释手术方法和目的，鼓励患者密切配合。

（孟艳）

# 第六节　腹　痛

急性腹痛是急诊患者最常见的主诉之一，涉及内、外、妇、儿等诸多专科。由腹腔内器官病变产生的腹痛称为"真性腹痛"。腹壁和腹部邻近部位病变以及全身性疾病引发的腹痛称为"假性腹痛"。急性腹痛的特点是起病急骤、病因复杂多变、病情严重程度不一，如果诊断不及时或处理不当将产生严重后果。

## 一、病因

引起腹痛的病因很多，既可由腹内脏器的病变引起，也可由腹外疾患所致。

（一）消化系统疾病

如急性胃炎、消化性溃疡穿孔、急性胃扩张、急性胃扭转、急性胃潴留、胃痉挛、急性肠梗阻、急性胆囊炎、胆石症、胆道蛔虫病、急性胰腺炎等。

（二）泌尿生殖系统疾病

急性肾盂肾炎、肾结石、肾下垂、急性盆腔炎、异位妊娠、卵巢囊肿蒂扭转、卵巢破裂、痛经等。

（三）内分泌及代谢障碍疾病

糖尿病酮症酸中毒、尿毒症、甲状腺功能亢进、腹型嗜铬细胞瘤、急性肾上腺皮质功能不全、低血糖、血卟啉病、高脂血症等。

（四）神经系统疾病

腹型癫痫、腹壁神经痛、神经性腹痛等。

（五）中毒性疾病

如铅中毒、砷中毒、汞中毒、食物中毒等。

（六）传染性疾病

流行性出血热、登革热、伤寒、急性菌痢、急性阿米巴痢疾等。

（七）腹外脏器疾病

胸部疾病，如细菌性肺炎、急性充血性心力衰竭、AMI、急性心包炎等。

## 二、病情评估

（一）病史

1. 起病的缓急及疼痛程度

疼痛是突然发生还是逐渐出现的，疼痛过程是逐渐加重还是减轻。

2. 腹痛的部位

上腹痛多为食管、胃、十二指肠、胆系或胰腺疾病所致，下腹痛常由结肠病变及盆腔疾病引起。另外，腹痛还应注意是局限性还是弥漫性、固定性还是游走性，是否有放射性。

3. 腹痛性质

疼痛是绞痛、撕裂痛、刀割样、钻顶样，还是钝痛、隐痛、胀痛、闷痛、烧灼痛，是阵发性、持续性，还是持续性疼痛阵发性加重。

4. 腹痛的转移和放射

由于神经分布的关系，一些部位病变引起的疼痛常放射至固定的区域。如胆囊炎、胆石症的疼痛常可放射到右侧肩背部。急性阑尾炎，腹痛常从上腹部和脐周开始，后逐渐转移至右下腹固定。胃、十二指肠穿孔，有时漏出的胃、肠内容物，可沿右侧结肠旁沟流至右下腹，可产生右下腹疼痛及压痛（可误诊为急性阑尾炎）。下叶肺炎、胸膜炎可引起同侧腹部反射性疼痛。肾脏、输尿管结石或女性附件疼痛常可放射到外阴及会阴部。

5. 伴随症状

对急性腹痛患者伴随症状的了解有时可有力地提示疾病的性质，有时可指示疾病的部位和波及范围。如胃肠道疾病常伴有呕吐。肠梗阻呕吐频繁，高位梗阻者呕吐出现较早，吐出内容物多为食物、胃液、胆汁等；低位梗阻者呕吐出现较晚而腹胀明显，吐出的内容物可为粪汁样，并停止排气及排便。吐出褐色腥气味的内容物可能为急性胃扩张。呕吐不消化食物及稀水可能为急性胃炎。吐出蛔虫应考虑十二指肠及胆道蛔虫病的可能。若出现果酱样血便则须想到肠套叠、出血性肠炎的可能。绞痛伴有膀胱刺激征或血尿，常为泌尿系的疾病。腹痛伴有阴道的出血可能为异位妊娠破裂、流产等。腹痛早期伴有休克，见于急性出血坏死性胰腺炎，胃、十二指肠急性穿孔，绞窄性肠梗阻等；腹痛后期伴有休克，多为内出血或弥漫性腹膜炎的表现。先有高热而后有腹痛者可能为内科疾病，外科急性腹痛一般在开始时体温正常或仅有低热，以后随着炎症的进展体温逐渐上升。腹痛伴有寒战、高热或黄疸，应考虑急性梗阻性化脓性胆管炎的可能。腹型癫痫可有短暂的意识丧失。

6. 其他

1）腹痛出现前有无不洁食物史、暴饮暴食、酗酒，有无服药史，所用药物的种类，女性患者应注意月经情况。

2）既往有无类似发作史，有无溃疡病史、肝胆疾病史、糖尿病史、肾脏病史及心脏病史等。

（二）体格检查

对急性腹痛的患者，首先应了解患者的一般状况，包括体温、脉搏、呼吸、血压、神志、舌苔、病容、表情、体位、皮肤情况以及有无贫血、黄疸；且不可忽视全身检查，包括心肺情况，重点检查腹部，同时，要注意双侧腹股沟处，以免漏诊嵌顿性腹股沟斜疝或股疝。腹部检查要注意观察以下几点：

1）腹部外形有无膨隆，有无弥漫性胀气，有无肠型和蠕动波，腹式呼吸是否受限等。如全腹膨胀可能是肠梗阻、肠麻痹、内出血的表现，肠型和肠蠕动波的出现也说明有肠梗阻存在。腹式呼吸运动的减弱或消失可能为腹膜炎。女性患者下腹部隆起块状物可能为卵巢囊肿蒂扭转。右上腹局部隆起的包块可能为肿大的胆囊。

2）压痛与肌紧张：检查者动作要轻柔，患者应合作，应先做腹部其他部位的触诊，最后触按患者主诉疼痛部位，并与健侧比较。固定部位的、持续性的深部压痛伴有肌紧张常为炎症的表现。若全腹都有明显压痛、反跳痛与肌强直，为中空脏器穿孔引起腹膜炎的表现。

3）腹部有无肿块：炎性肿块常伴有压痛和腹壁的肌紧张，因此边界不甚清楚；非炎性肿块边界比较清楚。要注意肿块的部位、大小、形态、活动度以及有无压痛等。

4）肝浊音界和移动性浊音：肝浊音界缩小或消失表示胃肠穿孔；内出血或腹膜炎有大量炎性渗出液时，可有移动性浊音。但有时胃肠穿孔不一定肝浊音界都消失，少量积液时不容易发现移动性浊音，可辅以腹部X线透视及诊断性穿刺。

5）肠鸣音亢进还是减弱：肠炎时可有肠鸣音亢进，若听到气过水声为机械性肠梗阻的表现；肠鸣音由亢进到减弱或消失，则为腹膜炎、肠麻痹的表现。

此外，还要注意行直肠、阴道检查。直肠检查对诊断盆腔内的脓肿、肿瘤、炎性肿块、肠套叠等疾病有较大帮助。已婚妇女请妇科医生协助做阴道检查可有助于诊断盆腔病变。

（三）辅助检查

1. 实验室检查

血常规测定有助于了解贫血及感染情况，动态观察有助于了解是否有进行性内出血及炎症变化情况；测定尿中红细胞、白细胞数量对诊断肾绞痛及尿路感染有价值，尿糖、酮体、pH 值测定可诊断糖尿病酮症酸中毒；大便潜血试验有助于诊断消化道出血；脓血便检查有助于诊断肠道炎症及肿瘤。

生化检查：血、尿淀粉酶测定，肝、肾功能，血糖、电解质及血气分析等对诊断及治疗均有较大价值。

2. X 线检查

胸腹透视及平片可以排除胸部疾病导致的腹痛，并对肠梗阻、上消化道穿孔有确诊作用。

3. 超声检查

超声检查可发现肝脾包膜断裂、包膜下积血，胆道结石、扩张、蛔虫，胰腺肿大，腹水和肿块。在异位妊娠的超声检查中，有时可看到胎儿影像。

4. 内镜检查

内镜检查包括胃镜、十二指肠镜、胆道镜、结肠镜、腹腔镜等，可根据需要酌情选择。

5. CT 检查

CT 检查可早期发现异常，对病变定位及定性有很大价值。目前，对实质脏器损伤常首选 CT 检查。

6. 诊断性腹腔穿刺术

诊断性腹腔穿刺术主要适用于怀疑腹内出血、原因不明的急性腹膜炎、腹腔积液等。

（四）鉴别诊断

引起急性腹痛的病因复杂、病种繁多，内科的急性腹痛多由消化系统疾病所致，但必须注意与外科、妇科的腹痛相鉴别。

### 三、治疗

（一）病因治疗

对急性腹痛应主要针对病因治疗，属炎症性腹痛则应选择适当的抗感染药物。对一时难以确诊的急性腹痛患者，可先予对症处理。

（二）解痉镇痛

凡诊断未能明确的急性腹痛患者禁用麻醉性镇痛药，如吗啡、哌替啶、可待因等，以免掩盖症状，延误诊断和治疗。可酌情选用下述药物和针灸疗法。

1. 阿托品

取阿托品 0.5 mg 皮下或肌内注射有解痉镇痛作用。

2. 硝苯地平

硝苯地平为钙通道阻滞剂，可阻断平滑肌细胞的钙离子（$Ca^{2+}$）通道，抑制平滑肌细胞的兴奋—收缩耦联过程，并可直接阻止肥大细胞释放组胺、5 – 羟色胺（5 – HT）等炎症递质。因此，硝苯地平可用于治疗胃肠道、胆道、泌尿道等器官的炎性、痉挛性疼痛。方法：舌下含服硝苯地平 10～20 mg，总有效率为 84%。

3. 吲哚美辛

本品是环氧化酶抑制剂，使用后该酶受抑制，PG 减少，使平滑肌松弛，导管扩张，同时分泌物减少，导管内压降低，疼痛得以缓解，并有利于分泌物、结石、虫体等排出。用法：吲哚美辛每次 50 mg，每日 3 次，剧痛缓解后改为每次 25 mg，每日 3 次，完全缓解后停药。文献报道，用本品治疗胆道蛔虫病、胆囊炎、胆结石、肾结石、胰腺炎引起的腹痛，总有效率为 92.5%。但溃疡病、肾功能不全应避免使用。

4. 尼群地平

本品是二氢吡啶衍生物，为硝苯地平的同系物，属钙通道阻滞剂，临床多用于心、脑血管等疾病治疗。有人统计内、外科病因引起腹痛患者 234 例，用尼群地平 20 mg 1 次口服，总有效率 94.8%，无明显不良反应。

5. 维生素 $K_3$

研究证实，维生素 $K_3$ 对内脏平滑肌有直接松弛作用。临床上应用维生素 $K_3$ 8～20 mg 肌内注射，对内脏平滑肌绞痛和癌痛有良好效果。有些患者使用阿托品、哌替啶镇痛效果不明显后加用维生素 $K_3$，疼痛可获明显改善。近年有人报道，用本品治疗结石性肾绞痛、输尿管绞痛 80 例，方法为维生素 $K_3$ 16 mg 肌内注射，每 8 小时 1 次或维生素 $K_3$ 32 mg 加入葡萄糖液 500 mL 中静脉滴注，每日 1 次。结果镇痛效果为 100%，排石率为 82%。用药过程中无 1 例不良反应。

6. 硫酸镁

有人用硫酸镁静脉滴注治疗急性腹痛 48 例，方法为 25% 硫酸镁 10 mL 加入 5% 葡萄糖液 500 mL 中静脉滴注，每分钟 2～3 mL，不用其他解痉镇痛药，必要时重复上述用药，并同时给予病因治疗及对症处理。结果本组病例显效 34 例，有效 14 例，其中急性胃肠炎 28 例全部为显效。实践证明，此法对缓解急性胃肠道、胆道痉挛等功能性疼痛疗效可靠，且具有见效快、价廉等优点，呼吸功能及肾功能正常者均可首选本品。镇痛原理：镁离子（$Mg^{2+}$）浓度增高可阻断神经肌肉的兴奋传导，使平滑肌松弛而镇痛。$Mg^{2+}$ 作为钙通道阻滞剂，竞争神经细胞上的受体，其浓度增高时能有效地阻断 $Ca^{2+}$ 与受体结合而缓解平滑肌痉挛。

7. 地巴唑

需要时皮下注射 10 mg，并同时口服 10 mg，每日 3 次。机制为本品有直接松弛平滑肌的作用。

8. 酚妥拉明

本品有松弛输尿管的作用，据报道，缓解肾绞痛较阿托品优。

9. 速效救心丸

每丸 40 mg，1 次 6 粒，15 分钟后无效再服 6 粒。对肾绞痛疗效好。

### 四、护理

1）急性腹痛除见于外科病种外，妇科、内科疾病亦能以急性腹痛为主要症状。因此，要询问病史，了解腹痛性质、程度、部位，初步鉴别所属科别。同时，接诊时应主动给患者以关切、同情及适当的语言安慰，并安排其尽早就诊。病情危重患者，应守护在其身旁，并立即通知医生，让其优先就诊。

2）在无休克情况下，患者宜采用半卧位或斜坡卧位，以利腹腔内渗出液积聚盆腔，便于局限、吸收、引流；还可使腹肌松弛、膈肌免受压迫，改善呼吸、循环，减轻腹胀，控制感染等。合并休克者须采用休克体位。

3）对病情较轻者，可给流质或易消化半流质饮食，但须严格控制进食量。对胃肠穿孔、已出现肠麻痹等病情较重者，必须禁食，以减少胃肠道内容物漏出，避免加重腹内积液、积气。

4）观察神态、体温、脉搏、呼吸、血压变化，并详细记录。希氏面容（表情痛苦、面色苍白、两眼无神、额部冷汗、眼窝凹陷、两颧突出、鼻尖峭立）常为急性弥漫性腹膜炎。先发热后腹痛往往以内科疾病为主，而先腹痛后发热常为外科腹痛。腹式呼吸减弱或消失可能为弥漫性腹膜炎。血压降低伴休克症状在腹痛早期出现，表明患者有急性出血坏死性胰腺炎或空腔脏器穿孔的可能；在腹痛晚期出现，提示有弥漫性腹膜炎伴中毒性休克可能。

5）着重观察腹痛部位、性质、开始时间、引起腹痛原因、腹痛持续时间、规律性、痛点是否转移以及疼痛的发展过程，并观察患者对疼痛的反应。对某些保守治疗的患者，尤应密切观察病情变化，若腹痛加剧、白细胞上升，提示病情在进展，应及早采取有效措施。

6）及时了解有关化验指标，以判断病情变化。

7）遵循"五禁四抗"原则，外科腹痛患者在没有明确诊断之前，应严格执行"五禁"，即禁食禁水、禁热敷、禁灌肠、禁服泻药和用吗啡类镇痛药、禁止活动，以免造成炎症扩散。"四抗"即抗休克、抗水及电解质紊乱和酸碱失衡、抗感染、抗腹胀。

8）放置胃管及导尿管。胃肠减压是治疗腹痛的重要措施。胃肠道穿孔及肠麻痹患者常需持续胃肠减压，直至穿孔修复及肠蠕动恢复。出现休克、酸碱失衡等情况的危重患者，需及时留置导尿。

9）补液输血，实施静脉补液为治疗腹痛的重要措施之一，需迅速建立静脉输液通道。对病情严重者应输全血、血浆、白蛋白等胶体液。对伴有休克的重症患者，在补液的同时应有必需的监护，包括定时测血压、脉率、中心静脉压（CVP）、尿量、血细胞比容、血清电解质、肌酐、血气分析等。

10）腹痛观察时的一切措施及病情变化都应及时做好记录，内容正确并注明时间。记录既是诊断治疗的重要资料，又是法律上的重要依据，切不可忽视。

11）外科腹痛患者大多需要紧急手术，因此，在观察期中须做好急诊手术的术前准备，如做好家属的思想工作、迅速收集各项化验的标本送检并及时收取报告单、遵医嘱迅速做好皮肤准备、按时给予术前用药等。

12）大多数腹痛都是在紧急条件下进行手术的，术后易发生各种并发症。因此，应加强术后护理，如密切观察生命体征的变化、观察伤口及各种引流管有无出血现象、了解肠蠕动恢复情况。继续防止感染，做好皮肤及口腔护理等。

（陈德静）

# 第二章　心肺脑复苏

# 第一节 概 述

心肺脑复苏（CPCR）是心搏骤停后抢救生命最基本的医疗技术和方法。复苏是指一切挽救生命的医疗措施，心肺复苏（CPR）的目的是使患者自主循环恢复（ROSC）和自主呼吸恢复。

心肺脑复苏成功的关键是时间。心搏骤停后 20~30 秒可以出现呼吸停止，若呼吸停止先发生，则心搏可能持续至 30 分钟，大脑在心搏、呼吸停止 4~6 分钟可出现不可逆性损害或脑死亡，4 分钟内进行复苏者可能有一半概率被救活；4~6 分钟开始进行复苏者，患者可以救活的概率是 10%；超过 6 分钟开始进行复苏者存活率仅 4%；10 分钟以上开始进行复苏者，存活的可能性很小。因此，心肺复苏应力争在心搏停止后 4 分钟内进行。成功的脑复苏是心肺复苏的关键，而心肺复苏又是脑复苏的前提。

## 一、病因

### （一）麻醉意外

全身麻醉药用量过大或麻醉加深过快，硬膜外麻醉时药物误入蛛网膜下隙，呼吸道梗阻未能及时解除等，均可使血压骤降，使心肌急性缺血、缺氧，导致心搏骤停。

### （二）神经反射因素

麻醉和手术过程容易引起迷走神经反射。如牵拉腹腔、盆腔脏器，刺激肺门或支气管插管等，都可反射性激发心搏骤停。

### （三）血流动力学剧烈改变

任何原因引起的血压急剧下降或升高，以及大失血等，均可引起心搏骤停。

### （四）缺氧或二氧化碳蓄积

严重缺氧和二氧化碳蓄积，均可因抑制心肌的传导及收缩性，而导致心搏骤停。

### （五）心脏器质性病变

缩窄性心包炎、冠心病、心肌炎等，在麻醉和运动时，均可诱发心搏骤停。

### （六）意外事故

电击、溺水、窒息、药物过敏、中毒等，均可能引起心搏骤停。

## 二、心搏骤停的类型

心搏骤停时心脏虽丧失了泵血的功能，但仍有心电及机械活动，在心电图上有 3 种表现。

### （一）心室颤动

心室颤动为最常见的类型，约占 80%。此时心肌纤维呈现出极不规则、快速而紊乱的连续颤动，仅见心脏蠕动，心搏出量为零，心电图上 QRS 波群消失，代之以快速不规则的颤动波，可分为细颤和粗颤 2 种。

**（二）心电静止（心室停搏、心室静止）**

心电静止为死亡常见表现，心脏处于静止状态，心电图呈等电位线或偶见 P 波。

**（三）心室自身节律（心电机械分离）**

心室肌呈慢而微弱的收缩（20 ~ 30 次/分），心电图 QRS 波群呈宽大畸形缓慢而矮小的室性自搏节律，无泵血功能，为死亡率极高的一种心电图表现。

心搏停止不论何种类型，其共同点都是心脏失去排血功能，即有效循环停止、心音消失、血压测不到、呼吸断续或停止、意识丧失、瞳孔散大大于 4 mm、全身组织供血供氧中断。在临床上无法鉴别病因，患者处于临床死亡状态，初期急救处理基本相同，故统称心搏骤停。

### 三、病情评估

心搏骤停"三联征"：意识突然丧失、呼吸停止、大动脉搏动消失。判定标准如下：

1）突然意识丧失，呼之不应。

2）大动脉（颈动脉或股动脉）搏动消失。

3）呼吸停止。

4）双侧瞳孔散大。

心电图表现为心室颤动、无脉性室性心动过速、心室静止、无脉性心电活动。

由于大动脉搏动消失在几秒钟内难以判断，2010 年国际心肺复苏及心血管急救指南（简称指南）确定非专业急救人员只要发现无反应的患者没有自主呼吸就应按心搏骤停处理。切忌对怀疑心搏骤停的患者进行反复的血压测量和心音听诊，或等待心电图描记而延误抢救时机。专业医生仍应检查大动脉搏动进行判断，但必须迅速，如果 10 秒内不能确定有无脉搏，即应实施胸外按压。瞳孔散大虽然是心搏骤停的重要指征，但会受到反应滞后以及药物等因素的影响。

### 四、复苏的阶段和步骤

心搏停止意味着死亡的来临或"临床死亡"的开始。然而因急性原因所致的临床死亡在一定条件下是可逆的，使心跳、呼吸恢复的抢救措施称为心肺复苏。近年来，人们日益认识到，心肺复苏成功的关键不仅是自主呼吸和心跳的恢复，更重要的是中枢神经系统功能的恢复，而且只有使脑功能恢复正常方能称为完全复苏，故把逆转临床死亡的全过程统称为心肺脑复苏。

复苏是一项社会力量和医学专业相互配合共同为抢救患者的生命而必须紧张进行的工作，为使这样的工作避免陷于惊慌失措或劳而无功的困境，必须强调分工明确和操作的规范化。为此，国际上通行将 CPR 分为 3 个阶段。复苏工作的 3 个阶段是初期复苏、后期复苏和复苏后治疗。

（徐德臻）

# 第二节 复 苏

CPR 是针对心跳、呼吸停止所采取的抢救措施，即用心脏按压形成暂时的人工循环并诱发心脏的自主搏动，用人工呼吸代替自主呼吸以及使用一定的药物及电除颤使心跳和呼吸恢复。

CPR 包括第一期基本生命支持和第二期进一步生命支持的两个时期。

现场心肺复苏，主要指基础生命支持，其 CPR 顺序，根据 1992 年美国心脏病学会修订的 CPR 指南提出，首先是畅通气道，然后是人工呼吸及人工胸外按压，称为"ABC"三部曲，但在 1998 年，有人提出 CPR 顺序的重新认识，即"CAB"顺序，首先是按压心脏，建立人工循环，理由是患者在心脏停搏后可有 1～2 次自发性气喘，心血管和肺内尚有氧合血液，体内因有存留的氧，立即心脏按压，可使心脑得到血供。由此，应分秒必争地进行心脏按压，恢复心脑血供，且按压时的胸廓弹性回缩，有助于肺通气。我们认为这种"CAB"顺序的前提应是患者心跳停止前没有明显的缺氧，对于大多数需 CPR 的患者，应首先保持气道通畅，人工呼吸和人工循环同时进行。

## 一、心肺复苏

（一）基本生命支持（BLS）

BLS 是呼吸、循环骤停时的现场急救措施，一般都缺乏复苏设备和技术条件。主要任务是迅速有效地恢复生命器官（特别是心脏和肺）的血液灌流和供氧。初期复苏的任务和步骤可归纳为 CAB：C（circulation）指建立有效的人工循环，A（airway）指保持呼吸道顺畅，B（breathing）指进行有效的人工呼吸。人工呼吸和心脏按压是初期复苏时的主要措施。

1. 判定心搏、呼吸骤停

BLS 的适应证为心搏骤停。实施前必须迅速判定：

1）检查者轻拍并大声呼叫患者，若无反应即可判断为意识丧失；观察患者胸廓有无起伏，同时以食指和中指触摸患者气管正中部位再向一侧滑移 2～3 cm，颈动脉搏动触点即在此平面的胸锁乳突肌前缘的凹陷处。若意识丧失，无自主呼吸，同时颈动脉搏动消失，即可判定为心搏骤停，应立即开始抢救，并及时呼救以取得他人帮助。

2）有无头颈部外伤，对伤者应尽量避免移动，以防脊髓进一步损伤。

2. C（人工循环）

1）心前区叩击术：心前区叩击术是发现心搏骤停后应立即采取的一种紧急措施。通过拳击心前区产生的机械震动转变为微弱电流来刺激心脏使其复跳。方法：施救者将拳握紧，用拳底肌肉部分在患者胸骨中下 1/3 交界处，离胸壁 20～30 cm 高处向下猛力叩击 1～2 次，如无脉搏与心音，应立即进行胸外心脏按压术。注意点：①要求在心脏骤停 1 分钟内进行；②对缺氧而跳动着的心脏拳击易引起心室颤动，故避免应用；③对室性心动过速而循环尚未停止的患者也不宜应用。

2）胸外心脏按压术：把患者平放于木板床或平地上，急救者以一掌根置于患者胸骨中下 1/3 交界处，另一手掌交叉重叠于此掌背之上，其手指不能压于患者胸部，按压时两肘伸直，用肩背部力量垂直下压，使胸廓下压 5~6 cm，突然放松，使掌根不离开胸壁，按压频率为 100~120 次/分，可促进心脏复跳。此外，抬高患者下肢可增加静脉回流，改善循环。必须强调不要因为听诊、心电图检查而频繁停止按压，心内注射、电击、气管插管时时间亦不应超过 10 秒。心脏按压要与人工呼吸配合进行。

此外，儿童可用一个手掌按压，婴儿仅需 2 个或 3 个手指即可进行有效按压。此外，亦可用双手围绕婴儿两侧胸背部，用两个拇指在前进行按压的改良方法。儿童越小，按压频率应加快、按压幅度减小。

心脏按压的有效表现：①每次按压时能扪及颈动脉等大动脉的搏动，可测得收缩压在 60 mmHg* 以上；②口唇、甲床色泽转红；③瞳孔缩小，出现睫毛反射；④呼吸逐渐恢复；⑤下颌及四肢肌张力逐渐恢复，出现吞咽反射。

胸外心脏按压术并发症：胸外心脏按压术如操作不正确，效果将大为降低。按压的动作要迅速有力，有一定的冲击力，每次松压时需停顿瞬间，使心室较好充盈。但按压切忌用猛力，以避免造成以下并发症：①肋骨、胸骨骨折，肋软骨脱离，造成不稳定胸壁；②肺损伤和出血、气胸、血胸、皮下气肿；③内脏损伤，如肝、脾、肾或胰损伤，后腹膜血肿；④心血管损伤，发生心包填塞、心脏起搏器或人工瓣膜损坏或脱离、心律不齐、心室颤动；⑤栓塞症（血、脂肪、骨髓或气栓子）；⑥胃内容物反流，造成吸入或窒息。

有以下情况的患者不宜采用胸外心脏按压术，如大失血患者、老年人桶状胸、胸廓畸形、心包压塞症、肝脾过大、妊娠后期、胸部穿通伤等。

3）胸内心脏按压术指征：①胸骨或脊柱畸形致纵隔移位；②胸部创伤；③左心房黏液瘤、心室壁瘤、重度二尖瓣狭窄、心脏撕裂、穿破及心外填塞；④严重肺气肿、气胸、血胸；⑤手术过程中和妊娠后期；⑥常规心外按压 20 分钟无效者。

3. A（呼吸道通畅）

开放气道以保持呼吸道通畅，是进行人工呼吸前的首要步骤。患者应平卧在平地或硬板上，头部不能高于胸部平面，松解衣领及裤带，清理口中污物、义齿及呕吐物等，然后按以下手法开放气道。

1）仰头抬颏法：此法解除舌后坠效果最佳且安全、简单易学，适用于无头、颈外伤的患者。急救者一手置于患者前额，向后加压使头后仰。另一手的食指和中指置于患者颏部的下颌角处，将颏上抬，但应避免压迫颈前部及颏下软组织，且抬高程度以下颌角、耳垂连线与地面垂直为限。

2）下颌前推法（托下颌法）：急救者将其拇指（左右手均可）放在患者颧骨上作支点，用同一手的食指或中指放在患者耳垂下方的下颌角处着力点，将下颌向前向上托

---

* 1 mmHg = 0.133 kPa。

起，使下颌牙超过上颌牙，此时舌根便离开咽后壁从而解除了气道阻塞。如单手无力，也可将另一手放在对侧相同部位用双手托举。若双手托举，行口对口人工通气时，急救者可用颊部紧贴并堵塞患者鼻孔，当疑有颈椎病变时，头不应后仰，单纯托起下颌即可，此法效果确实，缺点是操作稍难，急救者腕部及手指易感疲乏。

3）对疑有头、颈部外伤者，不应抬颈，以免进一步损伤脊髓。宜用托颌法，急救者位于患者头侧，两拇指位于口角旁，其余四指托住患者下颌部位，保证头部与颈部固定，再用力将下颌向上抬起，使下齿高于上齿。

4. B（人工呼吸）

心搏骤停20~30秒，呼吸亦随之停止，在胸外心脏按压的同时，需建立人工呼吸，否则心脏复跳很困难。一旦确定呼吸停止，必须立即进行人工呼吸。

1）口对口人工呼吸：急救者将放在患者前额上的手的拇指与食指夹紧患者鼻孔，另一手翻开患者口唇，正常吸气后用双唇包绕患者的嘴唇，用力吹气，直至患者胸廓明显隆起，然后放松鼻孔，让患者胸廓复原。每次吹气应持续1秒，每分钟吹气10~12次，如此反复进行。

2）口对鼻人工呼吸：适用于口部外伤、牙关紧闭或脱臼、脱齿、口唇封闭不严以及婴幼儿等。方法是一手压额使患者头部后仰，一手抬颌使患者口唇紧闭。深吸气，用双唇紧贴患者鼻孔吹气。气量与吹气频率与口对口人工呼吸相同。

无论是1人还是2人抢救，心脏按压30次，人工呼吸2次。人工呼吸有效的标准是：①吹气时胸部隆起；②呼气时听到气体溢出声；③吹气时可听到肺泡呼吸音。人工呼吸的主要并发症是空气进入胃部可引起胃扩张，甚至胃破裂。控制吹气量，间断压迫上腹部可以预防。

（二）进一步生命支持（ALS）

主要为在BLS基础上应用辅助设备及特殊技术，建立和维持有效的通气和血液循环，识别及治疗心律失常，建立有效的静脉通路，改善并保持心肺功能及治疗原发疾病。

1. 气管内插管

若患者未恢复自主呼吸，应尽早进行气管内插管，插入通气管后，可立即连接非同步定容呼吸机或麻醉机。每分钟通气12~15次即可。一般通气时，暂停胸外按压1~2次。

2. 环甲膜穿刺

遇有插管困难而严重窒息的患者，可以16号粗针头刺入环甲膜，接上"T"形管输氧，可立即缓解严重缺氧情况，为下一步气管插管或气管造口术赢得时间，为完全复苏奠定基础。

3. 气管造口术

气管造口术是为了保持较长期的呼吸道通畅，主要用于心肺复苏后仍然长期昏迷的患者。

4. 心肺复苏药物的应用

目前认为心脏复苏药以气管内或静脉内给药最为理想。切忌在心脏严重缺氧状态下，过早应用心脏复苏药物，通常在心脏按压 1~2 分钟，心脏仍未复跳时才考虑用药。常用的心脏复苏药物如下。

1）肾上腺素：肾上腺素是少数已被证实有效的药物之一，为心搏骤停和 CPR 期间的首选药物。可用于电击无效的心室颤动、无脉性室性心动过速、无脉性电活动、心脏停搏。其作用机制为：①激动外周血管 α 受体，提高平均动脉压，增加心脑血液灌注；②激动冠状动脉和脑血管 β 受体，增加心脑血流量；③使心肌的细颤转为粗颤，有利于电除颤。

肾上腺素的常用量为 1 mg，静脉注射，若首次用量效果不佳，可每隔 3~5 分钟重复使用，直至自主循环恢复。如果采用气管内滴注，则剂量加倍，为 2 mg，并用生理盐水稀释至 10 mL 应用。

2）血管加压素：血管加压素可直接作用于非肾上腺素能 $\beta_1$ 受体，促进外周血管收缩，提高体循环血管阻力。其优点为无 β 效应、作用不受酸中毒影响及降低复苏后心肌功能失调的危险率。缺点是在儿童可引起心脏停搏。目前推荐用于心室颤动者，单次剂量为 40 U，推荐只用一次。

3）利多卡因：利多卡因可抑制心室异位节律，提高心室颤动阈值，治疗量对心肌收缩力和动脉血压均无明显影响，为室性心动过速的首选药物，对除颤成功后再次复发心室颤动者亦有效。常规剂量为 1 mg/kg，静脉注射，若无效可每 5~10 分钟以 0.5~0.75 mg/kg 重复 1 次，最大剂量为 3 mg/kg。

4）阿托品：阿托品可降低迷走神经兴奋性，增加窦房结的自律性，改善房室传导，用于心脏停搏、三度房室传导阻滞或高度房室传导阻滞以及严重心动过缓。剂量为 0.5~1 mg，静脉注射，每 3~5 分钟 1 次，最大总剂量为 3 mg。

5）溴苄胺：有明显的提高心室颤动阈值作用，在非同步除颤前，先静脉注射溴苄胺，具有较高的转复率，并防止心室颤动复发。用法：溴苄胺 5~10 mg/kg，静脉注射，不必稀释。注入后，即进行电除颤。如不成功可重复，每 15~30 分钟给 10 mg/kg，总量不超过 30 mg/kg。

6）胺碘酮：除 α、β 受体阻滞作用外，还能影响钠、钾、钙离子通道，对房性和室性心律失常均有效。用法为 150 mg 加入 5% 葡萄糖 20 mL 中 10 分钟内缓慢静脉推注，继之以 1 mg/min 持续点滴，6 小时后改为 0.5 mg/min 维持。

7）甲氧明：近年研究证明，甲氧明在心肺复苏中效果良好，因其属单纯兴奋 α 受体的药物，可明显提高主动脉舒张压，改善冠状动脉灌注，提高复苏成功率，故近年主张首选。用法为 10 mg 静脉缓缓注入。

8）5% 碳酸氢钠：碳酸氢钠在进一步生命支持初期不主张应用，因为它不改善患者后果，只在除颤、心脏按压、支持通气和药物治疗后，或早已存在代谢性酸中毒、高钾血症时，才考虑应用。用法：一般可静脉注射或快速静脉滴注，首剂为 0.5~1 mmol/kg（5% 碳酸氢钠 100 mL = 60 mmol）；以后最好根据血气分析及 pH 值决定用量，如无条件，可每 10 分钟重复首次剂量的 1/2，连用 2~3 次。一般总量不超过 300 mL，同时保证充分通气，以免加重心脏和大脑功能损害。

9）钙剂：钙离子是心肌应激性离子，能增加心肌的张力和收缩力，并延长心脏的收缩期，但过高的钙离子浓度可使心肌持续收缩而出现"石头心"。心肌和血管平滑肌过度收缩，加重细胞缺血—再灌注损伤，诱发心肌缺血缺氧和 MI。对洋地黄化的患者，更有促使洋地黄中毒的危险。目前不建议常规使用钙剂。一般适用于高钾血症、低钙血症或钙通道阻滞剂中毒引起的心搏骤停。用量为 10% 葡萄糖酸钙 0.5 mL/kg（最大量20 mL），或 10% 氯化钙 0.2 mL/kg（最大量 10 mL）。

10）硫酸镁和氯化镁：在指南中作为 Ⅱb 类推荐，仅在有明确的低镁、低钾血症时使用。

11）呼吸兴奋剂：使用呼吸兴奋剂的目的在于加强或完善自主呼吸功能。常用的有二甲弗林、尼可刹米、戊四氮、洛贝林等。新近研究认为，在呼吸复苏早期，由于脑组织内氧合血液的灌注尚未完全建立，细胞仍处于缺氧状态，此时不宜使用呼吸兴奋剂，用了反可刺激细胞的新陈代谢而加重细胞损害，致其功能恢复困难，甚至导致细胞死亡，在复苏成功 20～30 分钟，脑组织才逐渐脱离缺氧状态，60 分钟后脑组织有氧代谢恢复。因此，呼吸兴奋剂的应用（包括中枢神经兴奋剂），在复苏成功 1 小时后才考虑应用，最好的适应证为自主呼吸恢复，但有呼吸过浅、过慢、不规则等呼吸功能不全者。

12）其他用药：有指征时酌情应用升压药、强心剂、抗酸剂及抗心律失常药。

5. 心电监测、电除颤与电起搏

1）心电监测：心搏骤停后，应尽快连接心电图导联，描记心电图，以明确心搏骤停的心电图表现。连续心电监测，可以了解迅速变化的心律及对复苏的反应，以利于指导抢救。

2）电除颤：一旦心电监护显示为心室颤动，应立即进行非同步电除颤。首次电击能量为 200 J，一次无效，短期内（3 分钟内）可增大能量再次电击，最大能量以不超过 360 J 为宜。亦可静脉注射溴苄胺 5～10 mg/kg，或利多卡因 1 mg/kg 后再电除颤。如为细颤波，可静脉注射肾上腺素 1 mg，细颤变为粗颤后再除颤。已开胸手术或开胸心脏按压者，可胸内电除颤，其能量较胸壁放电时低，一般为 50～100 J。

3）电起搏：尽管心搏骤停后用电起搏治疗尚有争议，但下列情况下可能有效：①高度或完全性房室传导阻滞；②交界性心律；③显著窦性心动过缓。电机械分离起搏无效，心室停顿的预后也差。电起搏分为静脉插管心内起搏、食管电极起搏和皮肤电极起搏。对室性快速心律失常，可行超速起搏，通过超速抑制或打断折返使异位心律终止。

## 二、脑复苏

因心搏骤停后往往出现全身组织，尤其是脑、心、肾的严重缺氧，加之代谢紊乱，生命脏器（心、脑、肺、肝、肾）功能严重损害，故需要积极采取有效的防治措施。

### （一）缺氧性脑损害的病理生理

心跳停止后 2～3 分钟，脑血管内红细胞沉积，5～10 分钟形成血栓，10～15 分钟血浆析出毛细血管，脑血流停止 15 分钟以上，即使脑循环恢复，95% 脑组织可出现"无血流"现象，主要由于血管周围胶质细胞、血管内皮细胞肿胀和血管内疱疹形成堵塞微循环，故有人提出立即于颈动脉内进行脑灌注（脑灌注疗法）。

脑组织在人体器官中最容易受缺血伤害，这是由于脑组织的高代谢率、高氧耗和对高血流量的需求。整个脑组织重量只占体重的2%，但静息时，它需要的氧供却占人体总摄取量的20%，血流量占心排出量的15%。

正常脑血流量（CBF）为每100 g脑组织45～60 mL/min，低于20 mL/min即有脑功能损害，低于8 mL/min即可导致不可逆损害，前者称为神经功能临界值，后者为脑衰竭临界值。

脑内的能量储备很少，所储备的ATP和糖原，在心跳停止后10分钟内即耗竭，故脑血流中断5～10秒就发生晕厥，继而抽搐，如脑血流中断四五分钟，就有生命危险。研究认为，心搏骤停后的能量代谢障碍易于纠正，而重建循环后发生或发展的病理生理变化，即上述所谓"无血流"现象给脑组织以第二次打击，可能是脑细胞死亡的主要原因。心搏骤停和重建循环后低血压的时间越长，无血流现象越明显。此外，脑生化方面的紊乱，在缺血期间活性自由基（超氧化物自由基）等的形成，可损伤细胞膜，甚至导致细胞死亡，因而有人主张用自由基清除剂。缺氧后导致组织损害的另一重要激活因素是细胞内钙离子增加，认为细胞质中钙离子浓度增加是引起缺血、缺氧后脑细胞死亡的因素之一。

因缺血、缺氧，脑组织内的毛细血管因超氧化物自由基的蓄积和局部酸中毒的作用而通透性增加，加之流体静力压升高，血管内液体与蛋白质进入细胞外间隙而形成脑水肿。脑水肿的防治与提高脑复苏成功率有很大关系。低温、脱水疗法的疗效已被公认。

（二）脑复苏措施

脑复苏主要针对四个方面：降低脑细胞代谢率，加强氧和能量供给，促进脑循环再流通及纠正可能引起继发性脑损害的全身和颅内病理因素。

1. 调节平均动脉压（MAP）

要求立即恢复并维持正常或稍高于正常的MAP（90～100 mmHg），要防止突然发生高血压，尤其不宜超过自动调节崩溃点（MAP为130～150 mmHg）。若血压过高，可用血管扩张剂如咪噻芬、氯丙嗪和硝普钠等。预防低血压，可用血浆或血浆代用品提高血容量，或用药物如多巴胺等调节MAP。多数心搏骤停患者可耐受增加10%左右的血容量（1%体重），有时可用胶体代用品如右旋糖酐-40或低分子右旋糖酐，最好根据肺动脉楔压监测进行补充血容量。

2. 呼吸管理

为预防完全主动过度换气引起颅内压升高，对神志不清的患者应使用机械呼吸器。应用呼吸器过度通气，使动脉血氧分压（$PaO_2$）和脑微循环血氧分压明显提高，对缺氧性损伤的恢复，保证脑组织的充分供氧是非常必需的。

3. 低温疗法

低温可降低脑代谢，减少脑氧耗，减慢缺氧时ATP的消耗率和高乳酸血症的发展，有利于保护脑细胞，减轻缺氧性脑损害。此外，低温尚可降低大脑脑脊液压力，减小脑容积，有利于改善脑水肿。

1）降温开始时间：产生脑细胞损害和脑水肿的关键性时刻，是循环停止后的最初10分钟。因此降温时间越早越好，1小时内降温效果最好，2小时后效果较差，心脏按压的同时即可在头部用冰帽降温。

2）目标温度：低温能减少脑组织耗氧量。一般认为：32～34℃对脑有较大的作用，降为28℃以下，脑电活动明显呈保护性抑制状态。但体温降至28℃易诱发心室颤动等严重心律失常，故宜采用头部重点降温法。

3）降温持续时间：至少24小时，一般需2～3天，严重者可能要1周以上。为了防止复温后脑水肿反复和脑耗氧量增加而加重脑损害，降温持续至中枢神经系统皮质功能开始恢复，即以听觉恢复为指标，然后逐步停止降温，让体温自动缓慢上升，绝不能复温过快。

4. 脱水疗法

可提高血浆胶体渗透压，造成血液、脑脊液、组织细胞之间渗透压差，使脑细胞内的水分进入血液而排出体外，从而脑体积缩小，颅内压降低。心肺复苏成功后，应给20%甘露醇125～250 mL，快速静脉滴入，或呋塞米、依他尼酸钠40～100 mg静脉注射。也可用地塞米松5～10 mg静脉注射，每4～6小时1次，一般连用3～5天。

5. 巴比妥酸盐疗法

巴比妥类能增加神经系统对缺氧的耐受力，可以抑制复苏后脑组织代谢率的异常增加，具有稳定脑细胞膜的作用。巴比妥类还可减轻脑水肿，改善局部血流的分布异常，缩小梗死面积。此外，巴比妥类还可防治抽搐发作，强化降温对脑组织代谢率的抑制能力，提高低温疗法的效果。一般强调在心脏复跳后30～60分钟开始应用，迟于24小时则疗效显著降低。可选用2%硫喷妥钠5 mg/kg即刻静脉注射，每小时2 mg/kg（维持血浓度2～4 mg/L），以达到安静脑电图为宜，总量不超过30 mg/kg；或苯妥英钠7 mg/kg静脉注射，必要时重复给药。硫喷妥钠多用于昏迷患者，属于深度麻醉药，应在麻醉医生指导下进行。下列情况暂停给药：①维持正常动脉压所需血管收缩药物剂量过大时；②心电图出现致命性心律失常时；③CVP及肺动脉楔压升至相当高度或出现肺水肿。

6. 促进脑细胞代谢

ATP可供应脑细胞能量，恢复钠泵功能，有利于减轻脑水肿。葡萄糖为脑组织获得能量的主要来源。此外，辅酶A、细胞色素C、多种维生素等与脑组织代谢有关的药物均可应用。

7. 高压氧的应用

高压氧可提高脑组织的氧分压，降低氧耗及颅内压，促进脑功能的恢复。尤其对心肺复苏后脑损害严重、脑复苏比较困难、反复抽搐、持续呈昏迷状态且病情逐渐恶化者可行高压氧治疗。

8. 肾上腺皮质激素

肾上腺皮质激素在心肺脑复苏过程中具有多方面的良好作用。一般来讲，单独应用肾上腺皮质激素仅适用于轻度脑损害者；多数情况下，常与脱水剂、低温疗法同时应用。其用量要大，如地塞米松每次5～10 mg，静脉注射，每4～6小时1次，一般情况下应连用3～5天。

9. 钙拮抗剂的应用和关于应用钙剂的问题

脑缺血后脑内 $Ca^{2+}$ 的移行，关系到细胞内代谢、细胞内释放游离脂肪酸、产生氧自由基的情况以及脑微血管无复流现象，这些异常均会导致神经元的损害，钙拮抗剂可改变这些过程。脑完全缺血后血流恢复，可有 10～20 分钟的短暂高灌流合并血管运动麻痹而血脑屏障破坏，形成水肿，以后有 6～18 小时的长时间低灌流。钙拮抗剂为强的脑血管扩张剂，可降低此种缺血后的低灌流状态。

脑缺血、缺氧后进行复苏，再灌流不足和神经细胞死亡部分起因于 $Ca^{2+}$ 进入血管平滑肌和神经元。

关于心搏骤停后钙剂的应用，近年来的文献指出：

1）休克、缺氧或缺血时，有迅速而大量的 $Ca^{2+}$ 内流进入细胞。

2）细胞质内 $Ca^{2+}$ 升高可减低腺苷酸环化酶的活性，引起类似肾上腺素能阻滞剂的产生。

3）细胞质内 $Ca^{2+}$ 增多，可使线粒体氧化磷酸化失偶联，抑制 ATP 的合成。

4）细胞质内 $Ca^{2+}$ 升高导致心肌纤维过度收缩，抑制左心室充盈，减低最大收缩力。

因此说明 $Ca^{2+}$ 内流入细胞质有代谢和机械两方面毒性作用。故复苏时禁忌常规应用钙剂治疗，并必须仔细地重新评价。

10. 抗自由基药物的应用

该类药物含有阻断自由基作用的超氧化物歧化酶、过氧化氢酶、谷胱甘肽过氧化物酶和自由基清除剂，如甘露醇、维生素 C、维生素 E、辅酶 Q10、丹参、莨菪碱等。

（三）脑复苏转归

不同程度的脑缺血、缺氧，经复苏处理后可能有 4 种转归。

1）完全恢复。

2）恢复意识，遗有智力减退、精神异常或肢体功能障碍等。

3）去大脑皮质综合征，即患者无意识活动，但保留着呼吸和脑干功能。眼睑开闭自由，眼球无目的地转动或转向一侧，有吞咽、咳嗽、角膜和瞳孔对光反射，时有咀嚼、吮吸动作，肢体对疼痛能回避。肌张力增高，饮食靠鼻饲，大小便失禁。多数患者将停留在"植物状态"。

4）脑死亡，包括脑干在内的全部脑组织的不可逆损害。对脑死亡的诊断涉及体征、脑电图、脑循环和脑代谢等方面，主要包括：①持续深昏迷，对外部刺激全无反应；②无自主呼吸；③无自主运动，肌肉无张力；④脑干功能和脑干反射大部或全部丧失，体温调节紊乱；⑤脑电图呈等电位；⑥排除抑制脑功能的可能因素，如低温、严重代谢和内分泌紊乱、肌松药和其他药物的作用等。一般需观察 24～48 小时方能做出结论。

（四）维持血压及循环功能

心搏骤停复苏后，循环功能往往不够稳定，常出现低血压或心律失常。低血压如系血容量不足，则应补充血容量；心功能不良者应酌情使用强心药物如毛花苷 C；需用升压药物，则以选用间羟胺或多巴胺为好；如发生严重心律失常，应先纠正缺氧、酸中毒及电解质紊乱，然后再根据心律失常的性质进行治疗。

多巴胺 20～40 mg 加入 5% 葡萄糖液 100 mL，静脉滴注，滴速以维持合适的血压及尿量为宜（每分钟在 2～10 μg/kg），可增加心排血量；大于每分钟 10 μg/kg，则使血管收缩；大于每分钟 20 μg/kg，可降低肾及肠系膜血流。

如升压不满意，可加氢化可的松 100～200 mg 或地塞米松 5～10 mg，补充血容量，纠正酸血症，多数血压能上升，待血压平稳后逐渐减量。

如升压药不断增加，而血压仍不能维持，脉压小，肢体末梢发绀，颈静脉怒张，CVP 升高，或肺毛细血管楔压（PCWP）升高，左心房压升高，心力衰竭早期可加用血管扩张药物：

1）硝酸甘油 20 mg 加入 5% 葡萄糖液 100 mL，静脉滴注，滴速为 5～200 μg/min。

2）硝普钠 5 mg 加入 5% 葡萄糖液 100 mL，静脉滴注，滴速为 5～200 μg/min。用药超过 3 天，有氰化物中毒的可能。

3）酚妥拉明 2～5 mg 加入 5% 葡萄糖液 100 mL，静脉滴注，滴速为 20～100 μg/min。

（五）纠正酸中毒及电解质紊乱

根据 $CO_2CP$、血 pH 值及剩余碱等检测结果补充碳酸氢钠，一般复苏后前 2～3 日仍需每日给予 5% 碳酸氢钠 200～300 mL，以保持酸碱平衡。根据血钾、钠、氯结果做相应处理。

（六）防治急性肾衰竭

如果心脏骤停时间较长或复苏后持续低血压，则易发生急性肾衰竭。原有肾脏病变的老年患者尤为多见。心肺复苏早期出现的肾衰竭多为急性肾缺血所致，其恢复时间较肾毒性者长。由于通常已使用大剂量脱水剂和利尿剂，临床可表现为尿量正常甚至增多，但血肌酐升高（非少尿型急性肾衰竭）。

防治急性肾衰竭时应注意维持有效的心脏和循环功能，避免使用对肾脏有损害的药物。若注射呋塞米后仍然无尿或少尿，则提示急性肾衰竭。此时应按急性肾衰竭处理。

（七）其他

防治继发感染。对于肠鸣音消失和机械通气伴有意识障碍患者，应该留置胃管，并尽早地经胃肠道补充营养。

### 三、心肺复苏中易犯的错误

1）延误、耽搁是可能救活患者的祸首；只有争分夺秒才是救星。

2）可能扪及颈动脉搏动，并不意味着充分的循环复苏。它可能是（封闭充水系统内）液体静力压力波的被动性传导。

3）瞳孔的大小及反应，也可受到光线的影响。

4）插置气管内导管前，先行 5～6 次人工通气，否则可加深缺氧性损害。

5）复苏操作开始前，应先将口咽部呕吐物等清除，以防吸入呼吸道引起窒息。

6）复苏过程中，常可引起胃扩张，应注意呕吐，防止呕吐物吸入呼吸道。

7）为儿童及婴儿进行复苏的常犯错误是按压力量过大，导致肋骨骨折、内脏破裂等。

8）心脏按压过快，可妨碍心室的充盈。

### 四、复苏有效的指标

心肺复苏急救中应对复苏效果进行连续动态评价，可根据以下几方面综合判断复苏有效。

1）大动脉搏动恢复：停止胸外按压后仍可触及颈动脉、股动脉等大动脉搏动。

2）皮肤、黏膜、面色及口唇转为红润。

3）瞳孔由散大到缩小，对光反射恢复。

4）神志改善，患者出现脑功能恢复迹象，如眼球活动、睫毛反射甚至手脚开始抽动，肌张力恢复。

5）自主呼吸出现：经积极复苏后自主呼吸及心搏已有良好恢复，可视为复苏成功。可延续复苏后疾病的进一步治疗。

### 五、终止复苏的指标

出现下列情况时，可停止 CPCR。

1）经 30 分钟以上积极正规心肺复苏抢救后，仍无任何心电活动、自主循环不能恢复。特殊情况如淹溺、低温、电击和雷击、创伤与妊娠等则应延长复苏时间。

2）脑死亡。

诊断要点：

（1）有明确病因，且为不可逆性。

（2）深昏迷，对任何刺激无反应，格拉斯哥昏迷量表（GCS）评分 3 分。

（3）24 小时无自主呼吸，必须靠呼吸机辅助通气。

（4）脑干反射消失（如角膜反射、头眼反射等）。

（5）脑生物电活动消失，脑电图呈电静息，诱发电位各波消失。

（6）排除抑制脑功能的可能因素，如低温、严重代谢和内分泌紊乱、肌松剂和其他药物（如巴比妥类中毒）的作用。持续 6~24 小时观察，重复检查无变化。

### 六、护理

患者复苏成功后病情尚未稳定，需继续严密监测和护理，稍有疏忽或处理不当，即有呼吸、心跳再度停止而死亡的危险。护理中应注意以下方面。

（一）紧急抢救护理配合

协助医生进行"CAB"步骤心肺复苏，立即穿刺开放两条或两条以上静脉通路，遵医嘱给予各种药物。建立抢救特护记录，严格记录出入量、生命体征，加强医护联系。

（二）密切观察体征

如有无呼吸急促、烦躁不安、皮肤潮红、多汗和二氧化碳潴留而致酸中毒的症状，如有应及时采取防治措施。

（三）维持循环系统的稳定

复苏后心律不稳定，应予心电监护。同时注意观察脉搏、心率、血压、末梢循环（通过观察皮肤、口唇颜色，四肢温度、湿度，指、趾甲的颜色及静脉的充盈情况等判断）及尿量。

（四）保持呼吸道通畅，加强呼吸道管理

注意呼吸道湿化和清除呼吸道分泌物。对应用人工呼吸机患者应注意：呼吸机参数（潮气量、呼吸比及呼吸频率等）的及时调整；吸入气的湿化；观察有无导管阻塞、衔接松脱，皮下气肿，通气不足或通气过度等现象。

（五）加强基础护理

预防压疮及肺部感染和泌尿系感染，保证足够的热量，昏迷患者可给予鼻饲高能量、高蛋白饮食。定期监测水、电解质平衡。

（六）防止继发感染

注意保持室内空气新鲜，患者及室内清洁卫生；注意严格无菌操作，器械物品必须经过严格的消毒灭菌；如患者病情允许，勤拍背；若出汗，及时擦干皮肤、更换床单，防止压疮及继发感染发生；注意口腔护理。

（七）防治复苏后心脏再度停搏

心跳、呼吸恢复后，应警惕复苏后的心脏再度停搏。例如在心脏复苏中，尚未恢复窦性节律即停止按压；降温过低（27℃以下）引起心律失常；脱水剂停用过早；脑水肿未能控制而发生脑疝；呼吸道堵塞和通气不足；人工呼吸器使用不当或机械故障；应用抗心律失常药物或冬眠药物用量过大、速度过快而抑制心血管功能；输血补液过多、过速或血容量补充不足；肺部感染；呼吸功能衰竭等，均能使复跳的心脏再度停搏，故对心搏骤停的患者在复苏过程中，需密切观察病情，医护配合，全面分析病情，以取得心肺复苏成功。

## 七、预后评估

预后评估的标准：心搏骤停后72小时行正中神经诱发电位测试有助于判断昏迷患者的神经学预后，临床体征可参照以下5项来预测死亡或神经系统不良后果：

1）24小时后仍无皮质反射。

2）24小时后仍无瞳孔反射。

3）24小时后对疼痛刺激仍无退缩反应。

4）24小时后仍无运动反射。

5）72小时后仍无运动反射。

（徐德臻）

# 第三章　休　克

# 第一节 概 述

　　休克是机体有效循环血容量减少、组织灌注不足、细胞代谢紊乱和功能受损的病理过程，它是一个由多种病因引起的综合征。氧供给不足和需求增加是休克的本质，产生炎症介质是休克的特征，因此，恢复对组织细胞的供氧、促进其有效利用，重新建立氧的供需平衡和保持正常的细胞功能是治疗休克的关键环节。现代的观点将休克视为一个序惯性事件，是一个从亚临床阶段的组织灌注不足向多器官功能障碍综合征（MODS）或多器官功能衰竭（MOF）发展的连续过程。因此，应根据休克不同阶段的病理生理特点采取相应的防治措施。

## 一、病因和分类

　　休克的种类很多，分类也不统一，最常用的分类方法是按病因分类。按病因休克可分为失血性、烧伤性、创伤性、感染性、过敏性、心源性、神经源性和内分泌性休克。前3种休克均伴有血容量降低，可统称为低血容量性休克。按休克时的血流动力学特点，临床上可见高排低阻、低排高阻、低排低阻等类型。按休克的始动环节分类，又可分为以下四类。

　　1. 低血容量性休克

　　包括失血、失液、烧伤、毒素、炎性渗出等类型。

　　2. 心源性休克

　　包括 AMI、心力衰竭、严重心律失常、室间隔破裂等，即所谓心脏泵衰竭。

　　3. 血管扩张性休克

　　包括感染性、神经源性、过敏性、内分泌性等。

　　4. 阻塞性休克

　　包括腔静脉压迫、心包压塞、心房黏液瘤、大块肺栓塞、张力性气胸等。

　　上述分类较为简明，但由于休克病因不同，可同时具有两种以上血流动力学变化，如严重创伤的失血和剧烈疼痛引起的休克，可同时具有血流分布异常及低血容量，并随病情发展而发生变化，故休克的分型只是相对的，是可变的。

　　尽管发生休克的病因各不相同，但组织有效灌流量减少是不同类型休克的共同特点。保证组织有效灌流的条件是：①正常的心泵功能；②足够数量及质量的体液容量；③正常的血管舒缩功能；④血液流变状态正常；⑤微血管状态正常。

## 二、病情评估

（一）病史

　　注意病史的收集，如有喉头水肿、哮鸣音以及用药或虫咬史，则应高度怀疑过敏性休克；有晕厥史且血红蛋白进行性下降应考虑失血性休克；有明确呕吐、腹泻史，失液量大或有急腹症合并休克者应考虑低血容量性休克；有颈静脉怒张、心音低、肝大者应考虑心源性休克；有颈椎损伤、四肢瘫痪，应考虑神经源性休克。

注意询问休克的发生时间、程度及经过，是否进行过抗休克治疗，如是否静脉输液，液体成分是什么？是否应用升压药物，药物名称、剂量、治疗后反应等。注意询问伴随症状、出现时间及程度等。

（二）临床表现

根据休克的发病过程，将休克分为代偿期和抑制期。

1. 休克代偿期

交感—肾上腺髓质系统兴奋可引起心率加快，心肌收缩力增强，心脑血流可不减少，但此期由于内脏血管收缩，血流减少，毛细血管前括约肌收缩，微循环灌流不足，所以组织缺氧已经存在。临床可表现为精神兴奋，心率快，脉搏细弱，血压正常或稍低或略升，脉压降低，尿量减少，体温降低，面色苍白，皮肤湿冷等症状。在此期如能及时消除休克病因，并采取措施以补充有效循环血量，使交感—肾上腺髓质系统兴奋状态逐渐缓解，从而机体血管调节和内环境的自稳定状态逐渐恢复，休克过程可停止发展，否则，将继续发展而进入休克抑制期。

2. 休克抑制期

患者表现为神情淡漠，反应迟钝，甚至出现意识模糊或昏迷，皮肤和黏膜发绀，四肢厥冷，脉搏细数或摸不清，血压下降，脉压缩小，尿量减少甚至无尿。若皮肤黏膜出现紫斑或消化道出血，则表示病情发展至 DIC 阶段。若出现进行性呼吸困难、烦躁、发绀，虽给予吸氧仍不能改善者，应当警惕并发呼吸窘迫综合征，这会致此期患者常继发多器官衰竭而死亡。

（三）实验室及其他检查

1. 血常规

大量出血后数小时，红细胞计数、血红蛋白和血细胞比容即有明显下降。由于失水引起的休克则相反。白细胞总数等指标可对查明病因提供线索。有出血倾向和 DIC 者，血小板计数可减少。

2. 尿常规

有酸中毒时尿呈酸性。尿比重增高为血容量不足或血液浓缩，比重低而固定多为肾衰竭等。

3. 血液生化

血气分析可有低氧血症及酸中毒表现；肾功能减退时有血尿素氮、肌酐升高；DIC时凝血酶原时间延长、纤维蛋白原定量减少以及纤维蛋白原降解产物升高等。

4. 微生物学检查

疑有细菌感染时，应在使用抗生素前行血培养、痰培养等，并做药敏试验。

5. 心电图检查

心电图检查对各种心脏、心包疾病及电解质紊乱和心律失常的诊断皆有价值。

6. 放射线检查

放射线检查对诊断心、肺、胸腔、心包、纵隔疾病及急腹症等有帮助。

7. 其他检查

如动脉压、CVP、PCWP、心排血量、心脏指数、外周血管阻力测定等。

（四）诊断要点

休克是由一组临床症状组成的综合征。各型休克既有其特殊临床表现，又有共同的临床表现。当患者在严重创（烧）伤、感染、过敏、急性心力衰竭或神经（精神）等因素作用下，有效循环血量不足，导致组织灌流及回心血量减少而出现面色苍白、大汗淋漓、四肢厥冷、脉搏细速、血压下降、尿量减少、神志淡漠等症状时，即可诊断为休克，此时需分析引起休克的病因，并将其分类后进行治疗。

## 三、治疗

（一）休克的监测

1. 一般监测

1）精神状态：精神状态的变化能反映脑组织血液灌流情况和缺氧程度。休克早期，脑细胞轻度缺氧，患者烦躁不安；当缺氧加重时，即转为抑制，患者表情淡漠，反应迟钝，或意识模糊，甚至昏迷。

2）皮肤色泽和温度：皮肤色泽和温度可反映出体表灌流的情况。休克时，四肢皮肤常苍白、湿冷，轻压指甲或口唇时颜色变苍白，松压后恢复红润缓慢或呈发绀。若皮肤由苍白、发绀转为红润，肢端由厥冷转为温暖，说明微循环好转。

3）脉搏和血压：休克早期即有脉搏细速，收缩压降至 80 mmHg 以下，脉压低于 30 mmHg，即可诊断为休克；在休克代偿期，血压可略高于正常或接近正常。血压在下降过程中常出现波动，需反复测量。血压回升、脉压增大，表明休克有好转。

4）尿量变化：尿量可反映出肾的血液灌流情况，是诊断休克不可缺少的一项指标。正常成人尿量每小时多于 30 mL；小儿每小时多于 20 mL。如果少于上述情况，即提示有休克可能。

5）呼吸变化：注意呼吸频率及强度。代谢性酸中毒时呼吸深而快；发生休克肺或心力衰竭时，呼吸更加困难。

2. 特殊监测

1）CVP：CVP 系指近右心房的上、下腔静脉压力（正常值为 5～12 cmH$_2$O*。如和血压结合观察，则能反映出患者的血容量、心功能和血管张力的综合状况。CVP 低于 5 cmH$_2$O，表示血容量不足，需要加速输血或输液；如高于 15 cmH$_2$O 而血压低者，则提示心功能不全静脉血管床过度收缩或肺循环阻力增加为 20 cmH$_2$O 以上时，则有心力衰竭，应控制输液量。

2）PCWP：应用 Swan-Ganz 导管可测得肺动脉压（PAP）和 PCWP，可反映肺静脉、左心房和左心室的功能状态。PAP 的正常值为 10～22 mmHg；PCWP 的正常值为

---

\* 1 cmH$_2$O = 0.1 kPa。

6～15 mmHg，与左心房内压接近。PCWP 低于正常值反映血容量不足（较 CVP 敏感）；PCWP 增高常见于肺循环阻力增高例如肺水肿时。因此，临床上当发现 PCWP 增高时，即使 CVP 尚属正常，也应限制输液量，以免发生或加重肺水肿。此外，还可在测 PCWP 时获得血标本进行混合静脉血气分析，了解肺内动脉分流或肺内通气/灌流的变化情况。但必须指出，肺动脉导管技术是一项有创性检查，有发生严重并发症的可能（发生率为 3%～5%），故应当严格掌握适应证。

3）其他指标：休克时通过 Swan - Ganz 导管和相应的计算公式，还能测得多个血流动力学参数。在休克的诊治中，特别是对严重的休克患者，具有重要的参考价值。如心排血量（CO）、心脏指数（CI）、体循环（周围循环）阻力（SVR）和体循环（周围循环）指数（SVRI）等。

（二）急救措施

1. 一般紧急措施

取平卧位，不用枕头，头和躯干抬高 20°～30°，腿部抬高 15°～20°；心力衰竭患者可采用半卧位；注意保暖和保持安静。建立静脉通道，周围静脉萎陷而穿刺有困难时，可考虑行周围大静脉穿刺插管。有条件尽快行血流动力学监测指导治疗。

2. 供氧

大多数休克患者一开始即应给氧，但必须采用高流量法给氧，临床有效的高流量法包括未插管患者的 Venturi 面罩给氧与插管患者的呼吸器给氧。随休克的进展，患者常需机械通气增加氧供。休克患者处理中机械通气的适应证如下：①无呼吸或通气性呼吸衰竭（急性呼吸性酸中毒）；②用高流量法不能充分氧合；③装有机械夹板的连枷型胸壁；④作为其他干预的辅助治疗。精神状态的改变也是气管插管的指征，重要的晚期体征（发绀、严重呼吸急促/过缓、呼吸时需要辅助呼吸、精神反应迟钝）常表明此时需要通气支持治疗。

3. 疼痛控制

休克患者常有疼痛，因而可能惊恐或不安，通常应审慎地给予可逆性麻醉剂，如吗啡（2～4 mg 静脉注射）极易控制严重的疼痛。但要注意由此所带来的血流动力学影响。

4. 病因治疗

消除引起休克的原因，是治疗休克的关键。首先找出发生休克的原因，予以积极的处理，才能使休克向好的方向转化。

1）出血性休克：外出血应立即进行创口止血。内出血一经确诊，应进行输血补液以补充失血量，增加血容量，同时选择有利时机进行手术。不同的患者具体对待，如内出血速度慢，原则上应在血容量基本补足，患者休克初步纠正之后进行手术；但如内出血速度快，估计不除去原发病因无法纠正休克时，应在积极补充血容量的同时，果断地进行手术，以免失去抢救时机。

2）感染性休克：必须积极处理感染病灶，脓胸、腹膜炎、化脓性胆管炎、肠扭转坏死和软组织严重感染，应在明确感染部位后，尽早给予手术及根据细菌培养应用敏感的、针对性强的抗生素，否则不能从根本上抗休克。

3）心源性休克：泵衰竭或者心功能不全、MI 是心源性休克主要的病因。AMI 时的剧痛对休克不利，剧痛本身即可导致休克，宜用吗啡、哌替啶等止痛，同时用镇静剂以减轻患者的紧张心理和心脏负担，其次是适当地保持冠状动脉血流量和氧的供应。必要时可采用高压氧治疗。也可使用机械循环辅助，如主动脉内球囊反搏术及体外反搏术，也可使用抗休克裤。对急性心包压塞，可做心包穿刺和手术等。

4）过敏性休克：应立即皮下注射 0.1% 肾上腺素 0.3~0.5 mL，肾上腺素对抗部分Ⅰ型变态反应的介质释放，有快速舒张气管痉挛作用。及早静脉注射琥珀酸氢化可的松 200~400 mg，或甲泼尼龙 100 mg，或地塞米松 10~30 mg。肌内注射抗组胺药如氯苯那敏 10 mg 或异丙嗪 25~50 mg。

5）其他：对呼吸道梗阻、呼吸障碍昏迷的伤者，应清理呼吸道分泌物，疏通气管，行气管插管或气管切开术。对胸壁严重损伤，如有多根多处肋骨骨折、胸壁浮动者，必须纠正反常呼吸，可行肋骨牵引。对大量血胸、血气胸、张力性气胸者，应尽快行胸腔穿刺排气或闭式引流。

5. 补充血容量

任何原因引起的休克，血容量总是相对不足，要尽快恢复循环血量。发生休克时间不长，特别是低血容量性休克，通过及时补充血容量，可较快得到纠正，不需再用其他药物。纠正休克不仅要补充已丧失的血容量（全血、血浆和水、电解质丧失量），还要补充扩大的毛细血管床所需的液体，故补充的血液和液体量有时很大。休克时间愈长，症状愈严重，需要补充血容量的液体也愈多。确定补液量、速度和液体的成分必须根据临床表现、CVP 和实验室有关检查结果，补液不足不能纠正休克，补液过多过快可引起心力衰竭和肺水肿。

6. 血管活性药物的应用

血管活性药物是指血管扩张药和收缩药两类。如何选择应用，一般根据休克类型及微循环情况而定。对暖休克或表现为外周血管扩张为主者以及部分早期休克，选用血管收缩剂，反之选用血管扩张剂。对于暂时难以弄清楚休克类型和微循环情况者，可采用血管扩张剂与收缩剂联用。

应用血管活性药物应注意如下问题：①除非患者血压极低，一时难以迅速补充血容量，可先使用血管收缩药暂时提高血压以保证重要脏器供血外，无论何种类型休克首先必须补充血容量，在此前提下才酌情使用血管活性药物，特别是应用血管扩张剂更应如此，否则会加剧血压下降，甚至加重休克。②必须在使用血管活性药物同时，进行病因治疗及其他治疗措施。③必须及时纠正酸中毒，因为血管活性药物在酸性环境下，不能发挥应有作用。④使用血管收缩药用量不宜过大。⑤原无高血压者维持收缩压在 90~100 mmHg，有高血压病史者收缩压维持在 100~120 mmHg 为好，脉压维持在 20~30 mmHg 为宜，切忌盲目加大剂量，导致血压过度升高。⑥在应用血管扩张药的初期可能有血压下降，常降低 10~20 mmHg，若休克症状并无加重，可稍待观察，待微循环改善后血压多能逐渐回升，如观察 0.5~1 小时，血压仍偏低，患者烦躁不安，应适当加用血管收缩剂。

7. 纠正酸碱平衡紊乱

纠正酸碱平衡紊乱的根本措施是恢复有效循环血量。常用药物为 5% 碳酸氢钠，可直接提供碳酸氢根，作用迅速确切。首次可于 0.5 ~ 1 小时静脉滴入 100 ~ 200 mL，以后再酌情决定是否继续应用。输碱性药物过多、过快时，可使血钙降低，发生手足搐搦，可补以 10% 葡萄糖酸钙。

8. 肾上腺皮质激素的应用

尤其对过敏性休克用肾上腺皮质激素有改善机体反应能力，提高升压疗效，改善血管通透性，解除血管痉挛及抗过敏作用。方法：氢化可的松 200 ~ 600 mg 或地塞米松 20 ~ 40 mg 加入 10% 葡萄糖液 500 mL 静脉滴注。若停用升压药，应同时停用肾上腺皮质激素。因易诱发水、电解质紊乱，故一般连续用药不超过 3 天。

9. 改善心功能

根据心电监护情况选择用药，注意补液速度及有无心血管疾病史。窦性心动过速可用普萘洛尔或毛花苷 C，室性心动过速可用利多卡因或普鲁卡因胺，心房颤动可用毛花苷 C 或胺碘酮，心室颤动可用利多卡因或电除颤法。近年来用维拉帕米或硫氮草酮，可改善冠状动脉血流，降低外周血管阻力和延长房室传导。对左室衰竭者要用多巴酚丁胺，以增加心输出量。血压低而 CVP 增高达 15 cmH$_2$O 或 PCWP 18 mmHg，提示心功能不全或输液相对过多，此时应用呋塞米或依他尼酸，以降低心脏前负荷，同时联合应用毛花苷 C、多巴胺等。呋塞米等促使排尿增多后，要注意血钾水平。

10. DIC 的防治

感染性休克易发生血管内凝血，应及早发现和治疗。如血小板减少，虽无临床特殊表现和其他化验异常，即应警惕凝血系统改变，及早恢复有效循环血量，输入小分子右旋糖酐，以改善微循环，如血小板低于 50 × 10$^9$/L，出现某些意识和呼吸系统方面的症状，但未发生纤维蛋白原溶解加速和出血现象，应考虑使用肝素，如果肝素使用后发生出血，可以鱼精蛋白拮抗。除了肝素，可用抗凝血酶 III 0.2 ~ 0.7 U/kg，以提高血中抗凝血酶的活性，如发生出血症状，则应用 6 - 氨基己酸或氨甲苯酸等，并适当输入新鲜血液和纤维蛋白原。此时并发有肺、脑、胃肠等器官的衰竭，需进行相应的治疗。

11. 预防肾衰竭

急性肾衰竭的根本原因是缺血和肾毒物质作用。为此，在扩容的基础上，可选用小剂量多巴胺、普萘洛尔、普鲁卡因以增加肾灌流，用呋塞米或依他尼酸增加尿量，用碳酸氢钠使尿液碱化，以利于毒物排出。

12. 预防急性呼吸窘迫综合征

治疗中应注意以下几点。

1）输液不可过量，无论电解质液和白蛋白都不应过多输入。

2）输血（尤其是库存血）超过 4 000 mL，最好用 40 μm 滤器，以减少微栓输入。

3）老年人或原有心功能不全的患者，扩容过程中要控制输液速度。

4）患者呼吸频率在每分钟 25 次以上，并有呼吸窘迫感时，应及时增加吸氧浓度和施行间歇性通气。

13. 抗生素的应用

休克为危重表现，休克患者机体抵抗力降低，适当采用抗生素对防治局部和全身感染均有益，当肾功能不全而出现少尿时，应减少剂量，以防蓄积中毒，并应选用对肝、肾、胃肠道以及造血和神经系统等无损害的抗生素。应用广谱抗生素需警惕二重感染。

14. 纳洛酮的应用

近年报道，阿片类受体拮抗药——纳洛酮有提高血压与增加心排血量的作用，可作为治疗严重感染性休克患者的权宜药物，并可应用于心肺复苏。一般首次 0.4 mg 溶于 1 mL 生理盐水中静脉推注，每 5 分钟一次直至总剂量为 8 mg。该药不良反应很少，值得临床推广应用，并不断总结临床经验。

15. 其他

新鲜冷冻血浆可提高纤维连接蛋白水平和单核—巨噬细胞的吞噬功能。自由基清除剂和钙通道阻滞剂在实验动物中也具抗休克作用。

## 四、护理

（一）一般护理

1. 不同病因引起的休克，患者有不同的心理状态，如突然发病或创伤引起的休克，起病突然、凶险，患者多缺乏心理准备，有强烈的求生欲望，同时也容易出现对急性起病转归不利的心理反应，因此，掌握休克患者心理护理的时机很重要。因为只有患者意识清楚时（休克早期）才有可能接受心理护理。要求护士在抢救休克过程中，做到情绪稳定，技术熟练，以取得患者的充分信赖，减轻患者心理压力，稳定患者情绪。用通俗易懂的语言解释休克的可治性和采取各项护理措施的必要性，使患者克服依赖心理，以良好的心态安全度过休克兴奋期。

2. 及时清理气道分泌物，帮助患者翻身、拍背，鼓励患者深呼吸和咳嗽，呼吸道梗阻时，应及时行气管插管或气管切开。严重低氧血症（$PaO_2 < 60$ mmHg）、高碳酸血症（$PaCO_2 > 50$ mmHg）、合并颅脑损伤者宜及早在监护下应用呼吸机辅助呼吸，并调整好呼吸机参数。

3. 饮食上可给予高热量、高维生素的流质饮食，不能进食者可给予鼻饲。消化道出血休克时，应禁食，出血停止后给温凉流质饮食。

4. 神志不清患者应摘除义齿，防止误吸。每日做口腔护理，动作要轻柔，棉球蘸水不可过多，以免将溶液吸入呼吸道，对所用纱布或棉球要清点数目，防止遗留在口腔内。对长期应用抗生素患者，必须警惕口腔黏膜真菌感染。

5. 保持床铺清洁、干燥，定时翻身，受压处可用气圈、棉垫等保护，防止发生压疮。

（二）病情观察与护理

1. 一般情况的观察

注意观察患者的神志变化，早期休克患者处于兴奋状态，烦躁而不合作，应耐心护理，并注意患者的安全，必要时加以约束。当缺氧加重，从兴奋转化为抑制，出现表情淡漠、感觉迟钝时，应警惕病情恶化。如经过治疗，患者从烦躁转为安静，由昏迷转为清醒，往往是休克好转的标志。

2. 观察体温

休克时体温大多偏低，但感染性休克可有高热。应每小时测量 1 次，对高热者应给予物理降温，一般降为 38℃ 以下即可，不要太低。注意药物降温不宜采用，以防出汗过多，加重休克。体温低于正常标准时，应予以保暖，但不要在患者体表加温（如热水袋），因体表加温将使皮肤血管扩张，破坏了机体的调节作用，减少生命器官的血液供应，对于抗休克不利。

3. 观察脉搏与血压

根据病情，每 15 ~ 30 分钟测 1 次脉搏，注意脉搏的频率、节律与强度。脉搏过快提示血中儿茶酚胺增多；脉搏快而细，血压低，表示心脏代偿失调，趋向衰竭；相反，脉搏由快变慢，脉压由小变大，说明周围循环阻力降低，表示休克好转。

血压应每 15 ~ 30 分钟测量 1 次，并加以记录。休克最早表现之一为脉压缩小，如收缩压降至 90 mmHg，或脉压降至 30 mmHg 时，应引起注意。

4. 观察尿量的变化

尿量能准确反映组织灌流情况，是观察休克的重要指标。危重及昏迷患者需要留置尿管（注意经常保持通畅，预防泌尿系逆行感染），记录每小时尿量。成人尿量要求每小时大于 30 mL（小儿每小时大于 20 mL），如能达 50 mL 则更好；倘若尿量不足 30 mL 时，应加快输液速度；如过多，应减慢输液速度。倘若输液后尿量持续过少，且 CVP 高于正常，血压正常，则必须警惕发生急性肾功能衰竭（简称肾衰竭）。

5. 观察周围循环情况

观察患者面颊、耳垂、口唇、甲床、皮肤，如由苍白转为发绀，表示从休克早期进入中期。从发绀又出现皮下淤点、淤斑，则提示有 DIC 可能；反之，如发绀程度减轻并转为红润，肢体皮肤干燥、温暖，说明微循环好转。如四肢厥冷，表示休克加重，应保暖。

6. 血流动力学的监测

血流动力学的监测可帮助判断病情和采取正确的治疗措施。

1）CVP：可作为调整血容量及心功能的标志，这对于指导输液的质和量以及速度，指导强心剂、利尿剂及以血管扩张药的使用有重要意义。CVP 正常值为 5 ~ 12 cmH$_2$O，CVP 降低常表明血容量不足，CVP 增高常见于各种原因所致的右心功能不全或血容量过多。

2）PCWP：测定 PCWP，可了解肺静脉和左心房的压力以及反映肺循环阻力情况。根据测定的结果，可以更好地指导血容量的补充，防止补液过多，引起肺水肿。导管留在肺动脉内的时间，一般不宜超过 72 小时，在抢救严重的休克患者时才采用此法，PC-WP 的正常值为 6 ~ 15 mmHg，增高表示肺循环阻力增加。肺水肿时，PCWP 超过30 mmHg。

3）心排血量和心脏指数：休克时，心排血量一般降低，但在感染性休克时，心排血量可比正常值高，必要时测定，可指导治疗。心脏指数的正常值为 3.0 ~ 3.5 L/（min·m$^2$）。

4）动脉血气分析：$PaO_2$ 正常值为 95~100 mmHg，$PaCO_2$ 正常值为 35~45 mmHg，动脉血 pH 值正常为 7.35~7.45。休克时 $PaCO_2$ 一般都较低或在正常范围。如超过 45 mmHg 或 50 mmHg 而通气良好，往往是严重肺功能不全征兆。

5）动脉血乳酸测定：正常值为 0.5~1.7 mmol/L。休克时间愈长，血液灌流障碍愈严重，动脉血乳酸浓度也愈高，乳酸浓度持续升高，表示病情严重。

7. 其他

根据休克类型及病情还须进行心电监测以及电解质、肝肾功能和有关 DIC 的各项检查，有些项目需动态监测才能及时了解病情，以指导治疗。

（三）用药护理

根据医嘱给药。因休克时用药较多，必须注意配伍禁忌。由于循环不良，吸收障碍，为保证疗效及防止药物蓄积中毒，一般不宜采用肌内及皮下注射，而采用静脉给药法。及时记录输入药物的名称、输入通路、滴速及患者的情况。

1. 血管活性药物

血管活性药物使用时从小剂量、慢滴速开始；准确记录给药时间、剂量、速度、浓度及血压变化；保证液体的均匀输入，停药时要逐步减量，不可骤停，以防血压波动过大；患者平卧，每 15 分钟测量一次血压、脉搏、呼吸，并据此调整滴速；使用血管收缩药时要防止药物外渗，以免引起局部组织坏死，尽量选择大静脉给药，外周给药时应经常更换静脉，一旦发生外渗，可用盐酸普鲁卡因局部封闭。

2. 强心苷类药物

强心苷类药物使用前了解患者近 2 周内是否有强心苷类药物服用史；准确把握药物剂量；密切观察心率和心律的变化；严防低血钾发生。

3. 抗生素

抗生素的选用需考虑对肾功能的影响；青霉素类药物使用前要询问过敏史并做药物过敏试验；严格按给药说明使用，保证药物在血液中的有效浓度，以充分发挥疗效；注意观察使用过程中的不良反应。

（李树新）

# 第二节　低血容量性休克

低血容量性休克是指各种原因引起的急性大量失血、失液而导致的循环衰竭。当有效循环血量急剧减少 20% 以上，超过机体的代偿能力，又未得到及时补充时，组织灌注不足，即发生低血容量性休克。休克的程度与失血量和速度有关，血容量减少约 20%，失血量在 800~1 000 mL，为轻度休克；血容量减少 20%~40%，失血量在 1 000~1 700 mL，为中度休克；血容量减少大于 40%，失血量在 1 700~2 000 mL，可致重度休克。

## 失血性休克

失血性休克属于低血容量性休克，是外科最常见的休克。多见于实质性脏器损伤，如肝、脾破裂出血，胃、十二指肠溃疡出血，门静脉高压症并发胃底、食管曲张静脉破裂出血等。

一般来说，突然丧失血量为 800～1 000 mL 时，即可发生休克。其失血的速度与休克发生有密切关系，若在数天内出血 1 000 mL 或更多，常不发生休克。严重的失水，如大面积严重烧伤后有效循环血流量减少，也可引起低血容量性休克。

### 一、病情评估

**（一）临床表现**

有各种引起急性大出血的疾病。一般成人失血量在 800～1 000 mL，可出现面色苍白、口干、烦躁、出汗，收缩压降为 80～90 mmHg，心率约每分钟 100 次（轻度休克）；失血量在 1 000～1 700 mL，上述症状加剧，出现表情淡漠、四肢厥冷、尿少，收缩压降为 60～70 mmHg，脉压小，心率每分钟 100～120 次（中度休克）。失血量在 1 700～2 000 mL，面色灰白、发绀、呼吸急促、四肢冰冷、表情极度淡漠，收缩压降为 40～60 mmHg，心率超过每分钟 120 次，脉细弱无力（重度休克）。失血量超过 2 000 mL，收缩压 40 mmHg 以下或测不到，CVP 极度下降或呈负值，脉微弱或不能扪及、意识不清或昏迷、无尿、四肢冰冷、唇指明显发绀（极重度休克）。

**（二）诊断要点**

**1. 诊断标准**

1）有体内、外急性大量失血病史。

2）有口渴、兴奋、烦躁不安，进而出现神情淡漠、神志不清至昏迷等。

3）表浅静脉萎陷、皮肤苍白至发绀、呼吸浅快。

4）脉搏细速、皮肤湿冷、体温下降。

5）收缩压低于 90 mmHg，或高血压者血压下降20% 以上，脉压在 20 mmHg 以下，毛细血管充盈时间延长，尿量减少（每小时尿量少于 30 mL）。

**2. 鉴别诊断**

应与其他类型休克鉴别。

### 二、治疗

治疗的最主要环节为止血和补充血容量，须根据失血、失水或失血浆情况补充相应的液体。

**（一）补充血容量**

根据血压和脉率变化估计失血量。补充血容量是指快速扩充血容量，可先在 45 分钟内经静脉快速滴注等渗盐水或平衡盐溶液 1 000～2 000 mL，观察血压回升情况。然后，再根据血压、脉率、CVP 及血细胞比容等监测指标情况，决定是否补充新鲜血浆或浓缩红细胞。

（二）止血

积极的止血处理对失血性休克患者极为重要。否则，尽管补充了晶体液、胶体液，仍难以维持循环稳定，休克不可能被纠正。有效的、迅速的止血措施具有重要的临床意义。一般可先采取暂时的止血措施，待休克初步纠正后，再进行根本的止血措施。例如，用指压法控制体表动脉大出血，用三腔双气囊管压迫控制门静脉高压症并发胃底、食管曲张静脉破裂大出血等，可为进行彻底的手术治疗赢得宝贵的时间。

对于多数内脏器官出血，手术止血才是根本性的处理措施。对已处在休克状态下的患者来说，手术无疑是一个打击，可使危险性增加。但是不止血，休克将无法纠正。因此，不能只看到手术可使休克加重的一面，还应看到出血不止时休克将难以控制的一面。遇到此种情况时，应在积极补充血容量的同时做好手术准备，及早施行手术止血，绝不能因患者血压过低、状态不好，便犹豫不决，以致失去抢救时机。

（三）呼吸循环功能的维持

严重休克、昏迷者应给予气管插管，正压通气，并注意保持呼吸道通畅。心泵功能和血管张力的维持对稳定血压至关重要。失血性休克时，血管活性药物的应用须适时适当，在补充血容量的同时，应尽量选用兼有强心和升压作用，同时兴奋 α 和 β 受体的药物，如间羟胺、多巴胺。当血容量已补足、休克好转时，为改善微循环和组织灌注量，可应用血管扩张药，如酚妥拉明、氯丙嗪、双氢麦角碱等。出现心力衰竭时，应给予强心药物，如毛花苷 C、毒毛花苷 K。快速扩容引起肺水肿、心力衰竭时，应给予利尿药物，如呋塞米。

（四）纠正酸中毒

失血性休克历时较长而严重者，同样有内脏、血管和代谢的变化，多有酸中毒。在休克比较严重时，可考虑静脉输入碱性药物，以减轻酸中毒对机体的损害。酸中毒的最后纠正，有赖于休克的根本好转。常用碱性药物为 4% 或 5% 的碳酸氢钠溶液。

# 创伤性休克

创伤性休克也属于低血容量性休克，多见于严重的外伤，如复杂性骨折、挤压伤或大手术等。与失血性休克相比，创伤性休克的病理生理过程有一定的复杂性。此时，可有血液或血浆的丧失，加之损伤处又有炎性肿胀和体液渗出，这些体液不再参与循环。另外，受损机体内可产生组胺、蛋白酶等血管活性物质，引起微血管扩张和通透性增高，又使有效循环血量进一步降低。损伤还可刺激神经系统，引起疼痛和神经—内分泌系统反应，影响心血管功能。有的创伤本身可使内环境紊乱，如胸部伤可直接影响心肺功能，截瘫可使回心血量暂时减少，颅脑损伤可使血压下降等。

## 一、病因和发病机制

一般认为与下列因素有关。

1）剧烈疼痛，除皮肤痛觉敏感外，胸膜、腹膜、骨膜都是非常灵敏的内感受器；

受刺激后产生的剧痛，可引起反射性血管扩张，使有效循环血量锐减，常导致创伤后原发性休克。

2）血容量丧失，伤后外出血、内出血、创面渗出以及伤处肿胀（属"第3间隙"异常，肿胀部位聚集的体液，暂时不能加入有效循环），均可造成血容量减少。

3）组织坏死产物和细菌毒素的作用，受伤组织坏死和崩解后生成的组胺、缓激肽等，能引起微血管扩张及管壁通透性增加，有效循环血量因而进一步下降。其机体抵抗力往往减退，一旦并发感染，特别是革兰阴性菌产生的内毒素直接损害，将使创伤后继发性休克易于发生或不断变深。

### 二、病情评估

患者有严重创伤的病史。与失血性休克相似，创伤性休克也属于低血容量性休克，但情况复杂多样，易有成人呼吸窘迫综合征（ARDS）、应激性溃疡、肾衰竭及 DIC、感染等并发症。

据损伤不同，有血钾升高、尿少、肾功能不全时尿比重低，血小板减少，凝血酶原时间、纤维蛋白原异常可提示 DIC。大面积烧伤可有血液浓缩，白细胞升高。

### 三、治疗

（一）一般治疗

保暖、吸氧、记录尿量、监测生命体征，做好一切术前准备。剧痛者可选用强有力的镇痛剂如哌替啶等，但对意识不清或昏迷者禁用。局部疼痛可使用封闭疗法。

（二）补充血容量

对创伤性休克患者的低血容量程度的判断有一定难度，除可见的外出血之外，创伤区域的组织内出血、水肿和渗出等都是导致血容量降低的原因。因此，常常会对实际的失液量估计不足。为此，应强调对补充血容量后的结果做认真的监测和分析，然后修订治疗方案。这样才能避免休克时因补液不足所产生的不能纠正的问题。至于补充血容量的具体方法和成分，与失血性休克基本相同。

（三）纠正酸碱失衡

创伤后早期因患者疼痛所致的过度换气，常会发生碱中毒。但在后期，由于组织缺氧和继发感染，产生大量酸性代谢产物，代谢性酸中毒转而替代了早期的碱中毒。临床上有时会对创伤患者早期应用碱性药物，以对抗酸中毒，这种做法是不恰当的，因为当时实际上很可能并不存在酸中毒。所以，有一个原则必须强调：凡应用碱性药物，都应依据动脉血气分析的结果。

（四）手术治疗

首先应根据创伤的性质和种类，决定是否需要进行手术；其次是选择手术时间。如果不需紧急手术，可待休克纠正后进行；如果需要紧急手术，对手术时间的选择与纠正休克的关系，可参照失血性休克的治疗。

（李树新）

# 第三节　感染性休克

感染性休克是外科多见和治疗较困难的一类休克。本病常继发于以释放内毒素为主的革兰阴性杆菌的感染，如急性腹膜炎、胆道感染、绞窄性肠梗阻及泌尿系感染等，称为内毒素性休克。内毒素与体内的补体、抗体或其他成分结合后，可刺激交感神经引起血管痉挛并损伤血管内皮细胞。同时，内毒素可促使组胺、激肽、前列腺素及溶酶体等炎性介质释放，引起全身性炎症反应，结果导致微循环障碍、代谢紊乱及器官功能不全等。

## 一、病因和发病机制

引起感染性休克最常见的病原体是革兰阴性杆菌，其分泌的内毒素在休克的发生发展中起重要作用，又称内毒素性休克。革兰阳性菌分泌的外毒素也可诱发感染性休克综合征。此外，其他的病原体包括真菌、病毒、立克次体、原虫、支原体、衣原体等也可引起感染性休克。

病原体及其毒素激活多种炎症细胞（单核—吞噬细胞、中性粒细胞、内皮细胞等）和体液成分（补体、激肽、凝血和纤溶系统）而产生大量的内源性炎性介质、细胞因子，激活凝血系统，由此，引发外周血管阻力增高、心排血量降低的低排高阻型休克。感染性休克是机体防御能力与微生物病原体相互作用的结果。其严重程度由微生物的数量、毒力与机体免疫反应能力的强弱决定。

## 二、病情评估

（一）临床表现

感染的患者有下列情况时，应警惕有发生休克的可能：①老年体弱与婴幼儿患者；②原来患有白血病、恶性肿瘤、肝硬化、糖尿病、尿毒症、烧伤等严重疾病者；③长期应用肾上腺皮质激素等免疫抑制药物发生感染者；④感染严重者；⑤并非胃肠道感染而吐泻频繁或胃肠道出血，非中枢神经系统感染而有神志改变、大量出冷汗、心率快或出现心房颤动者。

按程度大致可分为早、中、晚3期。

1. 早期

早期表现为交感神经活动兴奋，如面色苍白、口唇和肢端轻度发绀、皮肤湿冷、脉速、烦躁、精神紧张等，血压正常或偏低，尿量减少。部分患者可表现为暖休克。

2. 中期

意识尚清醒，表情淡漠，表浅静脉萎陷，口渴，心音低钝，脉细速，收缩压60～80 mmHg，呼吸浅表、急促，每小时尿量少于20 mL。

3. 晚期

意识和表现由兴奋转为抑制，甚至昏迷，面色青灰，口唇及肢端发绀，皮肤湿冷和出现花斑，脉细弱或摸不清，血压低于 60 mmHg 或测不出，脉压显著缩小，尿闭，呼吸急促或出现潮式呼吸，可发生 DIC、出血倾向、酸中毒以及心、脑、肝、肾等重要器官衰竭。

（二）实验室及其他检查

1. 血常规

可见白细胞计数增多，以中性粒细胞增多尤为明显，核左移严重，可见中毒颗粒、核变性等。细菌感染时白细胞的硝基四唑氮蓝试验阳性，尤其是细菌性脑膜炎。

2. 病原学检查

可根据具体病情进行血、痰液、尿、胆汁、创面分泌物、体液等培养，必要时做厌氧菌及特殊培养，并做药敏试验。若怀疑内毒素性休克可做鲎溶解物试验。

3. 其他

根据需要选择做尿常规、肝功能、肾功能、电解质、血气分析及心电图等检查以及有关血液流变学、微循环各项指标、凝血因子的检测。

（三）诊断要点

诊断感染性休克的主要依据如下。

1）有明确的感染灶，或实验室检查有病原微生物存在的证据。

2）有系统性炎症反应综合征的临床表现。

3）有低血压、外周血管阻力降低、微循环灌注不足等休克的症状和体征。

### 三、治疗

救治感染性休克的关键是在救治休克的同时，要进行积极有效的抗感染治疗。

（一）一般紧急处理

主要是呼吸、循环支持和血流动力学监测，包括吸氧、建立静脉通道、补液、血压和血气分析监测。

（二）补充血容量

感染性休克的患者，休克发生前往往因血容量不足出现发热、呕吐、不能进食等症状。休克发生后，微血管扩张，部分血液滞留在末梢，其水分可能进入组织间隙，血容量更少，故迅速纠正有效循环血量不足是治疗的关键。输液一般以平衡盐溶液为主，有时也可输血浆或新鲜血。血容量补充不足时休克难以纠正，但由于细菌或毒素可能对心肌和肾功能造成损害，故补液过多又会导致不良后果。因此，一般应监测血压、CVP和尿量，以调节输液量和输液速度。

（三）病因治疗

1）积极处理原发性感染病变。

2）合理静脉应用抗生素。

3）改善患者一般情况，增强抵抗力。

感染病灶的存在是感染性休克发生的关键，原发病灶的尽早处理（如急性梗阻性化脓性胆管炎的减压引流、坏死肠管切除、腹膜炎引流等）是纠正休克和巩固治疗效果的基础。因此，经短期积极抗休克治疗后，即使休克未见好转，也应手术治疗。首先，可根据感染的种类、部位、脓液性状和涂片结果，大剂量、广谱和联合应用抗生素。此后，再根据细菌培养和药敏试验结果调整药物，但应注意防治二重感染，尽量避免使用对肝、肾功能有损害的药物。

（四）纠正酸碱失衡

感染性休克的患者，常伴有严重的酸中毒，且发生较早，需及时纠正。一般在补充血容量的同时，经另一静脉通路滴注 5% 碳酸氢钠 200 mL，并根据动脉血气分析结果，再做补充。

（五）心血管药物的应用

经补充血容量、纠正酸中毒而休克未见好转时，应采用血管扩张药物治疗，还可与以 α 受体兴奋为主、兼有轻度兴奋 β 受体的血管收缩药和兼有兴奋 β 受体作用的 α 受体阻滞药联合应用，以抵消血管收缩作用，保持、增强 β 受体兴奋作用，而又不致使心率增速过快。如山莨菪碱、多巴胺等或者合用间羟胺、去甲肾上腺素，或去甲肾上腺素和酚妥拉明的联合应用。

感染性休克时心功能常受损害。改善心功能可给予强心苷（毛花苷 C）和 β 受体激活剂（多巴酚丁胺）。

（六）肾上腺皮质激素治疗

肾上腺皮质激素能抑制多种炎性介质的释放和稳定溶酶体膜，但应用限于早期且用量宜大，可为正常用量的 10 ~ 20 倍，维持不宜超过 48 小时，否则有发生急性胃黏膜损害和免疫抑制等严重并发症的危险。

（七）抗内毒素疗法

抗内毒素疗法可分为特异性抗内毒素抗体和非特异性拮抗内毒素疗法 2 大类。

1. 特异性抗内毒素抗体

国外报道用抗生素加抗毒血清以灭活或中和内毒素。Shine 用抗革兰阴性杆菌内毒素血清作为抗生素的辅助疗法，降低了感染性休克的病死率。还有应用多克隆或单克隆抗体直接对抗内毒素的研究报告。

2. 非特异性拮抗内毒素疗法

1）黏菌素：黏菌素已证实对内毒素有拮抗作用，但因其对神经系统及肾有损害，临床应用受限。

2）鹅去氧胆酸：鹅去氧胆酸有抗内毒素作用，口服，250 ~ 750 mg/d。胆盐亦有抗内毒素作用，并可保护肾功能，无明显不良反应。

3）西咪替丁：已证明其有抗内毒素作用，可口服或静脉给药。

4）纳洛酮：为阿片类药物和内源性阿片样物质（β - 内啡肽）的特异拮抗剂。Holaday 等给大鼠注入 4 mg 内毒素使血压下降，发生休克后静脉注射纳洛酮，5 分钟内血压回升。如预先注入纳洛酮再注射内毒素，休克不发生。Reymold 在狗的内毒素休克实验中也取得类似结果。以上实验结果表明：纳洛酮有良好的抗内毒素作用。一般用 0.8 ~ 2 mg 静脉注射，血压回升后以同量加入 5% 葡萄糖液 500 mL 中静脉滴注，可有效纠正休克。

5）前列腺素 $E_2$（$PGE_2$）：具有阻断内毒素对微血管的损害作用，舒张血管和稳定溶酶体膜，减轻溶酶体的损害作用等多项生理活性。$PGE_2$ 2 mg 用无水乙醇灭菌液和 1 mg 碳酸氢钠溶液及 10 mL 等渗盐水，混合摇匀后加入 5% 葡萄糖液中静脉滴注。

6）肾上腺皮质激素：肾上腺皮质激素已被证明有抗内毒素作用，常用氢化可的松或地塞米松。

（八）其他治疗

包括营养支持，对重要器官功能不全的处理等。

（李树新）

# 第四章　体液平衡失常

# 第一节　体液代谢失调

## 高渗性缺水

高渗性缺水又称原发性缺水或单纯性缺水。其特点是失水多于失钠，血清钠浓度升高，大于 150 mmol/L。

### 一、病因和发病机制

#### （一）进水不足

在特殊情况下如在沙漠、坑道和海上作业时水源缺乏，可因进水不足而发生缺水。此外在吞咽困难、重伤者和昏迷患者不能主动饮水等情况下，也可因水摄入不足而引起缺水。

#### （二）失水过多

在炎热的气候下从事重体力劳动、行军或作战，大量出汗（汗是低渗性液体，约含钠 70 mmol/L）而又未补充足够的水分，可以发生高渗性缺水。高热的患者水从肺和皮肤蒸发增多，尿崩症患者每天大量排尿，若补水不足也可发生缺水。此外，鼻饲浓缩的高蛋白饮食或接受静脉高价营养（静脉输注高渗葡萄糖、水解蛋白和氨基酸等）的患者，如入水量不足，也可引起细胞外液高渗，血液内溶质浓度过高，产生溶质性利尿而失水，这时患者尿量不少，缺水容易被忽略。

当水分不足时，每天仍然至少要排出 500 mL 的尿量以排泄废物，仍要从皮肤和肺蒸发 850 mL 左右的水分以散热。这样进水不足而又不断地自然排水，液体出多入少，发生失水。这一型缺水钠离子丧失较少，以水分的丧失为主。

### 二、病情评估

#### （一）病史

有摄入水量不足和水分丧失过多病史。

#### （二）临床表现

据症状轻重分 3 度。

1. 轻度

缺水量占体重 2%～4%；口渴或尿少。

2. 中度

缺水量占体重 4%～6%；极度口渴、汗少、尿少、尿比重升高、唇舌干燥、乏力，常有烦躁。

3. 重度

缺水量占体重7%以上；除上述症状外，出现躁狂、幻觉、谵妄，甚至昏迷。

（三）实验室及其他检查

1）尿比重高。

2）血清钠 >150 mmol/L；血液浓缩；红细胞计数、血红蛋白、红细胞比容升高。

（四）诊断要点

根据上述临床表现，结合实验室检查可诊断。应与低渗性脱水和等渗性脱水相鉴别。

### 三、处理

1）尽早去除病因，使患者不再失液。

2）以补充水分为主，饮水。不能口服或失水程度严重者，应从静脉输给5%葡萄糖液，估计补液量的方法有两种。

（1）根据临床表现的严重程度来测算，每丧失体重的1%，补液500 mL。

（2）根据血钠浓度计算：补液量（mL）=［血钠测得值（mmol/L）－血钠正常值（mmol/L）×体重（kg）×4］。计算所得量分2日补给，当日先给计算量的一半，余下的一半次日补给。

### 四、护理

（一）一般护理

1）积极去除病因，鼓励患者多饮水。

2）加强皮肤护理，定时擦洗、清洁皮肤，保持口鼻、唇的清洁与湿润。

3）输液时，注意检查输液速度与入液量。

（二）病情观察与护理

观察生命体征的变化，每日测定体重，记录24小时出入量，记录脉搏、血压改变以及外周血管充盈情况。注意皮肤弹性、黏膜干燥程度。

（三）健康教育

1）饭前、饭后和就寝前注意口腔卫生，以预防感染。

2）多摄取水分，采取高纤维饮食。

3）建立正常的排便规律，定时如厕。

4）鼓励多下床活动，避免长期卧床。

### 低渗性缺水

低渗性缺水又称慢性缺水或继发性缺水。水和钠同时缺失，但缺水少于缺钠，细胞外液渗透压降低。血清钠低于135 mmol/L。

### 一、病因和发病机制

（一）胃肠道持续丢失消化液

如反复呕吐、长期胃肠减压、肠梗阻、腹泻、肠瘘等。

（二）大面积创面的大量渗液

如大面积烧伤、广泛撕脱伤等。

（三）长期使用排钠利尿剂（呋塞米、依他尼酸、氯噻嗪），而未及时补钠

当失钠多于失水时，细胞外液呈低渗，其水分从小便排出。如进一步发展，则细胞外液进入细胞内，导致细胞外液减少，血容量降低，醛固酮和 ADH 分泌增加，使肾脏减少排钠，$Cl^-$ 和水的再吸收增加，导致少尿，以保持血容量。

### 二、病情评估

（一）病史

各种原因体液丧失，补充不当，只补水或钠补充不足。

（二）临床表现

根据缺钠程度分为 3 度。

1. 轻度

疲乏、头晕、厌食、手足麻木。约每千克体重缺氯化钠 0.5 g。

2. 中度

除上述表现外，有恶心、呕吐、直立性眩晕、血压不稳或降低、脉细速、脉压缩小、浅静脉萎缩、视物模糊、皮肤弹性降低、尿少等。约每千克体重缺氯化钠 0.50 ~ 0.75 g。

3. 重度

患者神志不清、木僵休克，甚至昏迷。每千克体重缺氯化钠 0.75 ~ 1.25 g。

（三）实验室及其他检查

1）血液浓缩，血尿素氮升高。

2）血清钠 < 135 mmol/L（轻度）， < 130 mmol/L（中度）， < 120 mmol/L（重度）。

3）尿少、尿钠、氯减少或阙如；比重低于 1.010。

（四）诊断要点

根据上述临床表现，结合实验室检查可诊断，应与高渗性和低渗性脱水鉴别。

### 三、治疗

低渗性缺水主要代谢变化是血钠降低、血容量不足，因此补充含钠液，以恢复细胞外液容量和渗透压是治疗的基本原则。对于轻、中度低渗性缺水患者一般给予等渗电解质即可。对于重度低渗性缺水患者应补充高渗盐水，以迅速提高细胞外渗透压，恢复体液平衡。

**四、护理**

（一）一般护理

1）保持环境安静，减少噪声及其他刺激源，免除患者受环境影响而急躁不安。

2）注意饮食应含高热量、高蛋白成分，减少纯水量或钠的摄取，以免水分过度滞留。

3）患者过于疲倦者，应协助进食。

（二）病情观察与护理

1）注意在大量出汗或有显著消化液丢失情况下，应及时记录丢失量，并适当补充电解质，不应单纯补充水分，以免导致失钠多于失水的情况。

2）长期使用利尿剂及低盐饮食的患者，应当注意定期检查血电解质，适当补充钠盐，以免造成缺钠及低渗性脱水。

3）密切观察脉搏、血压及尿量改变，如有疲乏、头晕及直立性眩晕时应注意保护，以免因晕厥、摔倒而导致意外损伤。心率增速、血压下降、四肢厥冷常提示休克，应及早给予等渗盐水以补充血容量，恢复组织灌流。

等渗性缺水

等渗性缺水又称急性缺水或混合性缺水，水、钠等比例丢失，血清 $Na^+$ 在 135 ~ 150 mmol/L。

**一、病因和发病机制**

（一）病因

任何等渗体液大量丢失所造成的缺水，在短期内均为等渗性缺水。常见于大量呕吐、腹泻、胃肠减压之后；或出现在大量抽放胸、腹水；大面积烧伤早期；肠梗阻、肠瘘以及弥散性腹膜炎等情况下。

（二）发病机制

等渗性缺水主要是细胞外液的丢失，血容量与组织间液均减少，但细胞内液量变化不大。细胞外液容量的减少，促使醛固酮与 ADH 的分泌，肾脏对钠与水的吸收增加。患者尿量减少，尿钠含量低。细胞外液量明显减少时，患者软弱无力，脉搏增速，可出现体位性低血压。如体液丢失迅速而未及时纠正，可在数小时内出现血容量明显下降。

**二、病情评估**

（一）病史

多见于消化液的急性大量丧失，如呕吐、肠梗阻、肠瘘、弥漫性腹膜炎及大面积烧伤早期的患者。

（二）临床表现

由于丢失的等渗的细胞外液，致血容量明显减少，临床症状发展较快，患者可有尿少、口渴、乏力、皮肤黏膜干燥、弹性差及头昏、血压下降等高渗性脱水与低渗性脱水的混合表现。

（三）实验室及其他检查

血清钠在 136~145 mmol/L。

（四）诊断要点

依据病史和临床表现常可做出诊断。应与高渗性脱水和低渗性脱水相鉴别。

### 三、治疗

应以等渗盐溶液补充已丧失量。缺水量的计算，可按临床脱水缺钠程度，即根据临床表现、血清钠测量结果，动态观察后不断完善修正补液计划。

### 四、护理

首先是防治原发疾病。对于等渗性脱水的患者，一般可用等渗盐水及平衡盐溶液尽快补充血容量，除了根据临床缺水、缺钠的程度补给之外，还需输入当日液体的需求。等渗性脱水患者如单纯补充水分而不补充钠盐，则可转变为低渗性缺水。如临床出现低血压、休克，则应积极地进行抗休克治疗。其护理措施如下。

1）对有频繁呕吐、腹泻或有消化道外瘘的患者，应及时记录体液丢失的情况，以作为液体补充的依据。

2）随时评估有无低血容量的表现，定时检测脉搏、血压、尿量，注意有无颈静脉充盈不足及防止发生体位性低血压。

3）经静脉途径快速输注等渗盐水或平衡盐溶液，以补充体液丢失，以避免休克、肾衰竭并发症的出现。

4）注意液体输注的速度，在心、肾功能不全的患者中，速度需加控制，以免出现循环负荷过重或肺水肿。

低钾血症

血清钾低于 3.5 mmol/L，称为低钾血症。低钾血症时，体内钾总量多数减少，但也偶有不减少者。

### 一、病因和发病机制

引起低钾血症的常见原因有以下几种。

（一）摄入不足

一般饮食中所含的钾足够机体的需要，所以正常进食不会因摄入不足而产生低钾血症。但长期食欲减退、进食困难（如食管狭窄）及手术后禁食等情况下，可发生钾摄入不足。此时肾脏每天仍然排出 20~40 mmol 的钾，所以引起低钾血症。几天以后，肾脏排钾才逐渐减少。

（二）丧失过多

1. 大量消化液丧失

消化液中以胃液含钾最多，约为血浆的 2 倍。其他消化液的钾浓度大致和血浆的相等。严重的腹泻、呕吐及胃肠减压可使钾大量丧失。上述情况还常常伴有钾吸收减少，所以容易产生低钾血症。

2. 从尿中失钾

长时间使用利尿剂（氯噻嗪类、依他尼酸、呋塞米等），不仅从尿中排出大量的水和钠，而且还排出大量的钾，若不注意补充钾，常常引起低钾血症。

长时间服用肾上腺皮质激素或肾上腺皮质功能亢进的患者，因激素的保钠排钾作用，使大量钾从尿中丢失，若未适当补充也可发生低血钾。有原发性或继发性醛固酮分泌增多的病理情况，常常伴有低血钾。

3. 钾转移到细胞内

钾转移到细胞内见于：

1）注射大量葡萄糖和胰岛素时，糖原合成增加，钾随葡萄糖进入细胞内，引起血钾降低。因此给患者大量输入葡萄糖时，应特别注意补充钾。

2）家族性周期性麻痹症发作时，细胞外液的钾突然进入细胞内液而引起血钾降低，出现肢体瘫痪。

3）碱中毒时，细胞外液 $H^+$ 浓度减少，细胞内的 $H^+$ 出细胞以资补充，同时伴有细胞外的 $K^+$ 和 $Na^+$ 进入细胞以维持电中性。

另外，碱中毒时，肾小管分泌 $H^+$ 减少，分泌 $K^+$ 即增多，因此引起低血钾。

二、病情评估

（一）病史

有钾摄入不足或钾丢失过多病史。

（二）临床表现

低钾血症的主要临床表现为心肌、骨骼肌、平滑肌收缩无力和腱反射迟钝。血钾低于 2.5 mmol/L 可有软瘫、恶心、呕吐、腹胀甚至肠麻痹。患者神志淡漠，但也有表现为烦躁不安者。血钾低于 2.0 mmol/L 时，出现嗜睡、神志不清。血钾越低，心肌应激性越高，可有第一心音低沉、心律不齐、低血压。

（三）实验室及其他检查

血清钾 <3.5 mmol/L，严重低钾者常伴有代谢性碱中毒致 $CO_2CP$、血 pH 值、标准碳酸氢盐（SB）升高，但尿呈酸性。心电图示 T 波低平、ST 段降低、QT 间期延长及出现 U 波。

（四）诊断要点

根据上述临床表现和实验室及其他检查可诊断。

三、治疗

补充钾，如患者能口服，应分次给予，最好在餐后给予。静脉补钾时，应注意如下原则：无尿不补钾（每日尿量应在 500 mL 以上），钾溶液浓度不过高（0.3% 左右），滴入不过快，补钾不过量。采用静脉滴注补钾方法是：10% 氯化钾 15～30 mL 加入 5%～10% 葡萄糖液 1 000 mL 中静脉滴注。一般每日补钾 40～80 mmol（相当于氯化钾 3～6 g），第 1 天可用 80～134 mmol（相当于氯化钾 6～10 g）。如因缺钾发生严重心律失常、呼吸肌麻痹危及生命时，补钾量可增大，速度可加快。补钾溶液浓度可达 1.0%，静脉滴注速度可每小时 1.0～1.5 g 氯化钾，但不宜超过 1.5 g。钾缺乏而合并酸中毒或不伴低氯血症者，可用谷氨酸钾溶液 20 mL 加入 5% 葡萄糖液 500 mL 静脉滴注。

补钾注意事项：

1）切不可将 10% 氯化钾做静脉内直接注射，以免造成血清钾突然升高导致心搏骤停。

2）补钾过程中需密切监测心电图和血清钾。

3）钾进入细胞内较缓慢，完全纠正缺钾最少也要 4 天，故静脉滴注 1～2 天能口服者宜改为口服，或静脉和口服补钾相结合，补钾时宜保守、勿冒进，以免造成致死性高血钾症。

4）低钾伴有低镁和碱中毒时，常使低钾难以纠正，因此，补钾同时应注意补镁和纠正碱中毒。

5）补钾前还需了解肾功能，肾衰竭时补钾易致高血钾。

6）伴有低钙血症的患者，应同时静脉注射葡萄糖酸钙，以免补钾后诱发手足抽搐。

## 四、护理

护理的目标是预防有血钾过低倾向的患者发生血钾过低。评估时不仅应了解是否服用利尿药、糖皮质激素；有无呕吐、腹泻、胃肠减压以及消化液丢失量；尿量如何，血液酸碱平衡有无异常。在有禁食或大量消化液丢失以及使用利尿剂情况下，还应及时补充钾。口服氯化钾或枸橼酸钾。由于钾盐会刺激胃黏膜引起恶心、呕吐等反应，服钾盐后应嘱患者喝水，或改服缓释钾制剂。新鲜水果如橘汁、西瓜含钾量多，应鼓励摄食。如患者无法口服，则考虑静脉补充。为防止出现高血钾，必须在肾功能正常，有尿时补充。钾浓度较高时静脉注射部位常会有严重疼痛及刺激现象，引发静脉炎，应降低滴速或浓度。绝对禁止以高浓度含钾液静脉注射，以防导致心搏骤停。钾的毒性及引起心搏骤停的危险可从心电图的 T 波以及 QRS 波形改变上观察到，故在大剂量补钾时，应行心电图监测。严重缺钾时常需数日逐步纠正。

对于使用洋地黄制剂的低血钾患者，应特别注意，因为低钾情况下极易导致洋地黄中毒。

高钾血症

血清钾超过 5.5 mmol/L，称为高钾血症。

### 一、病因和发病机制

引起高钾血症的原因常见于下列情况。

1）严重创伤，特别是大量肌肉组织被挫伤的挤压伤以及大面积烧伤。

2）严重缺氧、酸中毒。细胞内钾释放至细胞外。

3）溶血或感染。大量红细胞或组织分解，$K^+$从细胞内释出，而又有肾功能障碍或脱水，$K^+$未能及时排出。

4）休克、脱水、感染而致的急性肾功能不全。

5）短时间内静脉输注的钾盐过多、过快，或应用大剂量某些含钾药物（如青霉素钾盐、羧苄西林）。

虽然高钾血症可以有上述的诱因，但是主要与肾功能不全有关，如肾功能良好，又有足够的尿量，很少发生严重的高钾血症。

### 二、病情评估

（一）病史

有钾输入、摄入过多病史。

（二）临床表现

主要表现为心脏传导系统紊乱，如室性期前收缩、心室纤颤、心动过缓，甚至心搏骤停。另外，高血钾也可出现四肢无力及软瘫、呼吸肌麻痹。有的患者伴有恶心、呕吐、腹痛。

（三）实验室及其他检查

血清钾 >5.5 mmol/L，常伴有 $CO_2CP$ 降低，血 pH 值 <7.35；心电图特征为早期 T 波高尖，QT 间期延长，随后出现 QRS 波群增宽，PR 间期延长，出现传导阻滞等。

（四）诊断要点

根据上述临床表现，结合实验室检查可诊断。

### 三、治疗

早期识别和积极治疗原发病，控制钾摄入。高钾血症对机体的主要威胁是心脏抑制，治疗原则是保护心脏，降低血钾。

1）积极治疗原发病，去除高血钾原因。如纠正酸中毒、休克，有感染或组织创伤应及时使用抗生素及彻底清创等。

2）立即停止补钾，积极改善并保护肾功能。

3）有明显高血钾临床表现及心电图异常者，应紧急处理。

（1）立即用 10% 葡萄糖酸钙 10~20 mL 加入 50% 葡萄糖液 20~40 mL 中静脉缓慢注射，可根据情况重复应用，或有效后用 2~4 g 葡萄糖酸钙加入 10% 葡萄糖液 1 000 mL中静脉滴注维持。氯化钙含钙量为葡萄糖酸钙的 4 倍，如同时存在严重低血钙者，则选用氯化钙为宜。

（2）静脉滴注 50% 葡萄糖 100 mL，内加胰岛素 10 U，1 小时滴完。或在 10% 葡萄糖液 500 mL 中，按 4 g 葡萄糖加 1 U 的比例加入胰岛素静脉滴注，以促进钾向细胞内转移。

（3）静脉快速滴入 5% 碳酸氢钠 100 ~ 200 mL，或 11.2% 乳酸钠 60 ~ 100 mL，以纠正酸中毒，促使钾进入细胞内，可根据病情重复应用，以不出现严重碱中毒为原则。

4）促使钾从体内排出

（1）肾功能良好者，使用排钾性利尿剂如呋塞米及双氢克尿噻。

（2）阳离子交换树脂：可用聚磺苯乙烯 15 g 每日 3 次，饭前服，并口服 25% 山梨醇 20 mL 导泻，不能口服者可改用树脂 25 ~ 50 g 加入温水中或 25% 山梨醇 100 ~ 200 mL 中保留灌肠，每日 2 ~ 3 次。树脂在肠道吸附钾而释放出钠，每克树脂能除去 1 mmol 钾。

5）给予足够热量及高蛋白饮食，以减少蛋白质分解释放出钾离子。

6）当用上述方法仍不能控制高血钾时，应及时给予腹膜透析或血液透析，尤其适用于肾功能不全伴高血钾者。

### 四、护理

1）首先是防止高血钾发生，积极治疗原发病，去除高血钾的病因。如纠正酸中毒、休克，有感染或组织创伤应及时使用抗生素及彻底清创等。停用一切含钾药物和食物，以免血钾浓度进一步增高。

2）患者应卧床休息，直到症状缓解。重度高血钾极易出现严重心律失常及导致心搏骤停，应密切监测生命体征，记录出入量，如尿量每小时 < 30 mL 或每 24 小时 < 500 mL，应立即报告医生。

3）对应用葡萄糖胰岛素治疗的患者，应注意防止出现低血糖或高血糖。

4）注意患者尿量及肾脏功能，在有肾衰竭时，需经口服或灌肠使用离子交换树脂，应向患者做适当的解释。需行腹膜透析或血液透析者应解释这些措施的重要性，消除患者不安的情绪，以期患者配合。术前应做好皮肤及器械准备，操作应严格遵循无菌原则，术后需注意观察有无感染征象或出血倾向，及时汇报主管医生。

（赵蕾）

# 第二节　酸碱平衡失调

人体的酸碱平衡是通过复杂的生理调节来完成的，使血浆 pH 值维持在 7.35 ~ 7.45。如果某些致病因素使体内酸和碱发生过多或不足，超过了机体的生理调节能力，此时即出现酸碱平衡失调。

### 一、正常动脉血液气体分析项目及意义

（一）酸碱度（pH值）

正常值7.35～7.45，平均7.40，表示血液中氢离子浓度的指标，直接反应酸碱度。

（二）$PaO_2$

正常值75～100 mmHg。是血液中物理溶解氧分子所产生的压力。

（三）$PaCO_2$

正常值40 mmHg。是血液中物理溶解二氧化碳分子所产生的压力。

（四）实际$HCO_3^-$（AB）

正常值22～27 mmol/L。是指用与空气隔绝的全血标本测得血浆中$HCO_3^-$的实际含量。

（五）标准$HCO_3^-$（SB）

是全血在标准条件下（即血红蛋白的氧饱和度为100%，温度为37℃，$PaCO_2$为40 mmHg）测得的血浆中$HCO_3^-$的含量，不受呼吸性成分影响，是代谢性成分的指标，正常值和AB的正常值相同。

（六）缓冲碱（BB）

正常值为45～52 mmol/L。是血液中所含缓冲碱的总和。全血BB不受呼吸性成分的影响，属于血液代谢性成分的指标。

（七）剩余碱（BE）

可由测得的缓冲碱减去缓冲碱的正常值得出，也可以在标准条件下用酸或碱滴定全血至pH值为7.4时所需碱或酸的量（用mmol/L表示）。正常值范围为－3～＋3 mmol/L。BE不受血液中呼吸性成分的影响，是代谢性成分的指标。

（八）$CO_2CP$

正常值23～31 mmol/L。测定血浆中$HCO_3^-$中的$CO_2$含量，间接了解血中$HCO_3^-$的增减情况。

### 二、代谢性酸中毒

代谢性酸中毒是体内$HCO_3^-$减少引起的酸碱平衡紊乱。临床上最常见。

（一）病因和发病机制

引起代谢性酸中毒常见原因有以下几个方面。

1. 有机酸产生过多

多由以下情况引起。

1）乳酸酸中毒：乳酸酸中毒见于肺部疾患、休克、心搏呼吸骤停等，这些疾患都引起缺氧，使葡萄糖有氧氧化不全，无氧酵解增强而使乳酸生成增加。

2）酮症酸中毒：酮症酸中毒发生在糖的氧化障碍，脂肪大量动用的情况。例如糖尿病患者因胰岛素相对不足，使葡萄糖氧化不全，脂肪酸代谢到乙酰辅酶A处进入三羧酸循环发生障碍，转而产生酮体增多，超过了外周组织氧化的能力而在血中积聚。此

外，长时间饥饿时，体内糖的消耗殆尽，转而大量分解脂肪；持续高热时，进食少而能量消耗过多，也会大量动用脂肪，产生过多的酮体，引起酸中毒。

2. 肾排酸减少

多见于急性和慢性肾功能不全，由于肾小球滤过率降低，硫酸、磷酸等不能经肾脏排出而在血中潴留。同时，肾小管因有病变以致上皮细胞分泌 $H^+$ 和 $NH_3$ 的能力减退，使 $NaHCO_3$ 重吸收减少。

在肾小管性酸中毒的病例，其远曲小管分泌 $H^+$ 或近曲小管对 $NaHCO_3$ 的重吸收障碍，使血浆 $NaHCO_3$ 减少而尿中 $NaHCO_3$ 排出增多，可发生代谢性酸中毒。

3. $NaHCO_3$ 丧失过多

肠液、胆汁和胰液等消化液内含有多量 $NaHCO_3$ 而呈碱性，正常本应重吸收入血，但若因腹泻、肠瘘、引流等原因而使碱性消化液大量丧失，体内 $NaHCO_3$ 减少，则发生代谢性酸中毒。

4. 酸摄入过多

服用酸性药物水杨酸、稀盐酸和氯化铵等过多也可引起酸中毒。

（二）病情评估

1. 病史

有引起代谢性酸中毒的原因存在。

2. 临床表现

有原发病表现，呼吸深快，呼吸有酮味。面潮红，心率加快，周围血管扩张，血压偏低。中枢神经系统改变有疲乏、嗜睡、昏迷。对称性肌张力减退，腱反射减弱。

3. 实验室及其他检查

血 pH 值 $<7.35$，$CO_2CP$ 下降，SB 下降。尿液呈酸性。

4. 诊断要点

根据上述临床表现，结合实验室检查可诊断。

（三）治疗

1. 积极病因治疗

这是治疗的根本问题。注意纠正同时伴随或酸中毒纠正后引起的水、电解质平衡失调。

2. 适当补液以纠正脱水

轻度代谢性酸中毒往往可随之纠正。

3. 重度代谢性酸中毒需补充碱性液

一般认为血浆 $HCO_3^-$ $>18$ mmol/L 者只需治疗病因，不必补充碱性药。而血浆 $HCO_3^-$ $<10$ mmol/L 时，应快速补给碱性液。临床上常用碱性药为碳酸氢钠，等渗液的 $NaHCO_3$ 浓度为 1.25%，在急需纠正酸中毒时采用 5% $NaHCO_3$ 溶液。

1）碳酸氢钠：碳酸氢钠为常用首选药物，作用迅速，疗效确切。

估计补碱法：如果是轻型患者可口服碳酸氢钠 $1\sim2$ g，每日 $1\sim3$ 次。重症静脉给药，按 5% 碳酸氢钠每千克体重给 $3\sim5$ mL，以后根据检查结果按公式计算调整补碱量，也可用每千克体重提高血浆 $CO_2CP$ 4.5 mmol/L（即 10Vol%）需 5% 碳酸氢钠 2.2 mL

来估计补碱量。

计算补碱法：

（1）根据实测 $CO_2CP$ 值计算：补碱量（mmol）＝（要求纠正的 $CO_2CP$ − 实测 $CO_2CP$）mmol/L × 0.3 × 千克体重。

注：0.3 为细胞外液（20%）加上部分细胞内液（10%）；$CO_2CP$（mmol/L）＝ $\dfrac{Vol\%}{2.24}$；式中要求纠正的 $CO_2CP$ 以 25 mmol/L 计算，慢性肾功不全者可考虑以 17 mmol/L 计算。

（2）根据实测 BE 值计算：补碱量（mmol）＝［（−2.3）− 实测 BE］（mmol/L）× 0.3 × 千克体重。（2）式较（1）式优越，因（2）式不受呼吸影响。根据 5% 碳酸氢钠 1.66 mL ＝ 1 mmol，即可换算出所需 5% 碳酸氢钠的毫升数。公式计算所得的碳酸氢钠量先输入 1/2，随后再根据病情决定是否继续补给。

2）乳酸钠液：乳酸钠液疗效肯定，其作用速度较碳酸氢钠液慢。乳酸钠进入体液后，经离解，再化合成氢氧化钠和乳酸，前者与碳酸作用，转化为 $NaHCO_3$ 和 $H_2O$；乳酸在肝内，经氧化，转化为 $CO_2$ 和 $H_2O$；由于乳酸必须在有氧条件下才能经肝脏转化为 $CO_2$，因此组织缺氧或肝功能不良时，尤其是乳酸性酸中毒时不宜采用。

3）三羟甲基氨基甲烷（THAM）：THAM 是一种唯一不含钠的碱性溶液，其缓冲能力强于碳酸氢钠、乳酸钠。体液中可与 $CO_2$ 结合，或与 $H_2CO_3$ 结合生成 $HCO_3^-$，以提高体液 pH 值。由于 THAM 能同时在细胞内外起作用，既能纠正代谢性酸中毒，也能纠正呼吸性酸中毒，并很快从尿中排出，有利尿作用，能排出酸性产物。

其不良反应是：①因具有强碱性（pH 值为 10），对组织刺激大，静脉滴注时如经血管外溢，可引起组织、皮肤坏死，选用较小血管时，容易引起血栓性静脉炎；②大剂量快滴可引起呼吸抑制、低血压、低血糖、低血钙等。由于其不良反应，只适用于忌钠的患者，如肾衰竭、心力衰竭、肝硬化所致腹水等的酸中毒患者。

（四）护理

首先要懂得重点在于治疗原发疾病及增加机体的代偿机能。酸中毒患者常因呕吐、腹泻而造成严重脱水，应注意恢复血容量。需要仔细记录 24 小时出入液量及患者体重改变，输注等渗盐水或平衡盐液纠正水、电解质紊乱。重症酸中毒常需静脉输注 5% 碳酸氢钠液或乳酸钠溶液，以纠正碱基丢失。必须注意在使用碱性药物纠正酸中毒后，血中钙离子浓度降低，可出现手足搐搦，应经静脉给予葡萄糖酸钙治疗。注意钙剂不能与碳酸钠液混合给予，混合后可形成钙盐沉积。

护理上应注意观察呼吸频率与深度的变化。注意神志状况改变，保护患者避免发生潜在损伤。酸中毒常合并有高血钾，可引起心律失常。对此情况应密切监测。在纠正酸中毒过程中，还应注意可能出现的医源性碱中毒情况。

### 三、代谢性碱中毒

因体内酸丢失或潴留，致血浆中 $HCO_3^-$ 升高而 $H^+$ 降低，血 pH 值升高，称为代谢性碱中毒。

（一）病因和发病机制

引起代谢性碱中毒的原因有以下几方面。

1. 丧失胃酸过多

剧烈呕吐或胃液引流致 $H^+$ 和 $Cl^-$ 丧失，多见于幽门梗阻或高位肠梗阻的患者。

2. 失氯失钾过多

长期使用利尿剂，如呋塞米、依他尼酸、氯噻嗪等，在促进 $Na^+$、$K^+$ 排泄的同时，伴 $Cl^-$ 的丢失，$Cl^-$ 的丢失导致 $HCO_3^-$ 增加。

3. 低钾血症

见于各种原因引起的低钾血症，细胞内钾不足时，$H^+$ 进入细胞内，造成细胞内酸中毒和细胞外碱中毒。肾小管细胞中 $K^+$ 含量减少，$Na^+ - H^+$ 交换增多，$NaHCO_3$ 回吸收增多而引起碱中毒。$H^+$ 在尿中增多，故尿呈酸性。

4. 碱性药物的摄入或输入过多

溃疡病长期口服可溶性碱性药物或治疗代谢性酸中毒时补碱过多，长期输血带入过多碱性抗凝剂等，如超过肾脏的调节能力，则产生碱中毒。

5. 肾上腺皮质激素过多

如原发性醛固酮增多症、库欣综合征等，使肾小管重吸收 $Na^+$ 增加，$H^+$、$K^+$、$Cl^-$ 则排出增多，导致代谢性碱中毒。

（二）病情评估

1. 病史

根据病史中各种病因，如含有盐酸的胃液丢失过多，摄入碱性药物过量，继发于各种原因引起的钾缺少和低钾血症等。

2. 临床表现

呼吸浅慢，严重者呼吸暂停；神经肌肉应激性增强，出现腱反射亢进及手足搐搦。此外尚有头痛、失眠、嗜睡、谵妄、惊厥、心律失常等；如为低血钾所致，则兼有低钾的临床表现。

3. 实验室及其他检查

血气分析示：血 pH 值 >7.45，SB、AB、BB 均升高，BE 呈正值增大，$PaCO_2$ 不成比例增高（一般 <60 mmHg）。$CO_2CP$ >29 mmol/L，血清钾、氯常降低，血钠正常或升高。低钾性代碱，尿呈酸性，尿氯常 >20 mmol/L。低氯者尿氯 <10 mmol/L。心电图常示低钾、低钙的心电图表现，典型改变为 ST 段压低，T 波平坦、增宽或倒置，QT 间期延长。

4. 诊断要点

根据病史、临床表现，结合实验室检查可诊断。

（三）治疗

着重于原发疾病的积极治疗。对丧失胃液所致的代谢性碱中毒，可输注含有 $Cl^-$ 的等渗盐水或葡萄糖盐水，不但能恢复细胞外液量，而且可纠正低氯性碱中毒，使 pH 值恢复正常。同时补给 KCl，能加速纠正碱中毒。对重症患者（血浆 $HCO_3^-$ 45~50 mmol/L、pH 值 >7.65），可应用盐酸的稀释溶液迅速排除过多的 $HCO_3^-$。

（四）护理

了解治疗原则，积极配合医生治疗原发病，减少碱剂摄入，控制呕吐或胃肠减压导致的体液丢失。纠正代谢性碱中毒，对轻症者在补充等渗盐水与氯化钾后多可获矫正；等渗盐水中含较多的 $Cl^-$，故可纠正低氯性碱中毒。重症患者可以给予 $NH_4Cl$，但对肝肾功能不全者忌用。紧急情况下可使用 0.1 mol/L 的盐酸溶液经中心静脉滴入，但必须注意滴速，以免造成溶血等不良反应。治疗过程中应当注意血钾水平，在碱中毒纠正后可出现血钙水平改变，有手足搐搦时，可给予钙剂纠正。

应注意患者的呼吸状况，监测患者血液、尿液中的电解质情况。测量患者体重。根据情况决定输液速度并记录出入液量以评估患者对治疗的反应。向患者解释控制服用碱性药物的意义。采取积极措施，避免发生潜在损伤。

**四、呼吸性酸中毒**

呼吸性酸中毒是由于肺泡通气功能不足致使体内产生的 $CO_2$ 不能充分排出或 $CO_2$ 吸入过多而引起的高碳酸血症。

（一）病因和发病机制

引起呼吸性酸中毒的原因有以下几方面。

1. 呼吸中枢抑制

如麻醉过深、颅脑损伤、药物或乙醇中毒等。

2. 肺支气管疾病

以肺气肿最常见，术后肺不张及肺炎也可引起，此外，还可见于肺水肿、肺纤维化、慢性支气管病变等。

3. 呼吸道梗阻

如大咯血、溺水、白喉、气管异物、昏迷患者呕吐物吸入等引起窒息的因素。

4. 其他

胸部损伤，呼吸肌麻痹及胸膜、胸腔病变等。

（二）病情评估

1. 病史

有引起呼吸性酸中毒的病因存在。

2. 临床表现

急性呼吸性酸中毒患者以呼吸困难和缺氧为主。表现为气促，烦躁不安，发绀，呼吸节律改变，严重者呼吸骤停，血压下降，心律失常和心力衰竭，甚至出现室颤、心脏停搏。慢性呼吸性酸中毒者常感倦怠、乏力、头痛，随后兴奋、失眠、躁动、面部肌束和手指震颤。当 $PaCO_2 > 75$ mmHg 时，可出现 $CO_2$ 麻醉即肺性脑病。

3. 实验室及特殊检查

血气分析示：血 pH 值 $< 7.35$，$PaCO_2 > 48$ mmHg，SB 及 AB 升高，AB > SB。$CO_2CP$ 一般升高（除外代谢性碱中毒），血清钾升高，血清氯降低。尿 pH 值下降。眼底检查：肺性脑病时眼底血管扩张，可有视盘水肿。

4. 诊断要点

根据上述临床表现，结合实验室检查可诊断。

（三）治疗

尽快治疗原发病和改善患者的通气功能，去除呼吸道及其他妨碍气体交换的因素，恢复呼吸道畅通，并及时给氧。如气管插管、气管切开，用呼吸机进行人工呼吸等。如因使用呼吸机不当而发生酸中毒，则应调整呼吸机的频率、压力或容量。

（四）护理

解除呼吸道梗阻，恢复与维持有效通气是治疗护理的关键。紧急时需通知医生，并做气管切开准备，或行辅助呼吸。对有肺不张的患者，应鼓励多做深呼吸，改善换气。

其他改善呼吸状况的治疗，如使用抗生素控制呼吸道感染、体位引流、雾化吸入、支气管扩张剂等，应根据患者原发病的情况采用。呼吸性酸中毒时通过改善通气、换气功能，促使 $CO_2$ 排出，高浓氧吸入治疗可抑制呼吸中枢，使用时应小心。

呼吸性酸中毒通过改善呼吸功能即可矫正酸中毒，通常情况下不使用碳酸氢钠等碱剂。呼吸性酸中毒可同时存在其他电解质紊乱，应加以监测。

对有气急、胸闷、呼吸困难而烦躁、焦虑的患者，应给予精神安慰，并及时给予吸氧等。在改善了通气状况后，焦虑、烦躁常亦明显改善。呼吸困难的患者应给予软枕、靠垫或摇高床头。尽量使患者处于较为舒适的体位。有慢性呼吸道疾病的患者，常有排痰困难。应协助其更换体位，拍背、指导患者做好体位排痰。重症患者。如有定向障碍、昏迷时，应有专人护理，定时翻身，预防压疮及坠床等意外发生。慢性呼吸衰竭引起的呼吸性酸中毒患者，如果使用呼吸器不当，动脉血 $CO_2$ 下降过速，可出现手足抽搐等碱中毒的改变，应予以注意。

### 五、呼吸性碱中毒

呼吸性碱中毒主要是由于肺的换气过度增加，体内失去过多 $CO_2$，$H_2CO_3$ 减少，而致 pH 值上升所致，又称低碳酸血症。

（一）病因和发病机制

引起呼吸性碱中毒的原因有以下几方面。

1. 呼吸系统疾病

呼吸系统疾病如肺炎、支气管哮喘、肺栓塞、早期间质性肺病、肺淤血、气胸等肺部疾病可通过反射机制引起通气过度。

2. 过度通气综合征

过度通气综合征如癔症、神经质及过度兴奋患者可出现过度通气综合征，表现为深而大的呼吸，使 $CO_2$ 呼出过多。

3. 中枢神经系统病变

颅脑损伤、脑血管疾病、脑炎、脑膜炎等病变也可出现过度通气。

4. 药物中毒

水杨酸等药物中毒时可刺激呼吸中枢，发生过度通气。

5. 使用人工呼吸机不当

使用人工呼吸机或手术麻醉进行辅助呼吸时，呼吸过频，潮气量过大且持续时间长。

6. 其他

如休克、高热、昏迷（败血症、肝昏迷等）、高温作业、高山缺氧、妊娠、肝硬化腹水等。

（二）病情评估

1. 病史

任何原因引起肺换气过度，$CO_2$ 排出过多，血中 $H_2CO_3$ 减少而 $HCO_3^-$ 相对增加，导致 pH 值升高，均可引起呼吸性碱中毒。

2. 临床表现

眩晕、手足麻木或针刺感、肌肉震颤、肌张力增高、手足抽搐、心跳加快或心律失常等。

3. 实验室及其他检查

血气分析示：pH 值 >7.45，$PaCO_2 < 35$ mmHg，AB 和 SB 降低，AB < SB。$COS_2CP < 22$ mmol/L（除外代谢性酸中毒），血清钾、氯降低，尿 pH 值 >6。心电图示：ST 段压低，T 波倒置，QT 间期延长（这些变化和心肌缺血、细胞内低钾有关）。脑电图异常（脑组织缺氧所致）。

4. 诊断要点

根据病史、临床表现，结合实验室检查可诊断。

（三）治疗

1）积极治疗原发病，轻症及癔症性者可随着原发病的改善而纠正。

2）重症呼吸性碱中毒可用纸袋罩于患者口鼻行重复呼吸，使其吸回呼出的 $CO_2$，或吸入含 5% $CO_2$ 的氧气（注意避免发生 $CO_2$ 急剧升高造成高碳酸血症）。危重患者可先用药物减慢呼吸，然后行气管插管进行辅助呼吸，以降低呼吸频率和减少潮气量。

3）抽搐者可用 10% 葡萄糖酸钙 10~20 mL 稀释后静脉注射。

4）可试用乙酰唑胺，以增加尿中 $HCO_3^-$ 排出。

（四）护理

积极去除病因，注意监测生命体征，观察呼吸频率、深度及神经肌肉兴奋的症状和体征。病室应安静，减少对患者的刺激。注意保持水、电解质及酸碱平衡。

（赵蕾）

# 第五章　急性冠状动脉综合征

急性冠状动脉综合征（ACS）包括不稳定型心绞痛（UA），非 ST 段抬高型心肌梗死（NSTEMI）和 ST 段抬高型心肌梗死（STEMI）。它们的共同病理基础是冠状动脉内粥样斑块破裂、表面破损或出现裂纹，局部血小板聚集继而引发不同程度的血栓形成或远端血管栓塞，引起冠状动脉不完全或完全性阻塞。

# 第一节　不稳定型心绞痛和非 ST 段抬高型心肌梗死

不稳定型心绞痛是介于劳力性稳定型心绞痛与 AMI 和猝死之间的临床综合征，系冠状动脉内粥样斑块不稳定而致破裂，继以血栓形成以及血管收缩或痉挛，引起心肌严重缺血所致。NSTEMI 与 UA 在发病机制与临床表现等方面具有很多相似之处，所以统称为非 ST 段抬高的 ACS。

## 一、病因和发病机制

目前认为，ACS 最主要的原因是易损斑块，即指那些不稳定和有血栓形成倾向的斑块。ACS 是由于斑块破裂、糜烂和继发血栓形成、血管痉挛及微血管阻塞等多因素作用下导致的急性和亚急性心肌缺血缺氧。

## 二、病情评估

（一）临床表现

1. UA

心绞痛发作持续时间一般都达到或超过 15 分钟，有以下 5 种类型：

1）初发劳力型心绞痛：初发劳力型心绞痛指心绞痛发作病程在 1 个月以内，过去未发生过心绞痛或 MI 者。

2）恶化劳力型心绞痛：恶化劳力型心绞痛指原有劳力型心绞痛在短期内心绞痛发作次数、严重程度及持续时间突然加重，硝酸甘油不能缓解。常有多支病变且病变有所发展。

3）卧位性心绞痛：卧位性心绞痛属劳力型心绞痛晚期表现，多伴有左室功能不全。比一般心绞痛更剧烈，持续时间更长。发作时必须坐位，甚至需要站立可缓解的特点，含服硝酸甘油亦可缓解，有的仅发生于夜间平卧睡眠时，多在午夜前，即平卧后 1~3 小时发作。

4）变异型心绞痛：变异型心绞痛的疼痛一般较剧烈，持续可达 30 分钟。多发生于后半夜或凌晨欲醒或醒来时，几乎均在每天同一时刻发作。发作时，心电图呈现短暂的 ST 段抬高，对应的 ST 段降低，或原倒置的 T 波变成直立，出现"假改善"。

5）梗死后心绞痛：AMI 后 1 个月内开始出现的反复发作心绞痛。提示除已梗死的心肌外尚存在有缺血的心肌；或与梗死无关的其他冠状动脉也有严重狭窄病变，本型常易于使心肌梗死延展或近期出现再次 AMI。

不稳定性心绞痛患者血肌钙蛋白 TnT 及 TnI 不升高。

2. NSTEMI

NSTEMI 临床有不稳定性心绞痛表现，肌钙蛋白 TnT、TnI 升高，应考虑有 MI 可能。

（二）实验室及其他检查

1. 心电图

静息 12 导联心电图是可疑 NSTEMI 患者的首要检查手段。

ST - T 动态变化是 NSTEMI 最可靠的心电图表现，UA 时静息心电图可出现 2 个或更多的相邻导联 ST 段下移 ≥ 0.1 mV。静息状态下症状发作时记录到一过性 ST 段改变，症状缓解后 ST 段缺血改变改善，或者发作时倒置 T 波呈伪性改善（假性正常化），发作后恢复原倒置状态更具有诊断价值，提示急性心肌缺血，并高度提示可能是严重冠状动脉疾病。变异型心绞痛 ST 段常呈一过性抬高，但是心电图正常并不能排除 ACS 的可能性。

NSTEMI 的心电图 ST 段压低和 T 波倒置比 UA 更明显和持久，并有系列演变过程，如 T 波倒置逐渐加深，再逐渐变浅，部分还会出现异常 Q 波。两者鉴别除了心电图外，还要根据胸痛症状以及是否检测到血中心肌损伤标志物。高达 25% 的 NSTEMI 可演变为 Q 波心肌梗死，其余 75% 则为非 Q 波心肌梗死。

没有 ST 段抬高，则没有证据表明这些患者可以从溶栓治疗中获益。有资料提示溶栓治疗对只有 ST 段压低的患者有害。

2. 心肌损伤标志物

心肌损伤标志物主要用于心肌缺血坏死的诊断及临床预后的判断。常用磷酸肌酸激酶同工酶（CK - MB）、肌钙蛋白。根据 CK - MB 诊断标准，若 CK - MB ≥ 正常上限的 2 倍，即为 NSTEMI，反之则为 UA；若以肌钙蛋白为诊断标准，肌钙蛋白阳性支持 NSTEMI，肌钙蛋白阴性支持 UA，至于对部分出现 CK - MB 并不升高，而肌钙蛋白超过正常上限的 ACS 患者，称为微小心肌损伤。

3. 连续心电监护

连续监测患者心律，及早识别心律失常，并在必要时监测血流动力学。连续的心电监测可发现无症状或心绞痛发作时的 ST 段变化。

4. 其他非创伤性检查

在患者病情允许的情况下可行其他非创伤性检查，其目的是为了判断患者病情的严重性及近、远期预后，包括活动平板、运动放射性核素心肌灌注扫描、超声心动图及药物负荷试验等。

5. 冠状动脉造影

冠状动脉造影仍是诊断冠心病的金指标，可以直接显示冠状动脉狭窄程度，并对决定治疗策略有重要意义。

6. 电子束 CT 检查

可对冠状动脉钙化程度和范围做无创性检查和评价。研究发现，UA 患者钙化检出率及集约化钙化计分均较稳定型心绞痛为低，提示其病变斑块的钙化程度不高，稳定性较差，而易于破裂。

7. 其他检查

还应从冠心病的二级预防着眼，对患者做血糖、血脂、肝功能、肾功能等常规检查，以加强控制危险因素和并发症，进行全面综合治疗。

（三）诊断

1. UA 的诊断标准

1）相对稳定的心绞痛，近 2 个月逐渐加重。

2）近 2 个月新出现的心绞痛，日常轻度活动即引起心绞痛。

3）近 2 个月静息状态下出现的心绞痛。

4）梗死后心绞痛（AMI 24 小时至 1 个月出现心绞痛）。

2. NSTEMI 的诊断标准

1）典型缺血性胸痛 >60 分钟。

2）心电图仅有 ST 段压低或 T 波倒置，无 ST 段抬高或病理 Q 波。

3）反映心肌坏死的特异标志物 CK – MB、cTnT、cTnI 水平升高（大于高限 2 倍）。

（四）鉴别诊断

1. 主动脉夹层

主动脉夹层的胸痛时间长、程度重，胸痛一开始即达高峰，呈撕裂状并不能缓解，常放射到背、肋、腹、腰和下肢，但一般无 ST – T 改变、无血清心肌坏死标志物异常升高可资鉴别。两上肢的血压和脉搏可有明显差别，可有下肢暂时性瘫痪、偏瘫和主动脉关闭不全的表现。二维超声心动图检查、X 线、CTA 或 MRI 有助于诊断。

2. 急性心包炎

尤其是急性非特异性心包炎可有较剧烈而持久的心前区疼痛。有发热和呼吸系统疾病提示急性心包炎可能。其胸痛是典型的胸膜性疼痛，随呼吸、咳嗽、吞咽和体位改变而改变，仰卧位时胸痛加重。心包摩擦音对心包炎有诊断意义，但持续时间短，在心包腔出现渗液时消失。心电图除 aVR 外，其余导联均有 ST 段弓背向下的抬高，T 波倒置，无异常 Q 波出现。

3. 严重肺动脉高压

可有劳累性胸痛。严重肺动脉高压的胸痛是由于劳累引起右心室心肌缺血所致。其他伴随症状包括劳累时呼吸困难、头晕和昏厥。体检时可发现胸骨旁抬举感和肺动脉瓣第二心音亢进，心电图可见右心室肥大的表现。

4. 急性肺栓塞

急性大面积肺栓塞可引起胸痛、呼吸困难、昏厥、休克等表现，患者可伴有冷汗、发绀或濒死感。但患者的查体、心电图和 X 线胸片常常有急性肺动脉高压或者急性右心功能不全的表现，如心电图出现肺性 P 波、右束支传导阻滞或者较特异的 $S_1Q_{III}T_{III}$ 等；X 线胸片见上腔静脉影增宽，右下肺动脉增宽或肺动脉段突出、中外肺野纹理减少。超声心动图可发现右室搏动减弱，室间隔左移，根据三尖瓣反流还可估计肺动脉压力。漂浮导管如 CVP、肺动脉压增高，同时肺动脉楔压正常可资鉴别。必要时行肺动脉加冠状动脉造影检查。

**5. 胸部外伤**

应询问病史，有触痛，疼痛与咳嗽、深呼吸、姿势或者某些活动有关。

**6. 肋软骨炎和肋间神经痛**

为刺痛或灼痛，可与活动有关，有明确的压痛点，有时伴有神经症的表现，心电图无变化，心肌酶不高。其他胸壁痛可由肋间肌肉劳损、病毒感染引起，胸痛特点为锐痛，有触痛，咳嗽、深呼吸可使其加重。

**7. 胸部带状疱疹**

在出现疱疹前可与心肌缺血性疼痛混淆。受累区域表现为皮肤过度敏感、有触痛，可有头痛、发热和全身不适等。

**8. 肺炎**

心电图可出现类似 MI 或心肌缺血的表现，但不符合 MI 或心肌缺血的演变，有发热、咳嗽或者咳痰等症状，系列心肌酶学、X 线胸片可鉴别。

**9. 自发性气胸**

突然的胸痛和呼吸困难，胸痛在气胸的发生侧，胸部叩诊呈鼓音，X 线胸片可确诊。

**10. 纵隔气肿**

胸痛和纵隔捻发音是典型的表现，颈或胸上部可出现皮下气肿，X 线胸片可以确诊。

**11. 胸出口综合征**

胸出口综合征涉及从胸腔上缘出来的或通过的神经和血管结构被压迫所致。与骨或肌肉异常有关系，症状多在 20 ~ 40 岁出现，可与职业活动、不良的体位或者颈外伤等有关系，多数患者表现为上肢痛，尤其尺侧，也可放射至颈、肩部、肩胛区或腋下，极少数疼痛位于胸壁。应在仔细体检的同时，对胸痛者检查心电图、心肌酶学。

**12. 胃肠道原因引起的疼痛**

急性胰腺炎、消化性溃疡穿孔、急性胆囊炎、胆石症等，均可引起 UA/NSTEMI 相似的临床表现，可伴休克。通过仔细询问病史、体格检查、心电图检查、血清心肌标志物测定可协助鉴别。值得注意的是部分急腹症也可产生类似急性心肌缺血的心电图改变。

### 三、治疗

（一）一般处理

**1. 休息**

患者应卧床休息，特别是心绞痛严重且频繁发作者应绝对卧床休息，晚间可酌用镇静剂和地西泮等药物治疗。

**2. 吸氧**

给予吸氧，对改善心肌缺氧状态、缓解疼痛、精神安慰有一定作用。

## 3. 去除诱发因素

对诱发冠状动脉病变的危险因素，应予去除。如吸烟者给予戒烟，控制高脂血症，伴有高血压、心律失常及心功能不全者应采取相应措施。

### （二）硝酸盐类药物的应用

这类药物除扩张冠状动脉，降低其阻力，增加其血流量外，还通过对周围血管的扩张作用，减少静脉回血量，降低心室容量、心腔内压、心排血量和血压，减少心脏前后负荷和心肌的需氧，从而缓解心绞痛。

#### 1. 硝酸甘油

0.3～0.6 mg 舌下含服，可于2分钟内止痛，作用时间较短，可重复使用。仍不能控制发作者，可静脉点滴硝酸甘油 10～30 mg 溶于 250～500 mL 5% 葡萄糖液中，开始滴速每分钟 20～40 μg，可逐渐加至每分钟 100～200 μg，作用迅速、效果明显，对胸痛严重而频繁或难以控制的心绞痛发作有良效。主要不良作用有头晕、头胀痛、头部跳动感、面红、心悸等，偶有血压下降，一般患者能坚持用药。

#### 2. 硝酸异山梨酯

5～10 mg 舌下含化，每2小时1次，必要时可加大剂量，3～5分钟见效，或用喷雾剂喷入口腔，每次 1.25 mg，1分钟见效。

#### 3. 亚硝酸异戊酯

每安瓿 0.2 mL，用时以手帕包后敲碎，立即盖于鼻部吸入。作用快而短，约10秒钟见效，几分钟即消失。本药降低血压作用较硝酸甘油明显，血压低者慎用。

### （三）止痛剂

UA 一旦诊断明确，且疼痛严重，可即刻静脉注射吗啡 3～5 mg 加生理盐水 5 mL，常可达到满意的止痛效果。也可用罂粟碱 30～60 mg 加入 250 mL 液体内静脉滴注，每日1次，连用 5～7 天多能缓解心绞痛。

### （四）β受体阻滞剂

单纯血管痉挛引起的心绞痛单用β受体阻滞剂治疗，可引起心绞痛加重。但大部分冠状动脉痉挛的患者尚合并器质性病变（狭窄），这类患者联合应用β受体阻滞剂与硝苯地平等药物，可明显增强抗心绞痛效果。口服美托洛尔，自小剂量开始 12～25 mg 每天2次。紧急需要时可选用美托洛尔静脉注射。应用时应对心率及血压进行监测，心率控制在 60～90 次/分为宜，剂量为 5 mg 静脉缓注，5分钟一次，直至最大量 15 mg 或心率得到控制。已有心功能不全特别是射血分数 <40% 者，有心力衰竭、哮喘及传导阻滞忌用。

### （五）钙拮抗剂

患者常有冠状动脉收缩与痉挛因素参与发病机制，故应用钙拮抗剂是合理的。单纯使用硝苯地平的效果不及β受体阻滞剂或硝酸酯类。有报道指出，单用硝苯地平后使心绞痛发作加剧者，而单用地尔硫䓬则未见此种现象。目前倾向于同时应用三类不同的抗心绞痛药物。在同时使用两种负性肌力药物（β受体阻滞剂与钙拮抗剂如维拉帕米）时，应根据心功能等情况，权衡利弊，慎重选择，严密观察。

（六）抗凝及溶栓剂

UA（除自发性心绞痛外）与血栓形成有密切关系。目前多主张静脉或冠状动脉内给予肝素、尿激酶、链激酶或重组织型纤维蛋白溶酶原激活剂（rt-PA），溶解非闭塞性血栓，具体用法见 AMI。

（七）抗血小板聚集药物的应用

血栓素 $A_2$（$TXA_2$）有强烈的缩血管及促使血小板聚集的作用，前列环素（$PGI_2$）则正相反，有扩张血管及抑制血小板聚集的作用，阿司匹林小剂量抑制 $TXA_2$，大剂量抑制 $PGI_2$。一般每日用 40~50 mg 即可生效。也可使用双嘧达莫（梗死后心绞痛不主张使用双嘧达莫）、低分子右旋糖酐等抑制血小板聚集的药物。

（八）放射性核素碘

有报道指出，对发作频繁而顽固的心绞痛，可考虑采用放射性核素碘治疗，以抑制甲状腺功能，降低基础代谢和心脏的氧需要量，从而减轻与减少心绞痛的发作。

（九）冠状动脉激光成形术斑块旋切术

通过心导管内的光导纤维将激光引入冠状动脉，使阻塞动脉的粥样硬化病变气化而再通；或引入旋转的刀片，将斑块切下并吸出。

（十）冠状动脉腔内成形术（PTCA）

其指征为：心绞痛病程＜1 年，估计粥样硬化斑块无钙化；冠脉近端病变；有心肌缺血的客观证据；估计有较好的侧支循环和左室功能者。

（十一）冠状动脉旁路移植术（CABG）

用于药物积极治疗不能控制的患者，指征为：左冠状动脉主干病变；三支病变或包括左前降支的二支病变；冠脉狭窄在 70% 以上。

（十二）其他

国内应用体外反搏治疗心绞痛，取得比药物疗效更好的效果。高压氧治疗能增加全身的氧供应，可使顽固的心绞痛得到改善，但疗效不易巩固。

（十三）抗高血脂药

羟甲基戊二单酰辅酶 A 还原酶抑制药（他汀类）的应用，是 ACS 治疗学上的一大进展，备受重视，他汀类不但显著降低 LDL-C 与 TC，更有一系列调血脂之外的特殊治疗作用。所以，应用他汀类强化治疗已成为当今防治 ACS 不可或缺的主要措施之一。

（十四）康复治疗

大多数 UA 或 NSTEMI 患者有慢性稳定型心绞痛，而且病情还可能反复，因此，其二级预防十分重要。常用的康复治疗包括：①无禁忌证时应长期坚持服用阿司匹林75~325 mg/d，国人一般推荐 100 mg/d 为合适；②由于过敏或胃肠道不适，不能耐受阿司匹林，最好口服氯吡格雷75 mg/d（有禁忌证者除外）；③凡已做 PCI 安放支架的患者，联合服用阿司匹林和氯吡格雷9 个月；④无禁忌证时建议服用 β 受体阻滞药；⑤控制血脂，凡血 LDL-C＞3.36 mmol/L 时，应坚持服用他汀类，并保持血脂处于达标水平，同时严格控制饮食。充血性心力衰竭、左室功能障碍（LVEF＜40%）、原发性高血压与糖尿病患者应口服 ACEI；⑥如胸痛持续2~3 分钟，而休息不能终止发作时，可含服硝酸甘油片，必要时重复用药，但最多不超过 3 次，前后 2 次服药间隔5 分钟；⑦如果心绞痛表现为不稳定状态，如发生频率增加、疼痛程度加重、发作时间延长、硝酸甘油效果不佳等，应及时就医检查，确诊病变性质，采取更积极的处理措施，包括有创性治疗等；⑧坚持有效地控制各种危险因素，推荐综合处理的方法，包括改善生活方式和药物治疗，药物治疗也宜联合用药，如阿司匹林、ACEI 与抗高血脂药合用。

### 四、护理

（一）一般护理

1）患者应卧床休息，嘱患者避免突然用力，饭后不宜进行体力活动，防止精神紧张、情绪激动、受寒、饱餐及吸烟、酗酒，宜少量多餐，进食清淡饮食，不宜进含高动物脂肪及高胆固醇的食物。对有恐惧和焦虑心理的患者，应向患者解释冠心病的性质，只要注意生活保健，坚持治疗，可以防止病情的发展；对情绪不稳者，可适当应用镇静剂。

2）保持大小便通畅，做好皮肤及口腔的护理。

（二）病情观察

1）UA 患者应放监护室予以监护，密切观察病情和心电图变化，观察胸痛持续的时间、次数，并注意观察硝酸盐类等药物的不良反应。发现异常，及时报告医生，并协助进行相应的处理。

2）患者心绞痛发作时，嘱其安静卧床休息，做心电图检查观察其 ST－T 的改变，并给予舌下含化硝酸甘油 0.6 mg，吸氧。对有频繁发作的心绞痛或属自发型心绞痛的患者，需提高警惕，用心电监护观察有无发展为 MI。如有上述变化，应及时报告医生。

### 五、健康指导

1）给患者及家属讲解有关疾病的病因及诱发因素，防止过度脑力劳动，适当参加体力活动；合理搭配饮食结构；肥胖者需限制饮食；戒烟酒。积极防治高血压、高脂血症和糖尿病。有上述疾病家族史的青年，应早期注意血压及血脂变化，争取早期发现，及时治疗。

2）心绞痛症状控制后，应坚持服药治疗。避免导致心绞痛发作的诱因。对不经常发作者，需鼓励做适当的体育锻炼，如散步、打太极拳等，这样有利于冠状动脉侧支循环的建立。随身携带硝酸甘油片或亚硝酸异戊酯等药物，以备心绞痛发作时自用。

3）出院时指导患者根据病情调整饮食结构，坚持医生、护士建议的合理化饮食。教会家属正确测量血压、脉搏、体温的方法。教会患者及家属识别与自身有关的诱发因素，如吸烟，情绪激动等。

4）出院带药，给患者提供有关的书面材料，指导患者正确用药。

5）教给患者门诊随访知识。

（李树新）

# 第二节　急性 ST 段抬高型心肌梗死

MI 是冠状动脉急性闭塞导致血流中断，心肌因严重而持久的缺血而发生局部坏死。根据心电图有无 ST 段持续抬高，将急性心肌梗死分为 STEMI 和 NSTEMI。

NSTEMI 与 UA 具有相似的病理生理基础，即动脉粥样硬化斑块破裂，临床表现和治疗措施相似，只是病变程度不同而已，因而统称为非 ST 段抬高型 ACS，已在前面进行了统一阐述。而 STEMI 的病理生理基础为动脉粥样硬化斑块破裂、形成血栓、血管急性闭塞，临床症状更重，治疗关键是强调尽早开通阻塞的血管。本节主要阐述此型心肌梗死。STEMI 在发达国家较常见，美国每年大约有 50 万该类患者，近年来，发展中国家的发病率有所增加。尽管如此，在过去的几十年中，该类患者的病死率已明显下降。

## 一、病因

基本病因为冠状动脉粥样硬化。诱因以剧烈体力活动、精神紧张或情绪激动最为多见，其次为饱餐、上呼吸道感染或其他感染、用力排便或心动过速，少数为手术大出血或其他原因导致的低血压、休克等。气候寒冷、气温变化大亦可诱发。

## 二、病理

AMI 时，冠状动脉内常有粥样斑块破溃、出血和继发性血栓形成。急性期心肌呈大片灶性凝固性坏死、心肌间质充血、水肿，伴有大量炎性细胞浸润，以后坏死的心肌纤维逐渐溶解吸收形成肌溶灶，随后逐渐出现肉芽组织形成。坏死组织在梗死后 1~2 周开始吸收，并逐渐纤维化，在 6~8 周形成瘢痕而愈合，称为陈旧性 MI。

## 三、病理生理

主要出现左心室舒张和收缩功能障碍的一些血流动力学变化，其严重程度和持续时间取决于梗死的部位、程度和范围。心脏收缩力减弱、顺应性减低，以及收缩不协调，左心室压力曲线上升速度减低，左心室舒张末期压增高和收缩末期容量增多。射血分数减低，心搏量下降，心率增快或有心律失常，血压下降，静脉血氧含量降低。心室重构出现心壁厚度改变、心脏扩大和心力衰竭，可发生心源性休克。右心室梗死在 AMI 患者中少见，其主要病理生理改变是右心衰竭的血流动力学变化，右心房压力增高，心排出量降低，血压下降。

AMI 引起的心力衰竭称为泵衰竭，按 Killip 分级法可分为：Ⅰ级，尚无明显心力衰竭；Ⅱ级，有轻度左心力衰竭；Ⅲ级，有急性肺水肿；Ⅳ级，有心源性休克不同程度或阶段的血流动力学变化。心源性休克是泵衰竭的严重阶段。如兼有肺水肿和心源性休克则情况最严重。

## 四、病情评估

### （一）临床表现

#### 1. 病史

发病前常有明显诱因，如精神紧张、情绪激动、过度体力活动、饱餐、高脂饮食、糖尿病未控制、感染、手术、大出血、休克等。少数在睡眠中发病。有半数以上的患者过去有高血压及心绞痛史。部分患者则无明确病史及先兆表现，首次发展即是 AMI。

#### 2. 先兆症状

AMI 多突然发病，少数患者起病症状轻微。1/2 ~ 2/3 的患者起病前 1 ~ 2 日至 1 ~ 2 周或更长时间有先兆症状，其中最常见的是稳定型心绞痛转变为不稳定型；或既往无心绞痛，突然出现心绞痛，且发作频繁，程度较重，用硝酸甘油难以缓解，持续时间较长。伴恶心、呕吐、血压剧烈波动。心电图显示 ST 段一过性明显上升或降低，T 波倒置或增高。这些先兆症状如诊断及时，治疗得当，半数以上患者可免于发生 MI；即使发生，症状也较轻，预后较好。

#### 3. 胸痛

为最早出现且突出的症状。其性质和部位多与心绞痛相似，但程度更为剧烈，呈难以忍受的压榨、窒息，甚至"濒死感"，伴有大汗淋漓及烦躁不安。持续时间可长达 2 小时甚至 10 小时以上，或时重时轻达数天之久。用硝酸甘油无效，需用麻醉性镇痛药才能减轻。疼痛部位多在胸骨后，但范围较为广泛，常波及整个心前区，约 10% 的病例波及剑突下及上腹部或颈、背部，偶尔到下颌、咽部及牙齿处。约 25% 的病例无明显的疼痛，多见于老年、糖尿病（由于感觉迟钝）或神志不清患者，或有急性循环衰竭者，疼痛被其他严重症状所掩盖。15% ~ 20% 的病例在急性期无症状。

#### 4. 心律失常

见于 75% ~ 95% 的患者，多发生于起病后 2 周内，以 24 小时内最多见。可伴乏力、头晕、昏厥等症状，且为急性期引起死亡的主要原因之一。经心电图观察可出现各种心律失常，其中最严重的心律失常是室性异位心律（包括频发性期前收缩、阵发性心动过速和颤动）。频发（>5 次/分）、多源、成对出现，或 R 波落在 T 波上的室性期前收缩可能为心室颤动的先兆。房室传导阻滞和束支传导阻滞也较多见，严重者可出现完全性房室传导阻滞。室上性心律失常则较少见，多发生于心力衰竭患者。前壁 MI 易发生室性心律失常。下壁（膈面）梗死易发生房室传导阻滞。

#### 5. 心力衰竭

主要是急性左心衰竭，为 MI 后收缩力减弱或不协调所致，可出现呼吸困难、咳嗽、烦躁及发绀等症状。严重时两肺满布湿啰音，形成肺水肿，进一步则导致右心衰竭。右心室 MI 者可一开始就出现右心衰竭。

#### 6. 低血压和休克

仅于疼痛剧烈时血压下降，未必是休克。但如疼痛缓解而收缩压仍低于 80 mmHg，伴有烦躁不安、大汗淋漓、脉搏细快、尿量减少（<20 mL/h）、神志恍惚甚至昏厥时，

则为休克，主要为心源性，由于心肌广泛坏死、心排血量急剧下降所致。而神经反射引起的血管扩张尚属次要，有些患者还有血容量不足的因素参与。

7. 胃肠道症状

疼痛剧烈时，伴有频繁的恶心、呕吐、上腹胀痛、肠胀气等，与迷走神经张力增高有关。

8. 坏死物质吸收引起的症状

主要是发热，一般在发病后 1~3 天出现，体温 38℃左右，持续约 1 周。

9. 体征

①约半数患者心浊音界轻度至中度增大，有心力衰竭时较显著；②心率多增快，少数可减慢；③心尖区第一心音减弱，有时伴有奔马律；④10%~20% 的患者在病后 2~3 天出现心包摩擦音，多数在几天内又消失，是坏死波及心包面引起的反应性纤维蛋白性心包炎所致；⑤心尖区可出现粗糙的收缩期杂音或收缩中晚期喀喇音，为二尖瓣乳头肌功能失调或断裂所致；⑥可听到各种心律失常的心音改变；⑦常见到血压下降到正常以下（病前高血压者血压可降至正常），且可能不再恢复到起病前水平；⑧还可有休克、心力衰竭的相应体征。

10. 并发症

MI 除可并发心力衰竭及心律失常外，还可有下列并发症：

1）动脉栓塞：主要为左室壁血栓脱落所引起。根据栓塞的部位，可能产生脑部或其他部位的相应症状，常在起病后 1~2 周发生。

2）心室膨胀瘤：梗死部位在心脏内压的作用下，显著膨出。心电图常显示持久的 ST 段抬高。

3）心肌破裂：少见。可在发病 1 周内出现，患者常突然休克甚至造成死亡。

4）乳头肌功能不全：乳头肌功能不全的病变可分为坏死性与纤维性 2 种，在发生 MI 后，心尖区突然出现响亮的全收缩期杂音，第一心音减低。

5）MI 后综合征：发生率约 10%，于 MI 后数周至数月内出现，可反复发生。表现为发热、胸痛、心包炎、胸膜炎或肺炎等症状、体征，可能为机体对坏死物质的过敏反应所致。

（二）实验室及其他检查

1. 心电图检查

STEMI 有特征性心电图改变，其肯定性改变是出现异常、持久的 Q 波或 QS 波，以及持续 1 日以上的演进性损伤电位，以后 T 波逐渐倒置。如为下壁梗死，应描记右胸导联即 $V_{4R}$~$V_{6R}$，以免漏掉右室 MI。

有 5%~15% 的病例心电图改变不典型。如梗死图形可始终不出现或延后出现，常规心电图导联不显示梗死 Q 波而仅有 ST-T 改变，以及其他一些非特异性的 QRS 改变等。

2. 血清酶检查

血清肌酸磷酸激酶（CK 或 CPK）和肌酸磷酸激酶同工酶（CK-MB）于发病 6 小时内升高，12~24 小时达高峰，48~72 小时后消失。天冬氨酸氨基转移酶（AST 或

GOT）发病后 6 ~ 12 小时升高，24 ~ 48 小时达高峰，3 ~ 6 日后恢复正常。乳酸脱氢酶（LDH）发病后 8 ~ 12 小时升高，2 ~ 3 日达高峰，1 ~ 2 周才恢复正常。$LDH_2$ 在 AMI 后数小时总乳酸脱氢酶尚未升高前就已出现，可持续 10 日。

3. 血肌钙蛋白测定

肌钙蛋白 T（cTnT）和 I（cTnI）测定是诊断 MI 最敏感的指标，可反映微型梗死。正常情况下，周围血液中无 cTnT 或 cTnI，发生 AMI 时，两者均在 3 小时后升高，其中 cTnT 持续 10 ~ 14 日，cTnI 持续 7 ~ 10 日。

4. 其他实验室检查

发病 1 周内白细胞计数可增至（10 ~ 20）× $10^9$/L，中性粒细胞比例多在 0.75 ~ 0.90，嗜酸粒细胞减少或消失，血沉增快，可持续 1 ~ 3 周。尿肌红蛋白在梗死后 5 ~ 40 小时开始排泄，平均持续 83 小时。血清肌红蛋白升高在 4 小时左右，多数 24 小时即自行恢复正常。

5. 超声心动图（包括二维和多普勒技术）

超声心动图是影像检查中最便宜、最实用的一种技术。它能提供室壁活动度分析，瓣膜受影响的情况，心功能的评判。该技术由于经济、无创，很容易为患者所接受，可以作为 MI 的常规检查项目。近年来，高分辨率的仪器应用于临床，有文献报道，二维超声心动图（UCG）可以直接分辨左右冠脉的近、中、远段。食管超声（TEE）使冠脉成像更清晰。血管内超声是无创与有创技术的结合，提供了冠脉横截面的图形，可分辨冠脉内膜及中层的病变及硬化。由于探头微型化，可使其与 PTCA 球囊或旋切刀相接合，这样可以边治疗边观察，但是费用昂贵，使该技术远未普及。

二维 UCG 观察 MI 的主要表现为阶段性室壁活动异常，急性期可见到室壁阶段性活动度消失、室壁变薄。可用公式计算出梗死面积，目前定量的办法有以下几种：目测阶段性室壁活动异常（半定量），计算机辅助定量阶段性室壁活动异常，心内膜标测法。出现室壁瘤时，可见到阶段性室壁膨出。另外可提供心功能计算，乳头肌功能判定。

6. 放射性核素检查

利用坏死心肌细胞中的钙离子能结合放射性锝焦磷酸盐或坏死心肌细胞的肌凝蛋白可与其特异抗体结合的特点，静脉注射$^{99m}$Tc - 焦磷酸盐或$^{111}$In - 抗肌凝蛋白单克隆抗体，进行"热点"扫描或照相；利用坏死心肌血供断绝和瘢痕组织中无血管以致$^{201}$Tl 或$^{99m}$Tc - MIBI 不能进入细胞的特点，静脉注射这种放射性核素进行"冷点"扫描或照相；均可显示 MI 的部位和范围。前者主要用于急性期，后者用于慢性期。用门电路 γ 闪烁照相法进行放射性核素心腔造影（常用$^{99m}$Tc - 标记的红细胞或清蛋白），可观察心室壁的运动和左心室的射血分数，有助于判断心室功能、诊断梗死后造成的室壁运动失调和心室壁瘤。目前多用单光子发射计算机化体层显像（SPECT）来检查，新的方法正电子发射体层显像（PET）可观察心肌的代谢变化，判断心肌的死活可能效果更好。

（三）诊断

1. 诊断标准

诊断 STEMI 必须至少具备以下标准中的 2 条：

1）缺血性胸痛的临床病史，疼痛常持续 30 分钟以上。

2）心电图的特征性改变和动态演变。

3）心肌坏死的血清心肌标志物浓度升高和动态变化。

2. 诊断步骤

对疑为 STEMI 的患者，应争取在 10 分钟内完成：

1）临床检查（问清缺血性胸痛病史，如疼痛性质、部位、持续时间、缓解方式、伴随症状；查明心、肺、血管等的体征）。

2）描记 18 导联心电图（常规 12 导联加 $V_7 \sim V_9$，$V_{3R} \sim V_{5R}$），并立即进行分析、判断。

3）迅速进行简明的临床鉴别诊断后做出初步诊断（老年人突发原因不明的休克、心力衰竭、上腹部疼痛伴胃肠道症状、严重心律失常或较重而持续性胸痛或胸闷，应慎重考虑有无本病的可能）。

4）对病情做出基本评价并确定即刻处理方案。

5）继之尽快进行相关的诊断性检查和监测，如血清心肌标志物浓度的检测，结合缺血性胸痛的临床病史、心电图的特征性改变，做出 STEMI 的最终诊断。此外，尚应进行血常规、血脂、血糖、凝血时间、电解质等检测，二维超声心动图检查，床旁心电监护等。

3. 危险性评估

1）伴下列任一项者，如高龄（＞70 岁）、既往有 STEMI 史、心房颤动、前壁 MI、心源性休克、急性肺水肿或持续低血压等可确定为高危患者。

2）病死率随心电图 ST 段抬高的导联数的增加而增加。

3）血清心肌标志物浓度与心肌损害范围呈正相关，可帮助估计梗死面积和患者预后。

（四）鉴别诊断

1. 心绞痛

心绞痛的疼痛性质与 STEMI 相同，但发作较频繁，每次发作历时短，一般不超过 15 分钟，发作前常有诱发因素，不伴有发热、白细胞增加、血沉增快或血清肌钙蛋白、心肌酶增高，心电图无变化或有 ST 段暂时性压低或抬高，很少发生心律失常、休克和心力衰竭，含用硝酸甘油片疗效好等，可资鉴别。应注意不稳定型心绞痛可在短期内演变为 STEMI。

2. 主动脉夹层

该病也具有剧烈的胸痛，有时出现休克，其疼痛常为撕裂样，一开始即达高峰，多放射至背部、腹部、腰部及下肢。两上肢的血压和脉搏常不一致是本病的重要体征。可出现主动脉瓣关闭不全的体征，心电图和血清心肌酶学检查无 STEMI 时的变化。X 线和超声检查可出现主动脉明显增宽。

3. 急腹症

急性胆囊炎、胆结石、急性坏死性胰腺炎、溃疡病穿孔等常出现上腹痛及休克的表现，但应有相应的腹部体征，心电图及酶学检查有助于鉴别。

4. 急性心包炎

特别是急性非特异性心包炎亦可有严重而持久的胸痛及 ST 段抬高。但胸痛与发热同时出现，呼吸和咳嗽时加重。早期可听到心包摩擦音。心电图改变常为普遍导联 ST 段弓背向上抬高，无 STEMI 心电图的演变过程，亦无血清酶学改变。

5. 肺动脉栓塞

可引起胸痛、咯血、呼吸困难、休克等表现。但有右心负荷急剧增加表现，如发绀、肺动脉瓣区第二心音亢进、颈静脉充盈、肝大、下肢水肿等。心电图示电轴右偏，Ⅰ 导联 S 波加重，Ⅲ 导联出现 Q 波和 T 波倒置，胸导联过渡区左移，右胸导联 T 波倒置等改变。与 STEMI 心电图的演变迥然不同，可资鉴别。

## 五、治疗

处理原则：改善冠状动脉血液供给，减少心肌耗氧，保护心脏功能，挽救因缺血而濒死的心肌，防止梗死面积扩大，缩小心肌缺血范围，及时发现、处理、防治严重心律失常、泵衰竭和各种并发症，防止猝死。

（一）监护和一般治疗

1. 休息

患者应卧床休息，保持环境安静，减少探视，防止不良刺激。

2. 监测

在冠心病监护室进行心电图、血压和呼吸的监测 5~7 日，必要时进行床旁血流动力学监测，以便于观察病情和指导治疗。

3. 护理

第 1 周完全卧床，加强护理，进食、洗漱、大小便、翻身等都需要别人帮助。第 2 周可在床上坐起。第 3~4 周可逐步离床和室内缓步走动。但病重或有并发症者，卧床时间宜适当延长。食物以易消化的流质或半流质为主，病情稳定后逐渐改为软食。便秘 3 日者可服轻泻剂或用甘油栓等，必须防止用力大便造成病情突变。焦虑、不安患者可用地西泮等镇静剂。禁止吸烟。

4. 吸氧

AMI 患者常有不同程度的动脉血氧张力降低，在休克和左心室衰竭时尤为明显。吸氧对有休克或左心室衰竭的患者特别有用，对一般患者也有利于防止心律失常，并改善心肌缺血缺氧，可有助于减轻疼痛。通常在发病早期用鼻导管或面罩吸氧 2~3 天，3~5 L/min，并发心力衰竭、休克或肺部疾病患者则根据氧分压处理。

5. 补充血容量

MI 由于发病后出汗，呕吐或进食少，以及应用利尿药等因素，引起血容量不足和血液浓缩，从而加重缺血和血栓形成，有导致 MI 面积扩大的危险。因此，如每日摄入量不足，应适当补液，以保持出入量的平衡。一般可用极化液。

6. 缓解疼痛

AMI 时，剧烈胸痛使患者交感神经过度兴奋，产生心动过速、血压升高和心肌收缩力增强，从而增加心肌耗氧量，并易诱发快速性室性心律失常，应迅速给予有效镇痛药。本病早期难以区分坏死心肌疼痛和可逆性心肌缺血疼痛，二者常混杂在一起。先予含服硝酸甘油，随后静脉点滴硝酸甘油，如疼痛不能迅即缓解，应即用强的镇痛药，吗啡和哌替啶最为常用。

中药可用复方丹参滴丸、麝香保心丸口服或复方丹参注射液 16 mL 加入 5% 葡萄糖液 250~500 mL 中静脉滴注。

（二）再灌注心肌

起病 3~6 小时，使闭塞的冠状动脉再通，心肌得到再灌注，濒临坏死的心肌可能得以存活或使坏死范围缩小，预后改善，是一种积极的治疗措施。

1. 急诊溶栓治疗

溶栓治疗适应证：美国心脏病学会和美国心脏病学院关于溶栓治疗指南的适应证为：①2 个或 2 个以上相邻导联 ST 段抬高（胸导联 ≥0.2 mV，肢体导联 ≥0.1 mV），或 AMI 病史伴左束支传导阻滞，起病时间 <12 小时，年龄 <75 岁（2004 年 ACC/AHA 指南列为 I 类适应证）；②对 ST 段抬高，年龄 >75 岁的患者慎重权衡利弊后仍可考虑溶栓治疗（2004 年 ACC/AHA 指南列为 I 类适应证）；③ST 段抬高，发病时间在 12~24 小时的患者如有进行性缺血性胸痛和广泛 ST 段抬高，仍可考虑溶栓治疗（2004 年 ACC/AHA 指南列为 IIa 类适应证）；④虽有 ST 段抬高，但起病时间 >24 小时，缺血性胸痛已消失者或仅有 ST 段压低者不主张溶栓治疗（ACC/AHA 指南列为 III 类适应证）。

溶栓治疗的绝对禁忌证：①活动性出血；②怀疑主动脉夹层；③最近头部外伤或颅内肿瘤；④<2 周大手术或创伤；⑤任何时间出现出血性脑卒中史；⑥凝血功能障碍。

溶栓治疗的相对禁忌证：①高血压 >180/110 mmHg；②活动性消化性溃疡；③正在抗凝治疗；④延长 CPR；⑤糖尿病出血性视网膜病；⑥心源性休克；⑦怀孕。

1）链激酶（SK）：SK 是 C 类乙型链球菌产生的酶，在体内将前活化素转变为活化素，后者将纤溶酶原转变为纤溶酶。有抗原性，用前需做皮肤过敏试验。静脉滴注常用量为 50 万~100 万 U 加入 5% 葡萄糖液 100 mL 内，30~60 分钟滴完，后每小时给予 10 万 U，滴注 24 小时。治疗前半小时肌内注射异丙嗪 25 mg，加少量（2.5~5 mg）地塞米松同时滴注可减少过敏反应的发生。用药前后进行凝血方面的化验检查，用量大时尤应注意出血倾向。冠脉内注射时先做冠脉造影，经导管向闭塞的冠状动脉内注入硝酸甘油 0.2~0.5 mg，后注入 SK2 万 U，继之每分钟 2 000~4 000 U，共 30~90 分钟至再通后继用每分钟 2 000 U 30~60 分钟。患者胸痛突然消失，ST 段恢复正常，心肌酶峰值提前出现为再通征象，可每分钟注入 1 次造影剂观察是否再通。

2）尿激酶（UK）：作用于纤溶酶原使之转变为纤溶酶。本品无抗原性，作用较 SK 弱。50 万~100 万 U 静脉滴注，60 分钟滴完。冠状动脉内应用时每分钟 6 000 U 持续 1 小时以上至溶栓后再维持 0.5~1 小时。

3）rt-PA：本品对血凝块有选择性，故疗效高于 SK。冠脉内滴注 0.375 mg/kg，持续 45 分钟。静脉滴注用量为 0.75 mg/kg，持续 90 分钟。

其他制剂还有单链尿激酶型纤维蛋白溶酶原激活剂（SCUPA），异化纤维蛋白溶酶原—链激酶激活剂复合物（APSAC）等。

2. 溶栓治疗的并发症

1）出血

（1）轻度出血：皮肤、黏膜、肉眼及显微镜下血尿或小量咯血、呕血等（穿刺或注射部位少量淤斑不作为并发症）。

（2）重度出血：大量咯血或消化道大出血，腹膜后出血等引起失血性休克或低血压，需要输血者。

（3）危及生命部位的出血：颅内、蛛网膜下隙、纵隔内或心包出血。

2）再灌注心律失常，注意其对血流动力学的影响。

3）一过性低血压及其他的过敏反应。多见于 SK 或 rSK 等。

溶栓治疗 AMI 的价值是肯定的。加速血管再通，减少和避免冠脉早期血栓性再堵塞，可望进一步增加疗效。已证实有效的抗凝治疗可加速血管再通和有助于保持血管通畅。今后研究应着重于改进治疗方法或使用特异性溶栓剂，以减少纤维蛋白分解、防止促凝血活动和纤溶酶原偷窃；研制合理的联合使用的药物和方法。如此，可望使现已明显降低的 AMI 病死率进一步下降。

3. 经皮腔内冠状动脉成形术（PTCA）

1）直接 PTCA（direct PTCA）：AMI 发病后直接做 PTCA。指征：静脉溶栓治疗有禁忌证者；并发心源性休克者（急诊 PTCA 是作为挽救生命的首选治疗）；诊断不明患者，如 AMI 病史不典型或左束支传导阻滞（LBBB）者，可从直接冠状动脉造影和 PT-CA 中受益；有条件在发病后数小时内行 PTCA 者。

2）补救性 PTCA（rescue PTCA）：在发病 24 小时内，静脉溶栓治疗失败，患者胸痛症状不缓解时，行补救性 PTCA，以挽救存活的心肌，限制梗死面积进一步扩大。

3）半择期 PTCA（semi - elective PTCA）：溶栓成功患者在梗死后 7～10 天，有心肌缺血指征或冠脉再闭塞者。

4）择期 PTCA（elective PTCA）：在 AMI 后 4～6 周，用于再发心绞痛或有心肌缺血客观指征，如运动试验、动态心电图、$^{201}$Tl 运动心肌断层显像等证实有心肌缺血。

5）冠状动脉旁路移植术（CABG）：适用于溶栓疗法及 PTCA 无效，而仍有持续性心肌缺血；AMI 并发有左房室瓣关闭不全或室间隔穿孔等机械性障碍需要手术矫正和修补，同时进行 CABG；多支冠状动脉狭窄或左冠状动脉主干狭窄。

（三）缩小梗死面积

AMI 是心肌氧供/氧需的严重失衡，纠正这种失衡，就能挽救濒死的心肌，限制梗死的扩大，有效地减少并发症和改善患者的预后。控制心律失常，适当补充血容量和治疗心力衰竭，均有利于减少梗死区。目前多主张采用：

1. 扩血管药物

扩血管药物必须应用于梗死初期的发展阶段，即起病后 6 小时之内。一般首选硝酸甘油静脉滴注或硝酸异山梨酯舌下含化，也可在皮肤上用硝酸甘油贴片或软膏。使用时应注意：静脉给药时，最好有血流动力学监测，当 PCWP < 15 mmHg，动脉压正常或增

高时，其疗效较好，反之，则可使病情恶化；应从小剂量开始，在应用过程中保持 PC-WP 不低于 15 mmHg，且动脉压不低于正常低限，以保证必需的冠状动脉灌注。

2. β 受体阻滞剂

大量临床资料表明，在 AMI 发生后的 12 小时内，给普萘洛尔或阿普洛尔、阿替洛尔、美托洛尔等药治疗（最好是早期静脉内给药），常能达到明显降低患者的最高血清酶（CPK、CK－MB 等）水平，提示有限制梗死范围扩大的作用。但因这些药的负性肌力、负性频率作用，临床应用时，当心率低于每分钟 60 次，收缩压 ≤110 mmHg，有心力衰竭及下壁心梗者应慎用。

3. 低分子右旋糖酐及复方丹参等活血化瘀药物

一般可选用低分子右旋糖酐每日静脉滴注 250～500 mL，7～14 天为 1 个疗程。在低分子右旋糖酐内加入活血化瘀药物如血栓通 4～6 mL、川芎嗪 80～160 mg 或复方丹参注射液 12～30 mL，疗效更佳。心功能不全者低分子右旋糖酐应慎用。

4. 极化液（GIK）

可减少心肌坏死，加速缺血心肌的恢复。但近几年因其效果不显著，已趋向不用，仅用于 AMI 伴有低血容量者。其他改善心肌代谢的药物有维生素 C（3～4 g）、辅酶 A（50～100 U）、肌苷（0.2～0.6 g）、维生素 $B_6$（50～100 mg），每日 1 次静脉滴注。

5. 其他

有人提出用大量激素（氢化可的松 150 mg/kg）或透明质酸酶（每次 500 IU/kg，每 6 小时 1 次，1 日 4 次），或用钙拮抗剂（硝苯地平 20 mg，每 4 小时 1 次）治疗 AMI，但对此分歧较大，尚无统一结论。

（四）严密观察，及时处理并发症

1. 心力衰竭的处理

AMI 并发心力衰竭可至广泛性 MI 或室壁瘤，导致顽固性心力衰竭，目前，经过有效的冠状动脉再灌注治疗（溶栓、PTCA 和 CABG）后，顽固性心力衰竭发生率明显降低，但仍见到由于再灌注损伤而导致心力衰竭者。对 AMI 伴有心力衰竭同一般原因所致心力衰竭处理有些不同，因此，在处理这一类心力衰竭时应注意：①在 AMI 发病 24 小时之内不用洋地黄制剂，因为其增加心肌耗氧量，致使 MI 范围广大；②血压正常或偏高者主要选用利尿剂、硝酸甘油、血管紧张素转化酶抑制剂、β 受体阻滞剂等；③血压偏低者用多巴胺或在用多巴胺的基础上加用硝酸甘油、β 受体阻滞剂、利尿剂；④心率偏慢的心力衰竭，可用异丙肾上腺素、多巴胺、米力农或氨力农等；⑤经上述治疗心力衰竭治疗仍不见好转，可以加用万爽力或护心痛、1，6－二磷酸果糖、左卡尼汀（贝康停）等改善心肌能量代谢的药物，促进缺血性心肌的恢复。

2. 心源性休克

在严重低血压时应静脉滴注多巴胺 5～15 μg/（kg·min），一旦血压升至 90 mmHg 以上，则可同时静脉滴注多巴酚丁胺 3～10 μg/（kg·min），以减少多巴胺用量。如血压不升应使用大剂量多巴胺 [≥15 μg/（kg·min）]。大剂量多巴胺无效时，可静脉滴注去甲肾上腺素 2～8 μg/min。轻度低血压时，可用多巴胺或与多巴酚丁胺合用。药物治疗无效者，应使用主动脉内球囊反搏（IABP）。AMI 并发心源性休克提倡 PTCA 再灌注治疗。中药可酌情选用独参汤、参附汤、生脉散等。

3. 抗心律失常

AMI 有 90% 以上出现心律失常，绝大多数发生在梗死后 72 小时内，不论是快速性或缓慢性心律失常，对 AMI 患者均可引起严重后果。因此，应及早发现心律失常，特别是严重的心律失常前驱症状，并给予积极的治疗。

1）快速性心律失常的处理：AMI 并发快速性心律失常的特征：①室性心律失常为主，所以，常用利多卡因＋美西律即可以控制其发作；②AMI 时心肌收缩力均有不同程度减弱，应该避免应用对心肌有较强抑制作用的抗心律失常药物［奎尼丁、丙吡胺（双异丙吡胺）、普罗帕酮（心律平）等］，一般推荐用美西律、胺碘酮；③严密心电监护，一旦发现室扑、室颤应该立即电击复律。

2）缓慢性心律失常的处理：药物治疗效果不好时，使用临时心脏起搏器。

临时心脏起搏器应用指征：①窦性心动过缓（P＜50 次/分）经药物治疗不能提高心室率伴有低血压 SBP＜80 mmHg 或用异丙肾上腺素后出现室性心动过速；②二度 Ⅱ 型窦房阻滞或窦性静止伴交界性或室性逸搏心律；③二度 Ⅱ 型以上房室传导阻滞；④双束或三束支传导阻滞伴 PR 间期延长。

临时心脏起搏器一般应用 7～10 天，上述 ECG 仍未见改善，可以考虑安装永久性心脏起搏器。

4. 机械性并发症的处理

1）心室游离壁破裂：可引起急性心脏压塞致突然死亡，临床表现为电—机械分离或心脏停搏，患者常难以及时救治而死亡。亚急性心脏破裂应积极争取冠状动脉造影后行手术修补及血管重建术。

2）室间隔穿孔：伴血流动力学失代偿者，提倡在血管扩张剂和利尿剂治疗及 IABP 支持下，早期或急诊手术治疗。如穿孔较小，无充血性心力衰竭，血流动力学稳定，可保守治疗，6 周后择期手术。

3）急性二尖瓣关闭不全：急性乳头肌断裂时突发左心力衰竭和（或）低血压，主张用血管扩张剂、利尿剂及 IABP 治疗，在血流动力学稳定的情况下急诊手术。因左心室扩大或乳头肌功能不全者，应积极应用药物治疗心力衰竭，改善心肌缺血并行血管重建术。

（五）恢复期处理

住院 3～4 周，如病情稳定，体力增进，可考虑出院。近年主张出院前做症状限制性运动负荷心电图、放射性核素和（或）超声显像检查，如显示心肌缺血或心功能较差，宜行冠状动脉造影检查考虑进一步处理。心室晚电位检查有助于预测发生严重室性心律失常的可能性。近年又提倡 AMI 恢复后，进行康复治疗，逐步做适当的体育锻炼，有利于体力和工作能力的增进。经 2～4 个月的体力活动锻炼后，酌情恢复部分或轻工作，以后部分患者可恢复全天工作，但应避免过重体力劳动或精神过度紧张。

### 六、护理

（一）一般护理

**1. 休息**

发病后不要搬动患者，就地抢救为宜。由于发病 48 小时内病情易变，死亡率高，应向患者解释急性期卧床休息可减轻心脏负荷，减少心肌耗氧量，限制或缩小梗死范围，有利于心功能的恢复。因此，第 1 周应绝对卧床，进食、排便、翻身、洗漱等一切日常生活由护理人员帮助照料，避免不必要的翻动，并限制亲友探视。此外，各项必需的医疗护理工作要集中一次做完，尽量减少患者的心脏负担。

**2. 饮食**

患者进入监护室后头 4～6 小时禁食，随后根据患者的临床状态个别化地开始进食，给高维生素的流质和半流质如果汁、菜汤、米粥、面片等。有心力衰竭者适当限盐。急性期后恢复冠心病饮食（同心绞痛饮食），以少食多餐为原则。

**3. 保持二便通畅**

MI 患者由于卧床休息、消化功能减退、哌替啶或吗啡等止痛药物的应用，使胃肠功能和膀胱收缩无力抑制，易发生便秘和尿潴留。应予以足够的重视，酌情给予轻泻剂，嘱患者排便时勿屏气，避免增加心脏负担和导致附壁血栓脱落。排便不畅时宜加用开塞露，对 5 日无大便者可保留灌肠或给低压盐水灌肠。对排尿不畅者，可采用物理或诱导法，协助排尿，必要时行导尿。

**4. 吸氧**

氧治疗可提高改善低氧血症，有利于 MI 的康复。急性期给患者高流量吸氧，持续 48 小时。氧流量在每分钟 3～5 L，病情变化可延长吸氧时间。待疼痛减轻，休克解除，可减低氧流量。注意鼻导管的通畅，24 小时更换 1 次。如果并发急性左心衰竭，出现重度低氧血症时。死亡率较高，可采用加压吸氧或乙醇除泡沫吸氧。

**5. 防止血栓性静脉炎或深部静脉血栓形成**

血栓性静脉炎表现为受累静脉局部红、肿、痛，可延伸呈条索状，多因反复静脉穿刺输液和多种药物输注所致。所以行静脉穿刺时应严格无菌操作，患者感觉输液局部皮肤疼痛或红肿，应及时更换穿刺部位，并予以热敷或理疗。下肢静脉血栓形成一般在血栓较大引起阻塞时才出现患肢肤色改变，皮肤温度升高和可凹性水肿。应注意每日协助患者做被动下肢活动 2～3 次，注意下肢皮肤温度和颜色的变化，避免选用下肢静脉输液。

**6. 做好心理护理**

AMI 是内科急症，严重威胁着患者生命安全，此时患者均会产生相应的心理变化，影响治疗效果。护士应根据患者的不同心理状态，采取相应的心理护理。如患者精神紧张、持续剧烈的疼痛，应立即给予止痛及镇静，同时耐心安慰患者，消除其恐惧心理，增强患者战胜疾病的信心，积极配合治疗。

（二）病情观察

AMI 系危重疾病，应早期发现危及患者生命的先兆表现，如能得到及时处理，可使病情转危为安。故需严密观察以下情况：

1. 血压

始发病时应 0.5～1 小时测量一次血压，随血压恢复情况逐步减少测量次数为每日 4～6 次，基本稳定后每日 1～2 次。若收缩压在 90 mmHg 以下，脉压减小，且音调低落，要注意患者的神志状态、脉搏、面色、皮肤色泽及尿量等，是否有心源性休克的发生。此时，在通知医生的同时，对休克者采取抗休克措施，如补充血容量，应用升压药、血管扩张剂以及纠正酸中毒，避免脑缺氧，保护肾功能等。有条件者应准备好 CVP 测定装置或漂浮导管测定 PCWP 设备，以正确应用输液量及调节液体滴速。

2. 心率、心律

在冠心病监护病房（CCU）进行连续的心电、呼吸监测，在心电监测示波屏上，应注意观察心率及心律变化。及时检出可能作为恶性心动过速先兆的任何室性期前收缩，以及心室颤动或完全性房室传导阻滞，严重的窦性心动过缓，房性心律失常等，如发现室性期前收缩为：①每分钟 5 次以上；②呈二、三联律；③多源性期前收缩；④室性期前收缩的 R 波落在前一次主搏的 T 波之上，均为转变阵发性室性心动过速及心室颤动的先兆，易造成心搏骤停。遇有上述情况，在立即通知医生的同时，需应用相应的抗心律失常药物，并准备好除颤器和人工心脏起搏器，协同医生抢救处理。

3. 胸痛

AMI 患者常伴有持续剧烈的胸痛，因此，应注意观察患者的胸痛程度，因剧烈胸痛可导致低血压，加重心肌缺氧，扩大梗死面积，引起心力衰竭、休克及心律失常。常用的止痛剂有罂粟碱，可肌内注射或静脉滴注，硝酸甘油 0.6 mg 含服，疼痛较重者可用哌替啶或吗啡。在护理中应注意可能出现的药物不良反应，同时注意观察血压、尿量、呼吸及一般状态，确保用药的安全。

4. 呼吸急促

注意观察患者的呼吸状态，对有呼吸急促的患者应注意观察血压，皮肤黏膜的血循环情况，肺部体征的变化以及血流动力学和尿量的变化。发现患者有呼吸急促，不能平卧，烦躁不安，咳嗽，咳泡沫样血痰时，立即取半坐位，给予吸氧，准备好快速强心、利尿剂，配合医生按急性心力衰竭处理。

5. 体温

AMI 患者可有低热，体温在 37～38.5℃，多持续 3 天左右。如体温持续升高，1 周后仍不下降，应疑有继发肺部或其他部位感染，及时向医生报告。

6. 意识变化

如发现患者意识恍惚、烦躁不安，应注意观察血流动力学及尿量的变化。警惕心源性休克的发生。

7. 器官栓塞

在 AMI 第 1、第 2 周内，注意观察组织或脏器有无发生栓塞现象。因左心室内附壁血栓可脱落，而引起脑、肾、四肢、肠系膜等动脉栓塞，应及时向医生报告。

8. 心室膨胀瘤

在 MI 恢复过程中，心电图表现虽有好转，但患者仍有顽固性心力衰竭或心绞痛发作，应疑有心室膨胀瘤的发生。这是由于在 MI 区愈合过程中，心肌被结缔组织所替代，成为无收缩力的薄弱纤维瘢痕区。该区内受心腔内的压力而向外呈囊状膨出，形成心室膨胀瘤。应配合医生进行 X 线检查以确诊。

9. MI 后综合征

需注意在 AMI 后 2 周、数月甚至 2 年内，可并发 MI 后综合征。表现为肺炎、胸膜炎和心包炎征象，同时也有发热、胸痛、血沉和白细胞升高现象，酷似 AMI 的再发。这是由于坏死心肌引起机体自身免疫变态反应所致。如 MI 的特征性心电图变化有好转现象又有上述表现时，应做好 X 线检查的准备，配合医生做出鉴别诊断。因本病应用激素治疗效果良好，若因误诊而用抗凝药物，可导致心腔内出血而发生急性心脏压塞。故应严密观察病情，在确诊为本病后，应向患者及家属做好解释工作，解除顾虑，必要时给患者应用镇痛及镇静剂；做好休息、饮食等生活护理。

### 七、健康指导

1）注意劳逸结合，根据心功能进行适当的康复锻炼。

2）避免紧张、劳累、情绪激动、饱餐、便秘等诱发因素。

3）节制饮食，禁忌烟酒、咖啡、酸辣刺激性食物，多吃蔬菜、蛋白质类食物，少食动物脂肪、胆固醇含量较高的食物。

4）按医嘱服药，随身常备硝酸甘油等扩张冠状动脉药物，定期复查。

5）指导患者及家属，病情突变时，采取简易应急措施。

（李树新）

# 第六章　急性上消化道出血

上消化道出血系指 Treitz 韧带以上的消化道出血，包括食管、胃、十二指肠或胰胆病变引起的出血，胃空肠吻合术后的空肠病变出血亦在此范围内。临床颇为多见，病死率高达 13.7%，急性上消化道大出血系指数小时内自上消化道失血量超过 1 000 mL，或达循环血量的 20%。其临床表现为呕血和（或）黑便，常伴有急性周围循环衰竭和重度贫血，可出现休克和低血压表现。近年来，伴随急诊胃镜诊断和治疗（下称急诊胃镜）的开展，病死率已明显降低。

**一、病因**

上消化道出血的病因很多，常见者为消化性溃疡、急性胃黏膜病变、食管胃底静脉曲张及胃癌。此外尚有一些少见病因。归纳如下：

（一）上消化道本身疾病

1. 食管疾病

1）食管炎症：反流性食管炎、食管憩室炎等疾病，患者常有胸骨后疼痛、反酸，出血量较少。

2）食管癌：主要表现为进行性吞咽困难等食管梗阻症状，可有少量出血。

3）食管、贲门黏膜撕裂综合征（Mallory - Weiss 综合征）：由于剧烈干呕、呕吐，腹内压急骤增加，胃内压力过大，强力冲击食管贲门交界部，使局部黏膜和黏膜下层撕裂，出现呕血症状。

2. 门静脉高压致食管、胃底静脉曲张破裂

1）肝硬化：结节性肝硬化、血吸虫性肝纤维化、胆汁性肝硬化等较为常见。肝硬化门静脉高压致食管、胃底静脉曲张破裂出血在我国较为常见，占上消化道出血的 10% ~20%，居整个上消化道出血的第二位。由于食管静脉曲张增粗，门静脉压力高，周围支持组织少，故出血量常较大，不易止血，严重者可迅速休克，出血停止后也易再出血，预后差。

2）门静脉阻塞：门静脉血栓形成、门静脉炎、腹腔内肿块压迫门静脉等。

3）肝静脉阻塞：肝静脉阻塞综合征（Budd - Chiari 综合征）。

3. 胃与十二指肠疾病

1）消化性溃疡：占急性上消化道大出血病因的首位，中、青年患者以十二指肠溃疡居多，而老年人则以胃溃疡较常见。出血的原因是由于溃疡边缘和基底部血管被侵蚀而破裂出血，出血的速度和量取决于受累的血管种类（动脉、静脉）及患者的凝血机制如何。十二指肠球部溃疡大量出血并不常见，而溃疡发生率并不太高的球后部分，如降部、水平部和升部等，一旦发生溃疡，则常累及较粗大的十二指肠动脉分支而发生大出血。胃泌素瘤又称卓—艾综合征（ZES），以反复发生的胃、十二指肠多发性溃疡、顽固性出血为突出特点，有时甚至在空肠也易发生溃疡和大量出血（即便是行胃大部切除术的患者）。麦可尔憩室的病理基础是在结肠部位的憩室，黏膜是异位的胃黏膜上皮组织，由于其泌酸功能而发生溃疡、出血，常见于青少年及儿童，尽管属下消化道，但其治疗与上消化道出血相似。

2）急性胃黏膜病变：过去亦称出血性胃炎、应激性溃疡等，后统称为急性胃黏膜

病变（AGML），是由于应激状态、非甾体类消炎药（NSAID）、酗酒、急性细菌感染等攻击因子与保护因子间的平衡失调，造成胃、十二指肠黏膜急性炎症、糜烂而大量出血。

3）肿瘤：如胃癌、淋巴瘤、胃平滑肌瘤、平滑肌肉瘤等。多为癌肿组织侵蚀血管、肿瘤组织缺血、坏死脱落等引起大量出血，止血较困难。

4. 空肠上段疾病

慢性溃疡性（非肉芽肿性）空肠回肠炎、胃肠吻合术后空肠溃疡、急性出血性坏死性肠炎等。

（二）上消化道邻近器官组织疾病

1. 肝硬化引起的食管胃底静脉曲张破裂出血

比较常见，常表现为呕血，出血量大，往往可危及患者生命。近年来，也有一些异位静脉曲张的报道，这种静脉曲张常位于黏膜下层，血管细而短，也可以发生在肠壁外，一旦破裂，即可产生血腹。异位静脉曲张常见的发生部位依次是十二指肠、结肠、盲肠、空回肠、胆囊和肝外胆管等处。

2. 胆道疾病

由胆道疾病引起的上消化道大出血在我国并不少见，其致病原因有胆道结石与感染、创伤、手术损伤（包括肝穿刺）以及肿瘤浸润等。胆道结石与感染引起的胆道出血在我国比较常见，其特点是在反复发作右上腹绞痛、寒战、发热、黄疸等之后出现周期性呕血或便血。近年来，由于广泛开展 PTCD 等肝穿刺操作以及一些交通事故造成的肝胆系统损伤，由此而引起的胆道出血也不少见。

3. 肝内局限性慢性感染、肝肿瘤、肝外伤

肝内局限性慢性感染可引起肝内胆小管扩张合并多发性脓肿，脓肿直接破入门静脉或肝动脉分支，以致大量血液涌入胆道，再进入十二指肠而出现呕血和便血，此称胆道出血。肝癌、肝血管瘤以及外伤引起的肝实质中央破裂也能导致肝内胆道大出血。

4. 动脉瘤破入食管、胃或十二指肠

主动脉瘤，主动脉夹层动脉瘤，腹腔动脉瘤如腹主动脉瘤、肝动脉瘤、脾动脉瘤破入上消化道，以及纵隔肿瘤或脓肿破入食管。

（三）全身性疾病

急性感染（如败血症、流行性出血热等），血液病（白血病、血友病、DIC 等），尿毒症，血管性疾病（过敏性紫癜、遗传性出血性毛细血管扩张症等），脑出血及其他颅内疾病、外伤与大手术后、休克、烧伤等引起的应激性溃疡等。

引起急性上消化道出血的病理，根据其病因不同而不同，但有些疾病如胃、十二指肠溃疡，胃、十二指肠炎等都与胃酸过多有关。此外，导致各疾病的病因不同，其出血病理也不同。或胃、十二指肠糜烂性溃疡，如严重烧伤和中枢神经系统损害引起的应激性溃疡；药物如吲哚美辛、阿司匹林等损害胃黏膜屏障引起的黏膜糜烂出血和糜烂性溃疡；或由于肿瘤坏死侵及大血管破裂，如胃癌等的出血；或动脉硬化破裂出血，如胃动脉硬化；或门脉高压，导致食管、胃底静脉破裂出血；或因凝血机制改变如血液病引起的胃出血等。

二、病情评估

（一）病史

1. 年龄与性别

消化性溃疡出血多见于青壮年，食管与胃癌出血多在 40 岁以上，均以男性多见。

2. 出血的方式

是呕血、黑便，还是便血，如果同时有呕血和便血，则需注意其发生的先后次序。

3. 出血的颜色和性状

呕血的颜色是鲜红、暗红还是咖啡色，是否含有食物残渣。呕出血液的颜色主要取决于血液是否经过胃酸的作用，如出血量多且在胃内停留的时间短，可呈暗红色血块甚至为鲜血。如出血量较少且在胃内停留的时间较长，经胃酸作用后则呈咖啡色。便血的颜色是鲜红、暗红或柏油样，粪便的性状是成形、稀糊状或稀水样，大便与血液是否混匀。据此可以大致估计出血的速度、量以及部位。

4. 出血的时间

出血的时间包括首次出血时间，最后一次出血时间，是短期之内反复出血，还是在较长时间内间断或持续出血等。

5. 出血的量

短期内反复出血时要问清出血量的多少，呕血或便血的次数，每一次的量（呕血多少毫升，黑便多少克），总量约多少毫升（克）。

6. 伴随症状

循环代偿或失代偿的表现：头晕、心悸、口干、冷汗、直立性晕厥、少尿或无尿等。对判断是否有出血和出血的量有重要意义。

7. 诱发因素

近期是否服用对胃有刺激性的药物，如解热镇痛药、含有解热镇痛药成分的感冒药和糖皮质激素等，辛辣、刺激和坚硬的食物、饮酒等，过度疲劳、严重感染、手术和创伤等。

8. 既往疾病

要认真询问可能引起呕血和便血的全身性疾病（血液病、尿毒症、结缔组织病和心脑疾病）史，尤其要仔细询问消化系统疾病史，具体如下：

1）是否有慢性上腹疼痛、嗳气、反酸和胃灼热等溃疡样症状史。

2）近期是否有腹胀、腹痛、食欲缺乏、乏力和消瘦等胃肠道肿瘤的症状史。

3）是否有恶心、厌油、黄疸、肝区隐痛、肝脾肿大和肝功能异常史。

4）腹痛、腹泻、腹鸣和发热病史。

5）对来自农村、反复黑便和慢性贫血者，注意询问钩虫感染史。

6）皮肤黏膜淤斑、淤点、鼻出血和牙龈出血史。

7）手术史：胃大部切除术后发生消化道出血，应考虑吻合口炎、吻合口溃疡或残胃癌等。

（二）体格检查

需特别注意呕血等引起失血严重程度的判断。重点注意大量失血、失液导致严重的血容量不足的休克症状和体征，因此，首先要注意生命体征的监测。如果生命体征不稳定，需在积极抗休克、补充血容量的同时，进行有重点的体格检查。

此外，体格检查需重点关注：患者的特殊体位、有无胸腹部局部压痛、反跳痛、腹肌紧张，锁骨上、颈部、腋下、腹股沟淋巴结肿大等，有无蜘蛛痣、肝掌、脾肿大、腹壁静脉怒张、腹水等病征，有助于肝硬化并发食管与胃底静脉曲张破裂出血的诊断。如有左锁骨上淋巴结肿大，则出血通常由于胃癌所致。上消化道出血伴有可触及的胀大的胆囊，常提示为胆道疾病或壶腹周围癌出血。遗传性出血性毛细血管扩张症所致出血，往往可发现皮肤与口腔黏膜毛细血管扩张等。

（三）实验室检查及其他

1. 化验检查

出血病例的红细胞、血红蛋白和红细胞比容值均下降。可出现氮质血症，如在出血后 4 天氮质血症仍不减轻，常常表示出血量较大或出血尚未停止。怀疑由肝硬化、门脉高压、食管胃底曲张静脉破裂引起的出血病例，应做转氨酶等肝功能检查。考虑有血液病可能者应做凝血功能测定。

2. X 线钡剂检查

出血本身对 X 线钡剂检查并非绝对禁忌，但在急诊情况下，X 线检查的诊断阳性率不太高（不到50%），不易检查出黏膜浅表的微小病变，也不能确定所发现的病变就是出血的来源。近年来，有用气钡双重对比造影检查胃黏膜浅表溃疡的报道。X 线钡剂检查不应安排在内镜或血管造影检查之前进行，以免影响后两者检查的结果。

3. 急诊内镜检查

急诊内镜检查是首选的诊断方法，应在出血后 24 小时内进行检查，可在急诊室或病床旁操作。应顺序地窥视食管、胃和十二指肠，应注意病灶有无活动性出血或近期出血。并于病灶区取活检或细胞刷检，对病变性质可作出正确的诊断。内镜检查国内外报告的阳性率可达90%。有时还能发现用钡餐，甚至手术也难以发现的病变，如 Mallory - Weiss 综合征、急性胃黏膜病变等，同时还可经内镜进行紧急止血措施。

4. 胃管吸引

可用软细导管插入患者食管，徐徐下送，边注入清水边以低压抽吸消化液，观察有无血迹，以确定出血的部位。有时也可将三腔管放入胃腔后将胃气囊与食管气囊充气，压迫食管下端与胃底，用生理盐水将胃内积血冲洗干净，如无再出血，则考虑食管、胃底静脉曲张破裂出血。如吸出的胃液仍有血液则以胃、十二指肠溃疡出血或胃癌出血的可能性较大。

5. 动脉血管造影检查

动脉血管造影是诊断血管病变（血管畸形、动脉瘤、多血管性肿瘤）所致消化道出血的唯一方法。此外，消化道急性出血内镜检查无阳性（未发现病灶或新鲜、近期出血灶者）或不适合进行内镜检查者（如伴有严重心、肺合并症等），或发现有出血，但难以作出定性和定位诊者，或者考虑内镜不能到达病变部位者，应选择动脉造影检查，并且应在活动性出血时进行。动脉造影时，每分钟动脉出血量在 0.5 mL 以上者才能显示造影剂自血管溢出，从而确定出血部位。选择性动脉造影主要用于确定胃和十二指肠溃疡、球后溃疡、急性胃黏膜病变、食管贲门撕裂、静脉曲张及其他原因的出血。

6. 吞线试验

用普通白线吞下一端后半小时取出，根据染血距门齿部位的距离来判断出血灶所在。现有人使用荧光带试验，咽下带子一端后，静脉滴注荧光素，然后拔出带子在紫外光下观察荧光素染血的部位，计算出距门齿的长度而判定出血灶的位置。

7. 放射性核素检查

少数间断或少量出血患者，经内镜检查和动脉造影后仍难明确出血病灶部位，可应用血管内示踪物或静脉滴注锝硫胶体，如应用$^{99m}$Tc 标记红细胞静脉滴注后进行扫描（注射一次$^{99m}$Tc 标记红细胞可以监视病灶出血长达 24 小时），检测出血部位，比动脉造影更为灵敏，而比内镜和 X 线检查更有效。但腹部核素扫描难以判断胃肠出血的原因。

（四）分析

1. 出血的病因及部位诊断

根据详细的病史、体征，有半数患者可以作出上消化道出血病因诊断。进一步依靠实验室、X 线钡餐、内镜及选择性动脉造影等检查，可以查清大部分患者出血的病因和部位。如果是肝胆、胰腺或全身疾患引起，则可选作 B 超、CT、磁共振（MRI）、各项生化检查等加以确诊。

2. 出血程度的判断

失血量多少的判断：失血量的判断对进一步处理极为重要。一般每日出血量在 5 mL 以下，大便色不变，但潜血试验可以为阳性，失血量在 50 mL 以上，则大便出现黑色甚至柏油便。以呕血、便血的数量作为判断失血量的资料，往往不太精确，因为呕血与便血常分别混有胃内容物与粪便，另一方面部分血液尚贮留在胃肠道内，仍未排出体外。临床上常根据血容量减少导致周围循环的改变作出判断。

1）一般状况：消化道出血的临床表现取决于出血的程度和速度以及并存的疾病，失血量 <400 mL，由于机体自身的代偿，有效血循环量在 1 小时内得以改善，故无自觉症状。失血量 >400 mL，因机体失代偿则可出现头晕、心慌、口渴、乏力、胸闷、冷汗、脉搏快等症状。失血量 >800 mL，则可出现烦躁不安、四肢冰凉、尿少、脉搏弱快等休克表现。若出血仍继续，除晕厥外，尚有气短、无尿，此时急性失血已在 2 000 mL 以上。

2）脉搏：脉搏的改变是判断失血程度的重要指标，当急性血容量丢失，由于机体代偿功能使心跳加快、微血管反射性痉挛、肝脏与脾脏及皮肤血窦内的储血进入血循环增加回心血量，则调整机体有效血容量，确保了心脏、大脑、肾脏等生命脏器的血液供应；若急性失血过多，机体失代偿而难能有效维持血容量时，便导致休克状态。所以，当大量出血时，脉搏快而弱（或脉细弱），脉搏每分钟增至 100 次以上，失血估计为 800～1 600 mL；脉搏细微，甚至扪不清时，失血已在 1 600 mL 以上。有些患者出血后，在平卧时脉搏、血压都可接近正常，但让患者坐或半卧位时，脉搏会马上增快，出现头晕、冷汗，表示失血量大。如果经改变体位无上述变化，测 CVP 又正常，则可以排除有过大出血。

3）血压：血压的变化同脉搏一样，是估计失血量的可靠指标，当失血量在800 mL（占总血容量的20%），收缩压稍降，脉压缩小，提示早期休克。若失血量800~1 600 mL（占总血容量的20%~40%），收缩压70~80 mmHg，脉压小，若失血量1 600~2 000 mL（占总血容量的40%~50%），收缩压50~70 mmHg，脉压很小。更严重的急性大出血量在2 000 mL以上则血压降至零。

有学者主张用休克指数来估计失血量，休克指数=脉搏（次/分）÷血压（收缩压，mmHg）。正常值为0.58，休克指数=1，失血800~1 200 mL（占总血量20%~30%），休克指数>1，提示失血量1 200~2 000 mL（占总血量30%~50%）。

4）血常规：血红蛋白测定、红细胞计数、红细胞比容可以帮助估计失血的程度。但在急性失血的初期，由于血浓缩及血液重新分布等代偿机制，上述数值可以暂时无变化，仅于大出血的32小时左右，血红蛋白才稀释到最大限度。故当大出血前无贫血时，血红蛋白在短时间内下降至7 g以下，提示失血量在1 200 mL以上；在肝脏和脾脏功能正常时，于急性失血后的2~3小时，白细胞计数可增高到$15.0 \times 10^9$/L；在骨髓造血功能正常时，急性大出血后，短时间内网织红细胞可大于0.015。

5）尿素氮：上消化道大出血后数小时，血液在肠道内分解吸收使血尿素氮增高，1~2天达高峰，3~4天降至正常，如再出血，尿素氮可再次增高。此外，不仅血尿素氮增高，由于有效血容量减少，导致肾血灌流不足及肾小球滤过下降，血肌酐也同时增高。故当血肌酐>133 μmol/L，而尿素氮>14.28 mmol/L，则提示失血在1 000 mL以上。

3. 出血停止或是否再出血的判断

在一次出血后，黑便仍可持续几天，且还受患者排便次数的影响，因此，不能单凭黑便来估计出血是否停止。应定时反复测量脉搏及血压，根据其动态变化来监测出血的进展，直至恢复正常，并保持稳定，方可认为已无活动性出血。CVP的监护，对正确估计出血或早期发现再出血是一种简易而有效的措施，若CVP稳定在3.67 cmH2O以上时，则表示出血已停止。另外，患者出血后，意识由模糊转为清醒，体力由疲惫不堪转为有力，食欲丧失后又恢复，提示出血好转或停止；反之则表示出血在继续或加剧。通常认为出血后48小时再发生出血，则再出血的机会明显减少。

有以下征象者应认为有继续出血或再出血：①呕血频繁、血色转为鲜红，黑粪次数增多，粪质稀薄呈暗红色，伴肠鸣音亢进；②虽经输血、输液等已补足血容量，但外周循环衰竭的表现无明显好转或CVP仍波动不稳；③红细胞计数、血红蛋白与红细胞比容继续下降，但出血早期，由于血液浓缩，三者均可正常，待6~12小时才下降；④在补液与尿量足够、肾功正常情况下血尿素氮持续增高。

4. 急性上消化道大出血的标准

1）大量呕血、便血，数小时失血量超过1 000 mL或循环血量的20%。

2）血压、脉搏明显变化，血压低于平时30 mmHg，或每小时输血100 mL不能维持血压，脉搏>110次/分。

3）Hb降到7 g以下，RBC$<2 \times 10^{12}$/L或红细胞比容降到28%以下。

4）临床上有神慌、烦躁、冷汗、厥逆。

（五）鉴别诊断

询问病史和仔细查体通常可对呕血的病因做出初步诊断。根据临床症状通常较容易确定出血部位是否来源于上消化道，但有时鉴别诊断也比较困难。上消化道出血的临床症状主要为呕血和黑粪，以及由于大量出血而引起的全身症状。一般来说，幽门以下出血，常以黑粪为主，可伴少量呕血；而幽门以上出血引起呕血并伴有黑粪。十二指肠出血量较多时，部分血反流至胃内可引起呕血。呕血是诊断上消化道出血的主要症状，呕出物可呈红色或咖啡色。出血速度快、量大时可呕出暗红色或新鲜血，有血凝块。也可以通过上消化道出血患者留置的胃管或三腔二囊管来判断出血部位，抽吸出血性液体可确定为上消化道出血，但无血性液体者不能除外诊断，特别是十二指肠出血。胆管结石、胆道肿瘤等引起上消化道出血时，视出血速度与量的不同，也可同时表现为呕血和便血。

以下按消化道的部位来详细叙述较常见的能引起呕血的疾病及其鉴别诊断要点。

1. 消化系统

1）食管胃底静脉曲张破裂出血：是肝硬化严重的并发症和常见的致死原因，资料表明，约30%的肝硬化患者发生上消化道出血，其中66%是由于食管胃底静脉曲张破裂所致。在上消化道出血疾病中，其发生率仅次于消化性溃疡和急性胃黏膜病变。诊断要点：

（1）出血的表现：多以呕血为主，呈鲜红色、量大、出血速度快，甚至呈喷射状。部分患者以便血为主或不出现呕血，似下消化道出血。出血往往不易停止、易反复，患者很快出现失血性休克，若抢救不及时会导致死亡。

（2）病史：多数有慢性乙型肝炎、慢性酒精中毒史，近期有乏力、食欲缺乏、腹胀、腹泻、牙龈出血或鼻出血史，部分曾经确诊过肝硬化甚至发生食管胃底静脉曲张破裂出血史。

（3）体征：可见皮肤巩膜黄染、蜘蛛痣、肝掌、腹壁静脉曲张、脾肿大和腹水征阳性，但应注意，肿大的脾脏可因大出血而暂时缩小或不能触及，蜘蛛痣也可因大出血而不显现。

（4）辅助检查：①不同程度的肝功能损害，B超发现门静脉增宽而肝静脉变细，提示肝硬化。②急诊胃镜检查不仅能明确有无食管胃底静脉曲张，而且能明确有无活动性出血和出血部位，是确诊的可靠手段。③当鉴别诊断有困难，又高度怀疑食管胃底静脉曲张破裂出血者，可放置双囊三腔管，经充气压迫后出血停止者，符合食管胃底静脉曲张破裂出血的诊断。

2）糜烂性食管炎或食管溃疡：多由胃酸反流引起，其他引起食管溃疡的疾病尚有应激性溃疡、贝赫切特综合征（白塞病）、克罗恩病等，食管真菌感染也可引起糜烂性食管炎。糜烂性食管炎可引起上消化道出血，以呕血为主，一般较出血速度相对较慢而量少，但少数患者亦可呈现突然、大量的出血，易被误诊为溃疡病出血、食管胃底静脉曲张破裂出血。因此，在临床诊断思路上，常会遇到同样的症状、体征却是不同的疾病，不同的疾病可有相同的症状体征，此时临床医生既不能僵化教条，亦不能墨守成规，必须灵活有变、循迹求真。

3）表层剥脱性食管炎：是少见的食管疾病，国内曾报道一组 16 例。病因尚未明了。一般均有不同程度的胸骨后闷痛、呕出食物和鲜血，在反复剧烈呕吐之后突然吐出完整的管型膜状物，往往一端尚与下咽部连接；也有完全吐出者，其构造与正常食管黏膜相同，最长可超过 20 cm。发病大多认为与吞咽粗糙过硬食物或鱼骨刺伤食管黏膜等有关。

4）食管憩室炎：食管憩室并发炎症或溃疡时，可发生急性出血，以呕血表现为主。

5）食管癌：食管癌出血往往在较晚期才出现。一般为小量的持续性出血，以呕血为主，但少数病例癌块侵及动脉或静脉也可发生急性大出血。

6）食管异物、毒物损伤：误服、吞服异物或含强酸强碱等腐蚀性物质，可导致食管内膜损伤、糜烂，表现为胸骨后疼痛、呕血等出血征象，少数情况下可损伤大血管（如胸主动脉等）导致大出血等严重并发症，但一般患者多为小量的出血。

7）食管贲门黏膜撕裂：食管贲门黏膜撕裂综合征（Mallory – Weiss 综合征），最多见的系由于剧烈呕吐而诱发，也有因剧烈咳嗽、喷嚏等引起。凡患者在剧烈呕吐或干呕之后，继之有呕血时，须注意此综合征的可能性，其主要表现是：①反复发作的剧烈呕吐或干呕之后出现呕血；②胃镜检查可见胃与食管交界处有黏膜裂伤；与胃、食管的纵轴相平行。但大出血时可因血液掩盖视野而胃镜检查观察不到病变，故有时不易确定诊断。国外文献报告此综合征多见于酗酒者。

8）消化性溃疡：青壮年人群出现呕血、黑粪伴有慢性规律性上腹痛和反酸、嗳气多考虑为溃疡病，空腹痛及夜间痛以十二指肠球部溃疡为多，饭后 30 ~ 60 分钟疼痛则为胃溃疡，食管溃疡以胸骨后疼痛为主，吞咽时为著。经钡剂及纤维胃镜不难明确诊断。

9）急性糜烂出血性胃炎：是上消化道出血的第二大病因。急性应激和某些药物均可引发急性糜烂出血性胃炎。急性应激是指在应激状态下，胃和十二指肠以及偶尔在食管下端发生的急性溃疡。应激因素常见有烧伤、外伤或大手术、休克、败血症、中枢神经系统疾病，以及心、肺、肝、肾功能衰竭、糖尿病酮症酸中毒（DKA）等严重疾患。严重烧伤所致的应激性溃疡称柯林（Curling）溃疡；颅脑外伤、脑肿瘤及颅内神经外科手术所引起的溃疡称库欣（Cushing）溃疡。在这些严重应激的疾病中，尤其是中枢神经系统损伤时，可观察到胃酸和胃蛋白酶分泌增高（可能是通过丘脑下部—垂体—肾上腺皮质系统兴奋或颅内压增高直接刺激迷走神经核所致）从而使胃黏膜自身消化。应激反应还可能使胃黏膜屏障受损和胃酸的 $H^+$ 回渗，诱发溃疡。急性糜烂出血性胃炎另一个常见原因就是服用某些药物，引起出血的各种药物中，以广泛使用的阿司匹林等解热镇痛药和激素为主，已成为上消化道出血的一个重要原因。这可能与其作为老年人心脑血管疾病的治疗及预防用药相关。临床可单纯表现为柏油便或黑粪，出血量较多时可伴有呕吐咖啡样液体。呕血前除有应激、服用药物等外部因素外，还常有上腹部疼痛，胃镜可协助诊断。患者在就诊后 24 ~ 48 小时内急诊胃镜检查，可看到胃黏膜有不同程度的急性损伤：斑片状糜烂出血或并发浅表溃疡出血，病变以高位胃体为主，部分病例伴有十二指肠糜烂、溃疡。溃疡面有新鲜出血或血凝块及黑色血痂，边缘整齐，基底部无纤维化。本病经及时合理救治后，胃黏膜病损常于数日内愈合。药源性急性糜烂出血性胃炎以老年人高发，也是老年人上消化道出血的重要原因之一。

10）胃癌：在我国较为常见，出血也多见，典型的呕吐物为咖啡渣样。呕血或（及）黑粪可发生于任何时期，但也可为首发的症状。一般溃疡病在出血后疼痛即显著减轻或消失，而胃癌在出血后疼痛缓解往往不显著。发病大多在40岁以上，尤其是胃病史较短者、既往有胃病史但近期胃部疼痛规律改变者、其出血量与贫血程度不相称时，应高度怀疑胃癌。近年40岁以下的年轻胃癌患者有增多趋势，且恶性程度更高、治疗效果及预后较40岁以上者更差。溃疡病出血经积极治疗2～4周，粪便潜血反应大多转为阴性，如粪便潜血持续阳性也支持胃癌的诊断。X线钡餐与胃镜检查有助于明确诊断。

11）胃黏膜脱垂症：是较常见的胃病，由幽门前庭过于松弛的胃黏膜经幽门管脱入十二指肠所致。上海第二医学院附属瑞金医院报道的47例中，过半数（27例）并发急性上消化道出血，多为少量的出血，以呕血为主，少数仅有便血，大多同时伴有腹痛。凡急性上消化道出血患者，以往无胃病史或有不规则的胃痛史，无明显诱因和前驱症状而突然出血，或出血前几天有恶心、呕吐、腹痛加剧等前驱症状，提示胃黏膜脱垂症出血的可能性。X线钡餐或胃镜检查有助于明确诊断。

12）少见的胃部疾病

（1）胃扭转：临床上较少见，多为慢性型。患者多有节律性胃部疼痛，于餐后1～4小时出现，伴恶心、呕吐、反酸，持续2～3小时后消失。有些病例有与进食时间有关的上腹部疼痛，又可并发上消化道急性出血，这种情况和溃疡病的临床表现相似。慢性胃扭转发作时常有三大症状：剧烈的呕吐；上腹部局限性疼痛；胃管放入胃内困难。胃扭转较多并发上消化道出血，可能由于扭转部血管与黏膜损伤所致。X线检查大多能明确诊断。

（2）胃结核：一般为继发性，临床上很少见。患者多为30岁左右的青壮年。此病可并发出血，但急性大出血少见，大多伴有其他部位的结核，如肾结核、肠结核、粟粒性肺结核、浸润性肺结核、骨结核、结核性脑膜炎等。

（3）胃血吸虫病：较为少见，大多见于血吸虫病流行区。现在因人口流动性大，其他地区亦偶可见此类病例。血吸虫卵可从胃静脉逆流侵入胃壁，在黏膜与黏膜下层引起炎症与纤维组织增生。病变多位于幽门部，常引起幽门梗阻现象，腹壁薄而松软的患者或可触及上腹部包块。少数情况下因黏膜层的虫卵和食物通过胃时摩擦的机械作用，致形成浅表性溃疡，并引起出血。常表现为黑粪或伴有呕血。出血轻重不等，严重者甚至发生休克。胃血吸虫病并非血吸虫病的晚期现象，此时尚无肝硬化征象，且X线钡餐检查常可证明幽门梗阻和龛影，术前最易被误诊为溃疡病合并幽门梗阻或胃癌。在血吸虫病地区，患者有感染血吸虫的病史而无肝硬化的证据时，如出现上腹痛、呕吐、吐酸与上消化道大出血，X线诊断为溃疡病，但按溃疡病积极治疗无好转仍继续出血者，应考虑胃血吸虫病出血的可能性。胃镜直视下做病理活检能确定诊断。胃次全切除术与吡喹酮治疗是有效的治疗措施。

（4）胃嗜酸性肉芽肿：少见，临床症状、X 线表现以及内镜下征象均与胃癌相似，故极易误诊，大多依赖于胃黏膜深部活检后的病理检查确诊。有作者提到，胃溃疡、上消化道大出血、幽门梗阻、息肉样变是该病的常见并发症，主张进行胃黏膜剥离活检法或取黏膜下组织做病理学检查，以期确定诊断。

（5）少见的胃肿瘤：临床发现的少见胃肿瘤主要有胃淋巴肉瘤、胃平滑肌肉瘤和胃贺奇金病等。当发生胃肿瘤破溃或溃疡形成时，均可引起急性出血，表现为黑粪或呕血与黑粪同时存在。这些胃肿瘤在临床上极其少见，患者以壮年或中年居多。无特征性临床表现，但常有不规则的上腹痛。X 线检查也难与其他胃内恶性肿瘤相区别。最可靠的诊断方法为胃内肿瘤组织或病变淋巴结的病理活检。

13）十二指肠憩室：较为少见，临床上与溃疡病出血不易区别，但十二指肠憩室疼痛的发生虽与饮食有关，然无一定时间性与周期性，与溃疡病不同。上消化道出血患者，有类似溃疡病的症状，而 X 线钡餐检查无其他上消化道器质性病变发现，仅有十二指肠憩室者，应考虑十二指肠憩室出血。诊断主要依靠 X 线钡餐检查。

14）肝胆胰疾病

（1）肝胆疾病：胆道出血系肝胆疾病、创伤、手术或全身性因素而致的胆道较大量出血。胆道出血的发病率占上消化道出血的 1.3% ~ 5.0%。胆道出血的常见原因为胆道本身疾病，如结石或感染及胆道外伤、肿瘤等。这些原因均可导致胆管与伴行血管间的异常通道，随着两侧压力的变化，而导致出血、出血停止和血块自溶、脱落而再出血。胆道感染和创伤是最常见原因。肝化脓性感染、肝外伤、胆管结石、胆道肿瘤及出血性胆囊炎等引起胆道出血流入肠道，视出血速度与量的不同，可引起呕血或便血。胆道出血可有胆绞痛、黄疸和上消化道出血的三联征，甚至可出现休克。患者出血后短期内出现血清胆红素增高；出血后血凝块阻塞胆道，使出血暂停；待胆汁自溶作用逐渐增加，胆道内压将血凝块排出胆道，引发再度出血。因此，胆道出血有间歇发作倾向。对于具有外伤病史或具有明显胆道疾病史的患者，胆道出血的诊断并不难。但是，对于无明显诱因的胆道出血，确诊困难。少见原因的出血常由血管畸形引起，出血量大、病情凶险，而且一般的保守治疗往往不能奏效，如果不及时采取有效的治疗措施，其死亡率较高。对于不明原因的上消化道出血，应该考虑到胆道出血的可能。

诊断要点：胆道出血临床特征有以下几方面。①发热寒战、黄疸和上腹绞痛后出现呕血，黑粪；②出血可自行停止，出血后上述症状即可缓解；③出血 1 周左右发作 1次，反复出现，具有周期性；④有可能触及因积血而肿大的胆囊，积血排出后疼痛缓解，肿大的胆囊包块亦随之消失；⑤影像学有胆道疾病的证据；⑥胃十二指肠镜检查可发现十二指肠乳头涌出鲜血；⑦少见原因的胆道出血很多是由于血管畸形所致，发病年龄较轻，出血频繁，每次出血量大，一般治疗难以止血，通过肝动脉造影可明确诊断并进行栓塞治疗可有效止血。

（2）胰腺疾病：胰腺脓肿和胰腺假性囊肿内血管破裂入胃肠道或囊肿侵及胃肠壁血管是消化道出血的少见病因之一。既有累及胃、十二指肠以呕血为主要表现的上消化道出血，又有以结肠受累而表现便血为主的下消化道出血，还有因胰腺肿块长期压迫脾静脉，导致脾静脉血液回流障碍，引起脾肿大和胰源性左侧肝外门静脉高压症，即因脾静脉血回流受阻所引起的胃脾区域静脉压力增高，即胰源性区域性门静脉高压，从而使胃底静脉曲张破裂出血。

诊断要点：①临床明确有胰腺疾病如肿瘤、炎症或假性囊肿等；②孤立性胃底静脉曲张和反复上消化道出血；③肝功能正常，无乙肝、丙肝病史；④B超或CT显示脾脏肿大、脾静脉迂曲扩张及相应的胰腺疾病影像，而肝脏正常、无硬化表现，门静脉不扩张，很少有腹水。

2. 全身性疾病

1）血液性疾病和遗传性疾病

（1）再生障碍性贫血、急性白血病、血小板减少性紫癜、过敏性紫癜、血友病等，均可引起呕血，经血液细胞学、骨髓穿刺活检、骨髓象检查等有助于诊断。

（2）遗传性出血性毛细血管扩张症，国内一组30例遗传性出血性毛细血管扩张症报告，23例有明显的出血症状，以鼻出血为最常见，其次为胃肠道与牙出血，此外，也可有咯血、月经过多、眼底出血、尿血等。

2）感染性疾病

（1）流行性出血热，临床特点是起病急骤、发热、头痛与腰背痛、面部潮红如酒醉状、出血倾向、低血压（或休克）及肾脏损害。重症患者可出现呕血、便血、咯血、血尿等。便血量多少不等，常为黑粪。

（2）暴发型病毒性肝炎，也可引起呕血。根据流行病学史、肝炎病征及肝功能试验异常，一般诊断不难。常伴有其他器官的出血，主要与凝血功能障碍（血纤维蛋白原、凝血酶原、第V与第Ⅶ凝血因子、抗纤维蛋白溶酶等减少）有关。

（3）钩端螺旋体病，黄疸型出血性钩端螺旋体病，以黄疸与出血为主要临床表现，除消化道出血、呕血与便血外，患者皮肤、结膜、鼻腔、泌尿生殖系统等也有出血现象。

（4）败血症，各种原因所致引起的败血症，往往有出血倾向，常可引起呕血，多有发热、畏寒寒战、精神萎靡不振，纳差等感染中毒症状，严重者可有感染性休克表现。血常规、血培养、抗感染治疗有效等有助诊断。

3）结缔组织疾病：系统性红斑狼疮、皮肌炎、结节性多动脉炎累及上消化道而表现为呕血、便血、腹痛等。多系统病变、免疫学检查等有助诊断。

4）药物所致的上消化道损伤

（1）肾上腺皮质激素：肾上腺皮质激素性溃疡发生于长期大剂量肾上腺皮质激素的疗程中，即所谓类固醇性溃疡，与阿司匹林并用时更加容易发生消化性溃疡出血。疼痛无明显的节律性，常为隐匿性发展，呈所谓"无症状性"，大多以呕血、便血、腹痛等为首发症状，但此时病变已相当严重，甚至已呈现胃肠道穿孔的症状、体征方被发现。出血常为临床唯一的症状，且常为大量出血，可威胁生命。溃疡的发生无固定部位，但一般认为胃窦部多见。胃镜检查可以检出溃疡。

（2）非甾体抗炎药（NSAID）：NSAID特别是阿司匹林（乙酰水杨酸），引起急性胃出血或胃溃疡出血者并非少见。在出血前，患者可有胃灼热、反酸与腹部不适或疼痛等症状，但也有不少患者出血前无任何消化道症状。阿司匹林对胃黏膜有刺激作用，病变局限于药物接触的胃黏膜及其周围，水杨酸制剂对出血、凝血机制也有影响，故可引起相当严重的出血。

### 三、治疗

上消化道大量出血病情急、变化快，严重者可危及生命，应采取积极措施进行抢救。抗休克、迅速补充血容量应放在一切医疗措施的首位。

（一）一般急救措施

患者应卧床休息，保持呼吸道通畅，避免呕血时血液吸入引起窒息，必要时吸氧。活动性出血期间禁食。

严密监测患者生命体征，如心率、血压、呼吸、尿量及神志变化。观察呕血与黑粪情况。定期复查血红蛋白浓度、红细胞计数、红细胞比容与血尿素氮。必要时行 CVP 测定。对老年患者根据情况进行心电监护。

（二）补充血容量

当血红蛋白 <70 g/L、收缩压 <90 mmHg 时，应立即输入足够量全血。肝硬化患者应输入新鲜血，因库血含氨量高，易诱发肝性脑病。开始输血输液应快；但老年人及心功能不全者输血输液不宜过多过快，否则可导致肺水肿，最好进行中心静脉压监测。如血源困难，可给予右旋糖酐及其他血浆代用品，但 24 小时内右旋糖酐不宜超过 1 000 mL，以免抑制网状内皮系统，加重出血倾向。

（三）止血措施

一般先采取内科保守治疗，如果无效再考虑外科手术。

1. 非食管、胃底静脉曲张出血的治疗

1）药物止血

（1）$H_2$ 受体拮抗剂：对消化性溃疡、急性胃黏膜损害、食管裂孔疝、食管炎等所致的出血有效。常用的有①西咪替丁：600 mg 加入 5% 葡萄糖液 500 mL 中持续静脉滴注 4~8 小时，每日 2 次。②法莫替丁：20 mg 肌内注射或溶于葡萄糖液中静脉滴注，每日 2 次。

（2）胃内灌注药物止血：适用于病情较重的上消化道出血患者，亦可在胃降温止血法和气囊压迫止血法的基础上应用。常用氢氧化铝凝胶 60 mL 灌注，直至胃液 pH 值达 7.0 为止；5% 孟氏液 30 mL 灌注或 1% 孟氏液 50~100 mL 注入胃内，也可注入西咪替丁或去甲肾上腺素。

（3）其他：抗纤维蛋白溶解剂、卡巴克洛（安络血）、酚磺乙胺（止血敏）、维生素 K 等均无肯定疗效，可根据病情选用。

2）内镜直视下止血

（1）药物喷洒法：内镜下直接对出血灶喷洒止血药，对局部渗血疗效较好，对动脉性出血疗效较差。①去甲肾上腺素溶液：浓度为 8 mg/100 mL，每次喷洒量为 20~40 mL，止血有效率约 80%。②孟氏溶液：机理是本品具有强烈的表面收敛作用，遇血后发生凝固，在出血的创面形成一层棕黑色的牢固黏附在表面的收敛膜。常用浓度为 5%，每次 30~50 mL。③凝血酶：浓度以 5 000 U/40 mL 为宜。喷洒后，可再继续口服凝血酶 2 万 U，每 8 小时 1 次，共 3 天。此法疗效较高，无不良反应，但血凝块易于早期剥落，有再出血的可能。为巩固止血效果，必要时可与其他内镜下止血法联合应用。

（2）局部注射法：当内镜检查发现喷射性出血或血管显露时，可用局部注射法止血。常用药物有高渗钠—肾上腺素溶液、5% 鱼肝油酸钠、1% 乙氧硬化醇。

（3）激光照射法：机理是由于光凝作用，使照射局部组织蛋白凝固，小血管内血栓形成。如选择功率过大或照射时间过长可致胃肠穿孔、出血及胃肠胀气等合并症。

（4）微波凝固法：近年来，国内上海、南京和武汉等地均研制成功内镜下微波凝固机，对治疗上消化道出血疗效满意。优点是操作简便，止血目标确切，安全性大。

（5）高频电凝止血：主要用于血管显露性出血及有直接出血征象的出血性病变。

（6）热探头凝固法：1978 年首先由美国 Robert 等人研制成功试用于临床，其疗效确切、安全、止血方法简单。

（7）放置止血夹法：此法止血既安全又有效，伤口愈合后此金属夹子自行脱落随粪便排出体外。

3）动脉内灌注收缩药或人工栓子：该法仅适用于内镜无法到达的部位或内镜止血失败的病例。方法：经选择性血管造影导管，向动脉内灌注加压素，开始以 0.1 ~ 0.2 U/min 的速度灌注 20 分钟后，若仍出血时加大剂量至 0.4 U/min，如灌注 20 分钟后仍有出血，应改用其他止血方法。若最初的 0.2 U/min 灌注量可控制出血，应维持 48 小时，方法：0.2 U/min，维持 24 小时；0.1 U/min，维持 24 小时。对于胃、十二指肠出血患者，经保守治疗或血管灌注血管收缩药无效，而又难以耐受外科手术者，可采用动脉内注入人工栓子，一般用明胶海绵，使出血的血管堵塞而止血。

4）外科手术治疗：不同病因其手术指征和手术方式各有不同。手术指征是：①年龄在 50 岁以上，伴动脉硬化及心肾疾患，经治疗 24 小时后出血仍不止，且机体对出血的耐受性差，易影响心肾功能者。②短时间内患者失血量很大，很快出现临床休克征象者。③大量出血并发穿孔、幽门梗阻，或疑有癌变，或有梗阻、穿孔病史者。④有反复大出血，尤其近期反复出血者，其溃疡长期不愈合，出血不易自止，即使自止仍可复发者。⑤严重的出血经过积极输血及各种止血方法的应用后仍不止血，血压难以维持正常；或血压虽正常，但又再次大出血者，一般认为输血 1 000 mL 后仍不见好转者可考虑手术治疗。⑥以往曾有多次严重出血，而间隔时间较短后再出血者。⑦经检查发现为十二指肠后壁及胃小弯溃疡者，因其溃疡常累及较大血管及瘢痕形成影响止血。⑧胆道出血，尤以结石、脓肿所致者。⑨食管裂孔疝所引起的大出血。

2. 食管、胃底静脉曲张出血的治疗

本病往往出血量大、再出血率高、死亡率高，在止血措施上有其特殊性。

1）三腔双气囊管压迫法：本法对食管下端曲张静脉破裂出血的疗效较为可靠。向胃囊注气 200 ~ 300 mL，压力为 40 ~ 50 mmHg，向外牵引，气囊即压迫胃底的曲张静脉，再向食管囊充气 100 ~ 150 mL，压力为 30 ~ 50 mmHg 压迫食管的曲张静脉，止血成功率 70% ~ 90%。一般需压迫 12 ~ 24 小时，然后放出囊内空气，以免压迫过久引起局部黏膜缺血坏死。三腔双气囊管留置胃内，继续观察 24 小时，如无再出血，即可拔管。日本近年采用透明气囊管压迫止血，该气囊管透明，导管内径为 8 mm，可插入纤维支气管镜,通过透明的管壁和气囊观察止血的情况。从而可选用最低有效止血压力,止血成功率高,并发症少。

气囊压迫止血法常见的并发症有:①吸入性肺炎。双气囊四腔管专有一管腔用于吸取食管囊以上的分泌物,可减少吸入性肺炎的发生。②双气囊压迫的位置固定不牢,以致气囊向上移位,堵塞咽喉引起窒息死亡。因此,经气囊压迫止血的患者,应加强监护。③食管黏膜受压坏死,甚至食管穿孔。

2)垂体后叶素:静脉滴注垂体后叶素或垂体加压素可使内脏小动脉收缩或肝内动脉—门静脉分流关闭,门静脉压力降低而止血。用法:①将此药 10~20 U 加入 50% 葡萄糖 20 mL 中静脉缓注。在 12 小时内,每 4 小时重复 1 次。②此药 10~20 U 加入 5% 葡萄糖液 200 mL 中静脉滴注,速度为 0.2~0.3 U/min,止血后改为 0.1~0.2 U/min,维持 8~12 小时停药。对高血压病、冠心病、肺心病、心力衰竭患者及孕妇禁用。③肠系膜上动脉内灌注垂体后叶素,可使腹腔内脏血管痉挛,进入门静脉的血量减少,门静脉压力降低而止血。多在肠系膜血管造影后进行。首先每分钟灌注 0.15 U,连续注入 20 分钟后,改为每分钟灌注 0.30 U,再连续注入 20 分钟,以后交替进行。一般在注射后 10 分钟即见出血减慢,30 分钟至 4 小时完全止血,但仍需继续滴注 4~48 小时。

目前主张同时使用硝酸甘油,以减少血管加压素引起的不良反应,同时硝酸甘油还有协同降低门静脉压作用。用法为硝酸甘油静脉滴注,根据患者血压来调整剂量。也可舌下含服硝酸甘油 0.6 mg,每 30 分钟 1 次。有冠状动脉粥样硬化性心脏病者禁忌使用血管加压素。

生长抑素近年用于治疗食管胃底静脉曲张出血。其作用机制尚未完全阐明,研究证明可明显减少内脏血流量,并见奇静脉血流量明显减少,后者是食管静脉血流量的标志。该类药物止血效果肯定,因不伴全身血流动力学改变,故短期使用几乎没有严重不良反应,但价格昂贵。目前用于临床有 14 肽天然生长抑素,用法为首剂 250 μg 静脉缓注,继以 250 μg/h 持续静脉滴注。本品半衰期极短,应注意滴注过程中不能中断,若中断超过 5 分钟,应重新注射首剂。8 肽的生长抑素同类物奥曲肽半衰期较长,常用量为首剂 100 μg 静脉缓注,继以 25~50 μg/h 持续静脉滴注。

3)内镜下注射硬化剂:经气囊压迫及药物治疗无效,外科分流或断流手术有禁忌者,可考虑在急性出血时行内镜下注射硬化剂治疗食管静脉曲张出血。常采用的硬化剂有:5% 油酸乙醇酰胺、5% 鱼肝油酸钠、3% 十四烷基硫酸钠、1% 或 3% 聚多卡醇,国内多采用 5% 鱼肝油酸钠。新近采用 α-氰基丙烯酸酯注射治疗食管胃底静脉曲张破裂出血取得良好效果。

4)经皮经肝食管静脉栓塞治疗:适于内科保守治疗无效,且不宜行外科分流术者。该法操作较难,术后并发症亦较多,故实际应用中受到限制。

5)控制胃酸及其他止血药:如 $H_2$ 受体拮抗剂可控制胃酸。其他如维生素 $K_1$、$K_3$、抗血纤溶芳酸或氨甲环酸(凝血酸)、酚磺乙胺等可酌情选用。

6)外科手术或经颈静脉肝内门体静脉分流术:急症外科手术并发症多、死亡率高,因此应尽量避免。但在大量出血上述方法治疗无效时唯有进行外科手术。有条件的单位亦可用经颈静脉肝内门体静脉分流术治疗,该法尤适用于准备做肝移植的患者。

积极治疗引起上消化道出血的原发病，消除导致出血的诱因。如止呕可以预防食管贲门黏膜撕裂综合征所致的呕血。患者应禁酒，避免进粗糙、坚硬、刺激性食物。有手术适应证者及时手术治疗。

### 四、护理

**（一）一般护理**

1）出血量大的患者绝对卧床休息，保持环境安静、温度适宜，注意保暖。

2）专人护理，细微生活照顾，给予心理支持，消除恐惧。

**（二）病情观察与护理**

要严密观察和判断患者病情变化，动态观察患者血压、脉搏、体温、尿量，指甲、皮肤色泽和肢端温度，呕血与黑便的量、性质、次数和速度，及时发现出血先兆，正确判断出血严重程度和出血是否停止等，并详细记录。

**1. 根据临床症状判断失血量**

可根据患者呕血量、便血量，临床症状如头晕、昏厥、苍白、出汗及体温、脉搏、呼吸、血压等情况来判断和估计出血量。①无全身症状：失血量为 400～600 mL。②轻度失血：失血 800～1 000 mL。出现心悸、头晕、面色苍白、口干、冷汗，脉率在 100 次/分左右，收缩压在 80～90 mmHg，脉压小。③中度失血：失血 1 000～1 700 mL，除上述症状外，还可出现烦躁不安、肢冷，休克，心率在 100～120 次/分。④严重失血：失血 1 700～2 000 mL，表情淡漠、意识障碍、昏迷、无尿，重度休克，心率 120～140 次/分，脉搏可触之不清。

**2. 观察出血是否停止的参考**

确立诊断后需观察出血量是否停止以证实治疗是否有效：①经数小时观察，无新的呕血与便血，且血压、脉搏平稳者提示出血停止。②一次上消化道出血之后 48 小时之内未再有新的出血，可能出血已停止。③CVP 监护时，其值在 3.67 cmH$_2$O 以上者，考虑出血停止。④患者自然状态良好者。

**3. 具体观察项目及措施**

①开始每 15～30 分钟记录一次血压、脉搏、呼吸和神志变化。②记录出入量，严密注意呕血、黑便情况。③建立静脉通路至少 2 条，做好测定 CVP 准备。④放置导尿管，观察每小时尿量。⑤肢体湿度和温度，皮肤与甲床色泽。⑥周围静脉特别是颈静脉充盈情况。

**4. 其他观察**

1）体温变化：出血后可有低度或中度发热，一般无须特别处理，高热时可用物理降温。

2）由门脉高压引起食管、胃底静脉曲张破裂出血的患者，应观察是否有黄疸、腹水及患者的意识状况，发现异常要及时和医生联系。

3）注意口腔、皮肤的清洁，清除口腔血迹，以免因血腥味引起恶心、呕吐，同时亦可减少感染的机会。

4）静脉滴注垂体后叶素时，要注意观察药物疗效及不良反应，滴速不宜过快，严防引起心律失常、心搏骤停及其他严重不良反应。

（三）三腔管护理

熟练的操作和插管后的密切观察及细致护理是达到预期止血效果的关键。对插三腔管止血的患者，护理中应注意下列几方面：

1）放置三腔管 24 小时后应放气数分钟再注气加压，以免食管胃底黏膜受压过久而致黏膜糜烂，缺血性坏死。

2）定时测量气囊内压力，以防压力不足或过高。

3）防止三腔管脱落和气囊破损，发现气囊破裂应拔出三腔管，否则气囊上抬压迫气管易发生呼吸困难或窒息。患者床旁应另备一完好三腔管以便随时应用。

4）鼻腔应清洁湿润，口唇涂液状石蜡以防干裂，注意呼吸道通畅。

5）定时抽吸管内液体和血液，抽净为止，可以减少吸收，避免诱发肝性脑病，并能观察有无继续出血。

6）确认已止血则放气观察 24 小时，无出血后可拔管，但拔管前应先口服液状石蜡20 ~ 30 mL，润滑黏膜和管外壁，抽尽囊内气体，最后以缓慢轻巧动作拔出三腔管。

7）昏迷患者可于囊内气体放出后保留三腔管，从胃管内注入流质和药物。

8）三腔管压迫期限一般为 72 小时，若出血不止可适当延长时间。

（四）配合做好内镜检查与治疗的护理

1）内镜检查与治疗前，做内镜检查与治疗原则上应在出血后 5 ~ 48 小时进行，重症出血者应在抗休克治疗使收缩压达 80 mmHg 左右后方可进行检查。急性呕血不止又需紧急内镜检查者，可先止血后检查。检查前应向患者做好解释工作，以减轻患者的心理紧张，便于配合检查。对恶心呕吐明显者可肌内注射山莨菪碱 10 mg，精神紧张者可肌内注射地西泮 10 mg。

2）检查与治疗后，患者需卧床休息，每 30 ~ 60 分钟测量体温、脉搏、呼吸、血压，随病情稳定后可改为 4 ~ 6 小时测量，并详细做好记录，仔细观察有无继续出血情况，一般患者经治疗后呕血现象消失，便血可在 36 ~ 48 小时停止。如发现患者血压下降、腹痛、烦躁，又伴有血红蛋白下降、血中 BUN 升高，提示有继续出血，视病情可行再次止血或外科手术治疗。

（五）症状护理

1. 出血前的先兆症状

头晕、恶心、口渴常是呕血前的先兆。腹内肠鸣不已、腹胀则常是便血的先兆。应注意加强床旁护理，观察呕血和黑便，严格交接病情。

2. 呕血与黑便

严密观察呕血和黑便的量、颜色和性质，以正确判断病情。如呕血 400 mL 以上，提示出血量大，可出现失血性休克；如黑便频数稀薄，提示出血在继续，应配合抢救。出血的性质、颜色可识别出血部位，如呕鲜红色血，为食管胃底静脉破裂出血，应用三腔管压迫止血，同时应准备足够量的血积极抢救。

3. 皮肤色泽及肢端温度

应严密观察皮肤色泽及肢体温度的改变，如面色苍白，常提示有大出血，应迅速处理；口唇或指甲发绀，说明出血后微循环血流不足，应迅速给氧；四肢厥冷表示休克加重，应注意保温。

4. 尿量

应准确记录尿量。少尿或无尿一般提示出血性休克严重，血容量不足，应保证输血、输液迅速、顺利。同时及时抽血送检，如尿素氮在 7.1 mmol/L 以上，则提示有继续出血，应及时处理。如在 17.9 mmol/L 以上，则提示预后不良。

5. 体温

应每 4 小时测量 1 次。出血 24 小时常有低度或中度发热；严重出血的可有高热。这与出血后血液分解产物的吸收、失血后贫血、体温调节中枢失调有关。高热时可物理降温，无须特殊处理。但应密切观察有无上感等其他原因的发热。

### 五、健康教育

1）帮助患者和家属认识引起上消化道出血的疾病的病因和诱因，以及学会防治疾病的基本知识，以减少再度出血的危险。慢性疾病引起出血者应定期门诊复查。

2）饮食指导应注意饮食卫生和饮食规律，进食营养丰富、易消化的食物，避免过饥和暴饮暴食，避免粗糙和刺激性食物，或过热，或冷、产气多的食物和饮料等。

3）注意生活起居的规律，劳逸结合，保持身心休息，避免长期的精神紧张和压力。

4）上消化道出血预后与病因有关，溃疡病引起出血一般预后较好，肝硬化所致出血预后不佳。

（赵蕾）

# 第七章　多脏器功能衰竭

# 第一节 急性呼吸衰竭

呼吸衰竭是由于肺通气不足、弥散功能障碍和通气血流比例失调等因素，在静息状态下吸入空气不能维持足够的气体交换，导致低氧血症伴（或不伴）高碳酸血症，从而引起一系列生理功能和代谢紊乱的临床综合征。呼吸衰竭的判断标准为：在海平面大气压下，在静息条件下呼吸室内空气，并排除心内解剖分流和原发心排血量降低等情况后，$PaO_2 < 60$ mmHg 伴（或不伴）$PaCO_2 > 50$ mmHg 时可诊断为呼吸衰竭。

## 一、病因

其病因主要有：直接或间接的呼吸中枢抑制，如脑外伤、电击、脑炎、药物麻醉或内毒等；神经—肌肉疾患，如脊髓灰质炎、急性多发性神经根炎、重症肌无力等，均可造成通气不足乃至呼吸停止，导致急性缺氧和（或）二氧化碳潴留。还可因急性肺损伤如物理性或刺激性气体吸入、多发性创伤、休克、严重感染等导致渗透性肺水肿，发生急性换气功能障碍，出现严重的低氧血症，进而发展为急性呼吸窘迫综合征（ARDS）。

## 二、病情评估

（一）临床表现

原来肺脏是健康的，有突发原因如溺水、电击、外伤、药物中毒或物理化学刺激及ARDS等病史。急性呼吸衰竭主要表现为缺氧，部分有二氧化碳潴留，对机体威胁程度前者比后者重要。临床表现与缺氧发生速度、持续时间和严重程度等密切相关，而心、脑、肺对缺氧极为敏感。临床上缺氧和二氧化碳潴留的表现许多是相似的，两者常同时存在。

1. 缺氧

1）中枢神经系统：大脑耗氧量较大，为 30 mL/(min·kg)，停止供氧达 6 分钟即可发生脑组织不可逆损伤。缺氧表现：轻度，表现为烦躁；中度，表现为谵妄；重度，表现为昏迷。

2）心血管系统：缺氧可诱发各类心律失常。

3）呼吸系统：缺氧使 $PaO_2$ 下降，通过刺激外周化学感受器（主动脉体、颈动脉体）和对呼吸中枢的直接作用，使呼吸加深加快来加强代偿。在脑部疾患、心力衰竭、尿毒症、代谢性酸中毒等，患者呼吸加强加快和减慢减弱来交替周期出现即出现潮式呼吸（陈—施呼吸）以及间歇（毕奥呼吸）呼吸。

4）血液系统：慢性缺氧可刺激造血，而急性缺氧常无此代偿，反可造成凝血机制障碍、造血系统衰竭、DIC。

5）消化系统：呼吸衰竭引起缺氧以及脑反射性的微血管痉挛，加重胃肠道组织缺血、缺氧，常发生应激性溃疡出血及肝细胞功能损害。

6）肾脏：缺氧使肾血管收缩，血流量减少，易发生肾功能不全，致尿素氮、肌酐增高，代谢性酸中毒等。

7）细胞代谢及电解质：可导致代谢性酸中毒、高钾血症和细胞内酸中毒。

2. 二氧化碳潴留

1）中枢神经系统：急性二氧化碳潴留可使脑血管扩张，血流量增加，颅内压升高，因而出现头痛、扑翼样震颤、嗜睡、昏迷等表现。

2）酸碱失衡和电解质紊乱：血中二氧化碳潴留产生呼吸性酸中毒，导致细胞外液 $H^+$ 与细胞内 $K^+$ 互换，使血清 $K^+$ 升高，细胞内 $H^+$、$Na^+$ 增加。过量补充碱性药物和应用呼吸兴奋剂或机械辅助呼吸以及激素、利尿剂，可引起血 $K^+$ 和 $Cl^-$ 减低，此时易发生呼吸性酸中毒 + 代谢性酸中毒。

3）心血管系统：当缺氧合并二氧化碳潴留时，可出现肺动脉收缩，肺高压，右室肥厚、扩大，心率快，心力衰竭，血压上升，脉洪大，外周血管扩张，皮肤潮红、温暖、出汗等。

4）呼吸系统：吸入小于 15% 二氧化碳时，二氧化碳每升高 1 mmHg，则每分通气量可升高 2 L。中枢对二氧化碳刺激常呈抑制状态，而呼吸兴奋性主要靠缺氧维持。

（二）实验室及其他检查

血气分析：动脉血 $PaO_2 < 60$ mmHg、$PaCO_2 > 50$ mmHg，动脉血氧含量接近正常，动脉血氧饱和度减少，pH 值 <7.30，$CO_2CP$ 根据酸碱紊乱情况有所变化。

（三）诊断

呼吸衰竭的诊断主要依靠低氧血症和高碳酸血症以及原发病的临床表现、动脉血气分析，同时可以结合肺功能、影像学检查、纤维支气管镜等病因学检查。

1. 动脉血气分析

血气分析可以很好地判断呼吸衰竭的类型和酸碱失衡。Ⅰ型呼吸衰竭表现为 $PaO_2 < 60$ mmHg 和 $PaCO_2 < 45$ mmHg，后者是机体为提高氧分压代偿性增强呼吸的结果，可以出现呼吸性碱中毒，严重者可有代谢性酸中毒。Ⅱ型呼吸衰竭主要特征为 $PaO_2 < 60$ mmHg 伴有 $PaCO_2 > 50$ mmHg，常出现呼吸性酸中毒、代谢性酸中毒。

2. 肺功能检测

肺功能检测可以判断通气功能障碍的性质和是否存在换气功能障碍，同时对其严重程度进行评估。

3. 胸部 X 线检查

胸部 X 线检查有助于明确病因。

4. 纤维支气管镜检查

纤维支气管镜检查可以明确病理学改变和气道情况，对病因诊断具有意义。

（四）鉴别诊断

急性呼吸衰竭的鉴别诊断主要是对产生低氧血症和高碳酸血症的病理生理机制和病因的鉴别。应根据基础疾病、患者症状、体征及实验室相关检查进行综合判断。

### 三、治疗

急性呼吸衰竭的治疗以改善通气、纠正缺氧、防止重要脏器功能的损害为主。

（一）改善通气

急性呼吸衰竭大多突然发生，故应及时采取抢救措施，防止和缓解严重缺氧、二氧化碳潴留和酸中毒，注意保护心、脑、肾等重要系统和脏器的功能。纠正缺氧的主要方法是改善通气，迅速清理口腔分泌物，保持呼吸道通畅，并立即开始人工呼吸，可行口对口人工呼吸、胸外按压人工呼吸、经面罩或气管插管接简易人工呼吸器，必要时行气管插管行机械通气，如发生心搏骤停，还应采取有效的体外心脏按压等有关心肺复苏的抢救措施。

（二）高浓度给氧

对于急性呼吸衰竭的患者，必须及时使用高浓度或纯氧以缓解缺氧。纠正缺氧是保护重要器官和抢救能否成功的关键。但要注意吸氧浓度和持续时间，以避免长时期高浓度给氧引起氧中毒。氧中毒会导致急性肺损伤和 ARDS，其发生机制可能与吸入高浓度氧后超氧阴离子的生成增多有关。

（三）高压氧治疗

在急性呼吸衰竭中应用机会较少，而在一氧化碳中毒应用较多，在肺部厌氧菌感染引起的低氧血症偶有应用。

（四）膜肺

以膜式氧合器在体外进行气体交换，替代严重损害的肺，为组织提供氧。但由于操作较复杂，花费较大，目前尚不能广泛开展。

（五）监测血气

以此指导临床呼吸机的各种参数调整和酸碱紊乱的处理。

（六）肾上腺皮质激素

肾上腺皮质激素在急性呼吸衰竭中应用较广泛，能有效防止诱发 ARDS 的补体激活、中止白细胞裂解、防止氧自由基的产生和释放、避免毛细血管损伤导致渗漏等裨益，但在复杂创伤、严重感染时需同时采取有效抗感染措施，防止二重感染。故激素剂量要适当，使用时间宜短。

（七）一般支持疗法

电解质紊乱和酸碱平衡失调的存在，可以进一步加重呼吸系统及至其他系统器官的功能障碍，并可干扰呼吸衰竭的治疗效果，因此应及时加以纠正。急性呼吸衰竭，较慢性呼吸衰竭更易合并代谢性酸中毒，应积极纠正。对重症患者常需转入 ICU，集中人力物力积极抢救。危重患者应监测血压、心率，记录液体出入量。采取各种对症治疗，预防和治疗肺动脉高压、肺源性心脏病、肺性脑病、肾功能不全和消化道功能障碍等。特别要注意防治多器官功能障碍综合征（MODS）。

## 四、护理

（一）一般护理

1）给患者安排安静的病房，嘱患者绝对卧床休息。

2）协助患者保持最佳舒适体位，身体尽量坐直，以利呼吸。

3）遵医嘱给氧，给氧的过程中观察氧疗效果，若呼吸困难缓解，心率下降、发绀减轻表示给氧有效。若呼吸过缓或意识障碍加重，提示二氧化碳潴留加重，应立即报告医生，并准备呼吸兴奋剂和辅助呼吸器。

4）保持呼吸通畅，防止舌根后坠，有义齿时应将义齿取出。

5）有计划地安排各种护理和治疗的操作时间。保证患者的充足休息时间，以增强机体的抗病能力。

6）安排专人陪护患者，减轻患者的焦虑与不安。

7）对神志清的患者进行简单的解释。必要时经气管插管吸痰。

8）对一般治疗无效的患者，准备做气管插管、气管切开或辅助呼吸。备好各种抢救物品，如气管插管、气管切开包、人工呼吸器、吸痰器、呼吸兴奋剂、强心剂、氧气等。

（二）病情观察与监护

1. 严密观察呼吸的变化

注意呼吸节律和频率的改变，防止发生呼吸骤停。一旦发生呼吸骤停，需迅速吸痰，行气管插管或气管切开术。

1）潮式呼吸：当患者出现潮式呼吸时，表明呼吸中枢功能降低，是呼吸中枢缺氧引起，常见于中枢神经系统疾病，如脑膜炎、脑血管意外等，护理上要及时观察，正确迅速给氧，改善缺氧状况。

2）毕奥呼吸（间歇呼吸）：是呼吸停止前的表现，常见于重症脑循环障碍，如脑膜炎、尿毒症等，护理上要严密观察呼吸的变化，及时通知医生，并做好抢救的准备。

3）中枢性呼吸：是呼吸衰竭中期的表现，呼吸深而均匀，一般每分钟 30~60 次，常见于脑栓塞，护理上应仔细观察呼吸的变化。

4）延髓呼吸：是呼吸衰竭的晚期表现，呼吸的幅度及间隔时间不规则，每分钟小于 12 次，常见于延髓和脊髓高位颈段水平的锥体系损伤的患者。易发生呼吸骤停，应严密观察，随时进行抢救。

5）叹气样呼吸：临床常见于脑血管栓塞、出血和脑肿瘤，应做好抢救准备。

2. 观察心率、心律、血压的变化

如患者心率增加、呼吸加快是缺氧的早期表现。如心率减慢、心律不齐，表明缺氧进一步加重。应正确用氧，警惕心搏骤停的发生，及时报告医生，给予处理。

3. 观察肝肾功能变化

当患者出现尿量减少，24 小时少于 500 mL，尿中有蛋白、管型，提示为肾缺氧引起肾衰竭。护理中应明确记录尿量，及时检查，预防肾功能进一步恶化，并协助医生做好抢救准备。肝大或肝功不良为肝损害，注意保肝治疗。

4. 观察意识障碍和精神状态

当患者出现白天嗜睡、晚上失眠，神志模糊，定向力减退，精神失常或昏迷，瞳孔小，对光反应迟钝等二氧化碳潴留的表现时，应立即通知医生，并给予低流量吸氧。

5. 观察发绀情况

在护理观察中发现患者有口唇、耳郭、指（趾）端有发绀，及时给氧气吸入，改善缺氧症状，发绀可减轻或好转。

6. 酸碱平衡失调和电解质紊乱的观察

如发现患者有恶心、呕吐、食欲缺乏、全身无力、低血压时应考虑水、电解质平衡失调，应通知医生及时给予纠正。

7. 观察痰量和颜色。

8. 观察大便及呕吐物的变化

发现患者大便呈黑色或呕吐咖啡样物，常提示消化道出血，可按消化道出血予以护理。

9. 呼吸兴奋剂的应用及观察

呼吸兴奋剂刺激呼吸中枢或周围化学感受器，通过增强呼吸中枢兴奋，增加呼吸频率和潮气量以改善通气。

1）尼克刹米：可直接兴奋呼吸中枢和通过刺激颈动脉窦化学感受器，反射性兴奋呼吸中枢，增加通气量，亦有一定的苏醒作用。用药过程中，密切观察患者的睫毛反应，神志改变，以及呼吸频率、幅度和节律的改变。如果出现多汗、呕吐、面色潮红、面肌抽搐、烦躁不安提示药物过量，应及时减量或停药。

2）山梗菜碱：可刺激颈动脉体化学感受器，反射性兴奋呼吸中枢，作用快，不良反应少，维持时间短，过量时可致心动过速、呼吸麻痹、血压下降等。

3）氨茶碱：除有利尿、解痉、降低肺动脉高压作用外，还有兴奋呼吸中枢的作用，剂量过大可引起恶心、呕吐、心动过速，静脉滴注时宜缓慢。

10. 抗生素使用的观察

肺、支气管感染绝大部分是引起呼吸衰竭的主要原因，而呼吸衰竭时，呼吸道分泌物积滞，又易继发感染，故及时控制感染十分重要。因此，在进行痰标本采集时，应注意严格无菌操作，并要求患者用力咳出气管深处的痰液，装入无菌培养盒内，即刻送检。进行血培养标本采集应在应用抗菌治疗之前，操作中注意严格无菌。

临床上常用的抗生素为青霉素，一般每日 160 万 ~ 480 万 U，也可用庆大霉素每日 16 万 ~ 24 万 U 联合治疗。一般使用抗生素时间长，用药期间需密切注意不良反应的观察。如使用庆大霉素应观察尿量，输入液体或饮水量须充足。

11. 碱剂使用的观察

呼吸衰竭失代偿常伴有酸碱失衡，而酸中毒更为常见。酸中毒可能继发于通气不足，$CO_2$ 潴留，亦可能是组织缺氧而引起代谢性酸中毒。主要应迅速解决通气和氧疗，原则上不宜补碱。但临床上出现呼吸性酸中毒合并代谢性酸中毒且 pH 值 < 7.20 者，可以少量多次静脉注射 5% 碳酸氢钠，要求每次注射前后进行动脉血气分析，动态监测各项指标变化。一旦出现 $PaCO_2$ 升高，则应停用碱剂，增加通气量。同时要进行电解质

的监测，防止出现严重低钾、低钠、低氯。

12. 呼吸器使用的护理观察

当氧疗及其他综合治疗仍不能改善重度缺氧和二氧化碳持续增加时，需通过气管插管或气管切开使用人工呼吸机等方法缓解症状，护士应做好气管插管和气管切开的护理，熟悉所使用呼吸机的性能和特点，做好呼吸机的管道管理及消毒工作，及时清除报警，保障呼吸机的正常工作。对建立人工气道和使用呼吸机的患者，护士应经常询问患者的自然感受，可用手势、点头或摇头、睁闭眼等方法交流，也可做一些卡片和患者交流，以便及时了解患者的心理活动。必要时也可请患者家属与患者进行交流，有时会使患者获得更大的精神支持。

13. 出现肺水肿或脑水肿

应用利尿剂和脱水药时，注意观察药物的不良反应，并记录出入液量。仔细观察瞳孔、结合膜水肿的变化，以确定脱水剂的用量，同时及时抽血检查钾、钠、氯等电解质变化，以防发生脱水及低钾、低钠、低氯性碱中毒。发现异常，及时报告医生。心功能不全的患者，静脉输液量不过多，滴速不宜过快，以免发生肺水肿。CVP 测定对输液的速度有指导意义。

**五、健康教育**

呼吸衰竭纠正后，根据患者情况给予具体指导。鼓励患者进行耐寒锻炼和呼吸功能锻炼；咳痰为脓性或咳嗽加重应及时就医，防治感染；指导患者及家属合理安排饮食和家庭氧疗，以达到自我保健的目的；避免刺激性气体吸入，劝其戒烟，改善饮食，增强营养，防止劳累。

（赵帅）

# 第二节 急性心力衰竭

急性心力衰竭（AHF）是指由于心脏病变引起心排血量急骤降低，导致组织器官灌注不足的急性淤血综合征。根据心脏病变的部位和性质，可分为急性左心衰竭和急性右心衰竭。前者常表现为急性肺水肿、心源性休克或心搏骤停，后者可由大面积肺栓塞所致。

**一、病因和发病机制**

下列各种原因，使心脏排血量在短时间内急剧下降，甚至丧失排血功能，即引起急性心功能不全。

（一）急性心肌损害

如急性广泛前壁 MI、急性重症心肌炎、快速性心律失常。

（二）急性心脏前负荷（容量负荷）增加

如风湿性瓣膜病、先天性心血管病变（室间隔缺损、动脉导管未闭等）。此外，伴有全身血容量增多的疾病如慢性贫血、甲状腺功能亢进症等，亦可引起心脏前负荷增加。

（三）急性心脏后负荷（压力负荷）增加

如高血压急症、主动脉瓣狭窄、左室流出道梗阻等。

（四）舒张功能衰竭

如急性心脏压塞、心包缩窄、心肌顺应性降低。

（五）心力衰竭的常见诱因

感染所致心肌炎、心内膜炎；心律失常如快速房颤、心动过速；静脉输液过多过快；过度劳累；妊娠分娩；突然停用强心药或降压药等。

在上述各种病因和诱因的作用下，心肌收缩力突然明显减低或心脏负荷突然明显增加，致使心排血量急骤降低，心室充盈压显著升高，此与慢性心力衰竭不同，各种代偿机制的作用均不明显。

**二、病情评估**

（一）病史

常见于原有心脏器质性疾病，如 AMI、高血压心脏病、重度二尖瓣狭窄、急进性肾小球肾炎等。常有过度体力活动、肺部感染、妊娠、分娩、心动过速、过量过快输液等诱因。

（二）临床表现

根据心排出量下降的急剧程度，持续时间的长短以及机体发挥代偿功能的状况，可有昏厥、休克、急性肺水肿、心搏骤停等表现。

1. 昏厥

昏厥指心排血量减少致脑部缺血而发生的短暂性意识丧失。若持续数秒钟以上时可有四肢抽搐、呼吸暂停、发绀等表现，称为阿—斯综合征。

2. 休克

由于心排血功能低下导致心排血量不足而引起的休克，称为心源性休克。临床上除休克表现外，多伴有心功能不全，体循环静脉淤血，如静脉压升高、颈静脉怒张等表现。

3. 急性肺水肿

突然发作、高度气急、呼吸浅速、端坐呼吸、咳嗽、咳白色或粉红色泡沫样痰，面色灰白、口唇及肢端青紫、大汗、烦躁不安、心悸、乏力等。体征为双肺广泛水泡音或（和）哮鸣音，心率增快，心尖区奔马律及收缩期杂音，心界向左下扩大，可有心律失常和交替脉。

4. 心搏骤停

心搏骤停为严重心功能不全的表现，见心搏骤停和心肺复苏。

（三）实验室及其他检查

1. X 线检查

可见肺门有蝴蝶形大片阴影并向周围扩展，心界扩大，心尖冲动减弱等。

2. 心电图

窦性心动过速或各种心律失常，心肌损害，左房、左室肥大等。

（四）诊断标准

1. 左心衰竭

有累及左心的心脏病基础，出现肺循环淤血的表现。

1）呼吸困难、咳嗽、咯血、咳粉红色泡沫痰。

2）发绀、端坐呼吸、左室扩大、心率增快、第一心音减弱、心尖区收缩期杂音、肺动脉瓣区第二心音亢进、舒张期奔马律、闻及肺底部或广泛性湿啰音等。

3）X 线检查示有肺门阴影增大及肺纹理增粗等肺淤血及左室增大征象。

4）PCWP 大于 18 mmHg。

具备第 1）、2）项或兼有第 3）项即可诊断，兼有第 4）项可确诊。

2. 右心衰竭

有引起急性右心衰竭的病因，出现体循环淤血征象。

1）腹胀、上腹疼痛、恶心等肝及胃肠道淤血症状。

2）水肿、发绀、颈静脉怒张、三尖瓣区可听到收缩期杂音、肝大且压痛、肝颈静脉反流征阳性。

3）X 线检查示右室增大，上腔静脉增宽。心电图示右室肥厚。

4）心导管检查示右室充盈压（RVFP）明显增高，而左室充盈压（LVFP）正常或偏低，或两者增高不成比例（RVFP/LVFP＞0.65）。

具备 1）、2）或有 3）项即可诊断，兼有第 4）项可确诊。

（五）鉴别诊断

心功能不全的某些症状如呼吸困难、水肿、肝大、肺底啰音等并非心功能不全所特有的表现，应与有类似症状的疾病鉴别。急性左心功能不全所致的劳力性呼吸困难，应与阻塞性肺气肿、肥胖、神经性呼吸困难、身体虚弱鉴别；夜间呼吸困难心源性哮喘应与支气管哮喘相鉴别；肺底湿啰音应与慢性支气管炎、支气管扩张、肝炎鉴别；急性右心功能不全，应与心包积液或缩窄性心包炎相鉴别。

### 三、治疗

急性左心衰竭严重威胁患者生命，一旦确诊应立即予以治疗。缓解缺氧、高度呼吸困难和纠正心力衰竭是急性左心衰竭治疗的关键。

（一）急性左心衰竭的治疗

1. 体位

使患者取坐位或半卧位，两腿下垂，以立即减少静脉回心血量。

2. 给氧

给氧是治疗急性左心衰竭的重要措施之一，特别是肺动脉高压者尤为重要。能提高

$PaO_2$ 和 $SaO_2$，增加氧的传输能力，有利于缺血组织氧供，因此可改善或代偿急性肺水肿或由于心排血量减少所造成的外周低灌流时的组织缺氧状态。急性左心衰竭短期可给高浓度氧，但长期维持不宜大于60%。

3. 吗啡

吗啡是治疗急性左心衰竭肺水肿的常用药物，虽其作用机制尚未完全阐明，但已知主要与吗啡的下列作用有关：①周围血管扩张；②轻微的正性肌力作用；③中枢镇静、镇痛作用。急性左心衰竭伴急性肺水肿的患者应用吗啡静脉注射，可降低肺毛细血管压，增加心排血量，但亦应注意，当吗啡用量过大，或吗啡与血管扩张药同时使用时，有时可导致心排血量减少和动脉压下降。虽然吗啡可使呼吸抑制，但是，急性左心衰竭肺水肿时使用常规剂量的吗啡不会造成通气功能障碍。

4. 快速利尿

快速利尿目前用于急性左心衰竭及急性肺水肿的治疗，首选药物是袢利尿药呋塞米，剂量可选 0.25 ~ 0.5 mg/kg 静脉注射，按需要重复。

使用利尿药的目的有：①减轻心脏前负荷，降低心室充盈压，可导致体循环和肺循环淤血症状的缓解；②纠正由代偿机制造成的钠和水的潴留。

心力衰竭患者应用利尿药后如无明显效果，则应考虑以下问题。

1）肾血流量是否减少：若存在肾血流量减少，则应提高心排血量，维持适当的动脉压以及配合应用血管扩张药等方法处理。

2）血氯是否过低：血氯过低常存在有低氯性碱中毒，使利尿药减效，适量补充氯离子即可奏效。

3）继发性醛固酮增加：多见于大量利尿后，因血容量骤减使肾素—血管紧张素—醛固酮系统活性增加，引起继发性醛固酮增多，遇此情况可换用醛固酮的竞争性拮抗药物，如螺内酯（安体舒通）等。

4）其他因素：如原有肝硬化或应激反应亢进，或肾上腺皮质功能不全等。

应当指出，临床上使用利尿药的主要指征是存在有肺淤血，或肺淤血伴有外周低灌流的心力衰竭病例，或有体循环淤血的病例。对仅有外周低灌流而无肺淤血的心力衰竭病例效果并不理想。

5. 血管扩张剂

可减轻心脏前后负荷，改善心脏功能。AMI及高血压引起的急性左心衰竭为最佳适应证。

1）硝酸甘油：硝酸甘油为治疗急性左心衰竭首选的血管扩张剂。其作用主要是扩张静脉血管容量，降低心脏前负荷，较大剂量时可同时降低后负荷；尚可增强肾脏对利尿剂的反应。①舌下含服：首次用 0.3 mg 舌下含化，5 分钟后监测血压，可以重复给药，直至症状改善或收缩压降至 90 ~ 100 mmHg；②静脉滴注：一般用 5 ~ 10 mg 加入 5% ~ 10% 葡萄糖液 250 mL，开始以 10 μg/min 静脉滴注，以后每 10 分钟调整一次，每次增加 5 ~ 10 μg/min，直到临床有效后维持静脉滴注。

2）硝普钠：硝普钠可均衡扩张小动脉与小静脉。减低左、右心室充盈压及前后负荷，增加左室排空，左室容量及室壁张力减低，降低心肌氧耗。由小剂量开始，起始剂量 0.3 μg/（kg·min）静脉滴注，监测血压同时逐步增加剂量，最大可至 5 μg/（kg·min）。用药时间不宜连续超过 24 小时。

3）新活素：为重组人脑利钠肽（rhBNP），是一种用于治疗急性心功能不全的新型血管扩张剂。研究显示，新活素具有中度利尿排钠作用，并可均衡地扩张全身动脉和静脉，降低心脏前、后负荷。此外，还作用于肾脏系膜旁颗粒细胞和肾上腺，抑制肾素和醛固酮的合成释放，并对去甲肾上腺素和内皮素具有抑制效应。与静脉硝酸盐比较，新活素能够有效地改善血流动力学且不良反应较少。

6. 氨茶碱

0.25 g 加入 50% 葡萄糖液 20~40 mL 中缓慢静脉注射，以减轻呼吸困难。

7. 强心药

如发病 2 周内未用过洋地黄或洋地黄毒苷，1 周内未用过地高辛，可予速效洋地黄制剂，以加强心肌收缩力和减慢心率，此对伴有房性快速性心律失常的急性肺水肿特别有效，但对重度二尖瓣狭窄而伴有窦性心律的急性肺水肿忌用。如发病两周内曾用过洋地黄，则强心药的应用需根据病情，小剂量追加，用法同慢性心力衰竭。

8. 糖皮质激素

地塞米松 10~20 mg 加入 5% 葡萄糖溶液 500 mL，静脉滴注。皮质激素可扩张外周血管，增加心排血量，解除支气管痉挛，改善通气，促进利尿，降低毛细血管通透性，减少渗出。对急性肺水肿和改善全身情况有一定价值。

9. 氯丙嗪

国外报告氯丙嗪治疗急性左心衰竭有迅速改善临床症状的作用，国内亦有人用小剂量氯丙嗪治疗急性左心衰竭。用法：5~10 mg 肌内注射，仅有左心衰竭者用 5 mg，伴有急性肺水肿者用 10 mg，肌内注射后 5~10 分钟见效，15~30 分钟疗效显著，作用持续 4~6 小时。氯丙嗪扩张静脉作用大于扩张动脉，因此更适合以前负荷增高为主的急性左心衰竭；其镇静作用能很好地解除患者焦虑。

10. 静脉穿刺放血

可用于上述治疗无效的肺水肿患者，尤其是大量快速输液或输血所致的肺水肿，放血 300~500 mL，有一定效果。

11. 确定并治疗诱因

急性肺水肿常可找到诱因，如 AMI、快速心律失常及输液过多、过快等。由高血压危象引起者应迅速降压，可用硝普钠。如器质性心脏病伴快速性心律失常对抗心律失常药物无效，而非洋地黄引起，应迅速电击复律。

（二）急性右心衰竭的治疗

1. 病因治疗

右心衰竭是由多种病因如急性心脏压塞、肺栓塞等引起的心功能不全综合征，因此，其治疗的关键首先是快速认识并纠正病因和稳定血流动力学状况。

2. 控制右心衰竭

治疗的基本措施是：①维持正常的心脏负荷，特别是前负荷；②增强心肌收缩力，使心排血量增加；③维持心肌供氧和耗氧的平衡；④由于一氧化氮（NO）能选择性的降低肺血管阻力，近年来已被广泛用于治疗右心功能衰竭；⑤上述治疗效果不佳时，有条件的情况下可考虑肺动脉内球囊反搏或右心辅助治疗。

3. 注意事项

①只要没有明显的体液负荷过量的表现，一般应维持合理的补液速度；②颈静脉压并不能很好地表示左室充盈压，颈静脉压升高并不排除体液量的缺乏；③没有右心室壁的特征性 ECG 改变并不能排除右心室 MI；④肺动脉漂浮导管对右心室心梗诊断很有帮助，表现为右房压及右室压 > 肺动脉楔压（PAWP）；⑤利尿剂和血管扩张剂对右心室心梗患者无益而有害；⑥在负荷量充足的情况下，多巴胺 $4\sim5\ \mu g/(kg\cdot min)$ 通常可维持血压平稳，如需要可增加至 $15\ \mu g/(kg\cdot min)$，或与肾上腺素复合使用。

### 四、护理

#### （一）一般护理

1）良好的休息能减轻心脏负荷，对急性心力衰竭患者应限制体力活动，严重者必须卧床休息，尽可能解除患者的思想顾虑和恐惧感，保证患者有充足的睡眠时间，必要时给予地西泮等镇静剂。

饮食问题非常重要，进食后消化道血流量增加，也增加了心脏负荷，急性心衰患者宜少吃多餐，食物应易消化无刺激，富含维生素。低盐饮食对减轻水钠潴留很重要，但应用排钠利尿剂时，钠盐限制不必过于严格，避免发生低钠血症。

2）避免过分激动和疲劳；做好生活护理，防治呼吸道感染；控制输液速度及输液量，防止静脉输液过多过快。

3）给予心理支持，医护人员应保持镇定自若，态度热情，操作认真熟练，尽可能消除患者恐惧感。采取各项治疗措施前应加以说明，尽量解除患者痛苦。

#### （二）病情观察与监护

1）观察体温、脉搏、呼吸、血压的变化。注意心力衰竭的早期表现，夜间阵发性呼吸困难是左心衰竭的早期症状，应予警惕。当患者出现血压下降、脉率增快时，应警惕心源性休克的发生，并及时报告医生处理。

2）观察神志变化，由于心排血量减少，脑供血不足缺氧及二氧化碳增高，可导致头晕、烦躁、迟钝、嗜睡、昏厥等症状，应及时观察以利于医生综合判断及治疗。

3）观察心率和心律，注意心率快慢、节律规则与否、心音强弱等。有条件时最好做心电监护并及时记录，以利及时处理。出现以下情况应及时报告医生：①心率低于40次/分或超过130次/分；②心律不规则；③心率突然加倍或减半；④患者有心悸或心前区痛的病史而突然心率加快。

4）注意判断治疗有效的指标，如自觉气急、心悸等症状改善，情绪安定，发绀减轻，尿量增加，水肿消退，心率减慢，原有的期前收缩减少或消失，血压稳定。

5）注意观察药物治疗的效果及不良反应，如使用洋地黄类药物时，应注意观察患者心率、心律的变化，观察药物的毒性反应，并协助医生处理药物的毒副作用。此外，迅速建立良好的静脉通道，以保证药物的顺利应用，严格控制静脉输液速度。做好各种记录，发现异常及时报告医生，配合处理。备好一切抢救药品、器械。洋地黄制剂毒性反应的处理：①立即停用洋地黄类药物，轻度毒性反应如胃肠道神经系统和视觉症状，Ⅰ度房室传导阻滞，窦性心动过缓及偶发室性期前收缩等心律失常表现，停药后可自行缓解。中毒症状消失的时间，地高辛为 24 小时内，洋地黄毒苷需 7～10 天；②酌情补钾，钾盐对治疗由洋地黄毒性反应引起的各种房性快速心律失常和室性期前收缩有效，肾衰竭和高血钾患者忌用；③苯妥英钠是治疗洋地黄中毒引起的各种期前收缩和快速心律失常最安全有效的常用药物，但有抑制呼吸和引起短暂低血压等不良反应，应注意观察。

### 五、健康教育

1）向患者及家属介绍急性心力衰竭的诱因，积极治疗原有心脏疾病。急性肺水肿发作过后，如原发病因得以去除，患者可完全恢复；若原发病因继续存在，患者可有一段稳定时间，待有诱因时又可再发心功能不全症状。

2）嘱患者在静脉输液前主动告诉护士自己有心脏病史，以便护士在输液时控制输液量及速度。

（李树新）

# 第三节　急性肝衰竭

急性肝衰竭（AHF）是指原来无慢性肝病的患者起病后短期内进入肝昏迷，由肝细胞大量坏死和肝功能严重损害而引起的综合征。临床起病后 2 周内发生的肝衰竭称为暴发性肝衰竭，2 周至 3 个月发生者称为亚暴发性肝衰竭。急性肝衰竭的特点是黄疸迅速加深、进行性神志改变直到昏迷，并有出血倾向、肾衰竭、血清酶值升高、凝血酶原时间显著延长等。本病原因复杂，预后恶劣，是临床医生经常遇到的棘手问题之一。

### 一、病因和发病机制

在我国主要病因为肝炎病毒（主要为乙肝病毒）、非肝炎病毒。其次是药物和有毒物质，如对乙酰氨基酚、乙醇、毒蕈等。急性妊娠脂肪肝、HELLP 综合征、自身免疫性肝炎、瑞氏综合征、肿瘤细胞广泛浸润和细菌感染等均可引起急性肝衰竭。

不同的原因引起的肝衰竭在每一个国家的发病率不同。在欧美国家，药物占首位，尤其是对乙酰氨基酚，除此之外，其他一些药物（如：硬膜外麻醉药、抗抑郁药中的单胺氧化酶的抑制剂、抗结核药、某些生物制品、中草药等）均可以导致有特异性体质的患者发生急性肝衰竭。

急性肝衰竭的发病机制错综复杂。不同病因引起急性肝衰竭的发病机制可不一样。肝炎病毒所致者，系因病毒对肝细胞具有直接杀伤的作用。由某些药物所诱发的，则可能涉及其在体内的代谢产物，后者可能通过与肝细胞内的巨分子成分结合而使肝细胞受损。毒蕈如瓢蕈、白毒伞、粟茸蕈等含 α、β 和 γ 瓢蕈毒，主要损害肝、脑、心、肾等脏器，以肝损害最明显。肝血管突然闭塞显然是因肝的缺血、缺氧而发生急性肝衰竭。至于其他病因引起肝细胞损害和功能不良的原理则迄今不明。

### 二、病情评估

（一）病史

详细询问病史，了解患者有无病毒性肝炎、胆汁性肝硬化、乙醇中毒、药物中毒、工业毒物中毒等病史。

（二）临床表现

急性肝衰竭的临床表现以起病急、黄疸迅速加深，在起病 2 周内出现不同程度的肝性脑病为特征。

1. 黄疸

是 AHF 的主要表现之一，出现早，常在无明显自觉症状时即被发现，而且很快加深。随着肝细胞的进行性大块坏死，患者迅速发生肝昏迷。

2. 肝脏缩小

急性肝功能衰竭患者由于肝细胞大块坏死与融合，结缔组织收缩，肝脏进行性缩小。

3. 消化道症状

食欲缺乏，恶心、呕吐、呃逆，有时频繁呕吐、呃逆不止，这是由于肝脏严重损害，未能将来自肠道的内毒素进行灭活处理，以至引起内毒素血症，使膈神经受到刺激所致，内毒素还可引起中毒性肠麻痹，患者表现高度腹胀，肠鸣音减弱甚至消失。

4. 神经精神症状

患者常有性格改变，睡眠节律颠倒及行为异常，四肢肌张力增强、锥体束征阳性，阵挛阳性，构思和定向力障碍，可出现烦躁不安、抽搐及昏迷。

5. 肝臭

肝臭可早期出现，类似腐烂水果的气味。

6. 出血

肝功能衰竭时，凝血因子合成减少。当肝细胞大量坏死时，释放凝血活酶样物质，肝炎病毒或抗原抗体复合物可引起微血管内皮损伤，导致 DIC。有时肝功能衰竭合并急性胃黏膜病变，引起上消化道出血。

7. 感染

患者抵抗力低下，易并发感染。临床以呼吸道与泌尿道感染多见。

8. 急性胰腺炎

急性重症肝炎患者可并发出血坏死性胰腺炎，与病毒的直接作用、肾上腺皮质激素及利尿剂的应用等有关。

9. 肝肾综合征

急性肝衰竭患者常并发进行性、功能性、肾前性肾功能不全。临床表现为少尿、无尿和氮质血症，尿内出现颗粒管型和细胞管型，肾小管功能良好。

10. 电解质紊乱

急性肝功能衰竭可发生低血钠和低血钾，但低血钾的出现要比低血钠早。低钠血症的原因与肾脏排泄水分的功能障碍，造成血液稀释而致血钠降低有关。低血钾与 $Na^+ - K^+ - ATP$ 酶活性下降有关。此外，因钾盐摄入少、呕吐、使用利尿剂等也是造成低钾的原因。另外，患者还可能有低镁和低钙血症。

11. 低血糖症

低血糖症的出现可引起昏迷。其机制可能与糖异生障碍等有关。

（三）实验室及其他检查

1. 凝血酶原时间测定

凝血酶原时间测定如较正常延长 1/3 以上可助诊。

2. 胆红素测定

胆红素测定如迅速进行性升高，提示预后险恶。

3. 谷丙转氨酶

谷丙转氨酶常明显升高。当胆红素明显升高而转氨酶迅速下降，呈"分离"现象时，提示预后不良。

4. 血清白蛋白

血清白蛋白最初在正常范围内，如白蛋白逐渐下降，则预后不良。

5. 甲胎蛋白

甲胎蛋白在肝细胞坏死时常为阴性，肝细胞再生时转为阳性。

6. 乙型肝炎核心抗体——IgM（抗 HBc – IgM）

由 HBV 引起的急性肝衰竭者检测抗 HBc – IgM 阳性。

（四）并发症

1. 脑水肿

有报道半数死亡患者的病理解剖中有脑水肿、脑组织肿胀、脑回纹变平、硬脑膜绷紧、脑室扩大、脑重量增加，20%~30% 伴脑疝。瞳孔扩大、固定和呼吸变慢、视盘水肿都是脑水肿的表现，肝昏迷有锥体束征及踝阵挛时已有不等程度的脑水肿。其发生机制为：①血—脑屏障崩解，起源于脑微血管内皮细胞的紧密连接破裂；②脑细胞内线粒体的氧化磷酸化能力减低，导致钠泵功能衰退；③毒素和低氧引起细胞毒性使细胞的渗透压调节功能丢失；④细胞外间隙扩大；⑤脑血管内凝血时有微血栓。当颅内压增高时，脑血流量及氧耗量减低。

2. 凝血障碍和出血

1）血小板的质与量的异常：血小板计数常小于 $80 \times 10^9/L$。死亡者的血小板数比存活者更低，分别平均为 $57 \times 10^9/L$ 与 $98 \times 10^9/L$。在暴发性肝衰竭血小板常较正常为小，凝聚时所含 ADP 浓度也低，电镜可见空泡、伪足、浆膜模糊、微管增加。无肝性脑病者血小板功能正常。血小板减少的原因有：①骨髓抑制；②脾功能亢进；③被血管内凝血所消耗。

2）凝血因子合成障碍：纤维蛋白原，凝血酶原，其他凝血因子Ⅴ、Ⅶ、Ⅸ、Ⅹ均在肝内合成。暴发性肝衰竭时，血浆内所有这些凝血因子均见降低，其中因子Ⅶ的半衰期仅 2 小时，比其他因子均短，它的减少发生早而显著。只有因子Ⅷ在肝外合成，在急性重型肝炎反见增高，在毒蕈引起的暴发性肝衰竭为正常。凝血酶原时间和部分凝血活酶时间延长，凝血酶时间延长反映纤维蛋白单体聚合。

3) DIC 伴局部纤溶：血浆内的血浆素原和其他激活物质均低而纤维蛋白/纤维蛋白原降解产物增加，坏死融合区纤维蛋白沉积比肝窦内更多。以上提示暴发性肝衰竭有 DIC 伴局部继发性纤溶，它的发生机制有：①是肝细胞坏死的直接结果；②内毒素激活凝血因子Ⅻ；③为伴发的感染所激发。输入凝血酶原复合物会加重已发生的 DIC。

常见的出血部位有皮肤、齿龈、鼻黏膜、球结膜、胃黏膜及腹膜后。

3. 感染

呼吸道感染占感染的首位。常由于昏迷、咳嗽反射消失、换气不足而发生肺炎。留置导尿管易致尿路感染。感染的原因常是由于：①多核白细胞的单磷酸己糖通路受抑制；②免疫功能障碍；③血清补体水平低；④补体缺乏引起调理素纤维结合蛋白缺陷。而 Kupffer 细胞功能并无明显障碍。

4. 肝肾综合征

是病死率最高的并发症。死亡直接原因，大部分是肾外综合因素，如肝性脑病、严重感染、出血、脑水肿、脑疝及电解质严重紊乱；小部分是由于氮质血症、肾衰竭。强力利尿和滥用药物常是此病的促发因素。作为 HF 的并发症，肝肾综合征很少单独存在。

5. 酸碱失衡（ABD）

在肝细胞缺氧情况下，酸性产物形成增多并积蓄，致肝细胞内 pH 值降低。但 HF 患者的细胞内酸中毒常与细胞外碱中毒并存，这是由于低氧血症、血氨升高等导致呼吸中枢兴奋，呈过度换气，常有原发性、呼吸性碱中毒，以及由于脱水剂、利尿剂和碱性药物的不适当使用，加上呕吐、摄入减少等易合并代谢性碱中毒。如果有某些其他因素如缺氧使血中丙酮酸、乳酸和磷酸根（实际上为血中未测定阴离子）升高，又可并发代谢性酸中毒而发生三重酸碱失衡（TABD）。但碱血症是 HF 时 ABD 的主要改变。

6. 低血糖

40% 患者有严重低血糖，即 <2.2 mmol/L，尤其常见于儿童。低血糖常是肝细胞坏死，细胞内糖原丢失、糖释放及糖异生发生障碍所致，调节糖代谢的激素如胰岛素、胰高糖素及生长激素在低血糖发生机制中均有作用，特别是胰岛素灭活有障碍使血浆内浓度增高。低血糖可加重肝昏迷及脑损伤以致成为不可逆。

7. 通气障碍、低氧血症及肺水肿

低氧血症的存在不一定伴有明显的肺部并发症，它可以危害脑功能及产生混合性脑损害。低血压加重低氧血症，长时间缺氧抑制呼吸中枢，影响通气功能。肺水肿、脑水肿会进一步加剧低氧血症对脑干的抑制。

### 三、治疗

急性肝衰竭至今无特效的治疗方法，目前仍强调综合治疗。早期诊断和早期治疗是提高生存率的关键。在密切监护的基础上，加强基础支持治疗，针对急性肝衰竭病因和发病机制，进行有效的阻断治疗，积极预防和治疗并发症。

（一）全身监护

有发生 AHF 倾向的患者应在重症监护病房内密切观察，每 1 小时观察一次生命体征（呼吸、脉搏、血压）和尿量；每 6 小时评价一次肝性脑病程度；每 24 小时检测一次血清转氨酶、胆红素、凝血酶原时间、血糖、电解质、肾功能和相关的血液生化等；床边超声检测肝脏变化情况。对于重度患者应进行持续心电监护、留置导尿管。

（二）基础支持治疗

基础支持治疗对改善 AHF 的预后有着十分重要的意义。

1）患者应绝对卧床休息，以减少体力消耗、减轻肝脏负担。

2）应给予高碳水化合物、低脂肪、适量蛋白饮食，对于重症患者进食不足或不能进食者，应静脉或鼻饲补足液体、热量和维生素，保证每日总热量在 1 500 kcal 以上。

3）适当补充白蛋白或新鲜血浆，提高白蛋白和血浆调理素水平，补充凝血因子，可预防继发感染和出血。

4）纠正水、电解质及酸碱平衡紊乱，尤其是低钠、低氯、低钾和碱中毒。对于有腹水的患者要注意利尿剂使用，或放腹水后患者的水、电解质的紊乱和酸碱失衡导致的肝性脑病。

5）加强消毒隔离，注意保持口腔和皮肤的清洁，预防院内感染。

6）应预防性给予酸抑制剂，以减少应激引起的酸相关性胃肠道出血。

（三）抗病毒治疗

目前主要选用干扰素和阿糖腺苷或两种药物联合应用。推荐剂量和用法：干扰素每日 $3 \times 10^6$ U，肌内注射，7~10 天为 1 个疗程。阿糖腺苷每日 10 mg/kg，肌内注射，共用 7 天，以后减量至每日 5 mg/kg，18~21 天为 1 个疗程。

（四）胰高血糖素—胰岛素（G–T）疗法

有促进肝细胞再生，阻止肝细胞进一步坏死和促进修复的作用。用法：胰高血糖素 1~2 mg，胰岛素 10~20 U 加入 10% 葡萄糖液 500 mL 内静脉滴注，每日 1 次，疗程一般 10~14 天。

（五）调节免疫功能

调整免疫功能可防止肝细胞坏死，促进肝细胞新生，胸腺素每日 20 mg 加入 10% 葡萄糖内静脉滴注，疗程 10~60 天。对黄疸急剧加深，肝性脑病Ⅰ~Ⅱ度，肝尚未明显缩小，有脑水肿征象者早期使用泼尼松龙 10~15 mg，每日 1 次或地塞米松每日 5~10 mg 静脉滴注，连用 3~5 天，见效时停用，病情恶化也不要再用。采用早、小、短的方法可以避免激素诱发的出血、感染，而保留其治疗作用。

（六）前列腺素 E（PGE）

PGE 具有保护肝细胞、稳定溶酶体膜和防止肝细胞坏死的作用，并能调节 cAMP/cGMP 的比例，有利于调整机体免疫应答，还具有扩张血管、抑制血小板聚集，改善微循环作用。用法：$PGE_1$ 每日 50~150 μg，加入 10% 葡萄糖 250~500 mL，2~3 小时缓慢静脉滴注，10~30 天为 1 个疗程。滴注中多有发热、腹痛、腹泻、呕吐等不良反应，皆为一过性。发热、有炎症性病灶、妊娠、青光眼时禁用。

（七）腹水及腹水感染的治疗

应限制食盐及补液，给高蛋白饮食（有肝性脑病时例外）。早期穿刺探明腹水的性质，补充新鲜血浆、白蛋白，适当使用螺内酯，3～5 天反应不佳时，可加大剂量或间歇使用双氢克尿噻，使腹水慢慢地消退。原则上不用呋塞米，在自身腹水不能回输时不可大量放腹水。腹水感染常见，但临床表现多不典型。治疗原则是选用广谱而对肝肾无毒性的抗生素，如氨苄西林每日 4～8 g，分 2 次静脉滴注。

（八）肝性脑病的治疗

如给予左旋多巴、输入富含支链氨基酸溶液、降血氨等（详见急性肝衰竭）。

（九）肾衰竭的治疗

防重于治（详见急性肾衰竭）。

（十）出血的治疗

针对性的补充凝血因子；酌情输新鲜血、血浆或白蛋白，亦可应用凝血酶原复合物或凝血酶等；口服西咪替丁对抗 $H_2$ 受体，防止胃出血等。

（十一）改善微循环，促进肝细胞再生

1. 莨菪碱

山莨菪碱 40～80 mg 加于葡萄糖液或低分子右旋糖酐 250～500 mg 静脉滴注，每日 1～2 次。烦躁不安者静脉滴注东莨菪碱 0.6～1.2 mg，每日 1～2 次。病情缓解后用山莨菪碱或莨菪浸膏片口服。该药有改善微循环、对抗乙酰胆碱、调节免疫功能等作用。

2. 小剂量肝素

每次 1 mg/kg，每日 2 次静脉滴注，至黄疸明显消退，病情稳定后停用。疗程一般 1～2 周，应用过程中，要定期检测凝血酶原时间、血小板、纤维蛋白原。但也有人提出肝素用于治疗急性肝衰时不能减轻凝血因子的消耗，故不提倡做常规治疗。

3. 双嘧达莫

剂量每日 5～8 mg/kg，给予最大量不超过每日 300 mg，分次鼻饲。本药除具有抑制血小板聚集作用，尚有抑制免疫复合物形成的作用。在 DIC 后期，血小板明显降低时宜暂时停用。

4. 血制品

在活跃微循环及抗凝治疗的同时，应积极提供肝细胞再生的基质，可输入白蛋白，每次用量为 10～25 g，可与血浆交替输入，合并感染者，血浆用量可稍大。

5. 低分子右旋糖酐

用于治疗的前数日，可每日输入 1 次，每次 5～10 mL/kg。

（十二）肝源性脑水肿的治疗

脑水肿是肝性脑病的一个突出表现，是重要的肝外损害，但临床上早期诊断比较困难，常被原发病症状掩盖而忽视。加之过多输液或使用谷氨酸钠及其他含钠药物，更易促进脑水肿的发生和发展，致使脑疝而死亡。脑水肿是病程早期主要的死亡原因，所以必须采取适当措施，如控制液体输入在每日 1 500 mL 左右；保持呼吸道通畅使其有效的氧疗（吸氧浓度 29%～33% 为宜）；抬高头部保持 10°～30° 上倾位（该体位可使颅内压降低 0.8 kPa），改善静脉回流；高热者及时给予头戴冰帽，物理降温，减少脑耗氧量；给予甘露醇脱水防止肺水肿及心力衰竭等，按 1~2 g/kg，每日 4~6 小时 1 次为宜。

（十三）肝源性肺水肿的治疗

肝源性肺水肿的发生是由于肝衰竭时对肠道分泌的肠血管活性肽（VIP），不能经肝脏灭活，则导致肺血管内 VIP 含量增高，使肺小动脉扩张，血浆水分外渗后而发生肺水肿或 ARDS。治疗方法除 PEEP 供氧外，应及时给以 10% 葡萄糖 250 mL 加酚苄明 20 mg）静脉滴注。可有效改善肺内 A－V 短路，使肺水肿得以有效治疗和预防。

（十四）电解质紊乱

病程早期常有呼吸性、代谢性碱中毒，宜补充氯化钾、精氨酸。长期服用螺内酯，尤其与氨苯蝶啶联用易发生高血钾，应注意防治。低血钾亦常见，多系稀释性，治疗原则为限制水分摄入而不是补充氯化钾。

（十五）交换输血

目的在于净化患者循环血中有毒物质和补充一些被损害肝脏不能合成的物质。血浆蛋白包括免疫球蛋白及红细胞在受血者体内可保存较长时间，有人认为输血如同液体组织移植。所用血液的保存期不得超过 1 天。交换输血常用量 1~2 L（有人用到 5 L），每日或隔天 1 次，重复 2~5 次。有可能发生转氨酶、胆红素一过性升高，但能逐渐恢复正常。此法在我国未见大宗病例报道。

（十六）血浆置换

将患者血液通过血浆分离器分离出血浆，再用健康人新鲜血浆置换，即混入患者红细胞后再输回患者，从而达到清除血液内所有的毒素，尤其是与蛋白质结合的毒性物质，同时补充凝血因子及人体必需的其他物质。应用表明血浆置换能明显改善肝昏迷患者的神志，但并不提高存活率。为了解决大量血浆的需求和防止其他病毒的重叠感染，有人把分离出的血浆经吸附剂灌洗后再输回患者体内。这种血浆灌流的办法避免了吸附剂与血液有形成分之间的接触，提高了血液相容性和吸附能力，并扩大了吸附范围。临床应用结果证明，它虽能改善肝衰竭患者的症状和体征，但并无显著的疗效。对病毒性 AHF 的应用前途是有限的。

（十七）抗内毒素治疗

急性肝衰竭易并发内毒素血症，内毒素可进一步加重肝损害，针对性治疗具有重要意义。从控制肠道细菌，减少内毒素产生，促进内毒素排出等几个方面治疗。

1. 控制肠道细菌

1）新霉素为新霉素 B 和新霉素 C 的混合物，口服吸收很少，在肠道内浓度高，减少肠道细菌产生氨。0.5~1 g 口服 4 次/天。硫酸巴龙霉素和新霉素类似。

2）甲硝唑为合成类硝基咪唑类衍生物，针对肠道厌氧菌感染。200~500 mg 口服 8 小时 1 次。

3）磺胺类：肠道不吸收的磺胺类药物抗菌谱广，能抑制多种革兰阳性及阴性细菌生长和繁殖。包括磺胺脒 2 g 口服 4 次/天，琥珀酰磺胺噻唑 1~3 g 口服 4 次/天。

2. 减少内毒素吸收

1）果糖：为人工合成不吸收的含酮双糖，可降低肠道的 pH 值，促进肠道毒物排泄，改变肠道菌群，具有抗内毒素作用。15~30 mL 口服 1~3 次/天。

2）十六角蒙脱石：主要成分是双八面体蒙脱石，具层纹状结构及非均匀性电荷分布，对消化道内病毒、细菌、毒素有较强的吸附能力，降低体内的内毒素。1~2 袋，冲服 1~3 次/天。

**3. 促进内毒素排泄**

硫酸镁口服很少吸收，在肠道内形成高渗状态，刺激肠道蠕动，排出有毒物质。10~20 g 与 100~400 mL 水同时服用，不能长期应用，容易引起电解质紊乱。其他如甘露醇合剂、大黄、番泻叶、麻油等都有一定的临床应用价值。

**（十八）高压氧**

高压氧对急性肝衰竭有较好疗效。

**（十九）肝移植**

随着肝移植外科技术的进步、围手术期治疗水平的提高和新型免疫抑制剂的应用，肝移植是目前提高 ALF 患者生存率的最有效的方法。但急性肝衰竭移植肝的存活率较慢性肝衰竭移植肝的存活率低 20%（ALF60%，CLF 80%）。由于肝移植风险高，费用昂贵以及肝供体来源有限，在临床实际应用受到很大限制。

**（二十）人工肝支持系统和肝细胞移植**

由于肝供体的缺乏，人工肝支持系统和肝细胞移植已作为两种新的治疗措施被人们所重视。目前人工肝支持系统包括：①以血液透析吸附为代表的物理型人工肝；②以血浆置换为代表的中间型人工肝；③基于肝细胞培养的生物型人工肝；④物理型、中间型和生物型人工肝的混合型人工肝。肝细胞移植，既可起到肝移植过渡期的桥梁作用，又可作为支持疗法直至患者自身肝的再生。随着医学科学的不断发展，技术水平的不断提高，人工肝支持系统和肝细胞移植技术将成为 ALF 治疗中不可缺少的手段。

ALF 病情凶险，病死率极高。其预后与年龄、发病原因、肝性脑病的程度、并发症以及诊断和治疗情况有着密切关系。

**四、护理**

**（一）一般护理**

1）绝对卧床休息，特别护理。

2）注意安全，防止意外，谵妄、烦躁不安者应加床栏，适当约束，剪短指甲，以防外伤。

3）禁食高蛋白饮食，鼻饲流质，保证每日 2 000~3 000 kcal 的热量供应。

4）保持大便通畅，服用乳果糖（10 mg/次）或乳酸菌冲剂（25 mg/次，用低于60℃的温水冲服），每晚保留灌肠，可用乳果糖或 1% 米醋灌肠，以减少肠道氨的吸收。

5）保持呼吸道通畅，平卧，头偏向一侧，定时翻身、叩背、吸痰。

6）有腹水者取半卧位休息。

**（二）病情观察与监护**

1）急性肝衰竭者均应进入监护室，监测项目如体温、脉搏、呼吸、血压、神志、瞳孔、出入水量、血常规、血小板、凝血酶原时间、电解质、血气、尿素氮、胆红素、

GPT、血糖、心电图、血培养、肝脏大小、眼底等。如发现患者精神欣快、行为异常、嗜睡、失眠、烦躁、幻觉、智力障碍、扑翼样震颤等或意识完全丧失，角膜、吞咽、咳嗽、压眶等各种反射，瞳孔进行性散大，血压下降以及脉搏、呼吸异常，高热和严重出血倾向时应及时通知医生，并协助抢救处理。

2）注意观察药物的疗效及不良反应

（1）降氨药物护理：临床常用降血氨药物为谷氨酸钠和谷氨酸钾，每次剂量 4 支加入葡萄糖液中静脉滴注，每日 1～2 次，也可选用精氨酸 15～20 g/d。但是对于少尿、无尿、肝—肾综合征或由组织细胞大量坏死而致高血钾者，忌用谷氨酸钾，对水肿严重、腹水及稀释性低钠血症者，应尽量少用谷氨酸钠，运用精氨酸时，不宜与碱性药物配用。

（2）胰高糖素胰岛素（G-I）的护理：胰高糖素有促进蛋白分解作用，胰岛素则有促进氨基酸通过细胞膜的作用。这两种激素联合应用对肝细胞具有保护作用，又促进肝细胞再生。用量为胰高糖素 1 mg 加胰岛素 10 U，溶于 10% 葡萄糖 250～500 mL 内静脉滴注，每日 1～2 次，用药时随时监测血糖水平，以调整胰高糖素的用量。

（3）抗生素的护理：全身性使用有效抗生素以控制肠道和腹水感染，要求执行医嘱时严格掌握用药时间，保证血内浓度。腹水感染可在腹腔内注入卡那霉素 1.0 g/次，口服头孢氨苄（先锋霉素Ⅳ）1.0～1.5 g/d。行腹腔内注射时须严格无菌操作，防腹膜炎发生。

（4）其他：应用镇静药应观察有无过敏反应和呼吸改变；因门脉高压食管、胃底静脉破裂出血者，在出血停止后，除按常规通过胃管抽出积血及注入硫酸镁外，可用生理盐水洗肠，洗肠后用白醋 50 mL 加 1～2 倍生理盐水稀释保留灌肠，每日两次，以保持肠道的酸性环境，阻止氨的吸收；备好抢救药品，如三腔双气囊管、氧气、气管切开包、止血药、降血氨药、升压药、强心药等。

**五、健康教育**

1）加强心理指导，向患者讲解有关疾病的过程、治疗及预后，鼓励患者树立治疗信心，保持乐观精神，积极配合治疗。

2）向患者及家属讲解本病的病因及诱发因素，积极防治病毒性肝炎，避免药物性肝损害、毒蕈中毒、工业毒物、急性乙醇中毒等。早期诊断、早期治疗。

3）指导患者出院后定期门诊复诊。

（陈德静）

# 第四节　急性肾衰竭

急性肾衰竭（ARF）是指由于各种病因引起肾功能在短期内（数小时或数日）急剧下降，出现少尿、氮质潴留及水电解质代谢紊乱的临床综合征，包括肾前性、肾后性、肾实质性 ARF。临床以急性肾小管坏死（ATN）多见。

## 一、病因和发病机制

### （一）病因

导致 ARF 的原发疾病涉及临床多种学科；肾毒物质亦有药物及毒物之分。为便于诊断、治疗，常将 ARF 的病因分为 3 类：肾前性、肾实质性、肾后性（梗阻性）。

1. 肾前性

多种疾病引起的血容量不足或心脏排出量减少，导致肾血流量减少、灌注不足、肾小球滤过率下降，出现少尿。这方面的原发病有：胃肠道疾病（吐、泻）、大面积创伤（渗出液）、严重感染性休克（如败血病）、重症心脏病（如 MI、心律失常、心力衰竭）等。

此型肾衰竭有可逆性，如能及时识别，经积极处理，肾缺血得到及时改善，肾脏功能恢复，则少尿症状随之消失。反之，可因病情恶化，演变成肾实质性肾衰竭。

2. 肾实质性

由肾脏本身的病变引起。常见病因分肾实质病变和肾外病理因素两种。肾实质病变多为肾小球肾炎、肾盂肾炎等；肾外病理因素包括药物类如庆大霉素、卡那霉素、新霉毒、两性霉素、磺胺类、氯仿、甲醇、四氯化碳等；重金属类如汞、砷、铅、银、锑、铋等；生物毒素如蛇毒、蕈毒、斑蝥等；内生毒素如挤压伤、烧伤、误输异型血等。大量肌红蛋白、血红蛋白、肌酸及其他酸性代谢产物释出并进入血液循环，造成肾小管堵塞，引起上皮细胞坏死。

3. 肾后性

由肾以下的尿路梗阻性病变所致，如双侧输尿管同时被结石堵塞，手术误扎两侧输尿管，盆腔晚期肿瘤压迫输尿管等。肾后性 ARF 如能及时发现并解除梗阻，肾功能即可恢复，不发生器质性损害。

上述各种病因中，以急性肾小管坏死为引起 ARF 最常见的类型。本节将重点讨论。各种病因引起急性肾小管缺血性或肾毒性损伤，导致肾功能急骤减退，其中大多数为可逆性肾衰竭，治疗得当，可获临床痊愈。

### （二）发病机制

急性肾小管坏死的发病机制尚未完全阐明，目前认为主要有以下几种学说：

1. 肾血流动力学异常

肾缺血和肾毒素的作用使血管活性物质释放，引起肾血流动力学变化，使肾血灌注量减少、肾小球滤过率下降而导致 ARF。

2. 肾小管上皮细胞代谢障碍

其主要原因为受体依赖性钙通道开放，钙离子向细胞内流，导致细胞内钙离子大量蓄积。肾小管上皮细胞的损伤及代谢障碍由轻变重，最终导致细胞骨架结构破坏和死亡。

3. 肾小管上皮脱落，形成管型

肾缺血或肾中毒引起肾小管损伤，使肾小管上皮细胞变性、坏死，肾小管基底膜断裂，因而肾小管内液反漏入间质造成肾间质水肿。变性、坏死的上皮细胞脱落入管腔内，与近端肾小管刷状缘脱落的纤毛形成囊泡状物，并与管腔液中的蛋白质共同形成管型，阻塞肾小管，使肾小球的有效滤过压降低而致少尿。

4. 其他

肾缺血后如肾血流再通时，有缺血再灌注性肾损伤。肾脏受损后表皮生长因子产生减少，上皮细胞的再生与修复能力下降。

**二、病情评估**

有感染、休克、外伤、失血、脱水、尿路梗阻或急性肾小球疾病、肾血管疾病等，以及药物过敏、药物中毒、食物中毒等病史。突然少尿（或逐渐减少），进入本病时期，临床经过可分为少尿期、多尿期和恢复期。

（一）少尿或无尿期

本期经历 12 天左右，也可以 6～62 天。每日尿量在 400 mL 以下或每小时小于 17 mL，儿童则少于 50 mL 或无尿，每日尿量小于 50～100 mL，完全无尿者少见。尿比重 <1.018，尿钠浓度 >40 mmol/L，尿渗量 <350 mOsm/kg 水，尿 Cr/血 Cr <20，尿渗透压/血渗透压 <1.1，FE－Na >20%，有蛋白尿、血尿、上皮细胞碎片及粗大的肾衰竭管型。血肌酐、尿素氮增高并直线上升。由于水盐、氮质代谢产物的潴留，可有下述表现。

1. 水中毒

因肾脏失去排水能力及补液过多导致软组织水肿、高血压、肺水肿、心力衰竭等。

2. 代谢性酸中毒

因肾小管排泄酸性代谢产物功能障碍及其产氨泌 $H^+$ 的功能丧失，故于少尿期 3～4 天发生代谢性酸中毒表现：库氏（Kussamaul）或潮式呼吸、昏迷、血压降低、心律失常等。

3. 电解质紊乱

1）高钾血症：肾衰时若伴有肌肉、软组织破坏，严重创伤、大血肿、重大手术、热量不足、感染、发热、溶血、酸中毒、软组织缺氧等，则血钾升高甚速，由于少尿，钾不能排出，故血钾升高。有时一日可升高 0.7 mmol/L 以上，常为少尿期死亡原因之一。

高钾血症的表现是：肌无力，烦躁不安，神志恍惚，感觉异常，口唇及四肢麻木，心跳缓慢，心律失常，心搏骤停而突然死亡。心电图中出现电轴左倾，T 波高尖，QT 间期延长，ST 段下移，PR 间期延长等。若伴有低钙、低钠、酸中毒，则症状更为显著。

2）低钠血症：血钠常降低至 130 mmol/L 以下。除了呕吐、腹泻、大面积灼伤等丢失钠产生真正的低钠之外，常由于以下因素引起钠的重新分布而致低钠血症：①钠进入细胞内；②钠与有机酸根结合；③饮食减少及肾小管功能不全，重吸收减少；④水分潴留致使钠稀释。因此，血钠虽低，但体内总钠量不少，只是钠的重新分布所致。

3）高磷、低钙血症：正常情况下，60%～80% 的磷由肾脏排泄，ARF 时磷不能从肾脏排出，同时组织破坏亦产生过多的磷，血清无机磷升高。高血磷本身并不产生症状，但可影响血清中钙离子浓度。由于过多的磷转向肠道排泄，与钙结合成不溶解的磷酸钙，影响了钙的吸收，出现低钙血症。但在酸中毒时钙的游离度增加，故不发生临床症状。当酸中毒纠正时，血游离钙减低引起手足抽搐。低血钙还可加重高血钾对心脏的毒性作用。

4）高镁血症：ARF 时，血镁与血钾常平行升高，当血镁升高至 3 mmol/L 时即可产生症状，其症状及心电图改变与高钾血症相似。所以临床上遇有高钾血症症状而血钾并不高时，应考虑高镁血症。

5）低氯血症：ARF 时，钠和氯以相同的比例丢失，所以低氯血症常伴有低钠血症。若患者有呕吐或持续胃管抽吸，造成大量胃液丢失，则氯与氢的丢失较多，可出现低氯血性碱中毒。

相应的症状还有厌食、恶心、呕吐、腹胀等，少数可有胃肠道出血。此外尚有头痛、嗜睡、肌肉抽搐、惊厥等神经系统并发症。高血压和心力衰竭、心律失常及心包炎等。并发感染，以呼吸道、泌尿道和伤口感染为多见，发生率为 30%～70%，也是 ARF 的主要死亡原因。

（二）多尿期

此期肾小管上皮细胞功能已有一定程度的好转，但由于近端肾小管的重吸收功能未完全恢复加之肾小球滤过功能有一定的改善，故此期出现进行性尿量增多，每日尿量可达 5 000 mL，甚至更多。多尿期血尿素氮和血肌酐仍可上升，当慢性肾衰竭（GFR）明显增加时，血氮质才逐渐下降。此外，此期仍易发生感染、心血管并发症和上消化道出血等，多尿期持续 1～3 周。

（三）恢复期

尿量逐渐恢复正常，肾小球滤过功能、肾小管功能恢复或基本恢复正常。部分病例肾小管浓缩功能不全可持续 1 年以上，若肾功能持久不恢复，提示肾脏遗留有永久性损害。

目前，根据 ARF 临床表现和实验研究细胞损伤的结果提出新的分期：起始期（初期）、扩展期、维持期或确立期、恢复期。

1. 起始期

1）自机体暴露于缺血性（中毒）损伤开始。

2）肾功能开始降低，肾前性氮质血症。

3）细胞内 ATP 大量丢失，破坏了肾小管上皮细胞纤维肌动蛋白的正常网络。

4）细胞完整性仍保持，但维持正常肾功能的能力受损。

5）生成氧自由基，活化炎症瀑布。

6）启动肾内保护性机制，诱生小管细胞热休克蛋白。

2. 扩展期

1）再灌注使血流返回至肾皮质，肾小管发生再灌注导致的细胞死亡。

2）外层髓质，肾小管 S 段和髓袢升支厚壁段血流仍明显减少，细胞凋亡、坏死、脱落、阻塞管腔。

3）血管内皮细胞受损，裸露的血管内膜强烈收缩，GFR 进一步降低。

4）外层皮质血流量恢复正常，细胞开始修复。

国外学者 Molitoris 提出此期是缺血再灌注的后果，是进行早期诊断和干预的最好时机。

3. 维持期

1）肾实质损伤已成定局，GFR 处于最低点。

2）此期的严重程度与时间决定于细胞存活与死亡之间的平衡。

3）上皮细胞与内皮细胞的修复是 ARF 恢复的关键。

4. 恢复期

1）GFR 开始恢复。

2）细胞继续分化，上皮细胞的极性重新建立。

3）内皮细胞如何修复所知甚少，但可能起关键作用。

4）可遗留慢性损伤。

临床上 ARF 恢复期有相当部分患者遗留持久的或进行性肾功能损害，动物实验表明肾微血管床减少，间质纤维化，肾小管细胞增多和萎缩，持续炎症。

（四）实验室及其他检查

1. 尿的改变

尿中有蛋白 + ～ + +、红、白细胞及颗粒管型，偶可见到粗大的上皮细胞管型（肾衰管型），尿比重低，（1.010～1.015），尿钠浓度则升高（>30 mmol/L），尿渗透压降低接近血浆水平。

2. 血液检查

白细胞计数常增高，在 $10.0 \times 10^9 \sim 20.0 \times 10^9/L$。贫血，其程度视有无失血、溶血、氮质潴留及血液稀释程度等而定。血尿素氮、肌酐逐日增加，磷酸盐、血清钾等均增高，与疾病的严重程度成正比，血清钠、氯、钙、pH 值及 $CO_2CP$ 均降低。

3. X 线检查

尿路平片：从肾影大小获知有无慢性肾疾患及输尿管结石梗阻。逆行肾盂造影：考虑有梗阻性病变的患者，应先做此检查。肾动脉造影：对肾动脉栓塞有诊断意义。

4. B 型超声检查

可测定肾脏大小以及观察肾盂或尿路系统的状况，有助于确定肾后性梗阻。

5. 同位素检查

早期肾图可显示肾前缺血、肾后梗阻及肾器质性病变、肾衰竭的不同曲线，对病情判断有一定意义。恢复期可通过肾图观察肾功能恢复情况。

（五）诊断

在严重创伤或严重感染的患者，大手术后，特别是术中曾有低血压的患者，若出现尿量减少，尿比重低，血清肌酐值有上升者，应考虑有 ARF 的可能。此时应详细分析病史、体格检查、实验室检查，排除心排血量不足或血容量不足所致少尿及尿路梗阻后即可诊断。

（六）鉴别诊断

ARF 应注意与肾前性少尿、急性尿路梗阻、急性肾小球肾炎、急进性肾小球肾炎、肾静脉血栓形成、肾动脉或腹主动脉栓塞或血栓形成、恶性高血压以及妊娠高血压综合征、急性肾髓质坏死、急性肾皮质坏死等相鉴别。

## 三、治疗

ARF 的治疗原则主要是纠正生理功能的紊乱，防止发生严重并发症，尽力维持患者生命，以待肾功能的恢复。其中，急性水中毒、高钾血症是严重威胁患者生命的重要原因，处理应特别重视。

（一）纠正可逆的病因，预防额外的损伤

ARF 首先要纠正可逆的病因。对于各种严重外伤、心力衰竭、急性失血等都应进行治疗，包括输血，等渗盐水扩容，处理血容量不足、休克和感染等。应停用影响肾灌注或肾毒性的药物。

应用小剂量多巴胺（每分钟 0.5 ~ 2 μg/kg）可扩张肾血管，增加肾血浆流量以增加尿量，但循证医学没有证据表明其在预防或治疗 ARF 上有效。由于使用小剂量多巴胺也会增加包括心律失常、心肌缺血、肠缺血（伴增加革兰阴性菌菌血症）和抑制垂体激素分泌的危险，故临床上不应常规使用。

应用利尿药可能会增加尿量，从而有助于清除体内过多的液体，但循证医学尚未证实利尿药治疗能改变 ARF 的临床病程或降低死亡率。其他药物治疗如心钠肽（ANP），IGF-1 等也均未证实对 ARF 治疗有帮助。

（二）少尿期的治疗

少尿期常因急性肺水肿、高钾血症、上消化道出血和并发感染等导致死亡。故治疗重点为调节水、电解质和酸碱平衡，控制氮质潴留，供给适当营养，防治并发症和治疗原发病。

1. 卧床休息

所有急性肾小管坏死（ATN）患者都应卧床休息。

2. 饮食

能进食者尽量利用胃肠道补充营养，给予清淡流质或半流质食物为主。酌情限制水分、钠盐和钾盐。早期应限制蛋白质（高生物效价蛋白质 0.5 g/kg），重症 ATN 患者常有明显胃肠道症状，从胃肠道补充部分营养先让患者胃肠道适应，以不出现腹胀和腹泻为原则，然后循序渐进补充部分热量，以 500 ~ 1 000 kcal/d 为度。过快、过多补充食物多不能吸收，导致腹泻。

3. 维护水平衡

少尿期患者应严格计算 24 小时出入水量。24 小时补液量为显性失液量及不显性失液量之和减去内生水量。显性失液量系指前一日 24 小时内的尿量、粪、呕吐、出汗、引流液及创面渗液等丢失液量的总和；不显性失液量系指每日从呼气失去水分（400 ~ 500 mL）和从皮肤蒸发失去水分（300 ~ 400 mL）。但不显性失液量估计常有困难，故亦可按每日 12 mL/kg 计算，并考虑体温、气温和湿度等。一般认为体温每升高 1℃，每小时失水量增加 0.1 mL/kg；室温超过 30℃，每升高 1℃，不显性失液量增加 13%；呼吸困难或气管切开均增加呼吸道水分丢失。内生水系指 24 小时内体内组织代谢、食物氧化和补液中葡萄糖氧化所生成的水总和。食物氧化生成水的计算为 1 g 蛋白质产生 0.43 mL 水，1 g 脂肪产生 1.07 mL 水，1 g 葡萄糖产生 0.55 mL 水。由于内生水的计算常被忽略，不显性失水量计算常属估计量，致使少尿期补液的准确性受到影响。为此，过去多采用"量出为入，宁少勿多"的补液原则，以防止体液过多。但必须注意有无血容量不足因素，以免过分限制补液量，加重缺血性肾损害，延长少尿期。下列几点可作为观察补液量适中的指标：①皮下无脱水或水肿现象；②每日体重增加，若超过 0.5 kg 或以上，提示体液过多；③血清钠浓度正常。若偏低，且无失盐基础，提示体液潴留可能；④CVP 在 6 ~ 10 cmH$_2$O，若高于 12 cmH$_2$O，提示体液过多；⑤胸部 X 线片血管影正常，若显示肺充血征象，提示体液潴留；⑥心率快、血压升高，呼吸频速，若无感染征象，应怀疑体液过多。

4. 高钾血症的处理

严格限制含钾药物和食物的摄入。当血钾 >6.5 mmol/L，需紧急处理：①10% 葡萄糖酸钙 10 ~ 20 mL，稀释后缓慢静脉注射，以对抗钾的心脏毒性；②5% 碳酸氢钠 100 ~ 200 mL 静脉注射，以拮抗钾对心肌的抑制，并促使钾进入细胞内；③50% 葡萄糖液 50 ~ 100 mL 加普通胰岛素 6 ~ 12 U 静脉注射，使钾向细胞内转移；④透析疗法是治疗高钾血症最有效的方法。

5. 钠平衡失调的处理

稀释性低钠血症，应限制水的摄入，必要时予高渗盐水静脉注射或透析治疗。如有高钠血症，应适当放宽水的摄入。

6. 代谢性酸中毒的处理

非高分解代谢型肾小管坏死，一般代谢性酸中毒并不严重。高分解代谢型肾小管坏死，酸中毒发生早，程度重。当血 CO$_2$CP < 15 mmol/L，可予 5% 碳酸氢钠治疗。对严重的酸中毒，应立即行透析治疗。

7. 低钙血症、高磷血症的处理

对无症状性低钙血症，不需处理，有症状性低钙血症，可临时静脉补钙。中重度高磷血症可予氢氧化铝凝胶或碳酸钙口服。

8. 呋塞米和甘露醇的应用

ATN 少尿病例在判断无血容量不足的因素后，可以试用呋塞米。呋塞米可扩张血管、降低肾小血管阻力，增加肾血流量和肾小球滤过率，并调节肾内血流分布，减轻肾小管和间质水肿。早期使用有预防 ARF 的作用。关于每日剂量，有学者主张 200 mg 静脉注射为度，1~2 次/日，无效则停止继续给药。既往曾有报道每日超过 1 g 剂量，如此大剂量呋塞米对肾实质可能有损害，目前，血液净化技术已普遍应用，对利尿无反应者有透析指征时应早期透析。过多依赖呋塞米拖延透析治疗，增加并发症发生，同时也增加呋塞米的耳源性毒性。甘露醇作为渗透性利尿药可应用于挤压伤病例强迫性利尿，但对已确诊为 ATN 的少尿（无尿）患者应停用甘露醇，以免血容量过多，诱发心力衰竭和肺水肿。

9. 心力衰竭的治疗

心力衰竭最主要原因是钠水潴留，致心脏前负荷增加。由于此时肾脏对利尿剂的反应很差，同时心脏泵功能损害不严重，故洋地黄制剂疗效常不佳，合并的电解质紊乱和肾脏排泄减少，则使洋地黄剂量调整困难，易于中毒，应用时应谨慎。内科保守治疗以扩血管为主，尤以扩张静脉、减轻前负荷的药物为佳。透析疗法在短时间内可通过超滤清除大量体液，疗效确实，应尽早施行。

10. 贫血和出血的处理

ARF 的贫血往往较 GFR 为轻，血红蛋白一般在 80~100 g/L，可不予特殊处理。中重度贫血应注意引起肾衰竭原发病的诊断和肾衰竭合并出血的可能。治疗以输血为主。ARF 时消化道大量出血的治疗原则和一般消化道大量出血的处理原则相似，但通过肾脏排泄的抑制胃酸分泌药（如西咪替丁、雷尼替丁等）在较长期应用时，需减量使用。

11. 营养

补充营养以维持机体的营养状况和正常代谢，这有助于损伤细胞的修复和再生，提高存活率。ARF 患者每日所需能量应为每千克体重 35 kcal。主要由碳水化合物和脂肪供应；蛋白质的摄入量应限制为 0.8 g/(kg·d)，对于有高分解代谢或营养不良以及接受透析的患者蛋白质摄入量可放宽。尽可能地减少钠、钾、氯的摄入量。不能口服的患者需静脉营养补充必需氨基酸及葡萄糖。

12. 感染的预防和治疗

开展早期预防性透析疗法以来，在少尿期死于急性肺水肿和高血钾症者显著减少。少尿期主要原因是感染，常见为血液、肺部、尿路、胆管等感染。应用抗生素时，由肾脏排泄的抗生素在体内的半衰期将延长数倍至数十倍，极易对肾脏引起毒性反应。因此，需根据细菌培养和药物敏感试验，合理选用对肾脏无毒性的抗菌药物治疗，如第二或第三代头孢菌素、各种青霉素制剂、大环内酯类、氟喹诺酮类等。原则上氨基糖苷类、某些第一代头孢菌素及肾功能减退易蓄积而对其他脏器造成毒性的抗生素，应慎用或不用。但近年来，耐甲氧西林金黄色葡萄球菌、肠球菌、假单胞菌属、不动杆菌属等耐药菌的医院内感染渐增多，故有时也需权衡利弊，选用万古霉素等抗生素，但需密切观察临床表现。有条件时，应监测血药浓度。许多药物可被透析清除，透析后应及时补充，以便维持有效血药浓度。

13. 血液透析或腹膜透析治疗

透析指征为：①急性肺水肿，高钾血症，血钾在 6.5 mmol/L 以上；②高分解代谢状态；③无高分解代谢状态，但无尿在2日或少尿4日以上；④$CO_2CP$在13 mmol/L以下；⑤血尿素氮21.4~28.6 mmol/L或血肌酐44.2 mmol/L以上；⑥少尿2日以上并伴有体液过多，如眼结膜水肿、胸腔积液、奔马律或CVP高于正常，持续呕吐，烦躁或嗜睡，心电图疑有高钾图形等任何一种情况。

近年来，采用持续性动静脉血滤疗法（CAVH）对血流动力学影响小，脱水效果好，适用于有严重水肿所致高血压、心力衰竭、肺水肿或脑水肿者，还可补充静脉高营养。不需血管造瘘，准备时间短，操作简便，但需严密监测。血液灌流术配合血液透析是抢救急性药物或毒物中毒所致ARF的有效措施。

14. 简易疗法

包括吸附法、导泻法及鼻胃管持续吸引。对降低血尿素氮、肌酐等体内蓄积的毒性物质有一定作用，可试用。尤其适用于不能开始透析疗法的医疗单位。

### （三）多尿期治疗

多尿期开始，威胁生命的并发症依然存在。治疗重点仍为维持水、电解质和酸碱平衡，控制氮质血症，治疗原发病和防止各种并发症。部分ATN病例多尿期持续较长，每日尿量多在4 L以上，补充液体量应逐渐减少（比出量少500~1 000 mL），并尽可能经胃肠道补充，以缩短多尿期。对不能起床的患者，尤应防治肺部感染和尿路感染。

多尿期开始即使尿量超过2 500 mL/d，BUN仍可继续上升。故已施行透析治疗者，此时仍应继续透析，直至Scr降至265 μmol/L以下并稳定在此水平。临床一般情况明显改善者可试暂停透析观察，病情稳定后停止透析。

### （四）恢复期的治疗

注意补充营养，逐渐增加体力劳动，适当进行体育训练。尽量避免一切对肾脏有害的因素如妊娠、手术、外伤及对肾脏有害的药物。定期查肾功能及尿常规，以观察肾脏恢复情况。

## 四、护理

### （一）一般护理

1）少尿期应卧床休息，可采取卧位或半卧位；伴下肢水肿者，适当抬高下肢；病情危重者注意预防压疮的发生。恢复期可适量进行活动，以不感觉劳累为原则。

2）疾病监测

（1）常规监测：监测生命体征、意识，必要时给予24小时持续心电监护。准确记录每小时尿量及24小时出入液量。密切观察肾功能、电解质检测和动脉血气分析的结果。

（2）密切观察有无心血管系统、消化系统、神经系统和感染的临床表现。

（3）潜在并发症的监测：如果出现尿量急剧减少甚至无尿、血压增高、BUN和Scr进行性增高、pH值降低、血钾增高等提示病情加重；当出现急性心衰，心室颤动或心脏骤停，$PaO_2 \leq 60$ mmHg，血钾高于6.0 mmol/L，或pH值<2.5时，警惕高钾血症、代谢性酸中毒的发生，应立即进行处理。

（二）症状护理

1. 手足抽搐

肾衰竭时，磷酸盐排泄障碍，形成高磷酸症，此时因主要由肠道排泄而加速钙的消耗，妨碍消化道对钙的吸收，造成低钙血症。可引起手足抽搐，应按医嘱及时补充钙剂。

2. 心律不齐及心率缓慢

患者由于肾衰竭而钾的排泄减少，引起钾的潴留，可发生高钾血症。同时，由于患者低钙，增强了高钾对心脏的毒性。患者表现为心动过缓、心律不齐、心室颤动、心脏停搏等。护士应密切观察心率、心律及病情变化。高血钾症时应及时检查心电图，同时测定血钾。钾高于 5.5 mmol/L 即为高血钾，应严格控制患者摄含钾盐和保钾利尿剂等。输血治疗时，不要输库存过久的血液。输液时不用含钾的溶液，如林格液等。

3. 低钠血症

常因呕吐、腹泻等丢失盐或输入过多不含钠的液体等致低钠血症，临床表现头晕倦怠、眼球下陷、神志淡漠、肌肉痉挛等。严重低钠血症可有抽搐或癫痫样发作或导致昏迷。护理人员应密切观察患者的临床表现，发现以上症状时，应及时补充钠盐。

4. 高血压

肾衰竭时，肾缺血及肾素产生过多而发生高血压。应每日测量并做好记录，观察高血压症状，并对症处理。如血压逐渐下降并恢复正常，说明病情有所好转。

5. 水中毒

必须严格控制入水量，尤其输液量和控制点滴速度。如有血压明显上升、水肿、气促、心悸或其他原因不能解释的左心衰竭症候，常提示有水中毒发生，应及时处理。

（三）饮食护理

补充营养以维持机体的营养状况和正常代谢，有助于损伤细胞的修复与再生，提高存活率。①饮食以高热量、适量蛋白质、高维生素的流质或半流质饮食为主。少尿期营养的供给非常重要，尽可能通过胃肠道补充营养，病情严重者可通过静脉补充。热量供给按 30 ~ 35 kcal/（kg·d）计算。少尿早期开始酌情限制蛋白质的摄入，按 0.8 g/（kg·d）计算，对于高分解代谢或营养不良以及接受透析的患者蛋白质摄入量可放宽。②血钾增高者限制香蕉、橘子、坚果、蘑菇、香菇、豆制品等含钾丰富的食物。

## 五、健康指导

（一）疾病预防指导

慎用氨基糖苷类等肾毒性抗生素。尽量避免需用大剂量造影剂的影像学检查，尤其是老年人及肾血流灌注不良者（如脱水、失血、休克）。加强劳动防护，避免接触重金属、工业毒物等。误服或误食毒物时，应立即进行洗胃或导泻，并采用有效解毒剂。

（二）疾病知识指导

恢复期患者应加强营养，增强体质，适当锻炼；注意个人清洁卫生，注意保暖，防止受凉；避免妊娠、手术、外伤。叮嘱患者定期随访，强调监测肾功能、尿量的重要性，并教会其测量和记录尿量的方法。

（有慧）

# 第五节 弥散性血管内凝血

DIC 是许多疾病发展过程中可能出现的一种复杂的病理过程，其特点是微循环中形成广泛的微血栓，消耗大量血小板和凝血因子，继发性纤溶亢进。临床表现为出血、栓塞、微循环障碍及溶血。急性 DIC 多数病例病情变化迅速，如不及时治疗，可危及生命。

## 一、病因

DIC 的常见病因很多，诱发其产生的启动因素也因此而异。

（一）感染性疾病

1. 细菌感染

革兰阴性细菌感染，如脑膜炎球菌引起的暴发性流脑、胆道感染、伤寒、暴发性菌痢、败血症等；革兰阳性细菌感染，如溶血性链球菌、金黄色葡萄球菌及肺炎球菌引起的败血症。

2. 螺旋体病

如钩端螺旋体感染。

3. 立克次体感染

如斑疹伤寒、恙虫病。

4. 病毒感染

流行性出血热、重症肝炎、乙型脑炎、天花、麻疹、传染性单核细胞增多症、巨细胞病毒感染等。

5. 真菌感染

真菌性败血症。

6. 原虫感染

脑型、恶性疟疾、黑热病等。

7. 诱发因素

①病原体、毒素或免疫复合物损伤血管内皮，使其下的胶原暴露；②致病性微生物直接激活因子ⅩⅡ，启动内源性凝血途径；③致使组织损伤继而激活外源性凝血途径；④微循环障碍导致组织缺氧、酸中毒损伤内皮细胞；⑤继发性红细胞、血小板损伤激活内源性凝血途径；⑥严重肝细胞损伤致使对活化的凝血因子清除能力减弱；抗凝血酶—Ⅲ及纤溶酶原合成减少；⑦单核—吞噬细胞系统功能受抑制。

（二）组织损伤

1. 外科疾病

如广泛性手术、血管外科手术、大面积烧伤、挤压综合征、毒蛇咬伤、急性出血性胰腺炎等。

2. 产科疾病

如羊水栓塞、胎盘早期剥离、子痫、刮宫、死胎残留、感染性流产较为常见。

3. 恶性肿瘤

如胰、胃、前列腺及支气管癌，黏液腺癌，尤其是肿瘤晚期广泛转移的患者。

4. 白血病

各型白血病，其中以急性早幼粒细胞白血病（尤其是经化疗后）最多见。

（三）肝病

急性重型肝炎、亚急性重型肝炎和肝硬化等严重肝病的全身性出血常和 DIC 有关。

（四）其他

严重的输血、输液反应、肺源性心脏病、急性坏死性胰腺炎、急性坏死性肠炎、某些结缔组织病、药物过敏、毒蛇咬伤及中暑等都可能诱发 DIC。

## 二、发病机制

DIC 的发病机制很复杂，凝血和纤溶系统发生了障碍与失调，但主要是凝血机制发生了障碍。正常人体内保持完整的凝血、抗凝血和纤溶系统。凝血系统根据瀑布学说，是一系列的酶促反应，包括内源凝血系统、外源凝血系统和共同途径，而分为凝血活酶的生成，凝血酶的生成和纤维蛋白形成三个阶段。内凝血系统与外源凝血系统不同之处主要是激活因子区的途径不同，所以内源凝血系统反应慢、作用持久、作用强；外源凝血系统反应快、作用弱。因子 X 被激活后，凝血酶原转变为凝血酶，纤维蛋白原转变成纤维蛋白。抗凝主要是对抗抑制和灭活体内多余的凝血因子和激活的因子。纤溶是溶解已形成的纤维蛋白，而达到抗凝作用。抗凝和纤溶是通过特殊物质和因子来完成的。凝血和抗凝（包括纤溶）是对立又统一的，保持着动态平衡。如果凝血被某种因素强烈激活，就会形成血管内凝血，造成微循环闭塞，组织缺氧，进一步造成止血功能受损，导致出血、休克及一系列脏器功能受损或衰竭。

（一）DIC 发病机制有以下几个方面

1. 内源凝血系统被激活

1）因子Ⅻ被激活：因血管内皮细胞广泛受损，其下的基底膜和胶原组织被暴露，而使因子Ⅻ变为Ⅻa，Ⅻa 可激活内源凝血系统。

2）因子Ⅺ直接被激活：内皮受损时，血小板与内皮下结缔组织中的胶原接触后可以产生胶原诱导促激活性物质（CICA），该物质可以激活因子Ⅺ。CICA 是 Walsh 通过洗涤血小板与胶原温育可以纠正因子Ⅻ缺乏症患者血浆的凝血缺陷。提出血小板可以直接激活因子Ⅺ。胶原和凝血酶可以促使血小板产生这种凝活性。急性坏死性胰腺炎时，大量胰蛋白酶进入血循环，亦可激活因子Ⅺ变为Ⅺa，也可使凝血酶原变为凝血酶，而发生 DIC。

2. 外源凝血系统被激活

组织因子包括羊水、胎盘组织、死胎、大量组织损伤，某些发生转移的癌肿、白血病、革兰阴性杆菌的内毒素等，进入血循环可启动外源凝血系统而引起凝血。

3. 红细胞和血小板大量受破坏

红细胞大量破坏可以释放大量 ADP 和磷脂，激活凝血系统，发生凝血，产生 DIC。血小板破坏不仅能释放大量磷脂和 ADP，还可释放 TXA$_2$ 等前列腺素产物及血小板第 4 因子都可促进凝血。这种凝血是通过激活内、外源凝血系统发生的。

4. 继发性纤维蛋白溶解亢进

纤溶作用是机体的一种防御性抗凝性的代偿功能。从凝血系统被激活时，纤溶作用也就开始，随着血管内凝血的加速，纤溶作用也越来越强。

（二）各种病因所致 DIC 的发病机制

1. 感染与 DIC

1）感染中以内毒素引起 DIC 最多见，其机制为：①可直接激活因子Ⅻ变为Ⅻ$_a$，启动内源凝血系统；②直接激活因子Ⅶ，触发外源凝血系统；③与粒细胞形成复合物，产生强大的促凝作用；④造成红细胞和血小板大量破坏，而促进凝血；⑤封闭单核—巨噬细胞系统，减弱抗凝血作用。

2）感染可损伤血管内皮：①血管内皮损伤后基底膜和胶原纤维暴露出来，后者可激动内源凝血系统；②血管内皮损伤后，胶原纤维刺激血小板，使它分泌 CICA 物质，该物质可激活因子Ⅺ变成Ⅺ$_a$ 而启动内源凝血系统；③另外胰蛋白酶逆流进入血循环，亦可激活因子Ⅺ变成Ⅺ$_a$ 以及使凝血酶原转变为凝血酶。

2. 妊娠与 DIC

妊娠期凝血因子增多，纤溶活性减低，妊娠子宫压迫盆腔，使之血流缓慢，分娩时常有组织因子进入血液，而易发生 DIC。羊水是强烈促凝活性的物质，可使凝血时间缩短。如果分娩时子宫下端或胎盘撕裂，羊水则可进入血循环而产生凝血，发生 DIC。死胎及不全流产时，死胎及遗留的胎盘物质均可导致凝血加速而诱发 DIC。

3. 组织烧伤、创伤与 DIC

大量的组织因外伤挤压或烧伤后，组织因子进入血循环而激动外源凝血系统而引起凝血，诱发 DIC。

4. 肿瘤、白血病与 DIC

这类患者血中凝血因子浓度增高，呈高凝状态。白血病细胞及肿瘤组织还有肿瘤坏死组织等均引起强烈的凝血，血液中肿瘤细胞可激活因子Ⅻ，促进血小板凝集，启动内源凝血系统而产生血管内凝血。

5. 其他

肝坏死的肝细胞。

1）肝功能受损时，不能灭活激活的凝血因子，而抗凝血酶Ⅲ及纤溶酶原等合成减少，易诱发出血，引起 DIC。

2）病毒性肝炎时，病毒或抗原—抗体复合物可损伤血管内皮激活内源凝血系统，诱发 DIC。

3）休克时，由于微循环缺氧、酸中毒而使血流淤滞、血管内皮损伤，诱发 DIC。

### 三、临床分型

根据起病急缓，DIC 可分为 3 型：

（一）急性型

数小时至 1~2 天发病。病程急剧，进展迅速，血栓形成、出血及休克等症状明显而严重。常见于急性感染、急性创伤和大手术后、急性溶血、羊水栓塞等。

（二）亚急性型

数天至数周内发病，病情较急性缓和，常见于各种癌瘤和急性白血病，死胎滞留。

（三）慢性型

起病缓慢，病程有时可达数月。常见于慢性肝病、妊娠中毒症、结缔组织病。临床症状出血轻，休克及血栓少见。往往需要实验室检查才发现 DIC 的存在。此型少见。

### 四、病情评估

（一）临床表现

1. 出血

出血为最常见早期症状之一。出血多突然发生，出血程度轻重不一，轻的仅见皮肤、黏膜淤点，淤斑，伤口及注射部位的渗血可呈片状淤斑，应警惕 DIC。严重出血可有内脏出血，如呕血便血、咯血、血尿、阴道出血等，颅内出血可致死。病理产科为突发大量的出血，流出的血液可凝结成小凝块，或凝固的时间明显延长，甚至不凝固。

2. 微循环障碍

多见急性型。突然出现低血压或休克，皮肤黏膜出现发绀，并有少尿或尿闭，呼吸及循环衰竭等症状。低血压，休克往往加重 DIC 的发展，形成恶性循环导致不可逆性休克。

3. 栓塞症状

导致受累器官或组织坏死，器官功能衰竭，引起相应器官的有关症状和体征。内脏栓塞最常见于肺、脑、肝、肾和胃肠道等。

4. 溶血

微血管病性溶血可引起红细胞大量破碎，引起黄疸。

（二）实验室检查

有下列 3 项以上异常。

1）血小板 $< 10 \times 10^9/L$ 或进行性下降。

2）凝血酶原时间正常延长或缩短 3 秒以上，或呈动态性变化。

3）纤维蛋白原定量减少，常低于 2 g/L，但在感染、妊娠、创伤、休克等情况时，因机体处于应激状态，纤维蛋白原仍可维持在较高水平。因此，在 DIC 早期，纤维蛋白原可能并不降低，但动态观察中，纤维蛋白原有持续下降趋势。若含量低于 1.5 g/L，有诊断价值。用凝血酶的方法测定时，因受纤维蛋白降解产物的影响而数值偏低，故常用纤维蛋白原滴定度的半定量方法。

4）3P 试验阳性或血清纤维蛋白（原）降解产物（FDP）超过 20 mg/L。

5）血涂片中破碎细胞比例超过 2%。

6）部分疑难病例在条件允许时可行下列检查：抗凝血酶Ⅲ（ATⅢ）含量测定；因子Ⅷ活性或Ⅷ：C/ⅧR：Ag 比例测定；血小板 β - 血栓球蛋白（β - TG）测定；纤维蛋白原转换率测定。

（三）诊断

1）存在易于引起 DIC 的基础疾病。

2）有下列 2 项以上临床表现：①多发性出血倾向；②不易用原发病解释的微循环衰竭或休克；③多发性微血管栓塞之症状、体征，如皮肤、皮下、黏膜栓塞坏死及早期出现的肾、肺、脑等脏器功能不全；④抗凝治疗有效。

3）实验室检查有下列 3 项以上异常：①血小板低于 $100 \times 10^9/L$ 或呈进行性下降（肝病 DIC 低于 $50 \times 10^9/L$）；②纤维蛋白原低于 1.5 g/L 或进行性下降，或高于 4 g/L（肝病 DIC 低于 1 g/L）；③3P 试验阳性或 FDP 高于 0.2 g/L（肝病 DIC 高于 0.6 g/L）；④凝血酶原时间缩短或延长 3 秒钟以上或呈动态性变化，APTT 缩短或延长 10 秒钟以上；⑤优球蛋白溶解时间缩短，或纤溶酶原减低；⑥疑难、特殊病例应有下列 1 项以上实验异常：因子Ⅷ：C 降低，VMF：A g 升高，Ⅷ：C/VWF：A g 比值降低；AT - Ⅲ含量及活性减低；血浆 B-TG 或 $Tx\beta_2$ 升高；血浆纤维蛋白肽 A（FPA）升高或纤维蛋白原转换率增速；血栓试验阳性。

判定：具备第 1）项及第 2）项中任何 2 条，第 3）项中任何 3 条即可确诊。

（四）鉴别诊断

1. 重症肝病

重症肝病因有出血、黄疸、意识障碍、肾衰竭、血小板和纤维蛋白原下降、凝血酶原时间延长而易与 DIC 混淆。但肝病无血栓表现，3P 试验阴性，FDP 和 ELT 正常。

2. 原发性纤溶亢进

本病罕见。链激酶、脲激酶治疗不当所致的纤维亢进是典型实例。与 DIC 临床鉴别较难，主要鉴别在于原发性纤溶无血小板骤减和大量的凝血因子消耗。

3. 血栓性血小板减少性紫癜

本病是在毛细血管广泛形成微血栓：具有微血管病情溶血，易与 DIC 混淆。但本病具有特征性透明血栓，血栓中几无红、白细胞，不涉及消耗性凝血，故凝血酶原时间及纤维蛋白原一般正常。

五、治疗

本病病情危重，发展迅速，故必须严密观察。DIC 的治疗原则有：①抢救及维持生命，如休克的抢救、呼吸衰竭的处理、肾功能不全的防治等；②去除引起 DIC 的某些基础疾病及诱因；③终止 DIC 病理过程的发展；④重建人体凝血与抗凝的平衡。

（一）一般处理措施

积极有效的控制感染、败血症，抗肿瘤化疗，对于病理产科要及时清除子宫内容物（残留胎盘、死胎等）。纠正引起 DIC 的诱因，如补充血容量、防治休克、改善缺 $O_2$ 状态、纠正酸中毒及电解质紊乱等。

（二）抗凝治疗

应用抗凝治疗的目的是防止血小板及凝血因子的继续消耗，为恢复正常的凝血功能创造条件。肝素为常用的抗凝剂，其强力的抗凝血酶作用有两个方面：①抑制纤维蛋白原转变为纤维蛋白；②阻止凝血酶对血小板的作用。

肝素治疗适应证如下：①病因不能及时去除者；②准备手术去除病因时为防止术中、术后促凝物进入血循环加重 DIC，可短期应用；③准备补充凝血因子或用纤溶抑制剂应先用肝素；④慢性及亚急性 DIC 患者疗效较好，值得应用。但对出血倾向及出血性疾病不宜用肝素。

肝素应用的方法：剂量应因人而异。一般首次用量为 0.5～1 mg/kg，每 4～6 小时给一次维持量，维持量一般为 0.25～0.5 mg/kg。具体应根据试管法凝血时间的测定来监护肝素用量，使凝血时间控制在 20～30 分钟，如小于 20 分钟，可酌情加量；大于 30 分钟，应及时减量或停用。同时严密观察临床病情进展和有无出血加重的倾向。急性 DIC 一般需持续治疗 3～5 天，当临床上出血基本停止，休克纠正，ARF 等血栓形成表现得以恢复，即可开始减量，2～3 天完全停用。实验室检查结果也可作为减量和停药的参考。肝素停药时，原则为逐渐减量至停药。下列指标可停药，如出血停止、休克改善、尿量增多、血小板计数回升、凝血酶原时间较前缩短 5 秒以上。对肝素应用过量时，可用鱼精蛋白与肝素对抗，可抗 1:1 即鱼精蛋白 1 mg 中和 1 mg 的肝素（1 mg 为 125～130 U）。鱼精蛋白一般用量 25～50 mg，一次量不超过 50 mg，静脉内缓注 3～10 分钟。

肝素治疗失败的原因：①使用太晚，微血管内血栓已广泛形成，造成器官与组织不可逆性损害；②如纤维蛋白已经形成，肝素无法阻止其在微血管内沉积；③剂量不够或用药时间太短；④原发病太重，未消除诱因；⑤蛇毒引起的 DIC，用肝素不能抑制蛇毒凝血酶。

其他抗凝治疗：如低分子右旋糖酐以扩充微循环、修复损伤的血管内皮细胞。防止血小板黏附和聚集，每日 500～1 000 mL，分 2 次静脉滴注。若在 500 mL 右旋糖酐内加入 100～200 mL 双嘧达莫（每日 200～400 mg），可获得更好的疗效。但应防止低分子右旋糖酐及双嘧达莫所引起的血压下降、出血加重和头痛等不良反应。或双嘧达莫 100 mg，肌内注射，或 200～400 mg 加入 5% 葡萄糖溶液 500 mL，静脉滴注。一般情况下，不主张应用阿司匹林、苯磺唑酮等抗血小板药。此外，抗凝血酶Ⅲ为治疗 DIC 中有前途的药物。用法：ATⅢ 1 500～1 725 U 静脉注射滴注，一至数次为 1 个疗程。或同时加入肝素 4～12 mg 效果更好。

（三）溶栓治疗

在顽固性休克或有危及生命的重要脏器功能衰竭（均由于微血栓所致），包括肝素在内的各种治疗无效时，才考虑试用纤溶激活剂。目前多选用尿激酶，一般每日给予 3 万～6 万 U，同时应用凝血酶原时间及 FDP 的测定来监护及观察疗效。

（四）补充血小板及凝血因子

适应证：①DIC 出血倾向严重或继发性纤溶亢进时；②与肝素治疗同时进行。

为提高凝血因子和血小板的水平，可输新鲜血浆或新鲜全血。若纤维蛋白原明显减少可输纤维蛋白原。每克纤维蛋白原可增加血浆纤维蛋白原 0.25 g/L。血小板降低时，每次输入血小板 8 个单位。

凝血酶原复合物（PPSS），含因子 Ⅱ、Ⅶ、Ⅳ、Ⅹ，每瓶 200 U，相当 200 mL 新鲜血的因子量。加入 5% 葡萄糖液 50 mL 静脉滴注。

维生素 $K_1$、维生素 $K_3$、维生素 $K_4$ 5～10 mg 口服或肌内注射，2～3 次/天。

（五）纤溶抑制药物

一般宜与抗凝剂同时应用，适用于：①DIC 的基础病因及诱发因素已经去除或控制；②有明显纤溶亢进的临床及实验室证据；③DIC 晚期，继发性纤溶亢进已成为迟发性出血的主要原因。

1. 6 - 氨基己酸

首剂 4～6 g 加入生理盐水或 5% 葡萄糖液 100 mL 中，15～30 分钟滴入。因其排泄迅速，需用维持量 1 g/h。

2. 对羧基苄胺

200～500 mg/次，1～2 次/日，静脉注射。

3. 抑肽酶

具有抗纤溶和抗 $X_\alpha$ 作用，适用于 DIC 中、晚期，8 万～10 万 U/d，3～4 次，静脉滴注。

（六）DIC 各期的治疗原则

1. 早期

首选肝素，也可用血小板聚集抑制剂（包括小分子右旋糖酐），必要时可慎用活纤激剂。禁用纤溶抑制剂。不需要补充血液及凝血因子。

2. 中期

以肝素为主，并可在肝素的基础上慎用小剂量的纤溶抑制剂。也可适当补充血液和凝血因子。

3. 晚期

以纤溶抑制剂及补充血液或凝血因子为主。如尚不能确定血管内凝血过程是否终止，还可同时用小剂量肝素治疗。

**六、护理**

1）执行造血系统疾病护理常规及一级护理。

2）绝对卧床休息，意识障碍者应采取保护性措施。

3）给予高营养、高蛋白质、高维生素的易消化的半流汁或流汁饮食。有消化道出血者应酌情进冷流汁饮食或禁食。昏迷者鼻饲，并做好鼻饲的常规护理。

4）对原发病给予相应的有关护理。

5）遇有急性型患者，应及时通知患者家属有关患者病危的情况。

6）严密观察病情变化，及时识别 DIC 的早期征象，注意有无寒战、面色苍白、四肢厥冷、指（趾）发绀、皮肤有无花斑、脉细弱、血压降低、尿少等情况。注意有无嗜睡、烦躁、意识障碍、昏迷及肢体瘫痪等神经系统表现。发现异常，及时报告医生并协助处理。

7）护士应备齐抢救设备及药品，积极配合医生及时治疗原发病及抗休克治疗，并协助医生及时测定凝血时间，以助诊断。DIC 晚期可有广泛性出血，常见有皮肤黏膜或内脏出血、鼻出血、齿龈出血、血尿、脑出血等，应配合医生抢救，如鼻出血时可用0.1% 肾上腺素棉球或碘仿纱条填塞鼻腔。齿龈出血时先用生理盐水含漱，再用消毒纱布压迫牙龈出血。穿刺或注射部位易出血不止，操作后用消毒棉球或棉球按压局部 3 分钟以上，至出血停止为止。如有呕血、黑便等消化道出血时，可暂禁食，按病情需要给流质饮食，并按消化道出血常规护理。剧烈头痛、视物模糊疑为脑出血时，应将头部抬高和冷敷。疑有颅内压增高时，按医嘱及时给降颅压药物。护士要熟悉肝素、链激酶等药物的药理、用法及不良反应，发现异常，速告医生并协助处理。

8）DIC 时所发生多部位出血倾向，应根据不同情况予以护理：①皮肤出血，衣服，被单应柔软，翻身宜轻，穿刺和注射部位可行压迫止血。患者接受抗凝治疗时，应尽量减少有创伤性检查和肌内注射。②鼻出血应鼻部冷敷，用 1:1 000 肾上腺素棉条或凡士林纱条填塞鼻腔。③口腔黏膜出血时可用生理盐水或 1:5 000 呋喃西林液漱口加强口腔护理。④呕血应按上消化道出血护理。

### 七、健康教育

1）预防病因及早发现，易诱发 DIC 的疾病，如感染性疾病或病理产科，医护人员对此类疾病应积极治疗及护理，以防 DIC 发生的可能，有此警觉，对早期发现 DIC 有帮助。若已发生应及早发现及时处理。

2）DIC 预后影响因素很多，特别是急性型，死亡原因多与病因、诱因未能去除、诊断治疗不及时及患者身体状况有密切关系。一般 DIC 治愈率为 50% ~80%，好转率为 20% ~30%，病死率为 20% ~40%。

（赵蕾）

# 第八章　常见临床危象

# 第一节 超高热危象

发热是多种疾病的常见症状。若腋温超过 37℃，且一日间体温波动超过 1.2℃ 以上，即可认为发热。腋温为 37.5～38℃ 称为低热、38.1～39℃ 称中度热、39.1～40℃ 称高热、41℃ 以上则为超高热。发热时间超过 2 周为长期发热。持续高热对身体损害很大，尤其是对脑组织有严重损伤，可引起脑细胞不可逆性损害。超高热危象系指高热同时伴有抽搐、昏迷、休克、出血等，是临床常见的危急重症之一，稍有疏忽，即可导致严重后果。

## 一、病因

（一）感染性发热

感染性发热为常见的病因。病毒、肺炎支原体、立克次体、细菌、螺旋体、真菌、寄生虫等各种病原体所致的感染，均可引起。

1. 传染病

多数急症患者的高热是由传染病引起，其中多半是上呼吸道感染，如普通感冒和流行性感冒、菌痢、疟疾、伤寒、传染性肝炎、粟粒性肺结核、急性血吸虫病、传染性单核细胞增多症、流行性脑脊髓膜炎、乙脑等均可引起发热或高热。

2. 器官感染性炎症

常见有急性扁桃体炎、鼻窦炎、中耳炎、支气管炎、肺炎、脓胸、肾盂肾炎、胆道感染、肝脓肿、细菌性心内膜炎、败血症、淋巴结炎、睾丸或附睾炎、输卵管炎、丹毒、深部脓肿等。

（二）非感染性发热

1. 结缔组织疾病及变态反应

如系统性红斑狼疮、皮肌炎、风湿热、荨麻疹、药物热、输血输液反应等。

2. 无菌性坏死

如广泛地组织创伤、大面积烧伤、MI、血液病等。

3. 恶性肿瘤

如白血病，淋巴瘤，恶性网状细胞增多症，肝、肺和其他部位肿瘤等。

4. 内分泌及代谢障碍

如甲状腺功能亢进（产热过多）、严重失水（散热过少）。

5. 体温调节中枢功能障碍

如中暑、重度安眠药中毒、脑血管意外及颅脑损伤等。

## 二、病情评估

发热的原因复杂，临床表现千变万化，往往给诊断带来困难，因此，对一些非典型的疑难病例，除仔细询问病史，全面的体格检查和进行一些特殊实验室检查外，更应注意动态观察，并对收集来的资料仔细进行综合分析，才能及时得出确切的诊断。

（一）病史

现病史和过去史的详细询问，常常对发热性疾病的诊断要点能提供重要的线索。例如黑热病、血吸虫病、丝虫病、华支睾吸虫病等有相对严格的地区性；疟疾、流行性乙型脑炎、流行性脑脊髓膜炎、细胞性痢疾等有一定的季节性；麻疹、猩红热、天花患者痊愈后有长期免疫力；食物中毒多见于集体发病，有进食不洁食物史；有应用广谱抗生素、激素、抗肿瘤药物及免疫抑制剂病史者，经应用抗生素治疗无效，要考虑二重感染的可能性；有应用解热镇痛药、抗生素、磺胺等药物，要警惕药物热；如果同时有皮疹出现，药物热的可能性更大；输血后发热时间长，要考虑疟疾、病毒性肝炎、巨细胞病毒感染的可能性；既往有肺结核或有与肺结核患者密切接触史者，要警惕结核或结核播散的可能；有恶性肿瘤史，不管是手术后或化疗后，再次发热不退要警惕肿瘤转移。例如：有1例患者，10年前有鼻腔恶性肉芽肿，经化、放疗后，10年后出现高热不退，多种抗生素治疗无效，最后证实是恶性组织细胞病。

（二）发热伴随症状

详细观察分析发热的伴随症状，对分析发热原因及严重程度均有重要价值。主要包括有无淋巴结肿大、结膜充血、关节肿痛、出血、皮疹（疱疹、玫瑰疹、丘疹、荨麻疹等），有无肝脾肿大、神经系统症状、腹痛等。

（三）超高热危象早期表现

凡遇高热患者出现寒战、脉搏快、呼吸急促、烦躁、抽搐、休克、昏迷等，应警惕超高热危象的发生。

（四）实验室及其他检查

1. 血常规

以白细胞总数和分类计数最具初筛诊断意义。白细胞总数偏低，应考虑疟疾或病毒感染；白细胞总数增高和中性粒细胞核左移者，常为细菌性感染；有大量幼稚细胞出现时要考虑白血病，但须与类白血病反应相鉴别。

2. 尿粪检查

尿液检查对尿路疾病的诊断有很大帮助。对昏迷、高热患者而无阳性神经系统体征时，应作尿常规检查，以排除糖尿病酸中毒合并感染的可能。对高热伴有脓血便或有高热、昏迷、抽搐而无腹泻在疑及中毒性菌痢时应灌肠做粪便检查。

3. X线检查

常有助于肺炎、胸膜炎、椎体结核等疾病的诊断。

4. 其他检查

对诊断仍未明确的患者，可酌情做一些特殊意义的检查如血培养、抗"O"、各种穿刺及活组织检查。还可依据病情行B超、CT、内镜检查等。

5. 剖腹探查的指征

如果能适当应用 CT 检查、超声检查以及经皮活检,一般不需要剖腹探查。但对 CT 的异常发现需要进一步阐明其性质,或制订准确的处理方案,或需做引流时,剖腹术可作为最后确诊的步骤而予以实施。

6. 诊断性治疗试验

总的说来,不主张在缺乏明确诊断的病例中应用药物治疗,但是,如果在仔细检查和培养后,临床和实验室资料支持某种病因诊断但又未能完全明确时,诊断性治疗试验是合理的。

1)血培养阴性的心内膜炎:有较高的死亡率,如果临床资料表明此诊断是最有可能的,抗生素试验治疗可能是救命性的,常推荐应用广谱抗生素 2 ~ 3 种以上,联合、足量、早期、长疗程应用,一般用药 4 ~ 6 周,人工瓣膜心内膜炎者疗程应更长,培养阳性者应根据药敏给药。

2)结核:对有结核病史的患者,应高度怀疑有结核病的活动性病灶,2 ~ 3 周的抗结核治疗很可能导致体温的下降,甚至达到正常。

3)疟疾:如果热型符合疟疾(间日疟或三日疟)改变,伴有脾大,白细胞减少,流行季节或从流行区来的患者,而一时未找到疟原虫的确切证据,可试验性抗疟治疗,或许能得到良好的疗效,并有助于诊断。

4)疑为系统性红斑狼疮,而血清学检查未能进一步证实的患者,激素试验性用药可获良效而进一步证实诊断。

由于多数不明原因的高热是由感染引起,所以一般抗生素在未获得确诊前是常规地使用以观疗效。

### 三、治疗

(一)一般治疗

将患者置于安静、舒适、通风的环境。有条件时应安置在有空调的病室内,无空调设备时,可采用室内放置冰块、电扇通风等方法达到降低室温的目的。高热惊厥者应置于保护床内,保持呼吸道通畅,予足量氧气吸入。

(二)降温治疗

可选用物理降温或药物降温。

1. 物理降温法

利用物理原理达到散热目的,临床上有局部和全身冷疗两种方法。

1)局部冷疗:适用于体温超过 39℃者,给予冷毛巾或冰袋及化学制冷袋,将其放置于额部、腋下或腹股沟部,通过传导方式散发体内的热量。

2)全身冷疗:适用于体温超过 39.5℃者,采用乙醇擦浴、温水擦浴、冰水灌肠等方法。

(1)乙醇擦浴法:乙醇是一种挥发性的液体,擦浴后乙醇在皮肤上迅速蒸发,吸收和带走机体的大量热量;同时乙醇和擦拭又具有刺激皮肤血管扩张的作用,使散热增加。一般选用 25% ~ 35% 的乙醇 100 ~ 200 mL,温度为 30℃左右。擦浴前先置冰袋于头部，以助降温，并可防止由于擦浴时全身皮肤血管收缩所致头部充血；置热水袋于足底，使足底血管扩张有利散热，同时减少头部充血。擦浴中应注意患者的全身情况，若有异常立即停止。擦至腋下、掌心、腘窝、腹股沟等血管丰富处应稍加用力且时间稍长些，直到皮肤发红为止，以利散热。禁擦胸前区、腹部、后颈、足底，以免引起不良反应。擦拭完毕，移去热水袋，间隔半小时，测体温、脉搏、呼吸，做好记录，如体温降至 39℃ 以下，取下头部冰袋。

（2）温水擦浴法：取 32～34℃ 温水进行擦浴，体热可通过传导散发，并使血管扩张，促进散热。方法同乙醇擦浴法。

（3）冰水灌肠法：用于体温高达 40℃ 的清醒患者，选用 4℃ 的生理盐水 100～150 mL 灌肠，可达到降低深部体温的目的。

2. 药物降温法

应用解热剂使体温下降。

1）适应证：①婴幼儿高热，因小儿高热引起"热惊厥"；②高热伴头痛、失眠、精神兴奋等症状，影响患者的休息与疾病的康复；③长期发热或高热，经物理降温无效者。

2）常用药物：有吲哚美辛、异丙嗪、哌替啶、氯丙嗪、激素如地塞米松等。对于超高热伴有反复惊厥者，可采用亚冬眠疗法、静脉滴注氯丙嗪、异丙嗪各 2 mg/（kg·次）。降温过程中严密观察血压变化，视体温变化调整药物剂量。

必要时物理降温与药物降温可联合应用，注意观察病情。

（三）病因治疗

诊断明确者应针对病因采取有效措施。

（四）支持治疗

注意补充营养和水分，保持水、电解质平衡，保护心、脑、肾功能及防治并发症。

（五）对症处理

如出现惊厥、颅内压增高等症状，应及时处理。

## 四、护理要点

（一）一般护理

做好患者皮肤、口腔等基础护理，满足患者的基本需要，尽可能使患者处于舒适状态，预防并发症的发生；做好发热患者的生活护理，如发热患者的衣被常被汗液浸湿，应及时更换。

（二）心理护理

患者由于疾病和高热的折磨，容易出现烦躁、焦虑等心理变化，需要更多的关心、抚慰和鼓励。护士要多接近患者，耐心解答患者提出的各种问题，使患者从精神、心理上得到支持。

（三）病情观察与护理

1）严密观察体温、脉搏、呼吸、血压、神志变化，以了解病情及观察治疗反应。在物理降温或药物降温过程中，应持续测温或每 5 分钟测温 1 次，昏迷者应测肛温。体温的突然下降伴有大量出汗，可导致虚脱或休克，此种情况在老年、体弱患者尤应注意。

2）观察与高热同时存在的其他症状，如是否伴有寒战、大汗、咳嗽、呕吐、腹泻、出疹或出血等，以协助医生明确诊断。

3）观察末梢循环情况，高热而四肢末梢厥冷、发绀者，往往提示病情更为严重。经治疗后体温下降和四肢末梢转暖、发绀减轻或消失，则提示治疗有效。

（四）健康教育

1. 饮食指导

告知患者发热是一种消耗性疾病，饮食中注意高热量、高蛋白、高维生素的摄取是必要的。鼓励患者多食一些营养丰富、易消化、自己喜爱的流质或半流质饮食，保证每日总热量不低于 3 000 kcal；同时注意水分和盐分补充，保证每日入水量在 3 000 mL 左右，防止脱水，促进毒素和代谢产物的排出。

2. 正确测量体温

体温测量的正确性对于判断疾病的转归有一定的意义。应教会患者正确测量体温的方法，应告知成人口腔温度和腋下温度测量的方法、时间及测量中的注意事项；应向婴幼儿家属说明婴幼儿肛温测量的方法、时间及注意事项。

3. 加强自我保健教育

指导患者建立有规律的生活；适当的体育锻炼和户外活动，增加机体的耐寒和抗病能力；在寒冷季节或气候骤变时，注意保暖，避免受凉，预防感冒、流行性感冒等；向患者和家属介绍有关发热的基本知识，避免各种诱因；改善环境卫生，重视个人卫生；告诫患者重视病因治疗，如系感染性发热，当抗生素使用奏效时，体温便会下降。

（王洪梅）

# 第二节　高血压危象

高血压危象是指在高血压病程中，由于某些诱因，外周小动脉发生暂时性强烈收缩，血压急剧升高引起的一系列临床表现。高血压危象可见于急进型和缓进型高血压病，也可见于由其他疾病引起的继发性高血压。

## 一、病因

任何原因引起的高血压均可发生血压急剧升高，正规降血压治疗不能控制者尤为多见；另外某些疾病如急性肾小球肾炎、嗜铬细胞瘤、妊娠高血压综合征和服用某些药物，可以使血压在短时间内突然上升，机体的某些器官一时来不及代偿，也比较容易发生高血压危象。

### 二、诱发因素

（一）疾病及药物因素

慢性高血压突然升高（最为常见）、肾血管性高血压、妊娠子痫、急性肾小球肾炎、嗜铬细胞瘤、抗高血压药物撤药综合征、头部损伤和神经系统外伤、分泌肾素肿瘤、服用单胺氧化酶抑制剂的患者、肾实质性疾病，口服避孕药、三环抗抑郁药、阿托品、拟交感药（节食药和苯丙胺样药）、皮质固醇类、麦角碱类等药物引起的高血压。

（二）其他因素

极度疲劳特别是用脑过度时、精神创伤、精神过度紧张或激动、吸烟、寒冷刺激、更年期内分泌改变等。

### 三、病情评估

（一）病史

详细询问病史，慢性原发性高血压患者中 1%～2% 发展为急进型—恶性高血压，多见于 40～50 岁者。男女之比约为 3:2。肾血管性或肾实质性高血压进展为急进性—恶性高血压的速度最快，多见于 30 岁以下或 60 岁以上者。此外，多有诱发因素存在。

（二）临床表现

本病起病迅速，患者有剧烈头痛、耳鸣、眩晕或头晕、恶心、呕吐、腹痛、尿频、视力模糊或暂时失明等，并常出现自主神经功能失调的一系列表现。每次发作为时短暂，多持续几分钟至几小时，偶可达数日，且易复发。体检时可发现心率增快，血压明显增高，以收缩压升高为主，常≥200 mmHg，但舒张压也可在 140 mmHg 以上。重症者可出现高血压脑病、心绞痛、急性左心衰竭、ARF 等相应的临床症状与体征。

（三）实验室及其他检查

1. 肾功能损害指标

血电解质改变和血肌酐、尿素氮升高；尿常规常存在异常（如血尿、蛋白尿）。

2. ECG 缺血或 MI 的证据。

3. X 线胸片

观察有无充血性心力衰竭、肺水肿的征象。

4. 头颅 CT

有神经系统检查异常者用以发现有无颅内出血、水肿或栓塞。

5. 心脏超声心动图、经食管超声、胸部 CT、主动脉造影

这些检查主要用于临床怀疑有主动脉夹层动脉瘤和存在其他心血管病变的高血压急症患者。

### 四、处理

（一）迅速降压

应尽快将血压降至安全水平。无心、脑、肾等并发症者，血压可降至正常水平。而存在重要脏器功能损害的患者，降压幅度过大，可能会使心、肾、脑功能进一步恶化。

一般将血压控制在 160～180/100～110 mmHg 较为安全。常用的降压药物有硝普钠、酚妥拉明、硝酸甘油、呋塞米、利血平等。

1. 硝普钠

硝普钠作用强而迅速。用法 50～400 μg，静脉滴注，适用于高血压脑病，主动脉夹层动脉瘤、恶性高血压及高血压危象合并左心衰竭。连用一般不超过 1 周，以避免硫氰酸盐引起的神经系统中毒反应。

2. 硝酸甘油

近来有人证明，大剂量静脉滴注硝酸甘油不仅扩张静脉，而且扩张动脉。用法：25 mg 加于 500 mL 液体内静脉滴注。不良反应较硝普钠少，对合并冠心病和心功能不全者尤为适宜。

3. 二氮嗪

二氮嗪属小动脉扩张剂，静脉注射后 1 分钟起效，3～5 分钟疗效最大，维持降压时间最短 30 分钟，一般维持 6～12 小时。用法：每次 200～300 mg，必要时 2 小时后重复。长期用可致高血糖和高尿酸血症。

4. 酚妥拉明

酚妥拉明 5 mg，静脉注射，可重复使用每次 5 mg 至总量 20 mg，有效后静脉滴注维持。适用于各类高血压急症，嗜铬细胞瘤时为首选。

5. 肼屈嗪

肼屈嗪为小动脉扩张药，直接松弛血管平滑肌，降低外周血管阻力，降低舒张压大于降低收缩压，反射性地使心率加快，心排血量增加，并可改善肾血流量。适用于急慢性肾炎引起的高血压。一般常规剂量是 10～20 mg 加入 5% 葡萄糖溶液 20 mL 内，以每分钟 1 mg 速度缓慢静脉推注。在 10～20 分钟出现血压下降，维持作用 2～9 小时，需要时以 50 mg 加入 500 mL 溶液内持续静脉滴注，视血压情况调整速度。有头痛、心动过速及水钠潴留等不良反应。有冠心病心绞痛及心功能不全者忌用。

6. 血管紧张素转换酶抑制剂（ACEI）

卡托普利为一种 ACEI，是强有力的口服降压药。近年来，许多医院以舌下含服卡托普利或硝苯地平作为高血压急症的急诊治疗。一般前者用量 12.5～25.0 mg/次，后者 10 mg/次，每日 3～4 次，根据病情变化适当增减剂量或口服次数。亦有报道用卡托普利 25 mg 与硝苯地平 10 mg 同时舌下含服，15～30 分钟无效可重复一次。总有效率达 96.4%。国内现有依那普利、培哚普利，后者作用强、维持时间长。该类药物不仅阻断肾素—血管紧张素系统（RAS），更重要的是阻断组织 RAS，抑制局部自分泌和旁分泌作用、改善器官和细胞功能。还认为 ACEI 治疗高血压，与激肽释放酶—激肽系统（KKS）活性增加有关。另外有人认为可增加机体对胰岛素的敏感性，改善胰岛素抵抗状态。它比其他降压药物能更有效地逆转左心室肥厚，并改善心泵功能、改善肾血流动力学，降低肾小球内压，减少蛋白尿。适用于急进型高血压，尤其对高血压急症伴心力衰竭者更为适宜。可用本品 25～50 mg 舌下含服。5 分钟后，血压平均下降 62/24 mmHg，一般在 30～60 分钟血压可降至预期水平。维持疗效 3 小时左右。有效率可在 90% 以上。有关 ACEI 药代动力学及不良反应参阅有关章节。

7. 硝苯地平

硝苯地平直接作用于血管平滑肌，使血管扩张，同时有选择性扩张冠状动脉、脑小动脉，从而改善心、脑血流的灌注。适用于急进型高血压、恶性高血压，尤其适用于高血压性心脏病等。常用剂量为 10~20 mg 舌下含服。5~10 分钟开始显效。最大效应为 30~40 分钟，其收缩压、舒张压和平均压分别下降（48±24）mmHg、（30±18）mmHg 和（40±20）mmHg。血压下降到理想水平后，可用 10~20 mg 每日 3 次维持。对老年患者、肾性高血压及肾功能不全患者均适用。

8. 尼卡地平

尼卡地平为第二代钙拮抗剂代表性药物。动物实验证明它有高度趋脂性，对细胞膜具有膜稳定作用；可浓集于缺血细胞；可刺激 $Ca^{2+}$ 从线粒体外流；阻滞钙通道。从而起到对脑和心肌缺血的保护作用。临床上选择地作用于脑血管和冠状动脉，是其他钙拮抗剂的 2 倍。对外周血管也有强的扩张作用。扩冠作用强。

9. 尼群地平

尼群地平为第二代钙拮抗剂，直接作用于平滑肌扩张周围小动脉，从而使血压下降。有人对高血压急症 30 例进行观察，舌下含服 30 mg 者，10~30 分钟开始降压，平均 18 分钟，1~2 小时达高峰，收缩压平均下降 41.25 mmHg，舒张压平均下降 33 mmHg，无明显不良反应。

10. 伊拉地平

伊拉地平是第二代钙拮抗剂，静脉给药，从 1.2、2.4、4.8 和 7.2 μg/（kg·h）逐渐增量，每个剂量都用 3 小时。结果：当输入 7.2 μg/（kg·h）时，血压明显下降，安全无不良反应，对轻度心力衰竭亦无不良反应。适用于治疗高血压急症的患者。

11. 阿替洛尔

阿替洛尔为心脏选择性 $\beta_1$ 受体阻滞剂，适用于血压高心率偏快者。口服每次 25~50 mg，血压下降后每次 25 mg，每日 2 次维持。维持量应个体化。

12. 25% 硫酸镁

25% 硫酸镁 10 mL，深部肌内注射；或 25% 硫酸镁溶液 10 mL，加于 10% 葡萄糖液 20 mL 内缓慢静脉注射。

13. 人工冬眠

全剂量或半剂量，前者用氯丙嗪 50 mg，异丙嗪 50 mg 和哌替啶 100 mg，加于 10% 葡萄糖液 500 mL 内静脉滴注。

若药物疗效不佳，必要时考虑静脉放血。治疗过程中，要注意不宜使血压下降过快、过多。血压降低后，以口服降压药继续治疗。

（二）控制脑水肿

可用脱水剂如甘露醇、山梨醇或快作用利尿剂呋塞米或依他尼酸钠注射，以减轻脑水肿。

（三）制止抽搐

地西泮、巴比妥钠等肌内注射，或给水合氯醛保留灌肠。

**五、护理要点**

（一）一般护理

1. 休息

嘱患者绝对卧床休息，床头抬高30°，减少搬动、刺激，使之情绪安定，对烦躁不安者，可服用少量镇静剂。坠床或意外伤。昏迷者头偏向一侧。

2. 吸氧

给予鼻导管或面罩吸氧，流量为每分钟2~4 L。

3. 饮食

以低盐、清淡、低胆固醇和低动物脂肪食物为宜；肥胖者需适当控制进食量和总热量，以控制体重；禁止吸烟和饮酒；昏迷者应给予鼻饲饮食。

4. 病室

环境整洁、安静、温湿度适宜。

5. 防止便秘

避免便秘排便时过度用力。应调节饮食以防大便秘结，必要时给缓泻药。

6. 加强皮肤护理及口腔护理

意识不清者，易发生压疮，应2小时翻身1次，保持床铺清洁、干燥、平整。注意协助做好口腔护理。

（二）病情观察与护理

1）注意神志、血压、心率、尿量、呼吸频率等生命体征的变化，每日定时测量并记录血压。血压有持续升高时，密切注意有无剧烈头痛、呕吐、心动过速、抽搐等高血压脑病和高血压危象的征象。给予氧气吸入，建立静脉通路，通知病危，准备各种抢救物品及急救药物，详细书写特别护理记录单；配合医生采取紧急抢救措施，如快速降压，制止抽搐，以防脑血管疾病的发生。

2）患者如出现肢体麻木，活动欠灵，或言语含糊不清时，应警惕高血压并发脑血管疾病。对已有高血压心脏病者，要注意有无呼吸困难、水肿等心力衰竭表现；同时检查心率、心律有无心律失常的发生。观察尿量及尿的化验变化，以发现肾脏是否受累。发现上述并发症时，要协助医生相应的治疗及做好护理工作。

3）迅速准确按医嘱给予降压药、脱水剂及镇痉药物，注意观察药物疗效及不良反应，严格按药物剂量调节滴速，以免血压骤降引起意外。

4）出现脑血管意外、心力衰竭、肾衰竭者，给予相应抢救配合。

（三）健康教育

1）向患者提供有关本病的治疗知识，注意休息和睡眠，避免劳累。

2）对拟出院患者做好保健指导，劝告患者严格控制盐的摄入量，适当参加体育锻炼，注意保证充足的睡眠时间，正确掌握饮食、忌烟酒，按医嘱服药，定期复查。

（王洪梅）

# 第三节　高血糖危象

高血糖危象指糖尿病昏迷。根据其发生机制不同，可分为两类，一是糖尿病酮症酸中毒，1 型糖尿病患者中比较常见；另一类是糖尿病高渗性非酮症性昏迷，在 2 型糖尿病患者中更为多见。

## 糖尿病酮症酸中毒

糖尿病酮症酸中毒（DKA）是糖尿病严重的并发症之一，是糖尿病患者主要死亡原因。其临床表现不一，且常被诱发因素所掩盖，部分患者无明确的糖尿病病史，容易误诊。如不及时抢救治疗会出现昏迷、呼吸循环衰竭而危及生命。

### 一、病因和发病机制

（一）诱因
诱发酮症酸中毒的主要原因包括感染、饮食或治疗不当，以及其他应激状况。

1. 急性感染
急性感染是酮症酸中毒的重要诱因，最常见的感染部位包括呼吸道、泌尿系统和皮肤、胃肠道的感染最为常见。急性感染可成为酮症酸中毒的并发症，与酮症酸中毒互为因果，形成恶性循环。

2. 治疗不当
治疗不当包括中断药物治疗、剂量不足、抗药性产生等情况。特别是胰岛素治疗的患者大多是由于胰岛素治疗的中断或随意减量或胰岛素失效。使用大剂量的苯乙双胍可使肝、肾功能不佳的糖尿病患者诱发酮症酸中毒。也有大剂量噻嗪类利尿剂引起酮症酸中毒的报道。

3. 饮食失调及胃肠道疾病
饮食过量或不足，摄入过量甜食品，酗酒或者呕吐及腹泻均可诱发酮症酸中毒。

4. 其他应激
包括外伤、麻醉、手术、妊娠、分娩、精神刺激以及 MI 或脑血管意外、甲状腺功能亢进、应用肾上腺皮质激素治疗等情况。

（二）发病机制
本症的主要发病机制是胰岛素绝对或相对性分泌不足，导致糖、脂肪及蛋白质的代谢紊乱，并继发性引起水、电解质及酸碱平衡失调。此外拮抗胰岛素的激素，包括胰高血糖素、生长激素、儿茶酚胺、肾上腺皮质激素同时分泌过多，亦为产生酮症酸中毒的重要因素。

**二、病情评估**

（一）病史

有糖尿病病史。可发生于任何年龄，以 30~40 岁多见，有明确糖尿病病史及使用胰岛素史、反复出现酮症的病史，大多为胰岛素依赖型糖尿病。本症性别差异不显著。

（二）临床表现

1. 糖尿病症状加重

多饮、多尿、体力及体重下降的症状加重。

2. 胃肠道症状

包括食欲下降、恶心、呕吐。有的可出现腹痛症状，1 型糖尿病患者可出现，有时甚至被误诊为急腹症。

3. 呼吸改变

酸中毒，当血 pH 值为 7.2 时呼吸深快，肺通气量可达最大以利排酸；当血 pH 值 <7.1 时，肺通气量则降低，出现酸中毒呼吸，这时患者常无主观的呼吸困难。当血 pH 值 <7.0 时则发生呼吸中枢受抑，出现呼吸衰竭。由于丙酮由呼吸道排出，故部分患者呼吸中可有类似烂苹果气味的铜臭味。

4. 脱水与休克症状

中、重度酮症酸中毒患者常有脱水症状，脱水达 5% 者可有脱水表现，如尿量减少、皮肤干燥、眼球下陷等。脱水超过体重 15% 时则有循环衰竭，症状加重包括心率加快、脉搏细弱、血压及体温下降等，严重者可危及生命。

5. 神志改变

神经系统的表现与 DKA 的程度及病情的进展有关。早期可有头痛、头晕、萎靡、继而烦躁、嗜睡、昏迷，造成昏迷的原因包括乙酰乙酸过多、脑缺氧、脱水、血浆胶体渗透压升高、循环衰竭等。

6. 诱发疾病表现

如有感染诱发或伴发症者则其临床表现是感染部位，或视伴发症的不同而定，如发热、咳嗽、心力衰竭、尿路感染等。

（三）实验室检查

1. 尿

尿糖、尿酮体强阳性。可有蛋白尿和管型尿。

2. 血

血糖增高，一般为 16.7~33.3 mmol/L，有时可在 55.5 mmol/L 以上。血酮体升高，多在 4.8 mmol/L 以上，$CO_2CP$ 降低，轻者为 13.5~18.0 mmol/L，重者在 9.0 mmol/L 以下。$PaCO_2$ 降低，pH 值 <7.35。碱剩余负值增大（ > -2.3 mmol/L）。阴离子间隙增大，与碳酸氢盐降低大致相等。血钾正常或偏低，尿量减少后可偏高，治疗后可出现低钾血症。血钠、血氯降低，血尿素氮和肌酐常偏高。血清淀粉酶升高可见于 40%~75% 的患者，治疗后 2~6 天降至正常。血浆渗透压轻度上升，白细胞数升高，即使无并发感染，也可达 $10×10^9$/L，中性粒细胞比例升高。

（四）诊断和鉴别诊断

早期诊断是决定治疗成败的关键，临床上对于原因不明的恶心、呕吐、酸中毒、失水、休克、昏迷的患者，尤其是呼吸有酮味（烂苹果味）、血压低而尿量多者，不论有无糖尿病病史，均应考虑到本病的可能性。立即查末梢血糖、血酮、尿糖、尿酮，同时抽血查血糖、血酮、β-羟丁酸、尿素氮、肌酐、电解质、血气分析等以肯定或排除本病。

如血糖 > 11 mmol/L 伴酮尿和酮血症，血 pH 值 < 7.3 及（或）血碳酸氢根 < 15 mmol/L可诊断为 DKA。

DKA 诊断明确后，尚需判断酸中毒严重程度：pH 值 < 7.3 或碳酸氢根 < 15 mmol/L 为轻度；pH 值 < 7.2 或碳酸氢根 < 10 mmol/L 为中度；pH 值 < 7.1 或碳酸氢根 < 5 mmol/L则为严重酸中毒。

临床上凡出现高血糖、酮症和酸中毒表现之一者都应排除 DKA。鉴别诊断主要包括：①其他类型糖尿病昏迷，低血糖昏迷、高渗高血糖综合征、乳酸性酸中毒。②其他疾病所致昏迷，尿毒症、脑血管意外等。部分患者以 DKA 作为糖尿病的首发表现，某些病例因其他疾病或诱发因素为主诉，有些患者 DKA 与尿毒症或脑卒中共存等使病情更为复杂，应注意辨别。

## 三、治疗

治疗原则，应用速效胰岛素迅速纠正代谢紊乱，纠正酸中毒和水、电解质失衡。

（一）补液

补液是治疗的关键环节。患者常有重度失水，可达体重 10% 以上。只有在有效组织灌注改善、恢复后，胰岛素的生物效应才能充分发挥。补液时通常宜用等渗氯化钠注射液。开始时补液速度应较快，在 2 小时内输入 1 000 ~ 2 000 mL，第 3 ~ 6 小时再输入 1 000 ~ 2 000 mL，第 1 天输液总量达 4 000 ~ 5 000 mL，严重失水者可为 6 000 ~ 8 000 mL。根据血压、心率、每小时尿量及末梢循环情况，决定输液量和速度，有心功能不全的患者应强调监测 CVP，以防止发生心力衰竭。血钠浓度过高（ > 160 mmol/L）时，可用 5% 葡萄糖注射液（必须加入一定量的胰岛素）代替等渗氯化钠注射液，此时，宜保持血浆渗透压平稳下降，血糖水平可保持相对稳定。如治疗前已有低血压或休克，快速输入晶体液不能有效升高血压，应输入胶体溶液并采用其他抗休克措施。

（二）小剂量胰岛素治疗

一般采用小剂量胰岛素治疗方案（即每小时每千克体重 0.1 U，加入生理盐水中持续静脉滴注），能使血糖平稳下降，每小时降低 3.9 ~ 6.1 mmol/L，还有较少引起脑水肿、低血糖、低血钾等优点。治程中应强调监测血糖，更应注意观察一般状况、生命体征及综合生化指标，如 2 小时后病情无改善，综合生化指标无好转，血糖无肯定下降，应酌情增加胰岛素剂量。当血糖下降速度较快或降至较低水平（ < 13.9 mmol/L）时，宜将胰岛素加入 5% 葡萄糖氯化钠注射液中继续静脉滴注，至食欲恢复后可改为肌内或皮下注射，每 4 ~ 6 小时 1 次，直至酮症消失后再改为常规治疗。

（三）纠正电解质及酸碱平衡失调

本症酸中毒主要由酮体中酸性代谢产物引起，经输液和胰岛素治疗后，酮体水平下降，酸中毒可自行纠正，一般不必补碱。但严重酸中毒影响心血管、呼吸和神经系统功能，应给予相应治疗，但补碱不宜过多、过快。补碱指征为血 pH 值 < 7.1，$HCO_3^- <$ 5 mmol/L。应采用等渗碳酸氢钠（1.25% ~ 1.4%）溶液，或将 5% 碳酸氢钠 84 mL 加注射用水至 300 mL 配成 1.4% 等渗溶液，一般仅给 1 ~ 2 次。补碱过多过快可产生不利影响，包括脑脊液反常性酸中毒加重、组织缺氧加重、血钾下降和反跳性碱中毒等。

DKA 患者有不同程度失钾。如上所述，治疗前的血钾水平不能真实反映体内缺钾程度，补钾应根据血钾和尿量：治疗前血钾低于正常，在开始胰岛素和补液治疗同时立即开始补钾；血钾正常、尿量 > 40 mL/h，也立即开始补钾；血钾正常、尿量 < 30 mL/h，暂缓补钾，待尿量增加后再开始补钾；血钾高于正常，暂缓补钾。氯化钾部分稀释后静脉输入、部分口服。治疗过程中定期监测血钾和尿量，调整补钾量和速度。病情恢复后仍应继续口服钾盐数天。

（四）处理诱发病和防治并发症

1. 休克

如休克严重且经快速输液后仍不能纠正，应详细检查分析其原因，如有无并发感染或 AMI，给予相应措施。

2. 严重感染

严重感染是本症常见诱因，亦可继发于本症。因 DKA 可引起低体温和血白细胞升高，故此时不能以有无发热或血常规改变来判断，应积极处理。

3. 心力衰竭、心律失常

年老或并发冠状动脉病变补液过多可导致心力衰竭和肺水肿，应注意预防。可根据血压、心率、CVP、尿量等情况调整输液量和速度，并视病情应用利尿剂和正性肌力药。血钾过低、过高均可引起严重心律失常，宜用心电图监护，及时治疗。

4. 肾衰竭

肾衰竭是本症主要死亡原因之一，应强调早期发现，脱水症状已改善，尿量不见增加，血 BUN 趋于增高时，即应按 ARF 处理。

5. 脑水肿

脑水肿病死率甚高，抢救过程中要注意避免诱发本病的因素。若血糖已降低，酸中毒已改善时，昏迷反而加重，并出现颅内压增高的征象，应及早给予甘露醇、呋塞米、地塞米松等治疗。

**四、护理**

1）定期检测血糖，了解血糖的控制水平；应激状况时每天监测血糖；合理用药，不要随意减量或停用药物，需要脱水治疗时，应监测血糖、血钠和渗透压；鼓励患者主动饮水，特别是发生呕吐、腹泻、严重感染等疾病时应保证足够的水分。

2）严密观察病情变化，使患者能得到及时有效的处理。①对有相应诱因的患者，密切观察是否出现酮症酸中毒、高渗性昏迷的征象。②严密观察和记录患者的神志、生命体征、24 小时液体出入量等的变化。如高渗性昏迷患者从脑细胞脱水转为脑水肿时可一直处于昏迷状态，或稍有好转后又陷入昏迷。③遵医嘱及时抽血、留尿标本检测血糖、血酮、血钾、pH 值等，并将检验结果及时通知主管医生。

3）急救配合：①立即开放两条静脉通路，准确执行医嘱，确保液体和胰岛素的输入；②给予低流量持续吸氧；③患者绝对卧床休息，加强生活护理，注意保暖，尤须加强皮肤、口腔护理；④昏迷者按昏迷常规护理。

<h2 style="text-align:center">高渗性非酮症昏迷</h2>

高渗性非酮症性昏迷是糖尿病急性重症并发症的另一特殊类型。又称高渗性昏迷。本症起病隐匿，病情凶险，死亡率高（50% 以上）。发病率占糖尿病的 1.5% ~ 2.0%。血糖异常增高，多超过 33 mmol/L，常见 56.0 mmol/L 以上，造成血液高渗、利尿失水是本症的基本病理生理。血浆酮体一般不高，或仅轻度增高。起病多有诱因。

**一、病因和发病机制**

多种临床情况可成为本症的诱因。

（一）感染

见于肺炎、泌尿道感染、胰腺炎、急性胃肠炎、亚急性细菌性心内膜炎等。

（二）应激因素

严重烧伤、中暑、脑外伤、心脏直视手术、脑血管意外、MI、淋巴瘤、某些急症伴发病等。

（三）摄水不足

是诱发本症的重要因素，可见于口渴中枢敏感性下降的老年患者，不能主动进水的幼儿或卧床患者、精神失常或昏迷患者，以及胃肠道疾病患者等。

（四）失水过多

见于严重的呕吐、腹泻及大面积烧伤患者。

（五）高糖的摄入

见于大量服用含糖饮料、静脉注射高浓度葡萄糖、完全性静脉高营养，以及含糖溶液的血液透析或腹膜透析等。值得提出的是，本症被误认为脑血管意外而大量注射高渗葡萄糖液的情况在急诊室内并不少见，结果造成病情加剧，危及生命。

（六）治疗用药

使用肾上腺皮质激素、呋塞米及噻嗪类利尿剂、苯妥英钠、普萘洛尔、氯丙嗪、降压片、左旋多巴、免疫抑制剂等。

（七）中枢神经损害

见于儿童中枢神经系统发育不良、脑外科疾病及手术等所致的中枢性渗透压调节功能障碍。

以上诸因素均可使机体对胰岛素产生抵抗、升高血糖、加重脱水，最终导致本症的发生。

本症发病机制复杂,未完全阐明。患者年老、脑血管功能差,极度高血糖、失水严重、血液浓缩、继发性醛固酮分泌增多加重高血钠,使血浆渗透压增高,脑细胞脱水,从而导致本症突出的神经精神症状。缺乏酮症的原因尚无满意解释,推测患者体内尚有一定量的胰岛素抑制脂肪分解。此外,高血糖和高渗透压本身也可能抑制酮体生成。

### 二、病情评估

（一）病史

患者有糖尿病病史,发病前数天或数周,常有糖尿病逐渐加重的临床表现,如烦渴、多饮、多尿、乏力、头晕、食欲下降或呕吐等。

（二）临床表现

起病比较缓慢,通常需数天甚至数周。常先有多尿、烦渴、多饮,但多食不明显,或反而食欲减退,厌食,以致常被忽视。失水程度逐渐加重,出现神经精神症状,表现为嗜睡、幻觉、定向障碍、偏盲、上肢拍击样震颤、癫痫样抽搐（多为局限性发作）等。本症容易并发脑血管意外、MI 或肾功能不全等。

（三）实验室检查

尿糖强阳性,但无酮症或较轻,血尿素氮及肌酐升高。血糖常高至 33.3 mmol/L 以上,血钠升高可达 155 mmol/L,但也有正常,甚或偏低者。血浆渗透压显著增高为 $330 \sim 460$ mOsm/（kg·$H_2O$）,一般在 350 mOsm/（kg·$H_2O$）以上。

根据高血糖、高血浆渗透压状态、无明显酮症酸中毒、重度脱水和突出的精神神经系统表现,结合病史不难诊断,但患者多为老年,多无糖尿病史,可继发于各种严重疾病,临床表现复杂多变,误诊漏诊率较高。因此,临床上应提高对本病的警惕性。并注意与酮症酸中毒、乳酸性酸中毒、低血糖性昏迷、脑炎、脑瘤、脑血管意外鉴别。

### 三、治疗

高渗性昏迷治疗原则与酮症酸中毒相似。

（一）尽快输液纠正失水及血容量不足

失水、血容量不足是本症一系列临床表现的病理生理基础。故纠正失水宜较酮症酸中毒更积极一些。可按体重 10% ~ 15% 估计给液量。除非并有心功能不全,否则应快速输注。前 4 小时输入液量的 1/3,12 小时内输入补液量的一半加尿量,余下 1/2 在以后的 12 小时内输完。如血压正常,血钠大于 155 mmol/L,可先用 0.45% 低渗盐水,但不宜太多,先输 1 000 mL 后视血钠含量酌情决定,血浆渗透压 < 320 mmol/L 时改为等渗溶液。低渗溶液输入太快应注意脑水肿并发症。血压低者宜采用生理盐水。

（二）胰岛素的应用

本症对胰岛素可能较酮症酸中毒敏感,所需胰岛素用量较少。仍主张以小剂量持续滴注。每小时 5 ~ 6 U。如血压偏低首剂可给 14 ~ 20 U 静脉推注。血糖下降至 14.0 ~ 16.8 mmol/L 时改用 5% 葡萄糖液加胰岛素 6 ~ 8 U 维持,方法与酮症酸中毒相同。

（三）碱性药物的应用与电解质补充

本症一般无须使用碱性药物。如 $CO_2CP$ < 11.23 mmol/L 可酌情给 5% 碳酸氢钠溶液

200～400 mL 滴注。虽然血钾可能正常，但体内总体钾含量减少。经充分补液和使用胰岛素后，血钾将下降。治疗开始后 2 小时即应予补钾。原则也与酮症酸中毒同。应密切注意治疗过程中由于输液太快、太多及血糖下降太快，造成脑细胞从脱水转为脑水肿的可能。其发生机制可能由于长时间组织缺氧，细胞内外渗透压持续不平衡，血浆高渗状态的骤然下降，水分向细胞内转移而造成。此时患者意识障碍加深或一度好转后又昏迷。应及时采用脑细胞脱水剂如甘露醇、地塞米松静脉滴注或静脉注射。

（四）积极治疗诱发病，去除诱因

选用恰当的抗生素预防和治疗感染。防止心力衰竭、肾衰竭。$CO_2CP <$ 11.23 mmol/L时应注意乳酸性酸中毒可能。

### 四、护理

（一）一般护理

同糖尿病酮症酸中毒。

（二）病情观察与护理

同糖尿病酮症酸中毒，在病情观察方面尚需注意以下情况，如迅速大量输液不当时，可发生肺水肿等并发症。补充大量低渗溶液，有发生溶血、脑水肿及低血容量休克的危险，故应随时观察呼吸、脉搏，如发现呼吸困难、咳嗽、咳粉红色泡沫样痰，烦躁不安，脉搏加快，特别是在昏迷好转过程中出现上述表现，应及时处理，并调整输液速度或停止输液。

为防止输液过量，应及时测定 CVP。此外，应注意患者血压、脉搏、尿液情况及意识状态。在治疗过程中如意识逐渐恢复而再次出现意识不清应立即停用低渗溶液；如发现尿色变为粉红，即应及时报告医生。

（三）健康教育

同糖尿病酮症酸中毒。

（王洪梅）

## 第四节　低血糖危象

血糖是血液中的葡萄糖，它是糖类在血液中的运输形式，在正常的情况下，血糖的来源与去路保持动态平衡，所以血糖维持在一个狭小的范围之内，当各种原因破坏了这种平衡后，血糖的消耗多于补充的时候，临床上就可能出现低血糖症，低血糖症是静脉血浆中的葡萄糖值低于 2.8 mmol/L。正常的血糖波动是空腹血糖 3.9～6.1 mmol/L，餐后 2 小时血糖为 4.4～7.8 mmol/L，生理状态下，血糖相对稳定，波动在较窄的范围内，由于脑细胞的能量主要来源为血糖，故低血糖主要对神经系统造成损害，短暂的低血糖可导致脑功能不全，而低血糖持续时间超过 6 小时则可造成脑组织不可逆的损害，血糖过低在临床上可有各种不同的情况。低血糖是一种病理现象，不是一种单一的疾病。

## 一、病因

引起低血糖的原因很多，按其发生与进食的关系可分为空腹低血糖和餐后低血糖；按其进展速度可分为急性、亚急性和慢性低血糖；按症状可分为症状性低血糖和无症状性低血糖；按病因可以分为器质性、功能性及外源性低血糖；这些分类方法之间有一定的内在联系和交叉。空腹低血糖主要病因是不适当的高胰岛素血症，餐后低血糖是胰岛素反应性释放过多。临床上反复发生空腹低血糖提示有器质性疾病，餐后引起的反应性低血糖症，多见于功能性疾病。某些器质性疾病（如胰岛素瘤）虽以空腹低血糖为主，但也可有餐后低血糖发作。就低血糖危象而言，依空腹和餐后低血糖来分类有助于指导诊断。

## 二、病情评估

（一）病史

低血糖症常呈发作性，发作时间及频度随病因不同而异，常在饥饿或运动后出现，多在清晨空腹或下半夜发生。少数患者亦可在餐后发作。

（二）临床表现

1）肾上腺素能症状包括出汗、神经质、颤抖、无力、眩晕、心悸、饥饿感，归因于交感神经活动增强和肾上腺素释放增多（可发生于肾上腺切除患者）。

2）中枢神经系统的表现包括意识混乱、行为异常（可误认为酒醉）、视力障碍、木僵、昏迷和癫痫。低血糖昏迷常有体温降低。

3）引起交感神经症状的血糖降低速率较引起中枢神经症状的为快，但低血糖程度轻，无论哪一种类型，血糖水平都有明显个体差异。

（三）辅助检查

1. 血糖测定

血浆血糖较正常下限为低，<2.8 mmol/L，或全血葡萄糖<2.5 mmol/L 即可诊断为低血糖症。

2. 糖化血红蛋白检测

糖化血红蛋白>7%，可能提示低血糖呈急性发作；糖化血红蛋白<7%可能有较长时间慢性低血糖经过。

3. 血、尿酮体检查

血中酮体增高，尿中酮体阳性提示脂肪分解代谢增强，出现饥饿性酮症。

## 三、急救

1. 紧急治疗

1）自救：一旦患者确认出现低血糖的症状，应立即进食含20~30 g糖类的食物或口服糖水，而不必于每次发作时均做血糖检测，进食量不宜过多，否则可能致发作后高血糖。若自救未能好转，或低血糖严重有神志不清、抽搐、胸痛、低血压等症状，均应送医院急诊救治。

2）院内抢救：当症状严重或患者不能口服葡萄糖时，应静脉注射50%葡萄糖50 mL继而10%葡萄糖持续静脉滴注。开始10%葡萄糖静脉滴注几分钟后应用血糖仪监测血糖，以后要反复多次测血糖，调整静脉滴注速率以维持正常血糖水平。对有中枢神经系统症状的儿童，开始治疗用10%葡萄糖，以每分钟3~5 mg/kg速率静脉滴注，根据血糖水平调整滴速，保持血糖水平正常。一般而言，儿科医生不主张对婴儿或儿童用50%葡萄糖静脉注射或用10%葡萄糖静脉滴注，因为这样可引起渗透压改变，在某些患者中可诱发明显高血糖症及强烈兴奋胰岛素分泌。

3）手术治疗：肿瘤患者发生低血糖症应考虑原发病症治疗。非胰岛素分泌间质瘤对手术切除疗效好。当肿瘤大部分切除有困难或肿瘤重新长大至一定体积时，出现低血糖症，这时可能需要胃造口术，需24小时不断给予大量碳水化合物。

2. 缓解期治疗

建议胰岛素治疗患者随时携带糖果或葡萄糖片。磺脲类药治疗患者，尤其是长效药和氯磺丙脲，若饮食不足，可在数小时或数天内反复低血糖发作。当口服葡萄糖不足以缓解低血糖时，可静脉注射葡萄糖或胰高血糖素。

### 四、护理

1）绝对卧床休息，立即口服葡萄糖或静脉推注葡萄糖液。注意保暖，避免受凉。对于有抽搐患者，除补糖外可酌情用适量镇静剂，并注意保护患者，防止外伤。

2）合理饮食，生活规律，防止刺激，减少发作。嘱患者随身携带糖块，遇有心悸、出汗、烦躁等先兆症状时随时口含糖块，防止发作。

3）密切观察生命体征及神志变化，定时监测血糖，注意血压、脉搏、呼吸等生命体征的变化。要注意观察尿、便情况，记录出入量。

4）在糖尿病的治疗过程中注射胰岛素或口服降糖药过多时，要注意低血糖的发生。除要严格掌握剂量外，还要密切观察，熟悉低血糖的诊断、临床症状、不同患者存在个体敏感性的差异。

5）健康教育：指导患者避免精神刺激，饮食有节有时，起居有常，不妄劳作，坚持力所能及的体育锻炼，以增强体质。对各种病因进行针对性预防，如肝功能受损者应积极保肝治疗；半乳糖血症应停服乳类食品；延迟型倾倒综合征患者应少食多餐等。

（王洪梅）

# 第五节 甲状腺危象

甲状腺危象是甲亢患者在急性感染、精神创伤、妊娠或甲状腺手术等各种诱因的刺激下，大量甲状腺激素释放入血，病情突然加重而出现的一系列临床症状。病情危重，死亡率高，必须及时抢救，否则患者往往死于高热、心力衰竭、肺水肿及水、电解质紊乱。

## 一、病因

1. 感染

感染最为常见，4/5 的甲状腺危象是由感染引起，上呼吸道感染多见，其次是消化道和泌尿系感染等。

2. 手术

甲亢患者在手术后 4~16 小时发生危象者，要考虑与手术有关。甲状腺本身的外伤、手术或身体其他部位的急症手术均能诱发危象。

3. 应激

多种疾病均能导致应激，精神极度紧张、过度劳累、高温、药物反应、心绞痛、心力衰竭、糖尿病酸中毒、低血糖、肺栓塞、分娩及妊娠毒血症、严重创伤等均可导致甲状腺突然释放大量甲状腺激素，引起甲状腺危象。

4. 不适当停用抗甲亢的药物

突然停用碘剂，原有的甲亢表现可迅速加重。

5. 其他

放射性碘治疗甲亢引起的放射性甲状腺炎，甲状腺活体组织检查过多或过重触摸甲状腺，均可引起病情突然加重。

## 二、发病机制

甲状腺危象的发生并非由单一原因所致，而是多方面因素共同作用，其发病机制目前尚未阐明，可能与下列因素有关。

1. 大量甲状腺激素（TH）释放入血

甲状腺危象可能是由于各种诱因导致大量 TH 突然释放入血所致。甲状腺手术、突然停用碘剂及放射性核素[131]I 治疗后血 TH 水平均升高。

2. 血游离 TH 浓度增加

感染、应激、非甲状腺手术可使血中甲状腺激素结合蛋白浓度减少，与其结合的甲状腺激素解离，血中游离甲状腺激素增多，血循环中游离三碘甲腺原氨酸（$T_3$）的绝对值和 $T_3/T_4$ 比值升高。这些可能是甲状腺危象发病的重要因素。

3. TH 耐量衰竭

甲状腺危象时各脏器系统常有功能衰竭，使甲亢患者各脏器及周围组织对过多的甲状腺激素适应能力降低。

4. 肾上腺素能活力增加

甲状腺危象多在应激时发生，即交感神经和肾上腺髓质活动增强时发生。甲亢的许多表现是由于患者血中甲状腺激素增多，使儿茶酚胺的作用增强所致。TH 有直接或通过增加儿茶酚胺使脂肪分解的作用，甲状腺危象时产生过多热量是由于脂肪分解加速。由于大量 ATP 消耗将脂肪分解产生脂肪酸再脂化，此作用使氧消耗增加，并产生热量。

### 三、病情评估

（一）病史

有甲亢病史，或体检发现甲状腺肿大伴血管杂音、甲亢眼征等支持有甲亢病史，并应努力询问或寻找感染等诱因史。

（二）症状和体征

几乎所有患者均呈急性起病，外科手术所致危象多在术后 12 ~ 24 小时。放射性$^{131}$I 治疗引起危象一般在服药后 2 周内发生，但多数发生于 1 周内。危象发生前甲亢症状往往加剧，可有数天至数周的前驱期，表现为心悸加剧、多汗明显、烦躁、失眠、食欲减退、恶心、大便次数增加、体重显著减轻等，亦可有中等程度发热即所谓危象前期。若不及时治疗则迅速发展至危象期。其主要临床表现有：原有甲亢症状加重，高热（体温 >39℃）、心动过速（140 ~ 240 次/分）、烦躁不安、大汗、呼吸急促、厌食、恶心、呕吐、腹泻，常伴有房颤或房扑，患者可因大量失水导致虚脱、休克、谵妄或昏迷等。

（三）实验室及其他检查

1）血白细胞常可升高。

2）甲状腺功能检测：$T_3$、$T_4$ 升高。

3）肝功能：血清转氨酶可升高；黄疸指数可超过正常。

（四）诊断

本症诊断主要根据临床表现，实验室检查帮助较小。如果原已有甲亢史、突眼或甲状腺肿，则足以依靠临床表现确诊，而不必等化验结果。但对原来未获确诊或误诊者。特别是淡漠型甲亢，患者来诊时已进入危象期，则应努力寻找甲亢证据。如突眼、甲状腺肿大等，并详细询问家属，以明确甲亢史。努力寻求诱发因素，如甲状腺或其他部位手术、感染等的证据。

临床表现中以下几点最有诊断价值：①高热、大汗，体温39℃以上，退热药无效。②心动过速，心率超过 120 次/分钟。③谵妄、激动、极度不安或精神错乱。④腹泻，但大便检查无明显异常。

具备上述条件多可诊断，若查得游离 $T_4$ 升高、TSH 降低更有助确诊。

（五）鉴别诊断

包括败血症、肺和肠道感染、其他原因引起的心力衰竭、糖尿病酮症或低血糖、中暑及震颤性谵妄（如乙醇脱瘾综合征）等。

## 四、治疗

注意避免诱发危象的各种因素，早期及时诊断，积极处理，迅速抑制甲状腺激素的合成，减少甲状腺激素的释放，拮抗甲状腺激素的作用。主要抢救措施是去除诱因，一旦确诊甲状腺危象，应予高度重视，积极抢救；注意维持机体血容量的补充，但同时要时刻留心心衰的治疗；其特异性的治疗，包括大剂量的抗甲状腺药物、皮质激素、碘剂及β受体阻断剂等，视病情而优先使用；对于甲状腺危象合并 MODS 的患者，血液透析不失为应选择治疗的方法。防治基础疾病是预防危象发生的关键，尤其是注意防治感染和做好充分的术前准备。

（一）一般治疗

1. 全身支持疗法

保证足够热量摄入及液体补充。患者因发热、大量出汗及呕吐、腹泻等，往往有较明显失水，故每日补充液体量应在 3 000 ~ 6 000 mL。有心衰、肺淤血者可使用洋地黄及利尿剂，房颤伴快速心率者可使用洋地黄及钙通道拮抗剂如维拉帕米等。

2. 解热镇静

高热患者必须使用冰袋、乙醇擦浴等物理降温措施，必要时实施人工冬眠疗法。可使用对乙酰氨基酚等退热药。避免使用水杨酸制剂，因其可竞争性与甲状腺激素结合球蛋白结合，而使游离 $T_3$ 和游离 $T_4$ 水平升高。此外，大剂量水杨酸制剂还可使代谢率加快。烦躁不安者可肌内或静脉注射地西泮 5 ~ 10 mg。

3. 积极治疗诱发因素

有感染者应该使用有效的抗生素。若要选择甲状腺切除术治疗的甲亢患者或同时患有其他疾病拟进行择期手术者，应先用抗甲状腺药物治疗，待甲状腺功能正常后再行手术。如遇到某些特殊情况必须立即手术时，应使用大剂量抗甲状腺药物及β受体阻断剂，经短期准备后再行手术，并在术中、术后按危象发作处理。女性甲亢患者如欲妊娠，应在甲亢症状完全控制、抗甲状腺药物减至最小维持量后再考虑。在妊娠过程中及分娩时均应密切监测，并采取必要的措施防治甲亢危象。

（二）抑制甲状腺激素的合成

此项措施应在确诊后立即并最先进行。即使用大剂量抗甲状腺药物，首选丙硫氧嘧啶（PT U），首次剂量为 600 mg。如无 PT U，也可用甲巯咪唑（MM）60 mg。随后 PT U 200 mg 或 MM 20 mg，每 6 ~ 8 小时 1 次。待症状减轻后改用一般治疗剂量。不能口服者经胃管注入或灌肠。

（三）抑制甲状腺激素的释放

1. 碘剂

大剂量的碘可迅速阻断甲状腺释放甲状腺激素，其效果确切肯定。理论上应该在服用抗甲状腺药物 1 ~ 2 小时使用碘剂，但严重患者也可与抗甲状腺药物同时使用。口服复方碘溶液（Lugol 液），首剂 30 ~ 60 滴，随后每 6 ~ 8 小时 5 ~ 10 滴。或碘化钠 0.5 ~ 1.0 g + 5% 葡萄糖盐水 500 mL 静脉点滴，每日 1 ~ 3 g。病情缓解后减量，通常使用 3 ~ 7 天。

2. 锂剂

对碘过敏者，可改用碳酸锂 0.5 ~ 1.5 g/d，分 3 次口服，连服数日。

（四）拮抗甲状腺激素的外周作用

甲状腺释放的甲状腺激素主要为 $T_4$，其在外周组织中在脱碘酶的作用下转化为生物活性更强的 $T_3$。抗甲状腺药物中的 PTU、β 受体阻断剂普萘洛尔、碘剂及糖皮质激素均可抑制外周组织中 $T_4$ 向 $T_3$ 的转化，从而降低甲状腺激素的生物活性。此外，普萘洛尔、利血平、胍乙啶等作为肾上腺素能受体的阻断剂，还可以抑制甲状腺激素的拟交感活性或耗竭组织中的儿茶酚胺，使心率减慢，震颤减轻。但利血平、胍乙啶等由于不良反应较多，现已少用。

1. β 受体阻断剂

可用于无心衰的患者以减轻症状，口服普萘洛尔 40 ~ 80 mg 每 6 小时 1 次，也可用 1 ~ 2 mg 静脉注射。有心衰迹象者禁用 β 受体阻断剂，如确有必要则使用短效制剂如拉贝洛尔较安全。

2. 糖皮质激素

甲亢患者皮质激素的降解和廓清加速，甲状腺危象时对皮质激素的需求增加，因此有皮质功能的相对不足。皮质激素具有退热、抗休克作用。此外，大剂量皮质激素可抑制外周组织中 $T_4$ 向 $T_3$ 的转化，还可抑制甲状腺激素的释放。可每 6 ~ 8 小时静脉滴注氢化可的松 50 ~ 100 mg，通常 24 小时 200 ~ 400 mg。亦可用地塞米松 2 mg，每 6 ~ 8 小时 1 次。经治疗，有效者病情可在 1 ~ 2 天明显改善，1 周内恢复，此后应逐渐减少剂量直至停药。

（五）血浆置换及透析疗法

有时患者经过上述治疗，病情依然危重，甚至出现多脏器功能衰竭的征象等。这种情况的出现常常与血循环中存在高水平的甲状腺激素有关，因此，需要迅速的去除血浆中的甲状腺激素。有报道采用多次放血，在无菌条件下离心舍去血浆，再将血细胞稀释后重新回输。或者采用血液透析的方法去除血浆中的各种有害物质，可重复数次，直到病情缓解。

（六）其他

有报道在常规治疗的基础上进一步加用一些特殊的治疗药物，例如在用甲巯咪唑、普萘洛尔、地塞米松治疗的同时，加用碘番酸 500 mg，每日 4 次，可迅速缓解症状。此外，还有联合使用小剂量的左卡尼汀同样收到良好的效果。

## 五、护理

（一）一般护理

1）意识清醒时应鼓励患者多饮水、增加排尿量，以促进体内血钙的排出。

2）应给予易消化、低钙的流食或半流食，限制牛奶等摄入。

3）加强生活护理，本病患者因有骨骼系统的症候群，护理上应注意协助患者料理生活，保持舒适卧位，限制患者运动，防止发生骨折。

4）因患者有不同程度的精神症状，必要时加床档，适当应用约束带，保护患者，防止发生意外。

5）按时采取动、静脉血及尿标本，不可在输液侧肢体采血标本，以保证化验数据的准确可靠。

（二）病情观察与护理

1. 常规监测

定时测量患者的生命体征，特别注意心率和血压；观察患者的精神状态、神志、基础代谢率、体重、食欲变化；观察甲状腺肿大及突眼程度；观察腹泻的量、颜色及次数，准确记录出入量；动态观察各种激素的检查结果，以判断疗效和疾病变化；观察不典型甲亢的表现，及时发现特殊类型甲亢。

2. 并发症监测

警惕甲状腺危象的发生，若原有甲亢症状加重，并出现高热（体温＞39℃）、乏力、烦躁、大汗淋漓、心悸、心率达140次/分以上、食欲减退、恶心、呕吐、腹泻、脱水等症状出现，立即通知医生。

（三）健康教育

1. 预防疾病

向患者及家属介绍本疾病的基本知识和防护要点，避免精神刺激、过度劳累及各种应激事件的发生。

2. 管理疾病

指导患者自我保护。衣领不要过紧，以防压迫到肿大的甲状腺。严禁用手挤压甲状腺致TH分泌过多，加重病情。向患者讲解坚持长期服药的重要性，指导患者正确服药，教会患者观察和处理药物的不良反应。

3. 康复指导

指导患者定期复查血常规、测量甲状腺功能，每日晨起卧床自测脉搏、定期测量体重，以观察药物疗效。出现甲状腺危象，及时就诊。

（王洪梅）

# 第九章　急性脑血管疾病

# 第一节 脑血栓形成

脑血栓形成主要是指动脉硬化性脑梗死。这是因为 90% 的脑血栓形成患者是在动脉硬化基础上发生的。脑血栓形成是急性脑血管病中最常见的一种，其发病率占急性脑血管病的 60%。随着生活水平的提高，脑血栓形成的发病率仍在不断升高。在脑血栓形成的患者中，男性占 60%，女性占 40%。平均发病年龄为 60 岁，男性为 58 岁，女性为 65 岁。脑血栓形成的死亡率占急性脑血管疾病的 10%。脑血栓形成患者的病死率为 30%，致残率为 40%，存活者的复发率为 50%。一般认为，至第三次发病时，将近有 100% 的患者存在不同程度的后遗症。

## 一、病因与发病机制

（一）病因

引起脑动脉管腔内血栓形成的原因有以下 5 种。

1. 动脉粥样硬化

系脑血栓形成最常见的病因。导致动脉粥样硬化最常见的疾病是长期慢性高血压、糖尿病和高脂血症。随着年龄的增大，脑动脉也可发生粥样硬化。

2. 动脉炎

多见于各种大动脉炎、血栓闭塞性脉管炎、钩端螺旋体感染、系统性红斑狼疮、白塞病、结节性多动脉周围炎、巨细胞动脉炎、梅毒性动脉炎等，它们均可导致脑血栓形成。

3. 动脉畸形

先天性脑动脉发育障碍或外伤等原因引起的动脉畸形，到了一定的时间，可出现脑动脉血栓形成。

4. 血液成分变化

如真性红细胞增多症、血小板增多症、产后、长期口服避孕药、恶病质、严重脱水等易导致脑血栓形成。

5. 血流动力学异常

在动脉粥样硬化的基础上，由于血压过度下降致血流速度过缓或血流量过低，则易发生脑血栓形成。

（二）发病机制

在上述病因的基础条件下，通过以下机制促使脑血栓形成。

1. 动脉壁病变

动脉壁发生病变是血栓形成的关键因素，因此，动脉壁的完整性是避免血栓形成的关键。以动脉粥样硬化为例，在致病因素的作用下，最先出现动脉的内皮细胞吞噬大量脂质并增生，形成大量的泡沫细胞，而后有的内皮细胞发生坏死，并在此基础上产生斑块。由于内皮细胞的坏死，内膜下胶原组织在动脉管腔内被暴露，并接触到血小板后迅速使之黏着。继之，血小板释放出 ADP、5 – HT、儿茶酚胺、$PG_2$、$TXA_2$、内皮素及钙离子等物质。它们一方面使动脉收缩，管腔更加狭窄；另一方面促使血小板聚集、黏附，同时网络纤维蛋白和红细胞，逐渐形成血栓。

2. 血液成分变化

如红细胞、血小板、血脂、纤维蛋白原、血糖等的增加，或血液抗凝血物质的减少，使血液黏稠度增高或血液凝固性加强，可促进动脉血栓的形成。

3. 血流动力学异常

主要是指血压下降。在动脉管壁病变的基础上，由于血压急剧下降，血流缓慢，容易导致动脉病变的局部血栓形成。

## 二、病情评估

（一）临床表现

本病好发于中老年人，男性多于女性，多在静态下发病。50%的患者有短暂性脑缺血发作史，近90%的患者有高血压、糖尿病或高血脂史。脑血栓形成的症状和体征取决于血栓形成的动脉。

1. 颈内动脉血栓形成

其典型表现为同侧眼睛失明、对侧面舌瘫痪、对侧肢体严重瘫痪和感觉障碍，且上下肢的程度相同；对侧偏盲；在优势半球发生者还出现失语、失读、失算、失写等言语障碍的表现；少数患者伴有病变侧头痛。在发病后 3～5 天，因大面积脑梗死，而出现高颅压，可出现头痛、呕吐及视盘水肿；重者出现脑疝而致死。

2. 大脑中动脉血栓形成

大脑中动脉及其分支是血栓形成的好发动脉。症状和体征取决于血栓形成发生在该动脉的那段。一般有以下 3 种情况。

1）大脑中动脉主干血栓形成：表现为对侧面舌瘫痪，对侧肢体瘫痪与感觉障碍，但上肢重于下肢，对侧偏盲。发生在优势半球者，还出现失语、失读、失算、失写等言语障碍。由于该动脉主干所供应的范围较大，脑梗死面积较大，在发病后 3～5 天时，由于水肿至颅内压增高而出现头痛、呕吐和视盘水肿，甚至发生脑疝而致死。

2）大脑中动脉深支血栓形成：表现为对侧面舌瘫痪；对侧肢体瘫痪，上下肢程度相同。可无感觉障碍、偏盲及言语障碍。

3）大脑中动脉皮质支血栓形成：表现为对侧以面、舌及上肢为主的瘫痪；对侧半身感觉障碍，也以上肢为重，且深感觉及皮层感觉重于浅感觉。发生在优势半球者，还可伴有运动性失语、感觉性失语、失算、失读、失用等。发生在非优势半球者，可出现体象障碍及感觉忽视症。

3. 大脑前动脉血栓形成

除有肢体偏瘫和感觉障碍外，还可出现精神症状及大小便障碍。

1）大脑前动脉主干血栓形成：有两种情况。一种是血栓发生在前交通支之前的主干者，因病侧大脑前动脉远端可通过前交通动脉代偿性供血，可没有任何症状和体征，除非前交通动脉发育不良。另一种是血栓发生在前交通支之后的主干，出现以下肢为重的对侧肢体瘫痪；对侧肢体半身感觉障碍，且深感觉障碍及皮质觉障碍较明显；可因旁中央小叶受损而伴有尿潴留；因额叶及胼胝体受损而出现精神障碍，如反应迟钝、表情淡漠、情绪不易控制、欣快、夸大等；还可出现强握反射及摸索动作等；优势半球者还可伴有运动性失语。

大脑前动脉深支血栓形成：可出现短时间的、轻度的对侧肢体瘫痪，但以面、舌和上肢为重。

2）大脑前动脉皮质支血栓形成：出现以下肢为主的对侧肢体瘫痪及感觉障碍，并伴有尿潴留、精神障碍、运动性失语等。

3）脉络膜前动脉血栓形成：出现一过性、较轻的对侧肢体瘫痪，下肢重于面、舌肌，但对侧半身可有较持久的深、浅感觉障碍和对侧偏盲。

4. 大脑后动脉血栓形成

在各种动脉的脑血栓形成中，大脑后动脉血栓形成的病情较轻，且表现简单，即出现偏盲。因此，在发病时往往被患者所忽视。

1）皮质支血栓形成：出现对侧偏盲，但有黄斑回避现象。发生在优势半球者，可出现失读及感觉性失语。一般无肢体运动和深浅感觉障碍。

2）深支血栓形成：主要发生在两条动脉。丘脑膝状体动脉血栓形成者表现为典型的丘脑综合征，即对侧半身感觉减退或消失，伴有或单独出现对侧半身的自发性疼痛，可出现短暂性较轻的对侧偏瘫。丘脑串通动脉血栓形成者表现为对侧肢体舞蹈样运动，不伴偏瘫及感觉障碍，这是因为仅累及丘脑后部和侧部之故。

5. 椎基底动脉血栓形成

是较为严重的脑血栓形成，其表现较复杂，病死率高。

1）基底动脉主干血栓形成：发病虽然不如脑桥出血那么急，但病情常迅速恶化。表现为四肢瘫痪、脑神经麻痹、小脑症状、瞳孔缩小、昏迷、高热，伴急性肺水肿、心肌缺血、胃应激性溃疡及出血等，大多数在短期内死亡。

2）基底动脉尖血栓形成：又称基底动脉尖综合征。最早于1980年由Caplan首先报道。由于基底动脉的顶端部分出两条大脑后动脉、小脑上动脉及直接穿入间脑的深穿支，以供应小脑上部、中脑、下丘脑、丘脑、颞叶内下面及枕叶。因此，基底动脉顶端发生血栓时，出现以中脑为主的以上多个部位受累，严重者可出现死亡。其临床特点为：①意识障碍，即出现短暂的或持续性意识障碍，严重者昏迷；也可呈反复性意识障碍。这是由于中脑网状结构的上行激活系统受损之故。②记忆障碍，由于颞叶内下面受损，出现比较严重的记忆力减退。③瞳孔异常，可出现双侧瞳孔不对称、不等圆、光反应迟钝，甚至瞳孔扩大，无光反应；也可表现为阿—罗瞳孔（Argyll－Robertson瞳孔），提示顶盖前区受损。④眼球与眼睑活动障碍，即双眼球不同轴，双眼球内收不能或呈外展位，双眼球上、下视不能，复视，眼睑下垂等。⑤视野缺损，表现为对侧偏盲或皮质盲。⑥共济失调，以上肢为主的小脑性共济失调。⑦特殊影像学改变，脑CT或MRI提示中脑、双侧下丘脑、双侧丘脑、双侧底节、双侧枕叶及双侧颞叶内下面均出现梗死灶。

3）中脑通穿动脉血栓形成：可出现两个常见的综合征，即①大脑脚综合征：也称Weber综合。表现为同侧动眼神经麻痹，对侧肢体偏瘫，如损害到网状结构，还可伴有意识障碍。②红核综合征：也称Benedict综合征。表现为同侧动眼神经麻痹，对侧肢体不自主运动如震颤、舞蹈或手足徐动症。

4）双侧脑桥正中动脉血栓形成：可出现典型的闭锁综合征，即Locked-in综合征。其表现为四肢瘫痪、双侧完全性假性延髓性麻痹、双侧周围性面瘫、双眼外展麻痹、双侧视中枢麻痹，但视力、听力、意识、感觉及眼球垂直运动尚存在。所以，患者通过听觉、视觉及痛觉感受后，用眼球上下活动来表示意识和交流。基底动脉的脑桥侧管壁内发生不完全闭塞性血栓时，也可有同样临床表现。

5）单侧脑桥正中动脉血栓形成：出现脑桥旁正中综合征，即Foville综合征。表现为双眼球向病变侧的侧视运动障碍及对侧偏瘫。但有的仅表现为对侧偏瘫，类似于一侧颈动脉系统血栓形成产生的症状。

6）单侧脑桥旁中央动脉血栓形成：出现脑桥外侧综合征，即Millard-Gubler综合征。表现为同侧眼球外展麻痹和周围性面肌麻痹，对侧肢体偏瘫。

7）小脑后下动脉血栓形成：出现延髓背外侧综合征，也称Wallenber g综合征。其典型的表现为：①眩晕和眼球震颤；②交叉性痛温觉减退，即同侧面部和对侧半身的中枢性感觉减退；③同侧肢体小脑性共济失调；④同侧真性延髓性麻痹，即吞咽困难、声音嘶哑、咽反射消失；⑤同侧霍纳征（Horner征）。一般没有锥体束受损的表现。大多数的发病形式主要有两种，一为突然眩晕、恶心、呕吐及有眼球震颤，类似于梅尼埃综合征。另一为突然说话呈声音嘶哑、吞咽困难、饮水呛咳。

（二）实验室及其他检查

脑血栓形成的辅助检查主要是进行脑CT检查，其目的是排除脑出血后，结合病史即可确诊。其他的检查可协助病因及病变血管的诊断。

1. CT

脑血栓形成后的24小时内，脑CT大多数显示仍为正常。在24小时以后，可逐渐显示出梗死区为低密度影，边界不清。在72小时后，绝大多数能显示出大脑半球的梗死灶，其表现为低密度影，边界不清；如梗死面积大者还可伴有明显的占位效应改变，如同侧脑室受压和中线移位，此种改变可持续1~2周。在发病第2~3周时，由于梗死的脑组织出现渗血现象而显示出病灶为等密度影现象。发病3天至5周，在注射造影剂后，可出现局部增强现象。发病5周以后，大梗死灶呈长久性的低密度影，边界清楚，无占位效应及增强现象。如为出血性脑梗死，CT提示有高密度影。CT不仅可发现梗死灶，还可明确病灶部位及其水肿情况。CT对脑梗死的检出率达70%。30%的阴性率是因为病灶过小，病灶位于小脑或脑干以及发病后在24小时以内病灶未显示出来之故。因此，脑CT既可协助诊断脑血栓形成，又可以排除颅内出血的可能。

2. MRI

脑血栓形成在12小时左右即可显示出梗死区呈长$T_1$和$T_2$高信号；在24小时后，可清楚地显示病灶及其周围水肿呈长$T_1$和$T_2$信号，并在大片梗死者可表现为明显的占位效应现象。如果伴有出血者，MRI 显示的长 $T_1$ 和 $T_2$ 信号中混杂有短 $T_1$ 和 $T_2$ 信号。不伴出血的梗死灶在急性期及后遗症期均表现为长 $T_1$ 和长 $T_2$ 信号。MRI 对脑梗死的检出率高达 90% ，优于 CT。其优点是能检查出大脑半球更小的病灶，小脑和脑干的病灶以及较早期的病灶。用弥散加权 MRI 还能检测出发病后半小时的缺血灶，其表现为长 $T_1$ 和 $T_2$ 信号。

3. 数字减影血管造影（DSA）

可发现被血栓形成所阻塞的动脉部位、动脉狭窄及脑动脉硬化情况，有时还可发现非动脉硬化性的血管病变，如血管畸形等。

4. 腰椎穿刺检查

颅内压和脑脊液的常规与生化检查大多数为正常。但大面积脑梗死者，或伴有出血性梗死时，可提示颅内压增高和脑脊液呈血性或黄变。

5. 多普勒超声

可协助发现颈动脉粥样硬化斑块的大小和厚度，有否管腔狭窄及其程度。经颅多普勒超声可了解颅内脑动脉情况，但结果不可靠。

6. 脑电图

大片脑梗死者提示病灶区为慢波，但无特异性。小灶梗死或深部病灶者可为正常脑电图。

7. 心电图

部分患者伴有心脏病变时，可显示出心肌供血不足或心律失常。

8. 血液检查

可有血糖、血脂和血白细胞计数升高。

（三）诊断与鉴别诊断

脑血栓形成的诊断要点是：①多发于中老年；②静态下发病；③病后几小时或几天内达高峰；④有高血压、糖尿病、高血脂、心脏病及脑卒中史；⑤病前有过短暂性脑缺血发作者；⑥有明确的定位症状和体征，如失语、复视、面瘫、舌瘫、肢体瘫痪、共济失调、感觉障碍等定位症状和体征；⑦脑 CT 提示症状相应的部位有低密度影或脑 MRI 显示长 $T_1$ 和 $T_2$ 异常信号。⑧腰椎穿刺检查提示颅内压、脑脊液常规和生化正常。

大多数的脑血栓形成诊断并不困难，但在不典型或某些特殊情况下，应注意与脑出血、脑肿瘤、慢性硬脑膜下血肿、炎性占位性病变、癔症发作、偏侧帕金森病、颅脑外伤、高血压脑病鉴别。

### 三、治疗

脑血栓形成的治疗原则是尽量解除血栓，增加侧支循环，积极消除脑水肿，减轻脑组织损伤；尽早进行神经功能锻炼，促进康复，防止复发。

脑血栓形成的治疗药物和方法有上百种，各个医院用法大同小异。但是，至今为止，仍无特殊有效的治疗方法。脑血栓形成的恢复程度主要取决于梗死的部位及大小，侧支循环代偿能力和神经功能障碍的康复效果。

（一）抗凝治疗

高凝状态是缺血性脑血管疾病发生和发展的重要环节，主要与凝血因子，尤其是第Ⅷ因子和纤维蛋白原增多及其活性增高有关。所以，抗凝治疗主要通过抗凝血，阻止血栓发展和防止血栓形成，达到治疗或防治脑血栓形成目的。这类药物作用较强，过量可引起出血致死，必须严格掌握适应证和在使用时严密观察病情变化，并做好对抗出血性副作用的准备。一般来讲，进展性脑血栓形成，尤其是发生在椎 - 基动脉系统者，在脑CT 检查还未发现低密度灶之前，应使用抗凝治疗。

1. 肝素

肝素 100 mg（12 500 U）溶于生理盐水 1 000 mL，按 30 滴/分速度，静脉滴注，每半小时采静脉血监测凝血时间，并按凝血时间的结果，调整滴速，直至凝血时间延长至 20 分钟。按 8 ~ 15 滴/分维持至 24 小时。对一些进展比较迅速的脑血栓形成者，也可用将 50 mg 的肝素加入生理盐水 50 mL 中，直接静脉推注以快速使凝血时间延长，而后再缓慢静脉滴注。现已很少用此药，常用低分子肝素。

2. 藻酸双酯钠

藻酸双酯钠又称多糖硫酸酯（PSS）。系从海洋生长的褐藻中提取的一种类肝素药物。但作用强度是肝素的 1/3，而抗凝时间与肝素相同。主要作用是抗凝血、降低血脂及改善脑微循环。用法：按 2 ~ 4 mg/kg 加入 10% 葡萄糖 500 mL，静脉滴注，30 滴/分，1 日 1 次，10 天为 1 个疗程。或每日口服 0.1 g，每日 3 次，可长期使用。静脉注射速度快者出现头晕、头痛、恶心、呕吐，应注意限速输入。

3. 硝苄香豆素

硝苄香豆素又称新抗凝。作用快，口服后 24 ~ 48 小时起高效，停药后仍维持作用达 48 小时。主要用于能口服者或与肝素联合使用。首次口服 16 mg，次日为 8 mg；以后每日根据于所查的凝血酶原时间和活动度结果，调整用量。大多数患者在 5 ~ 7 天，用药量调至 1 ~ 2 mg。凝血酶原时间和活动度分别保持在 25 ~ 30 秒钟和 30% ~ 60% 为佳，维持用药时间在 3 ~ 6 个月，也可长达数年。

4. 华法林

华法林又称苄丙酮香豆素钠。作用慢而持久。首次口服 10 mg，次日按凝血酶原时间和活动度调整用量。一般次日口服 5 mg，而后维持量一般为每日口服 1 ~ 2.5 mg，可长期使用。

5. 双香豆素

双香豆素口服 12 ~ 24 小时起作用，48 小时达高峰。首日服 200 mg，分 2 次服用；2 日以后，50 mg/次，口服，1 日 1 次。

上述抗凝剂在使用过程中，如发现有出血情况，或影像学上已出现脑梗死者，应立即停药，进行相应的处理并改换其他药物治疗。

（二）溶栓治疗

溶栓治疗脑梗死从理论上讲是有效的，因为脑血栓形成使缺血区的神经细胞在几分钟内发生不可逆性坏死，而梗死区周围的脑组织区域即半暗带，虽然细胞生物电活动已终止，但在一定时间内仍保持正常的细胞内外离子平衡和结构上的完整性，若及时恢复血供，这些组织细胞功能有可能完全恢复。因此，主张及时应用溶栓治疗以挽救半暗带区神经细胞。

1. 溶栓原理

血栓溶解主要是指溶解血栓内的纤维蛋白，其通过纤溶酶降解纤维蛋白和纤维蛋白原，以溶解血栓；同时，还能降解多种血浆蛋白，如第 V、Ⅶ、Ⅷ 因子等。血浆中存在一定量的纤溶酶抑制剂，如 $\alpha_2$ - 抗纤溶酶及 $\alpha_2$ - 巨球蛋白，其能在 1 秒钟内抑制血浆中的游离纤溶酶，但对附着于血栓的纤维蛋白表面上的纤溶酶作用缓慢。所以，在血栓形成后，血栓上的纤溶酶能有效地将血栓分解为可溶性纤维蛋白裂解产物。

纤溶酶由纤溶酶原激活而成，而促进这一过程的纤溶酶激活剂可作为溶栓药物，其包括链激酶（SK）、尿激酶（UK）、组织型纤维蛋白溶酶原激活剂（t-PA）、单链尿激酶型纤维蛋白溶酶原激活剂（SW-PA）等。SK 和 UK 为第一代血栓溶解药，t-PA 和 SW-PA 为第二代血栓溶解药。

在血栓形成导致动脉闭塞后产生脑梗死的过程，机体内的纤溶系统自然发挥作用，有 44% ~75% 的闭塞动脉可自然再通。但再通的时间在发病后数小时至数天不等，一般在发病后 3~4 天。由于这种再通大多在发病后较长时间才出现，此时缺血区半暗带的神经细胞早已出现不可逆性坏死。因而，促进血栓的早期溶解，使动脉再通，挽救尚未形成永久性损害的脑组织成为治疗急性缺血性脑血管病的关键。

2. 溶栓药药理学

SK 是在 C 组 B 溶血性链球菌培养过程中产生的，它不直接激活纤溶酶原，而是通过形成 1:1 的链激酶纤维蛋白溶酶原复合物，使纤溶酶原转化为活性纤溶酶。UK 是从人尿中提取或人工合成的活性蛋白酶。SK 和 UK 的共同特点是属于非选择性纤维蛋白溶解剂，能使血浆内的纤溶酶原被激活后，可引起以下结果：①短暂的高纤溶酶血症；②耗竭血液中的 $\alpha_2$ - 抗纤溶酶；③降解血浆的第 V、Ⅶ、Ⅷ 因子等。最终产生全身性溶栓作用及抗凝状态。

t-PA 是一种主要存在于血管内皮细胞和其他组织的丝氨酸蛋白酶，属天然的选择性纤溶酶原激活剂。其在 1981 年开始进行体外合成，至 1985 年通过 DNA 重组技术才大量在生产并应用于临床治疗血栓性疾病。t-PA 能选择性地与血栓表面的纤维蛋白结合。结合后的复合物对纤溶酶原有很高的亲和力，因此，其在局部有效地使纤溶酶原转化为纤溶酶。而在血浆中过多的纤溶酶则被血浆中的 $\alpha_2$ - 抗纤溶酶等抑制剂所抑制。t-PA 的这种专一性地对血凝块有特异性溶栓，而很少产生全身纤溶状态和抗凝状态，是其与 UK 和 SK 的根本区别所在。但其价格昂贵而限制了临床广泛应用。

SW-PA 可从尿、血液及细胞培养液中提取，亦可通过基因重组方法生产。血浆中的 SW-PA 与一种保护性抑制剂呈结合状态，而血栓中的纤维蛋白能中和这种抑制剂，从而使 SW-PA 活化，激活纤溶酶原。因而，它也具有血栓选择性溶栓的特性。目前 SW-PA 在治疗急性缺血性脑血管病尚处于动物实验阶段。

其他的溶栓药物还有：甲氧苯基化纤维蛋白溶酶原—链激酶激活复合物（SPSAC、Scu-Pa-59D8-Fab、rTcu-PA/MA-15c5）、抗血栓形成药 MD-805、去纤维蛋白酶、阿克洛溶酶（Ancrld）、蛇毒、水蛭素等。

3. 溶栓治疗的时机

由于缺血性半暗带区仅存在几个小时，因此，开始溶栓治疗的时间越早越好。最佳时间为发病后 6 小时以内。但在 12 小时以内也可以进行。如果开始治疗的时间越久，效果越差，且易并发出血。一般在脑 CT 未显示出低密度灶之前，进行溶栓治疗为最佳条件，否则不能进行溶栓治疗，因为出现梗死灶后的患者经溶栓治疗后，其脑出血发生率和死亡率高。另外，患者没有出血性疾病及出血倾向，年龄在 70 岁以下。

4. 溶栓药给药方法

上述溶栓药的给药途径有以下几种：

1）静脉滴注：在 1958 年 Sussman 首先应用溶栓药治疗脑梗死。在 1960—1970 年，应用第一代溶栓药即 UK 和 SK，大多数为静脉滴注。由于当时临床尚未有 CT，导致部分小量脑出血及已经形成的大面积脑梗死患者入选，所以，治疗后的脑出血发生率很高，因此，后来此种治疗被视为禁忌证。进入 1990 年以来，由于 CT 的广泛应用，人们能很迅速和准确地排除脑出血，并能进行早期脑梗死的诊断，因而人们又重新应用静脉滴注 UK 和 SK 治疗早期或超早期的缺血性脑血管病，有一定的效果。静脉滴注 t – PA 治疗缺血性脑血管病具有较好的临床效果。

2）选择性动脉注射

选择性动脉注射属介入性治疗。1960 年华盛顿特区乔治墩大学医学院的 Alfred Luesenbop 首先提出关于介入治疗的问题，直到 1970 年在瑞典哥德堡第 14 届神经放射学会才有报告这方面的研究。随着导管材料和技术的不断改进，在 20 世纪 70 年代末，逐渐开展选择性动脉注射溶栓药治疗缺血性脑血管病，有一定的疗效。选择性动脉注射有两种途径：

（1）超选择性脑动脉注射法：经股动脉或肘动脉穿刺后，先进行脑血管造影，明确血栓所在的部位，后将导管插至颈动脉或椎基底动脉的分支，直接将溶栓药注入血栓所在的动脉或直接注入血栓处，达到较准确的选择性溶栓作用。且在注入溶栓药后，还可立即再进行血管造影了解血栓是否已被溶解和再通。

（2）颈动脉注射法：主要适用于颈动脉系统的血栓形成。即用常规注射器穿刺后，将溶栓药物注入血栓侧的颈动脉，达到溶栓作用。但是，动脉内溶栓有一定的出血并发症，因此，入选采用动脉内溶栓的条件是：①明显为较大的动脉堵塞；②脑 CT 呈阴性，无出血的证据；允许有不定范围的轻度脑沟回改变，但无明显的低密度梗死灶；③血管造影证实有与症状和体征相一致的动脉堵塞改变；④收缩压在 180 mmHg 以下，舒张压在 110 mmHg 以下。值得注意的是，在进行动脉溶栓之前一定明确是椎基底动脉系统还是颈动脉系统的血栓形成，以便准确地选择溶栓的动脉进行溶栓治疗；否则错判溶栓部位，延误治疗。

5. 溶栓药剂量

不同的溶栓药物和不同的给药途径，用药的剂量不同。

1）尿激酶：静脉注射的剂量分为两种。一是大剂量，100 万 U 溶于生理盐水 500 ~ 1 000 mL 中，静脉滴注，仅用 1 次。二是小剂量，20 万 ~ 50 万 U 溶于生理盐水 500 mL 液中，静脉滴注，1 日 1 次，可连用 3 ~ 5 次。动脉内注射的剂量为 10 万 ~ 30 万 U。

2）链激酶：静脉注射的剂量为 50 万 U，溶于 100 mL 生理盐水或 5% 葡萄糖液中，静脉滴注，30 分钟内完毕。之后再用 50 万单位溶于 500 mL 的 5% 葡萄糖溶液中，静脉滴注 6 小时，可连用 3 天。为防止过敏反应可加地塞米松 5 mg，单独注入。动脉内注射的剂量为 10 万~20 万 U。目前认为链激酶弊大于利，很少应用，国内市场也难买到。

3）t - PA：静脉注射为 50 mg。动脉内注射为 25 mg。由于价格昂贵，国内很少使用，这剂量是否对中国人合适，尚缺乏经验。

4）巴曲酶（东菱迪芙，曾称东菱克栓酶）：巴曲酶同时具有三大药理作用：系统性调节凝血、纤溶两大系统的失衡，改善血液流变学诸因素及抑制缺血再灌注导致的系列性细胞损伤。曾做多中心、随机双盲、安慰剂平行对照试验，结果显示：试验组起效明显早于对照组，停药后 10 日疗效仍优于对照组。安全剂量：首次 10 BU 加入生理盐水 100 mL，静脉缓慢滴注，1 小时以上滴完，以后隔日一次，共 3 次。第 2、第 3 次的剂量为 5 BU（中国与神经疾病杂志，2000 年）。

5）降纤酶：静脉注射，首次为 10 U，之后，隔天用 5~10 U，共用 3 次。降纤酶可降解血浆纤维蛋白原（FIB）的药物。全国降纤酶临床评价研究协作组于 1998—1999 年组织了 41 家医院，对神经内科就诊的 2 244 例急性脑梗死患者，进行了大样本、多中心、前瞻性、随机双盲、安慰剂、对照研究，对国产降纤酶进行了客观的临床评价。方法：将在 41 家医院神经内科就诊的 2 244 例急性脑梗死患者随机分为 2 组，降纤酶组及安慰剂组，降纤酶组的首剂量为降纤酶 10 U，第 2、3 次剂量为 5 U，在发病 24 小时内开始治疗。对照组按同样方式给予安慰剂。评定的终点指标包括脑卒中的临床神经功能缺损程度评分、Barthel 指数、副作用、FIB 水平及发病 3 个月和 1 年时的病死率及脑卒中复发率。结果：与对照安慰剂组比较，降纤酶治疗后血浆 FIB 水平明显下降（$P < 0.001$），没有增加出血事件及其他副作用的发生。本研究结果还显示，尖吻蝮蛇（五步蛇）与白眉蝮蛇制剂在相同效价时降纤作用有差异；治疗后 14 天神经功能缺损程度评分、3 个月时 Barthel 指数评分及病死率、降纤酶组与对照组比较差异无显著性；随访 1 年时，两组病死率比较，差异无显著性，但卒中复发率对照组高于降纤酶组（$P < 0.05$）。结论：在本研究方案下，降纤酶与对照安慰剂组比较无显著差异。降纤酶未显示出优于目前治疗急性脑梗死常用药物的临床疗效。降纤酶的临床用量应根据不同蛇种制剂进行适当的调整。其他适应证、治疗剂量、给药方法及用药时限等方面与临床疗效的关系有待进一步研究（全国降纤酶临床评价研究协作组，中华神经内科杂志，2000）。

（三）扩容治疗

主要是通过增加血容量，降低血液黏稠度，以改善脑微循环。

1. 低分子右旋糖酐

主要作用为阻止红细胞和血小板聚集，降低血液黏稠度，以改善循环。是脑梗死最常用、较安全和有一定效果的药物。用法为 10% 低分子右旋糖酐 500 mL，静脉滴注，1 日 1 次，10 天为 1 个疗程。可在间隔 10~20 天，再重复使用 1 个疗程。有过敏体质者，应做过敏皮试阴性后方可使用。心功能不全者应使用半量，并慢滴。有糖尿病者，慎用或在应使用相应胰岛素条件下应用本药。

2. 706 代血浆（6%羟乙基淀粉）

706 代血浆作用和用法与低分子右旋糖酐相同。

（四）扩血管治疗

1. 罂粟碱

罂粟碱作用原理见短暂性脑缺血发作。用法：60 mg 加入 5% 葡萄糖液 500 mL 液中，静脉滴注，1 日 1 次，可连用 3～5 天；或 20～30 mg，肌内注射，1 日 1 次，可连用 5～7 天；或 30～60 mg/次，口服，1 日 3 次，连用 7～10 天。注意本药每日用量不应超过 300 mg，不宜长期使用，以免成瘾。在用药时可能因血管明显扩张导致头痛。目前市场难以购到此药。

2. 己酮可可碱

己酮可可碱直接抑制血管平滑肌的磷酸二酯酶，使 cAMP 含量增多，达到扩张血管的作用；还能抑制血小板和红细胞的聚集。用法：100～400 mg 加入 5% 葡萄糖液 500 mL，静脉缓慢滴注，1 日 1 次，连用 7～10 天；或口服，100～300 mg/次，1 日 3 次，连用 7～10 天。本药禁用于新患的 MI，严重的冠状动脉硬化、高血压及孕妇。静脉输液过快有 20% 左右的患者出现明显的呕吐及腹泻。

3. 双氯麦角碱

双氯麦角碱又称海得琴。系麦角毒的衍生物。其直接激活多巴胺和 5 - HT 受体，也阻断去甲肾上腺素对血管受体的作用，使脑血管扩张，改善脑微循环，增加脑血流量。用法：1～2 mg/次，口服，1 日 3 次，13 个月为 1 个疗程，或长期使用。本药易引起直立性低血压，故低血压患者禁用。

（五）钙离子拮抗剂

这类药物是通过阻断钙离子的跨膜内流起作用，从而缓解平滑肌的收缩、保护脑细胞、抗动脉粥样硬化、维持红细胞变形能力及抑制血小板聚集。

1. 尼莫地平

又称硝苯甲氧乙基异丙啶。具溶脂溶性，能通过血—脑屏障，为选择性地作用于脑血管平滑肌的钙离子的拮抗剂，对脑以外血管作用较小，因此，不起降血压作用。主要缓解缺血引起的血管痉挛，抑制肾上腺素能介导的血管收缩，增加脑组织葡萄糖利用率，重新分布缺血区血流量。用法：20～40 mg/次，口服，1 日 3 次，可经常使用。此药宜早期使用，发病 12 小时内用药，通过 400 例病例证实有效，若 48 小时后用药，则无明显效果（1985，美国）。

2. 尼卡地平

又称硝苯苄胺啶。系作用较强的钙离子通道拮抗剂。选择性作用脑动脉、冠状动脉及外周血管，增加心脑流量和改善循环，同时有明显的降血压作用。用法：20～40 mg/次，口服，1 日 3 次，可经常使用。对伴有高血压者，更为合适。

3. 脑益嗪

脑益嗪又称桂利嗪、肉桂苯哌嗪、桂益嗪。为哌嗪类钙离子拮抗剂，扩张血管平滑肌，能改善心脑循环。用法：25～50 mg/次，1 日 3 次，可经常使用。

4. 盐酸氟桂利嗪

盐酸氟桂利嗪与桂利嗪为同一类药物。用法：5~10 mg/次，口服，1日1次，连用10~15日。因本药可增加脑脊液，故颅内压增高者不用。

（六）抗血小板剂

主要通过失活脂肪酸环化酶，阻止血小板合成 $TXA_2$，并抑制血小板释放 ADP、5-HT、肾上腺素、组胺等活性物质，最后抑制血小板聚集，达到改善微循环及抗凝作用。

1. 双嘧达莫

双嘧达莫又名潘生丁、双嘧派胺醇。通过抑制血小板中磷酸二酯酶的活性和增强内源性 $PGI_2$，从而抑制血小板的第一相和第二相聚集，高浓度时还可抑制血小板的释放反应。50~100 mg/次，口服，1日3次，可长期服用。其作用比阿司匹林弱，现临床已很少使用。

2. 阿司匹林

阿司匹林也称乙酰水杨酸，主要通过使血小板的环氧酶（即 PG 合成酶）乙酰化，从而抑制环内过氧化物的形成，$TXA_2$ 的生成也减少。它还使血小板膜蛋白乙酰化，并抑制血小板膜酶，以达到抑制血小板的释放反应和抑制内源性 ADP、5-HT 等的释放。它抑制血小板的第二相聚集而不抑制其第一相聚集。急性发病者可首次口服 300 mg，而后 100 mg/次，1日1次；一周后，改为 50 mg/次，1次/晚，可以达到长期预防脑血栓的复发效果。至今认为本药是较好的预防性药物，因其较经济、安全、方便。但是有人认为对女性效果欠佳。本药对消化系统有刺激作用，严重者可引起胃出血，因此有消化性溃疡者慎用。

3. 噻氯匹定

噻氯匹定也称抵克力得，力抗栓。本药对 ADP 诱导的血小板聚集有较强的抑制作用；对胶原、凝血酶、花生四烯酸、肾上腺素及血小板活化因子等诱导的血小板聚集亦有不同程度的抑制作用。与阿司匹林不同的是它对 ADP 诱导的第一和二相的聚集均有抑制作用；而且还有一定的解聚作用和抑制血小板的释放反应。所以，本药的作用较阿司匹林稍优，且对男女均有较好效果，可作为预防性用药。服药后 24~28 小时才开始起抗血小板作用；3~5 天作用达高峰；停药后其作用仍可维持 3 日。250 mg/次，1日2~3次；一周后，125~250 mg，1日1~2次，口服。可长期使用。但价格昂贵，且不良反应较阿司匹林稍多，故临床上阿司匹林仍为首选。

4. 氯砒格雷

氯砒格雷系第三代抗血小板制剂。其作用比噻氯匹定强，且副作用较少。用法：75 mg/次，口服，1日2~3次；一周后，1日1次，可长期服用，有较好的预防复发作用。

（七）中药治疗

有些中药主要通过活血化瘀作用，达到治疗缺血性脑血管病，有一定治疗和预防作用。

（八）防治脑水肿

一旦发生脑血栓形成，则很快出现缺血性脑水肿，进一步增大脑梗死的范围，还可引起颅内压增高，发生脑疝。因此，脑血栓形成后，应积极治疗脑水肿。防治脑水肿的方法包括使用高渗脱水剂、利尿剂、肾上腺皮质激素和白蛋白以及控制入水量等。

1. 高渗性脱水治疗

通过提高血浆渗透压，造成血液与脑之间的渗透压梯度加大，脑组织水分向血液移动，达到脑组织脱水目的；高渗性血液通过反射机制抑制脉络丛分泌脑脊液，使脑脊液生成减少。通过脱水治疗，可清除梗死的代谢产物及自由基，达到减轻脑水肿和挽救神经细胞的作用，尤其防止脑疝。

1）甘露醇：即己六醇，是至今仍为最好最强的脱水剂。其主要有以下作用：①快速注入静脉后，因它不易从毛细血管外渗入组织，而迅速提高血浆渗透压，使组织间液水分向血管内转移，而产生脱水使用；②同时增加尿量及尿 $Na^+$、$K^+$ 的排出；③可以清除各种自由基，减轻组织的损害。静脉应用后在 10 分钟开始发生作用，2～3 小时达高峰。用法：根据脑梗死的大小和心肾功能状态决定用量和次数。一般认为对于急性高颅压者，其最佳有效量是每次 0.5～2 g/kg，大多数为每次 1 g/kg，即每次 20% 甘露醇 250 mL 静脉滴注，1 日 2～4 次，直至脑水肿减轻。小灶梗死者，可 1 日 1 次；或心功能不全者，每次 125 mL，1 日 2～3 次。肾功能不好者尽量减少用量，并配合其他利尿剂治疗。

2）甘油盐水：为三价醇。主要通过提高血浆渗透压，使组织间液转移至血液中，且由于甘油与水有高度的亲和力，当甘油排出体外时，同时将水分带出，达到脱水效果。口服后半小时起作用，并维持 3～4 小时。用法：每次口服 50% 甘油盐水 25～50 mL，1 日 3～4 次。本药优点在于可以通过口服达到脱水效果，不影响心肾功能。

2. 利尿剂

主要通过增加肾小球滤过，减少肾小管再吸收和抑制肾小管的分泌，达到增加尿量，造成机体脱水，最后使脑组织脱水。同时还可控制钠离子进入脑组织减轻脑水肿，和控制钠离子进入脑脊液，以降低脑脊液生成率的 50% 左右。但是，上述作用必须以肾功能正常为前提。

1）呋塞米：又称速尿、利尿磺酸、速尿灵、利尿灵等。是作用快、时间短和最强的利尿药，主要通过抑制髓袢升支 $Cl^-$ 的主动再吸收而作用。注射后 5 分钟起效，1 小时达高峰，并维持达 3 小时。对合并有高血压、心功能不全者更佳。如患者有肾功能障碍或用较大剂量甘露醇后效果仍不佳时，可单独或与甘露醇交替应用本药。用法：20～80 mg/次，肌内注射或静脉滴注，1 日 2～4 次。20～80 mg/次，口服，1 日 2～3 次。其副作用为电解质紊乱、过度脱水、血压下降、血小板减少、粒细胞减少、贫血、皮疹等。

2）依他尼酸：又称利尿酸。作用类似于呋塞米。应用指征同呋塞米。用法：每次 25～50 mg 加入 5% 葡萄糖液或生理盐水 50 mL，缓慢静脉滴注。3～5 天为 1 个疗程。所配溶液在 24 小时内用完。可出现血栓性静脉炎、电解质紊乱、过度脱水、神经性耳聋、高尿酸血症、高血糖、出血倾向、肝肾功能损害等。

3. 糖皮质激素

糖皮质激素主要通过以下作用防治脑水肿：①稳定细胞膜，达到保护血—脑屏障的内皮细胞，防止毛细血管通透性增高；稳定细胞的内器官如溶酶体，防止神经细胞和胶质细胞受破坏和水肿的发生；②调节细胞内、外水电解质平衡；③可减少脑脊液的生成；④具有非特异性抗氧化作用，防止细胞膜磷脂被自由基损害，而避免细胞因受损发生水肿；⑤可主动调节和恢复受损脑组织血液循环，以减轻脑水肿。应用本药后增加体内激素，以加强机体对突发事件的应激能力。用法：地塞米松 10～20 mg 加入 5% 葡萄糖液 500 mL，静脉滴注，1 日 1 次，连用 3～5 日。由于激素降低机体的防疫功能，可能诱发或加重感染，因此，在易发生感染者，应加用抗生素。有糖尿病者慎用。

4. 白蛋白

对于严重的大面积脑梗死引起的脑水肿，加用白蛋白可有明显的脱水效果。用法：10 g/次，静脉滴注，1 日 1 次或隔日，连用 5～7 天。本药价格较贵，个别患者有过敏反应，或造成医源性乙肝。

（九）神经细胞营养剂

至今有不少这类药物在临床上或实验上报告均有一定的营养神经细胞和促进神经细胞活化的作用，主要对于不完全受损的细胞起作用，个别报道甚至认为有极佳效果。但是，实际在临床上，并非如此，而且价格较贵。患者有条件者可以应用，但不能作为必用药。

1. 脑活素

其主要成分为精制的必需和非必需氨基酸、单胺类神经介质、肽类激素和酶前体。据认为该药能通过血—脑屏障，直接进入神经细胞，影响细胞呼吸链，调节细胞神经递质，激活腺苷酸环化酶，参与细胞内蛋白质合成，20～50 mL 加入生理盐水 500 mL，静脉滴注，1 日 1 次，10～15 天为 1 个疗程。本药价格较昂贵。

2. 胞磷胆碱

在生物学上，胞磷胆碱是合成磷脂胆碱的前体，胆碱在卵磷脂生物合成中具有重要作用，而卵磷脂是神经细胞膜的重要组成部分。胞磷胆碱还参与细胞核酸、蛋白质和糖的代谢，促使葡萄糖合成乙酰胆碱，防止脑水肿。用法：400～800 mg 加入 5% 葡萄糖液 500 mL，静脉滴注，1 日 1 次，10～15 天为 1 个疗程。或 200～400 mg，肌内注射，1 日 1 次，每个疗程为 24 周。少数患者用后出现兴奋症状，诱发癫痫或精神症状。

3. 活脑灵

活脑灵主要作用：①阻断 α 肾上腺素受体，抑制血小板聚集；②提高及改善红细胞变形能力；③有较弱的非特异性钙拮抗作用。用法：10～40 mL 加入生理盐水或 5% 葡萄糖液 500 mL，静脉缓慢滴注，1 日 1 次，10 天为 1 个疗程。也可肌内注射，每次 5 mL，1 日 2 次，10 天为 1 个疗程。但是，产妇和出血性疾病患者禁用。少数患者可有肠胃不适、头痛、眩晕及肢体烧灼痛感。

（十）内科治疗

由于脑血栓形成的主要原因系高血压、高血脂、糖尿病、心脏病等内科疾病，在脑血栓形成时，这些内科疾病有可能加重。或在脑血栓形成之后，常并发严重的内科合并症如 MI、心力衰竭、肺水肿及感染、肾衰竭。在脑血栓形成致死者中，有25%因内科合并症所致。因此，应积极治疗内科疾病。

1. 稳定血压

个别患者发病时血压升高，尤其是脑干梗死和大块脑梗死者。应适当地降血压治疗。但注意防止血压降得过低，尤其发病后第一日，除非血压过高，降压治疗应慎重考虑，因为降血压可使脑血流灌注进一步下降，加重病情。

2. 心脏疾病防治

如并发心肌缺血或心律失常应积极治疗。出现心力衰竭者，除了针对性治疗外，应限制补液量和速度，尤其应用甘露醇脱水时，按半量使用，并加利尿剂。

3. 保证营养

如果病情较重尤其伴有延髓性麻痹或意识障碍者，由于进食困难，应在发病48小时后，留置胃管，以便鼻饲保证补充足够的营养，同时也能了解胃出血情况。

4. 防治水电解质及酸碱平衡紊乱

由于每日大量脱水和利尿，易出现水电解质及酸碱平衡紊乱，应保证每日需要量，并定时检测血液生化，及时调整水电解质及酸碱的平衡。如果血糖升高，则在用葡萄糖时，加相应的胰岛素。

5. 防治感染

对于严重瘫痪、延髓性麻痹、意识障碍者，容易合并肺部感染，可常规使用青霉素320万U加入生理盐水100 mL，静脉滴注，1日2次。如果效果不理想，应及时改换更好的抗菌药物，必要时进行痰细菌培养和药敏试验。对于严重的延髓性麻痹和意识障碍者，由于患者自己不能咳嗽排痰，应尽早做气管切开，以利于吸痰，这是防治肺部感染加重的最好办法。

（十一）外科治疗

外科对脑血栓形成者的治疗有两种，一是急诊手术：主要是因较大的脑动脉如颈总动脉、颈内动脉、大脑中动脉主干发生血栓形成导致大片脑梗死，引起大面积的水肿，有可能发生或已经发生脑疝者，则应进行颞下减压和清除梗死组织，以挽救生命。二是择期手术：部分脑血栓形成患者康复后，可进行颅内外动脉搭桥术、动脉内膜剥离术、颈动脉内膜旋磨术、颈动脉扩张术等以达到改善梗死区脑组织血液循环的作用和防止再次复发。

（十二）康复治疗

主张早期进行康复治疗。发病后1~2周，如无严重的并发症，病情比较稳定者，应开始早期康复治疗如肢体功能锻炼和语言训练。可明显地降低脑血栓形成患者的致残率，也可减少并发症和后遗症，如肩周炎、肢体挛缩、失用性肌肉萎缩、痴呆等。

**四、护理要点**

1）严密观察神志及生命体征的变化。发现意识障碍，肢体瘫痪加重，呼吸循环障碍等体征应立即通知医生进行处理。

2）急性期卧床休息，去枕平卧。

3）保证营养及水分供给，维持水、电解质平衡。给予低盐、低脂、高蛋白、清淡饮食，昏迷者暂禁食，48小时后给予鼻饲流质。

4）脑梗死的患者常联合应用溶栓、抗凝血、血管扩张药及脑代谢活化药等治疗，使用血管扩张药应注意血压的变化，血压偏低时应及时告知医生。用溶栓药及抗凝血药时应注意观察有无出血征象；使用右旋糖酐－40（低分子右旋糖酐）治疗时，应注意有无过敏反应。

5）预防护理

（1）保持床单元整洁、干燥，定时翻身、叩背，预防压疮及坠积性肺炎；保持口腔清洁，预防感染发生。

（2）早期进行瘫痪肢体的功能锻炼，与患者及家属共同制订康复训练计划。可进行按摩及被动运动，逐渐增加活动量，鼓励患者主动运动，保持肢体处于功能位置，以防肢体挛缩畸形。失语症患者应加强语言训练。

6）健康教育

（1）向患者及家属讲解疾病的康复治疗知识及自我护理方法，增强患者生活自理的信心。

（2）生活起居有规律，避免精神刺激及过度劳累，保持情绪稳定。

（3）合理饮食，克服不良嗜好，保持排便通畅。

（4）继续坚持语言训练和瘫痪肢体的功能锻炼，促进早日康复。

（5）积极防治高血压病、糖尿病、高脂血症、冠心病、肥胖病。

（郝秀芹）

# 第二节　脑出血

脑出血是指脑动脉、静脉或毛细血管破裂导致脑实质内的出血。脑出血分为外伤性和非外伤性。非外伤性脑出血又分为继发性和原发性脑出血。继发性脑出血系某种原发性血管病变所致的脑出血，如血液病、结缔组织病、脑肿瘤、脑血管畸形、脑血管淀粉样变性等。原发性脑出血系指在动脉硬化的基础上，脑动脉的破裂导致脑实质内的出血。高血压病导致的脑动脉硬化引起的脑出血又称为高血压动脉硬化性脑出血或高血压性脑出血，其占原发性脑出血的80%以上。脑出血的发病率为每年50/10万～80/10万人口。脑出血占急性脑血管病的20%～30%，占出血性脑血管病的40%。脑出血的死亡率为40%，是急性脑血管病中最高的。在脑出血中，大脑半球出血占80%，脑干和小脑出血占20%，但后者的死亡率占脑出血的2/3。

## 一、病因与发病机制

在脑出血患者中，90%有高血压，或1/3～2/3的高血压患者最终均要发生脑出血。

一般来讲，高血压病患者如果长期不进行正规性的降压治疗，10 年以后，有半数以上发生脑出血。脑出血发生机制有如下学说。

（一）微动脉瘤学说

最早由 Charcot 提出，而后经 Russell、Cole 和 Yates 在研究微血管造影及动脉瘤与发病年龄和血压关系时证实。多数 50 岁以上的高血压患者和少数正常血压患者脑小动脉发生囊性或不规则扩张的粟粒状动脉瘤。在高血压性脑出血患者的脑内，约 86% 有粟粒状动脉瘤。粟粒状动脉瘤多发生在壳核、苍白球、丘脑、脑桥和小脑齿状核，少数发生在尾状核、内囊、皮质下白质等，这种分布与高血压性脑出血的部位相仿。粟粒状动脉瘤大多数发生在 250 μm 以下的小动脉，动脉瘤的直径在 200 ~ 900 μm。长期高血压使小动脉张力增大，动脉平滑肌纤维变性，导致动脉壁强度和弹性降低，局部管壁变薄弱并向外隆起，而形成微动脉瘤。

（二）梗死后出血学说

高血压引起动脉痉挛或闭塞，导致该动脉远端的脑组织缺血性梗死，以至减轻了该动脉周围组织的支持力，当血压突然升高时，易发生该动脉破裂出血。

（三）动脉壁病损学说

能使动脉壁发生病变而破裂出血的原因有：①长期高血压导致小动脉壁上的滋养小血管发生病变而破裂，使该动脉壁内形成夹层动脉瘤，如果在某个时间血压突然升高，使血液穿破管壁外层进入脑实质，成为脑出血。②小动脉经常发生痉挛，造成小动脉本身缺氧和坏死，以致该动脉破裂出血。③长期高血压可使小动脉内膜损害，血液脂质通过受损的内膜进入内膜下，导致小动脉发生玻璃样变性或纤维样坏死，急剧坏死的小动脉在血压或血流作用下，容易破裂出血。④由于脑动脉外膜和中层较薄弱，血压过高导致管壁受损，以致动脉破裂出血。

（四）小静脉出血学说

小静脉的管壁薄，结构脆弱，没有发达的内弹力层及肌层，因而不能代偿和控制增高的压力，以至高血压过高时，小静脉破裂。

二、病情评估

（一）临床表现

好发于中老年，也可发生在长期高血压的青年人，多为动态下发病，少数静态下发病。一般无先兆，但极少数患者在出血前数小时或数天前有短暂的症状，如头晕、头痛、肢体活动障碍或感觉障碍等。

高血压性脑出血发生后，病情在数分钟内达到高峰，部分在数小时或者 1 ~ 3 天达高峰。临床表现取决于出血的量和部位。中等量以上出血患者的典型表现为突然出现头晕、头痛，随即出现呕吐咖啡样物质，继而出现意识障碍至浅昏迷，伴面色潮红或苍白、大汗淋漓、血压升高、脉搏缓慢有力、大小便失禁、瞳孔缩小、光反应迟缓、去大脑强直、呼吸不规则等。刺激时健肢出现无意识的反应性动作，而患肢无动作，少数患者出现全身性抽搐。最后进入深昏迷状态，伴体温升高、脉搏快而弱、血压下降、瞳孔散大、光反应消失、四肢呈弛缓状态等。双侧肢体疼痛刺激时，没有反应性动作，此时可能危及生命。少量出血者，可表现为单纯性某一症状或体征，甚至无症状及体征。

1. 基底核区出血

基底核区是本病的好发部位，尤其又以壳核出血最常见。由于出血经常波及内囊，因此，以前常称之为内囊出血。受损的主要表现为①对侧肢体偏瘫：该侧肢体肌力减退或消失，肌张力低下，腱反射减退或消失。数天或数周后，瘫痪肢体转为张力增高或痉挛，上肢屈曲内收，下肢伸直，腱反射亢进，可引出病理反射。②对侧肢体感觉障碍：主要为痛、温觉减退。③对侧偏盲：在意识清醒者，可查到对侧视野缺损。④凝视麻痹：多数患者出现双眼持续性向出血侧注视。这是由于大脑半球的侧视中枢受损之故。发病3~4周此种现象消失。此外，患者还可出现失语、失用、体象障碍、记忆力障碍、计算力障碍等。症状的轻重取决于出血量的大小及是否损害下丘脑和脑干。出血量大时，迅速进入昏迷，甚至死亡，而检查不出肢体瘫痪和感觉障碍。基底核区出血可分为内侧型和外侧型出血。内侧型出血的特点是意识障碍出现早而重，往往患者在发病初期就存在意识障碍，而偏瘫显示不重。当病灶向下发展累及下丘脑时，体温调节中枢障碍而出现高热；糖代谢中枢紊乱而使血糖升高及出现尿糖；自主中枢受累而出现胃出血、心律失常、大汗；累及中脑则出现眼球位置不对称等。外侧型出血的特点为意识障碍不重，但其他症状明显，除非出血量大或继续出血。

2. 丘脑出血

主要为丘脑膝状体动脉或丘脑穿通动脉破裂出血，前者出血位于丘脑外侧核，后者位于丘脑内侧核。该部位出血的表现为①丘脑性感觉障碍：对侧半身深浅感觉减退、感觉过敏或自发性疼痛。②丘脑性失语：言语缓慢而不清、重复言语、发音困难、复述差，但朗读和认读正常。此种失语也为皮质下失语的特征。③丘脑性痴呆：一侧或两侧丘脑出血可出现记忆力下降、计算力下降、情感障碍、人格障碍等。④体象障碍：右侧丘脑出血可出现偏瘫无知症、偏身失认症和偏侧忽视症等。⑤眼球活动障碍：出血发生在丘脑内侧部、后连合和下丘脑时，可出现双眼垂直性活动不能，或凝视麻痹等。若出血量大时，除上述症状外，还因血肿压迫周围脑组织，出现类似于壳核出血的临床表现。丘脑出血量少者，除了感觉障碍外，无其他表现，有的可无任何症状与体征。出血量大者为内侧型脑出血，病情重，预后不佳。

3. 脑叶出血

大脑皮质动脉破裂而导致脑叶出血，也称皮质下出血。发生率占脑出血的15%~20%。脑叶出血仍以高血压性为主，其他病因还有脑血管淀粉样变性、脑血管畸形、血液病、抗凝治疗后、颅底血管网症等。脑叶出血的表现除了一般常见的表现外，其易发生局灶或全身性癫痫，经常表现为某个单纯的症状或体征。脑叶出现的症状和体征取决于出血的部位。额叶出血可出现对侧偏瘫、运动性失语或精神障碍。顶叶出血的偏瘫较轻，而偏身感觉障碍显著，可伴对侧下象限盲，优势半球出血可出现感觉性失语或混合性失语。颞叶出血表现为对侧面舌及上肢为主的瘫痪和对侧上象限盲，优势半球出血可出现混合性失语。枕叶出血只表现为对侧偏盲并有黄斑回避现象。

4. 脑干出血

系由于旁正中动脉和短旋动脉破裂所致，占脑出血的10%左右。绝大多数为脑桥出血，少部分为中脑出血，延髓出血极为少见。其临床表现及严重程度取决于出血量与部位。

1）中脑出血：突然出现复视、眼睑下垂、一或两侧瞳孔扩大、眼球不同轴、水平或垂直性眼震、同侧肢体共济失调、意识障碍等。也可表现为 Weber 或 Benedikt 综合征，严重者可出现去大脑强直状态。

2）脑桥出血：临床表现为突然头痛、呕吐、眩晕、复视、眼震、眼球不同轴、交叉性感觉障碍、交叉性瘫痪、偏瘫或四肢瘫等，继而很快进入意识障碍、针尖样瞳孔、高热、大汗、去脑强直、呼吸困难等，可伴有胃出血、急性肺水肿、急性心肌缺血甚至 MI。严重者在发病时直接进入昏迷状态，针尖样瞳孔、去脑强直、呼吸困难，及伴有多脏器急性损害。部分脑桥出血可表现为一些典型的综合征，如 Foville、Millard Gubler 和闭锁综合征等。本病的病死率达 90%，但有时表现为单个的症状如眩晕、复视、一个半综合征、面或肢体麻木、一侧或两侧肢体轻瘫等。其预后良好，有的仅遗留较轻的偏瘫或共济失调，有的甚至完全恢复正常状态。

3）延髓出血：表现为突然猝倒及昏迷，并很快死亡。部分轻者可出现双下肢瘫痪、呃逆、面部感觉障碍或 Wallenber g 综合征。

5. 小脑出血

占脑出血的 10%。主要系小脑上动脉、小脑下动脉或小脑后小动脉破裂所致。由于出血量及部位不同，小脑出血分为 3 种类型。

1）暴发型：约占小脑出血的 20%。为一侧小脑半球或蚓部较大量出血，血肿迅速地压向脑干的腹侧及引起高颅压，最后导致枕骨大孔疝。患者表现为突然出现头痛、呕吐，迅速出现昏迷，常在发病后 1~2 天死于脑疝。由于发病后很快进入昏迷，小脑及脑干受损的症状和体征无法发现，故在急诊时很难诊断。

2）普通型：约占小脑出血的 70%。小脑出血量中等以下，病情发展缓慢，不少患者可存活。小脑及脑干受损的表现可以查出。患者突然发病，表现为头痛、呕吐、眩晕、眼震、呐吃及患侧肢体共济失调，意识仍清楚。如病情加重，出现患侧周围性面瘫、展神经麻痹、眼球向对侧同向偏斜、角膜反射消失等，之后，部分患者逐渐出现意识障碍、瞳孔缩小及生命体征变化。

3）良性型：占小脑出血的 10%。为少量小脑出血或老年人中等量出血，但因老年人脑有不同程度的萎缩，因此，血肿占位性损害不严重，症状不明显，预后良好。患者大多数表现为突然眩晕、恶心及呕吐，有或没有眼震，不伴有其他体征。主要靠脑 CT 检查确诊。

（二）实验室及其他检查

脑 CT 是脑出血最有效最迅速的确诊方法，其他检查有助于了解病因和病情及鉴别诊断。

1. CT

可准确、清楚地显示脑出血的部位、出血量、占位效应情况、是否破入脑室和周围脑组织受损情况。脑出血在 CT 上显示血肿灶为高密度影，边界清楚，在血肿被吸收后显示为低密度影。

## 2. MRI

MRI 可以发现脑 CT 不能发现的病灶及协助鉴别诊断，如脑干和小脑的少量出血，或亚急性期的脑出血。因此，MRI 对脑出血的诊断可达 100%，优于脑 CT。脑出血在 MRI 上的表现为混合信号，即出血灶为短 $T_1$、$T_2$ 信号，周围水肿区和被损害的脑组织为长 $T_1$、$T_2$ 信号，这些异常的信号随着时间的推移而发生变化。脑 MRI 还可以更清楚地观察到血肿及其周围脑组织的比邻关系，可以发现非高血压性脑出血的原因如血管畸形、肿瘤等。

## 3. 脑血管造影

中青年非高血压性脑出血，或 CT 和 MRI 检查怀疑有血管异常时，应进行脑血管造影检查。脑血管造影可以清楚地显示异常血管和显示出造影剂外漏的破裂血管及部位。如发现血管畸形者，当时还可进行栓塞治疗。

## 4. 腰穿检查

没有条件或不能进行脑 CT 者，应进行腰穿检查协助诊断脑出血，但是，阳性率为 60% 左右，且有一定的假阳性率，即腰穿刺损伤所致。脑出血破入脑室或蛛网膜下隙时，腰穿检查有血性脑脊液。同时，还可以检测颅内压情况，利于指导降颅压治疗。但是，对于大量的出血或脑疝早期，应慎做腰穿检查，以免促使脑疝的发生致患者死亡。

## 5. 脑电图

可以提示脑出血部位有慢波，但无特异性。

## 6. 心电图

可及时发现脑出血合并心律不齐或心肌缺血，甚至 MI。

## 7. 血液

可有血白细胞增高，血糖升高，血尿素氮和非蛋白氮升高，血清肌酶升高等。

## 8. 尿

可出现尿糖和蛋白尿。

（三）诊断与鉴别诊断

中老年人在动态下突然出现头痛、呕吐、局限性神经功能障碍及血压升高，结合既往有高血压病史，应考虑脑出血可能。脑 CT 可以确诊，并很容易地做出鉴别诊断及发现非高血压性脑出血的原因。如果患者在 45 岁以下，又无高血压病史者，应进行脑血管造影或脑 MRI 检查，以了解是否有导致脑出血的其他原因，如脑血管畸形、颅底异常血管网症、动脉瘤、血管性肿瘤等。脑出血应注意与脑梗死、脑室出血、蛛网膜下隙出血、瘤卒中、高血压危象和高血压性脑病鉴别。

## 三、治疗

脑出血的治疗主要是积极降低颅内压，以降低死亡率和致残率。早期功能锻炼以利于康复。

（一）降低颅内压

由于脑出血产生的血肿增加颅内容量，血肿液化及周围水肿以新增加颅内液体，以及血肿压迫或直接阻塞脑脊液回流系统而造成阻塞性脑积水，最后导致颅内压增加，引起脑疝而致死。因此，积极脱水降低颅内压，是挽救患者生命的关键。可通过应用脱水剂、细胞膜稳定剂或手术去除血肿达到降低颅内压。

1. 甘露醇

甘露醇是至今仍为降低颅内压最有效的药物，且还可以促进大量代谢产物的排出，如自由基等。用法：20% 甘露醇，250 mL/次，静脉快速滴注，30 分钟内滴完，6 小时 1 次，可连续用 5 ~ 15 天。如果出血量不多、老年患者、心功能不全者，125 mL/次，1 日 1 ~ 3 次。同时注意补充电解质及水分，并注意观察尿量、心脏功能及电解质情况。

2. 呋塞米

当患者心功能不全或肾衰竭，不宜用甘露醇者或甘露醇应用后仍不足以降低颅内压者，则应用或加用呋塞米。用法：呋塞米 40 ~ 100 mg/次，肌内注射或静脉滴注，4 ~ 8 小时 1 次，应用时间长短依据病情而定。

3. 甘油盐水

甘油盐水作用较上述两种药物弱，如脑水肿不严重者或需长期应用又无脑疝危险者，可用甘油盐水。用法：10% 甘油，500 mL/次，静脉滴注，3 ~ 4 小时滴完，1 日 1 次。或 50% 甘油盐水，50 mL/次，口服，1 日 4 次。甘油脱水比甘露醇慢。最大的缺点是滴速快、浓度大（>10%）时可出现溶血、血红蛋白尿，引起肾衰竭。

4. 白蛋白

白蛋白是一种理想的、较强的脱水剂，主要是通过提高血液胶体渗透压达到脱水效果。上述脱水效果不佳时，可加用白蛋白。用法：白蛋白 10 g/次，溶于生理盐水 250 mL 液体中，静脉滴注，1 日 1 ~ 2 次，连用 5 ~ 10 天。

5. 糖皮质激素

在脑出血的急性期应用糖皮质激素不仅可以减轻缺血性脑水肿，还可以增强患者的应激能力。用法：地塞米松 10 ~ 20 mg/次，加入液体中滴注，1 日 1 次，可连用 5 ~ 7 天。但血压过高或消化道出血者慎用。

6. 手术治疗

严重的脑出血致颅内压过高，内科脱水治疗效果不佳，可能危及生命时，应及时进行手术治疗，达到有效地降低颅内压过高，解除或避免脑疝形成，以挽救生命。

（二）降血压

脑出血患者绝大多数伴有不同程度的高血压，且对脑出血的病情有加重作用，因此，应及时适当地降血压治疗。但是，降血压程度也不宜过低，一般认为，使血压降至病前水平即可。急性期高血压常用的降压药物及方法为：①25% 硫酸镁 10 mL/次，肌内注射，6 ~ 12 小时 1 次；②利血平 1 mg/次，肌内注射，6 ~ 10 小时 1 次；③甲基多巴 0.25 ~ 0.5 g/次，静脉滴注，6 ~ 10 小时 1 次。急性期过后，改口服降血压药物。

（三）止血药

脑出血患者是否应用止血药至今仍有争议。大多数认为一般是没有意义的，原因是：①大部分患者来院时出血已经停止，出血灶没有继续扩大；②高血压动脉硬化性脑出血患者的凝血机制是正常的；③常用的止血药物对正常凝血机制并不起加强作用；④由于脑组织实质性的限制作用及正常的凝血机制，所以，出血后在短期内血液很快发生凝固，阻塞破裂的血管。但是，如果是由于凝血机制障碍引起的脑出血或伴有消化道出血者，可应用 1~2 种止血药，如 6－氨基己酸、止血芳酸、氨甲环酸、安络血、酚磺乙胺、立止血等。

（四）抗感染

在严重瘫痪、意识障碍和延髓性麻痹者，应积极使用抗生素以防治继发性感染。原则应用普通抗生素，可用青霉素 320 万 U/次，加入生理盐水 100 mL 中静脉滴注，1 日 2 次。如果发生感染，则依其感染的病原体和严重程度，应用更有针对性的抗生素。对于感染时间较长、抗感染治疗效果不佳者，应进行分泌物和血液细菌培养并做药敏试验，以确定所应用的抗生素。但对于不严重的脑出血，在发病初期，一般不应用抗生素。

（五）降温治疗

体温超过 38℃者，应积极降温。常用的方法：①物理降温，如头部、腋下及腹股沟区放置冰袋、戴冰帽或睡冰毯等；②药物降温，如可应用退热片、新癀片、吲哚美辛等。

（六）保持呼吸道通畅

严重脑出血患者多数伴有意识障碍和延髓性麻痹。应该注意翻身、叩背、雾化吸入，以协助排痰。咳痰困难者应给予人工吸痰，严重者，应尽早插管，甚至做气管切开，同时给予吸氧，以防止因痰阻塞造成的窒息而致死和防止坠积性肺部感染。

（七）一般处理

脑出血急性期应保持安静，绝对卧床，保持大便通畅。不能进食者，应留置胃管给予鼻饲，保证日常营养的需要量，同时也通过胃管了解有否胃出血及其量。

（八）保持水电解质及酸碱平衡

脑出血患者处于高代谢状态，又大量应用脱水剂及进食不够，应及时补充和纠正水电解质和酸碱失调。

（九）神经细胞营养剂

病情稳定后，可同时给予神经细胞营养剂，请参考脑血栓形成的治疗。

（十）康复治疗

脑出血病情稳定者，应尽早开展康复治疗，这有利于神经功能障碍的恢复。康复治疗必须视病情而行，避免过度活动、加重或促进再次出血。

### 四、护理

（一）紧急处理原则

降低颅内压及过高的血压、终止出血、维持生命功能，防治并发症。

1）平卧，头偏向一侧，保持安静，减少搬动，躁动不安者可用镇静药。

2）保持呼吸道通畅，给氧、吸痰，必要时行气管插管。

3）降低颅内压，控制脑水肿：20% 甘露醇注射液 125~250 mL 静脉注射，每天 3~4 次。呋塞米 20~40 mg 加入输液中静脉滴注，每 6~8 小时 1 次，但应防止电解质紊乱。病情稳定后可用 10% 复方甘油 500 mL 静脉滴注，每天 1~2 次。起病初期可加用地塞米松。

4）降低血压：脑出血患者一般不应用降压药物。当收缩压超过 200 mmHg 时，可使用缓和降压药物，如硝苯地平 10 mg 舌下含化，或利血平 1 mg 肌内注射，或呋塞米 20～40 mg 静脉注射等。使血压缓降并稳定在略高于发病前的水平。

5）止血药的应用：一般不主张用止血药，在消化道出血时可选用氨甲苯酸 600 mg 或氨基己酸 10～20 g 加入 10% 的葡萄糖注射液 500 mL 中静脉滴注。

6）改善脑代谢：醒脑静 20～40 mL 或胞磷胆碱 0.25～0.5 g 加入 10% 的葡萄糖注射液 500 mL 中缓慢静脉滴注，每天 1 次。头部物理降温，必要时人工冬眠，以降低脑细胞的代谢。

（二）病情观察

1）严密观察神志、瞳孔和生命体征的变化，每 0.5～1 小时 1 次，如病情稳定可延长至每 2～4 小时 1 次，及时处理异常变化。

2）准确记录 24 小时出入液量，保持水、电解质及酸碱平衡。

3）注意观察分泌物性质、量、颜色，警惕应激性溃疡的发生。

（三）对症护理

1. 高热

如迅速出现的持续高热，常由于脑出血累及下丘脑体温调节中枢所致，应给予乙醇、温水擦浴，头部置冰袋或冰帽，并予氧气吸入，提高脑组织对缺氧的耐受性。

2. 头痛

给予镇痛药，注意慎用阿司匹林等可能影响凝血功能的非甾体类消炎镇痛药物或吗啡、哌替啶等可能影响呼吸功能的药物；过度烦躁不安的患者可遵医嘱适量使用镇静药。

3. 便秘

可选用缓泻剂，但禁止大量不保留灌肠，以免引起颅内压增高。

4. 尿失禁或尿潴留

应及时留置导尿，注意预防尿路感染。

5. 痫性发作

短期可采用抗癫痫药物如地西泮、卡马西平或丙戊酸钠。

（四）用药护理

使用脱水剂时，应注意防止药液外渗，监测尿量、心脏功能及电解质情况；部分重症患者需要监测 CVP。

（五）康复护理

脑出血后，若患者的生命体征平稳、病情不再进展，宜尽量进行康复治疗。

（六）饮食护理

1）急性脑出血患者因脑血液循环障碍，致使消化功能减弱，因此 24 小时内暂禁食，24 小时后生命体征平稳、无颅内压增高及严重上消化道出血，可开始流质饮食。

2）昏迷或有吞咽障碍者，发病第 2～3 天应遵医嘱胃管鼻饲，保证足够的蛋白质、维生素、纤维素的摄入，根据患者情况调整饮食中的水和电解质的量，一般每日不超过

2 000 mL。

　　3）清醒患者摄食时一般以坐位或头高侧卧位为宜，进食要慢。

　　（七）健康教育

　　1. 预防疾病

　　向患者和家属介绍有关疾病的基本知识，告知积极治疗原发病对防止再次发生出血性脑血管疾病的重要性；避免精神紧张、情绪激动、用力排便及过度劳累等诱发因素；生活有规律，保证充足睡眠，适当锻炼。

　　2. 管理疾病

　　指导患者每日定时监测血压，发现血压异常波动及时就诊；指导患者重视脑出血危险因素的干预，出院后定期门诊随访，监测血糖、血脂等。

（马丹）

# 第十章 损 伤

# 第一节 颅脑损伤

颅脑损伤是一种常见的创伤，无论在和平时期或战争时期发生率都仅次于四肢损伤，而致残率和死亡率均高于其他各部位的创伤。随着现代化的交通工具和机械化生产的发展，颅脑损伤的发生率仍在继续上升。

## 一、分类

**（一）按损伤组织层次分**

①头皮损伤；②颅骨损伤；③脑损伤。受伤者可以仅有一种，也可以同时发生两种或全部损伤。

**（二）按颅腔是否与外界沟通分**

1. 开放性颅脑损伤

指头皮、颅骨和硬脑膜三层均已破损，颅腔与外界相沟通。

2. 闭合性颅脑损伤

指硬脑膜仍完整，颅腔和外界没有直接相通。

**（三）按脑组织损伤的类型分**

1. 原发性颅脑损伤

暴力作用头部时立即发生的脑损伤，主要有脑震荡、脑挫裂伤及原发性脑干损伤。

2. 继发性颅脑损伤

受伤一定时间后出现的脑受损病变，如脑水肿和颅内血肿。

## 二、病因和发病机制

颅脑损伤多由暴力直接作用头部或通过躯体传递间接作用于头部引起。平时多为交通事故、高处坠落、挤压伤、刀刃伤、拳击伤等。战时多为火器伤或爆炸性武器引起的冲击波所致。颅脑损伤的方式和机制有下列几种。

**（一）直接损伤**

1. 加速性损伤

为运动中的物体撞击于静止的头部，使头部沿外力方向做加速运动发生的脑损伤。

2. 减速性损伤

为运动的头部撞击于静止的物体而突然减速时发生的脑损伤。

3. 挤压性脑损伤

为头部两侧同时受硬物体挤压所发生的脑损伤。

一般加速性损伤常较轻，脑损伤通常仅发生在受力侧；而减速性损伤常较重，受力侧和对侧均可发生脑损伤，往往以对侧损伤较重。

（二）间接损伤

1. 传递性损伤

如坠落时臀部或双足着地，外力沿脊柱传递到头部所致。

2. 挥鞭式损伤

外力作用于躯体使之急骤运动时，静止的头部由于惯性被甩动致伤。

3. 胸腹挤压伤

骤升的胸膜腔内压或腹内压沿血流冲击脑部致伤。

4. 爆炸气浪伤

爆炸时气浪波引起的损伤。

（三）旋转损伤

外力使头部沿某一轴心做旋转运动时，除上面提到的一些因素外，高低不平的颅底、具有锐利游离缘的大脑镰和小脑镰，均对脑在颅内做旋转运动时产生障碍，并形成剪力（切应力），从而使脑的相应部位因受摩擦、牵扯、撞击、切割等机械作用而受损。

关于颅脑损伤的病理生理的变化是多方面的、复杂的。早期对颅脑损伤的临床表现和病情发展机制的理解，是以外伤的局部机械作用的因素为基础的；随着对颅脑损伤患者的治疗和观察，发现患者多有脑缺氧的现象，继之出现脑水肿、脑肿胀等一系列症状，又提出了物理化学变化的理论。近年来，一些学者在临床工作和实验工作中，证明颅脑损伤的急性期或于危笃状态时，周围血流速度明显降低，脑血流有明显障碍，继之出现脑血管痉挛、脑水肿，故又提出了血流动力学理论和血管运动的理论。更有人注意到重症颅脑损伤患者，在出现意识、体温、呼吸、血压等明显改变的同时，心、肺、胃肠、泌尿系统等常发生严重并发症，认为这些变化是垂体下丘脑的功能紊乱，造成神经体液营养障碍的结果，故主张努力改善自主神经的功能，以降低颅脑损伤的病死率和提高其治愈率。

### 三、病情评估

（一）受伤史

详细了解受伤过程，如暴力大小、方向、性质、速度，患者当时有无意识障碍，其程度及持续时间，有无中间清醒期、逆行性遗忘，受伤当时有无口鼻、外耳道出血或脑脊液漏发生，是否出现头痛、恶心、呕吐等情况；初步判断是颅伤、脑伤或是复合损伤；同时应了解现场急救情况，了解患者既往健康状况。

（二）临床表现

1. 头皮损伤

1）头皮挫伤：损伤累及皮下组织。临床可见头皮肿胀、淤血。

2）头皮血肿：多为钝力直接损伤所致。可分为皮下血肿、帽状腱膜下血肿及骨膜下血肿3种，有时也可同时发生，混杂存在。

（1）皮下血肿：皮下层与表皮层和帽状腱膜层在组织结构上连接甚紧，使损伤后的出血受到限制，因此血肿通常较局限，血肿一般不大，半球形，触之较硬，胀痛。触诊时中央有凹陷的感觉，容易误诊为颅骨凹陷性骨折，此时常要 X 线摄片方能断定是否合并有颅骨骨折。

（2）帽状腱膜下血肿：外力作用于头皮时，头皮移动，帽状腱膜下层受撕拉，血管断裂，形成血肿，其范围可及整个腱膜下层。临床上较皮下血肿为大，其范围越过中线或骨缝是诊断要点。血肿中心有波动，周边有血液渗入，但组织尚未完全剥离，所以触之较硬而高起，与中心比较宛如一凹陷骨折。

（3）骨膜下血肿：出血发生在某一颅骨的骨膜下，由于骨膜在骨的边缘是愈着的，所以血肿不超过该颅骨的范围。常见于有产伤史的新生儿，即所谓"头颅血肿"。

3）头皮裂伤：裂伤发生在外力作用部。外力的形式不同，边缘亦异。锐性外力，创缘较整齐；钝性外力，创缘常有挫伤。裂伤的程度不等。如帽状腱膜横向（与其纤维垂直）断裂，由于两端肌肉收缩，伤口便开大。由于头皮血管丰富，出血很多，严重时可引起休克。

4）头皮撕脱伤：头皮撕脱伤为头皮受到强烈的牵扯，如因发辫卷入转动的机器中，使头皮由帽状腱膜下方部分或全部撕脱，伤者常因大量失血和创口疼痛发生休克。

2. 颅骨骨折

外伤后患者出现头皮局部肿胀，或有擦伤、挫伤等，有时头皮肿胀、头颅变形易误诊为凹陷骨折。

1）颅盖骨折：发生率较高，可分线形骨折和粉碎凹陷性骨折。线形骨折伤处头皮可有压痛、肿胀或血肿。粉碎凹陷性骨折在伤处可触及骨质凹陷，但局部有头皮血肿时，不易鉴别。

2）颅底骨折：分颅前窝、颅中窝和颅后窝骨折 3 种，以颅中窝骨折为最多见，颅前窝骨折次之，颅后窝骨折较少见。

（1）颅前窝骨折：可见有鼻出血或脑脊液鼻漏，多见于额窦后壁及筛板骨折。此外尚有嗅觉丧失，眶周皮下及球结膜下淤血，似熊猫样外观。视神经管受累时可引起视力丧失。

（2）颅中窝骨折：在咽部黏膜下和乳突部皮下出现淤血斑。如鼓膜及脑脊膜均有破损时，血液、脑脊液可自耳道流出，成为脑脊液耳漏；合并面神经、听神经损伤，引起周围性面瘫、听力障碍、耳鸣等症状。

（3）颅后窝骨折：乳突后、枕下区皮下可出现淤血斑，偶有第Ⅸ、Ⅹ、Ⅺ、Ⅻ对颅神经损伤而引起的症状。

（4）鞍区骨折：损伤颈内动脉或海绵窦时，血液经蝶窦流入鼻咽腔，出现口鼻剧烈出血，甚至血液因流入气管发生窒息。

颅底骨折时，因硬脑膜损伤，血液可流入蛛网膜下隙，引起头痛、烦躁、恶心、呕吐等症状。检查颈部有抵抗感，克氏征阳性；并发脑和脑干损伤时，可有意识障碍等脑损伤症状，病情危重。

3. 脑震荡

脑震荡是指头部受外力打击后，由于脑干网状结构受损而立即发生的一时性广泛的脑功能障碍。伤后立即出现短暂的意识障碍，其时间由数秒钟到数分钟，一般不超过半小时。在意识障碍的同时，可有皮肤苍白、出汗、瞳孔或大或小、血压下降、心动徐缓、呼吸减慢、肌张力降低、各种生理反射迟钝或消失等"脑性休克"表现，但很快随着意识的恢复而消失。醒后常有头痛、头昏、恶心、呕吐等症状。患者对受伤当时，乃至受伤前一段时间的情况不能回忆，称之为"逆行性遗忘"。通常在1周内逐渐好转。神经系统检查无阳性体征可见，脑脊液化验亦属正常。

4. 颅内血肿

1）硬膜外血肿：硬膜外血肿占颅脑损伤的1%～3%。多见于穹隆部线形骨折处，更多见于颞部。常因颅骨骨折跨越脑膜中动脉骨管沟，或当颅骨变形硬膜与之突然分离时，使穿行在颅骨骨管沟中的脑膜中动脉撕裂，形成急性硬膜外血肿。也可能是线形骨折处板障静脉破裂或颅骨变形时硬膜自颅骨内板剥离，硬膜表面小血管撕裂出血引起的过程缓慢的幕上硬膜外血肿。

（1）具有与脑震荡相当的轻型急性颅脑损伤病史。

（2）头皮有擦伤、挫伤、裂伤或血肿，骨折线越过大脑中动脉沟，或骨折线超过静脉窦，特别像骨折线在后枕骨越过横窦，应警惕发生本病的可能性。

（3）伤后患者常呈现昏迷（脑震荡）—清醒—昏迷（天幕裂孔疝）的典型症状。中间清醒期短者为2～3小时或更短，大多为6～12小时或稍长，中间清醒期短，表明血肿形成迅速，但也有昏迷可能阙如或者时间很短，清醒程度不充分等。

（4）随着意识变化，脑受压进行性加重，临床可出现单瘫、偏瘫，浅反射减弱或消失等症状，病理反射阳性，病侧瞳孔散大，对光反应消失。

2）硬膜下血肿：占颅脑损伤3%，常伴较重的脑挫伤，较少出现中间清醒期，所以临床上与硬脑膜外血肿有所不同。

（1）有较重的颅脑损伤病史。

（2）外伤后意识障碍逐渐加重，或躁动之后陷入昏迷状态，颅内压增高明显，有脑膜刺激征常缺乏典型的硬膜外血肿的中间清醒期，其他临床表现与硬脑膜外血肿大致相同，单凭临床表现有时难以与其他急性颅内血肿相区别，头颅CT可确诊。

3）脑内血肿：脑内血肿占颅脑损伤的1%～2%。是指脑实质内出血形成的血肿，多因对冲性脑挫裂伤引起，常与硬膜下血肿合并存在，好发于额叶及颞叶。少数可因颅骨凹陷性骨折刺破皮质，引起脑实质内出血，形成单发的脑内血肿。脑内血肿的临床表现与硬膜下血肿相似，常同时存在，故术前不易做出确切诊断。手术探查时若颅内压甚高，而且未有硬膜外或硬膜下血肿发现，或清除血肿后，颅内压仍不降低，而他处又无血肿发现，皆须考虑脑内血肿的可能。

4）颅后窝血肿：各型颅内血肿皆可发生于后颅窝，但其发生率远较幕上血肿低，颅后窝血肿可直接压迫延髓生命中枢，病程较为险恶。颅后窝血肿的诊断比较困难。凡枕部有直接受伤史，特别是有枕骨骨折者，若伤后出现进行性颅内压增高症状，一度出现小脑体征，或有进行性加重的延髓受压表现，皆应提高警惕，诊断可疑而情况许可者，宜做CT检查明确之。

5）多发性血肿：可为同一部位不同类型（如颞部硬脑膜内、外血肿）、不同部位同一类型（如两侧颞部硬脑膜外血肿）或不同部位不同类型（如左顶硬脑膜外血肿及右颞硬脑膜下血肿)。

（1）伤后持续昏迷，并常继续加深，少有中间清醒期。

（2）颅内压增高症状明显，病情发展快，脑疝出现早。

（3）常是撞击伤和对冲伤的结果，定位体征不能以单一部位的血肿来解释。

5. 脑挫裂伤

伤后患者意识丧失时间大于 30 分钟，轻症者意识障碍多在 2 小时以上，可出现轻微的颅内压增高症状，肢体的肌张力、肌力、腱反射不对称及颅骨骨折和血性脑脊液等。脑挫伤严重者意识障碍持续 6～12 小时且程度较深，更有单瘫、偏瘫或失语等局灶症状。若意识障碍超过 12 小时，持续加深，颅内压增高和局灶症状也逐渐加重，患者常可死亡或成为植物人状态。如有脑干延髓损伤，伤后患者立即陷入昏迷状态，多数持续数天，数周或数月。中脑损害为瞳孔大小不等，对光反应消失，四肢肌张力增高，至大脑强直。脑桥损害可见双侧瞳孔常极度缩小，光反应消失，眼球同向偏斜等。延髓损害突出表现为呼吸功能障碍，如呼吸不规律、潮式呼吸或呼吸迅速停止。头颅 CT 可确诊。

6. 开放性颅脑损伤

引起开放性颅脑损伤的原因，在平时多为撞击或锐物刺入，战争时则多由火器所致。火器伤可分为非贯通伤、贯通伤和切线伤等类型。颅内脑组织创道中，常有异物存留，如碎骨片、金属片、泥土、沙石等。切线伤是指投射物沿切线方向在颅外冲击头部，造成头皮破裂和颅骨的沟槽状损伤，多引起邻近脑组织的挫裂伤。

1）外伤后患者可出现昏迷、大出血和休克，若不能有效地阻止出血，纠正休克，则很快死亡。有颅内血肿者可出现颅内压增高，脑疝和意识障碍。

2）脑损伤轻，脑组织膨出，患者神志清醒，尽可能拍摄头颅 X 线平片，可发现颅内异物，为手术提供重要依据。头颅 CT，可发现脑挫伤、脑水肿和颅内血肿。

（三）实验室及其他检查

1. 头颅 X 线平片

可发现骨折线长短、走行、骨折凹陷深度，是颅脑损伤最基本检查方法。硬膜外血肿患者颅骨平片常可发现骨折线跨越硬脑膜血管沟。

2. 头颅 CT

CT 可显示颅骨骨折、脑挫裂伤及颅内血肿等，是目前脑损伤最理想的检查方法。

3. 颅骨钻孔检查

既是一种检查方法，又是一种治疗措施。尤其适用于无其他检查设备，又怀疑颅内血肿引起脑疝的患者。钻孔部位应考虑到头部着力部位、受伤机制、临床表现及血肿好发部位等。

（四）诊断和鉴别诊断

根据上述临床表现，结合实验室及其他检查可诊断。

### 四、处理

（一）头皮损伤

1. 头皮挫伤

通常不需要特殊处理。若有皮肤擦伤，可剪去头发，用甲紫溶液涂布。

2. 头皮裂伤

应争取在伤后72小时内清创缝合。剃除头发，用肥皂水刷洗头皮，并以生理盐水冲净伤口内血块和异物。剪除污染严重及无生机的软组织，但创缘切除应小于2 mm，以免缝合时张力太大，影响伤口愈合。清洁整齐的伤口，分帽状腱膜及皮肤两层缝合。皮肤挫伤严重、分层不清时，采用褥式全层缝合。若头皮缺损较小，在帽状腱膜下充分松解后，可得到无张力缝合。

3. 头皮撕脱伤

1）部分头皮撕脱：蒂部保留供应动脉者，彻底清创后，将皮瓣复位缝合。

2）头皮完全性撕脱

（1）头皮污染不重，伤后12小时以内，头皮动、静脉条件良好者，可采取显微外科手术吻合头皮动脉，再将头皮再植。如血管不能吻合，将头皮制成中厚皮片后再植。

（2）头皮完全性撕脱，头皮污染严重，时间过久，无法利用时，如创面清洁可取大腿中厚皮片移植。有颅骨暴露时，可将颅骨外板多处钻孔或锉除，待长出健康肉芽后，再由身体其他部位取皮移植。无论头皮复位缝合或再植，均须行多孔引流、适当加压包扎。

4. 头皮血肿

通常在伤后1~2周自行吸收。若5日以上血肿无吸收迹象，可行穿刺吸除积血。

（二）颅骨骨折

1. 颅骨单纯线形骨折

一般无须特殊治疗，但须注意这种骨折可因损及脑膜中动脉或颅内静脉窦，而继发颅内硬脑膜外血肿等。

2. 颅骨凹陷骨折

颅骨凹陷骨折骨折下陷大于1 cm，可造成脑受压或下陷的内板形成骨折片，造成硬膜或脑损伤；小儿凹陷骨折，有妨碍脑损伤的可能；法律纠纷；有碍美容等。上述均为手术治疗指征，尤其伴有颅内组织损伤、出血或粉碎骨折者应做紧急手术处理。对在矢状窦弯处凹陷骨折，无症状者不必处理，否则应在充分准备大量输血的条件下慎重处理。

3. 颅底骨折

颅底骨折本身绝大多数无须治疗，重要的是治疗脑损伤和其他并发损伤，严防感染，使用破伤风抗毒血清。对耳、鼻出血或脑脊液漏者，不可堵塞或冲洗，以免增加颅内感染的机会。有脑脊液漏则严禁腰椎穿刺，如发现视神经管骨折，伤后出现急剧的视力障碍，应及时开行视神经管减压术。对脑脊液漏的处理，除严防感染外，常以头高位卧床，多可自然闭合治愈，对没有自愈可能的脑脊液漏者，应及时手术修补瘘口。

（三）脑震荡

应卧床休息 7 ~ 10 天，伤后 24 ~ 48 小时，定时测量脉搏、呼吸、血压、体温，并注意观察意识、瞳孔、肢体活动的神经系统体征的变化，以及时发现颅内继发性病变。头痛、头晕、情绪紧张者，给予镇静、止痛剂，如地西泮、止痛片等，但须谨慎，以免掩盖病情。

（四）颅内血肿

1. 硬脑膜外血肿的治疗

本病一旦确诊应立即手术探查，有的急性血肿患者，就诊时已有脑疝形成，为争取时间，可不做辅助检查而根据临床表现直接手术探查，部分呼吸已经停止的患者，在人工辅助呼吸下尽快手术因而得救，故不应轻率放弃手术治疗的机会。手术时先钻孔探查，发现血肿先吸出部分血块，然后再扩大骨窗或者骨瓣开颅，彻底清除血肿和止血。血肿继发疝或者血肿并有严重脑挫裂伤病例，在清除血肿后注意行脑外减压术、脑疝复位术。少数重症者兼行脑内外减压术，有利于度过急性脑水肿期。

手术前、后应用脱水药降低颅内压，术后应用促神经代谢药、抗生素等治疗。病情稳定后功能恢复不良者，可应用高压氧治疗。

2. 硬脑膜下血肿的治疗

硬脑膜下血肿治疗原则与硬脑膜外血肿相同，手术时应根据对冲伤的规律，相应进行额、颞单侧或双侧钻孔，清除脑挫裂伤的坏死组织，摘除血肿，硬脑膜减张缝合，颅骨去除减压或根据头颅 CT 的诊断，决定开颅手术部位。若一侧血肿清除后，颅内压增高不见好转时，应考虑有无多发性颅内血肿的可能。

3. 脑内血肿的治疗

同急性硬脑膜下血肿，以开颅清除血肿为原则，手术不发生危险者，也常残留某些后遗症。

4. 颅后窝血肿的治疗

对后顶枕部着力，骨折线跨过静脉窦，颅内压明显增高，意识昏迷加深，呼吸不规律的患者，除想到对冲性脑前部损伤外，在缺乏头颅 CT 的场合，应尽早做颅后窝钻孔探查，清除血肿。若血肿大，病情重，或延误手术，常常导致死亡。

5. 多发性颅内血肿的治疗

手术清除多处血肿，并行减压术。术后综合治疗同脑挫裂伤。

（五）脑挫裂伤

1. 急救

严密观察生命体征、意识、瞳孔的变化。休克患者，在积极进行抗休克治疗的同时，应详细检查有无胸腹脏器损伤和内出血，避免延误合并伤的治疗。对昏迷患者，应及时清除呼吸道内分泌物，保持呼吸道通畅。对呼吸困难者，行气管插管人工辅助呼吸，对呼吸道分泌物多，影响气体交换或估计昏迷久者，应早期行气管切开术。伤后数日内禁食或给予低盐易消化的半流质，静脉输液量成人每日应限制在 1 500 mL。昏迷过久者应予鼻饲，但脑脊液鼻漏者禁用。躁动不安时，可用地西泮或水合氯醛等药物控制，但禁用吗啡类药物，以免掩盖病情和抑制呼吸。

2. 防治脑水肿

防治脑水肿是治疗脑挫裂伤极为重要的环节。

1）脱水剂：轻者用50%葡萄糖液等，重型患者需用20%甘露醇液。

2）限制液体摄入量：伤后5~7天为急性水肿期，每日液体入量不超过2 000 mL。

3）降温：高热必须查明原因并做出相应的处理，使体温接近或保持正常。一般解热剂、物理降温、冰水灌肠、冰水洗胃等方法均可酌情使用。

4）激素的应用：肾上腺皮质激素能稳定脑细胞内溶酶体膜。降低脑血管壁通透性，从而防止或减轻脑水肿。常用药物有地塞米松和氢化可的松，应用时间不宜过长，以免发生不良反应。

5）吸氧疗法：应充分供氧，昏迷深持续时间长的患者，应尽早行气管切开。

3. 给脑细胞活化剂及促醒药物

如脑活素10 mL静脉注射每日1次，尼可林1 g加入10%葡萄糖500 mL静脉滴注，每日1次。脑复新1 g或脑复康10 g加入10%葡萄糖液500 mL静脉滴注，每日1次。此外，尚有ATP、辅酶A、细胞色素C、胞磷胆碱。

4. 冬眠低温疗法

对严重脑挫裂伤、脑干损伤患者，可用冬眠低温疗法，将体温保持在33~35℃，以减低脑组织代谢和氧耗量，并可减少脑体积，降低颅内压。常用冬眠合剂1号（氯丙嗪50 mg，异丙嗪50 mg，哌替啶100 mg），视患者体质及耐受程度而定。首次用量1/2至全量静脉滴注，肌内给药时，宜从1/3或1/2量开始，用药后20分钟左右，皮肤无寒冷反应后，即开始用冰袋置于四肢大血管处，或同时用冰块擦拭。头部降温时，应防止浸渍伤口，冬眠药有效作用，一般持续4~6小时，冬眠降温时间一般为3~5天，复温时切忌体温升高过快，以自然复温和维持于37℃左右为宜，婴幼儿及高龄患者，循环机能明显紊乱者，不宜行人工冬眠低温疗法。

5. 防治感染

预防性使用抗生素，主要防治肺部感染。

6. 治疗各种并发症

如上消化道出血、肺水肿、肺炎、心跳缓慢、癫痫或抽搐。

7. 手术治疗

如创伤继续出血，或出现急性脑水肿，则很快形成危及生命的颅内压如脑疝。头颅CT发现脑挫裂伤、脑水肿、颅内血肿增大，应尽早开颅手术，摘除脑挫裂失活的血肿、清除脑组织、去骨瓣减压、脑室分流脑脊液等，以挽救患者生命。

（六）脑干损伤

1. 急性期治疗

主要是维持脑干功能，控制脑水肿、去大脑强直发作，高热及维持呼吸循环功能。主要措施有：①早期施行冬眠低温治疗；②保持呼吸道通畅，应早期行气管切开；③控制脑水肿，应用脱水剂、地塞米松等；④应用改善脑组织代谢药物；⑤积极控制防治各种并发症，如肺部感染、尿路感染、压疮等。

2. 恢复期治疗

在患者恢复意识后，重点在于促进脑干功能恢复、苏醒，增加营养，加强语言和肢体功能的训练做好康复工作，防治各类并发症。

（七）开放性颅脑损伤

1. 保持呼吸道通畅

对患者首先应立即挖出或吸出口鼻内泥土、血块或分泌物，以保证呼吸道通畅。昏迷或舌后坠时，应将舌头拉出，必要时放置通气管。转送时让患者侧俯卧位，防止血液或分泌物再次堵塞呼吸道。

2. 制止头部的外出血

可给予包扎，如有脑膨出，可有绷带卷围于其四周，然后再包扎固定。对清醒患者，可教其指压止血法。

3. 防治休克

由于出血多，患者有休克，要积极防治，并注意有无胸膜腔内出血。

4. 预防感染

给以抗生素，同时注射破伤风抗毒素。

5. 尽早行清创及减压手术

清洗和消毒后，从原伤口进入，并扩大骨窗和硬脑膜裂口，清除破损脑组织和血肿，去除异物，用电凝器完善止血，用甲硝唑及有效抗生素反复冲洗伤口，修补和严密缝合硬脑膜。不宜使用异体材料修补硬脑膜缺损，颅骨碎片消毒后置于硬脑膜外，不必固定，头皮完善修补缝合。术后不做伤口引流，同时积极进行抗感染、抗脑水肿，防止严重的并发症及减少后遗症，一般情况好转后，尽早进行系统的功能锻炼及偏瘫、失语的康复训练。

## 五、护理

（一）一般护理

1. 卧位

休克或术后麻醉未清醒者应取平卧位。重症颅脑损伤如无休克，应取头高卧位，将床头抬高15°~30°，以利静脉回流，减轻脑水肿。昏迷患者以侧卧位或侧俯卧位较好，便于口腔及鼻腔分泌物体位引流。经常予以翻身叩背，保持口腔清洁，防止误吸。

2. 饮食护理

患者意识清楚，可进食。但应限制饮水量及食盐量，预防脑水肿，每日总量1 000~1 500 mL，保持尿量在500~800 mL即可。对呕吐频繁或昏迷者应禁食，由静脉输液维持营养和水、电解质平衡，总量不超过2 000 mL并尽量不给盐水，且滴入速度要慢而均匀，每分钟15~30滴，以防脑水肿加重。对昏迷时间较长者可用鼻饲。每次鼻饲食物前，应先抽出胃内残存的食物，同时还可以观察胃管是否脱出，胃内是否出血。此外，放置了胃管就应重视患者的营养，因为长期昏迷患者，如再有躁动和抽搐，机体消耗很大，可给予糖、牛奶、蛋汤、肉汤、麦乳精、果汁和部分营养药物。注入食物时，其温度不可过高或过低。

3. 保持呼吸道通畅

重型颅脑损伤患者咳嗽及吞咽反射均减弱或消失，口腔及呼吸道的分泌物易沉积于肺而引起肺炎，应及时吸除口腔和呼吸道分泌物与适当用药。对于昏迷患者以侧卧位或侧俯卧位较好，便于口腔及鼻腔分泌物体位引流，经常予以翻身叩背，保持口腔清洁，以防误吸。有呼吸困难时，应给氧气吸入，氧流量为每分钟1~2 L，以改善脑组织氧的供给。对深昏迷或昏迷时间长，呼吸道不畅以及痰液难以吸出的患者要适时做气管切开，并做好气管切开后的术后护理。

4. 高热的护理

高热可使脑损害加重，危及患者生命，护理中要给予足够的重视。中枢性高热为丘脑下部体温中枢受累所致，体温可达40℃，主要靠冬眠药物加物理降温，同时给予糖皮质激素治疗。对于感染性发热，可用抗生素治疗，辅以物理降温。对于烦躁患者可加床档，防止坠床。

5. 输液的护理

重型颅脑损伤在输液时，速度不宜过快，滴速控制在每分钟40~60滴，补液过快易引起肺水肿。高渗脱水剂要快速滴入，20%甘露醇液250 mL要求在半小时内输入，治疗中要记录24小时出入量。

6. 皮肤护理

对长期卧床的患者要加强皮肤护理，防止压疮的发生，如定时翻身、按摩受压部位、骨突出部位加软垫、经常更换床单、护理好大小便等。

7. 大小便的护理

有尿失禁或尿潴留者可导尿，并停留尿管。为避免留置导尿时间过长，容易造成尿路感染，男性患者可采用阴茎套储尿排尿，但要注意不使阴茎套扭曲，以免尿液在套中潴留，侵蚀龟头，形成糜烂、溃疡。用橡皮膏固定时松紧要适度，避免造成龟头水肿。也可采用塑料袋接尿的办法。女性患者留置导尿要经常冲洗膀胱和会阴部。此外，患者常有便秘，3天无大便者，可给缓泻剂，如果导片等。因用力大小便可增加颅内压，不做大量液体灌肠，以免颅内压增高及水分被吸收而促成脑水肿。

8. 五官的护理

眼睑不能闭合者，应涂眼膏保持角膜湿润。颅底骨折有脑脊液鼻漏、耳漏者，应保持耳道和鼻孔清洁，禁忌填塞、冲洗或滴入药液。口腔护理是针对患者不能进食、细菌易在口腔繁殖的特点，每日可用1%硼酸盐水擦拭，如出现霉菌性口腔炎，可配制苏打克霉唑混悬液（克霉唑3 g加5%苏打100 mL）擦拭口腔。

9. 康复期护理

帮助患者树立战胜疾病的信心，积极配合治疗。对植物人应加强基础护理和支持疗法的治疗护理。防止各种并发症，注意饮食营养卫生。肢体瘫痪的患者应鼓励患者坚持运动由小到大，由弱到强，循序渐进，直到恢复。

（二）病情观察与护理

1. 观察意识、瞳孔、血压、脉搏、肢体活动、各种反射

每5~10分钟观察一次，并做好记录。根据病史、临床表现，结合辅助检查，对病

情做出初步判断，做到心中有数，以便进行及时、有效的抢救。诊断不明确者更应严密观察病情变化，以利及早明确诊断。

1）意识观察：伤后意识障碍的程度和持续时间是反映颅脑损伤轻重的一个重要标志，可以测知预后。

2）瞳孔观察：观察瞳孔变化对于病情及预后的估计有很大价值。

3）生命体征观察：颅脑损伤后通常有血压下降、脉搏细数、呼吸慢等。如患者血压持续升高、脉搏洪大、呼吸减慢，常提示有颅内压增高，应提高警惕，预防脑疝的发生。

4）肢体运动障碍的观察：伤后立即出现一侧肢体运动障碍，而且相对稳定，多系对侧原发性脑损伤。如伤后一段时间才出现一侧肢体运动障碍而且进行性加重，伴有意识障碍和瞳孔的变化，则考虑幕上血肿引起的小脑幕切迹疝，使锥体束受损。

2. 准确记录出入量

颅脑损伤患者常有呕吐、高热、强直抽搐等，容易引起代谢紊乱，加上早期限制水钠的摄入，脱水、利尿剂的利用，患者常有不同程度的脱水，所以要准确记录出入量，及时补充电解质。

3. 其他情况观察

观察有无呕吐、呕吐物性质等。颅内高压引起的呕吐与进食无关，呈喷射状。脑脊液漏是颅底骨折的典型临床表现。重型颅脑损伤患者胃内容物或呕吐物呈咖啡样，或患者出现黑便，提示应激性溃疡。重型颅脑损伤患者出现血尿，应考虑并发泌尿系统损伤或甘露醇、磺胺嘧啶、苯妥英钠等药物损害肾脏所致。若颅脑损伤患者出现血性痰，应考虑肺损伤。若颅内血肿清除术后头部引流袋内出现大量新鲜血，应考虑手术区域再出血。

4. 对已发生脑疝患者，应立即抢救

颞叶沟回疝，即刻静脉输入脱水剂，降低颅内压力，使移位的脑组织复位；枕骨大孔疝呼吸停止者，应即刻行人工辅助呼吸，继而行气管插管，用呼吸机辅助呼吸。协助医生行脑室穿刺减压。必要时行腰椎穿刺，由蛛网膜下隙加压注入适量生理盐水，促使疝入枕骨大孔的小脑扁桃体复位，解除对脑干的压迫。凡经明确诊断者，脑疝复位后应立即行手术治疗，以免再次形成脑疝。

（三）症状护理

1. 休克

开放性颅脑损伤可因失血而出现休克。应首先处理伤口，有效的止血，即刻输血，补充血容量。闭合性颅脑损伤合并休克时，很可能有胸腹内脏损伤或严重骨折。护理人员在观察中切勿忽略复合伤的临床表现。

2. 中枢性高热

严重颅脑损伤时损害了丘脑下部体温调节中枢，使散热作用失灵，出现持续高热即中枢性高热。表现体温突然升至39～40℃，突然又降至35℃以下。脑干损伤时也可出现中枢性高热。对烦躁不安、高热患者行低温疗法。

1）低温疗法的作用：降低脑细胞的耗氧量及代谢率，提高对缺氧的耐受性。体温每降低1℃，脑代谢率下降6.7%，体温降低到33℃时，脑细胞耗氧量可降低35%。还可降低脑血流量；减轻脑水肿，降低颅内压。体温每降低1℃，颅内压降低55%。据测定，在体温降到33℃时，脑体积缩小1/3。可保护神经系统，减轻反应性高热。

2）降温方法

（1）头部降温：用冰帽、冰囊、冰袋等。

（2）体表降温：颈、腋下、腹股沟等大动脉处冷敷或置冰袋，或用冰水毛巾湿敷全身，每3~5分钟更换1次。

（3）体内降温：4℃生理盐水25~30 mL注入胃内，保持5~10分钟抽出，反复多次。

3）降温的注意事项

（1）及早降温：在脑水肿高峰之前（伤后2~4天）完成，半小时内降至37℃以下，数小时逐渐降到要求的体温。

（2）适度低温：降温不足难获疗效，过低易发生心律失常，通常脑温度为28℃，肛温为32℃。

（3）时间足够：病情稳定，神经功能恢复（出现听觉反应），一般需3~7日，必要时延长2~3周，最少不能短于48小时。

（4）降温要稳，温度不可忽高忽低。为防止出现寒战反应，可给适量镇静剂，但不要用氯丙嗪（冬眠灵），以免抑制ATP酶的活性，不利于脑水肿消除以及脑功能的恢复。

（5）逐渐复温：当听觉反应出现，大脑皮质功能恢复时逐渐复温，自下而上地撤离冰袋，24小时体温上升1~2℃为宜，若体温不升可适当保暖，也可静脉推注0.5~1.0 mg阿托品。近年来有人主张低温疗法仅用于脑损害反应性高热，降温深度接近正常体温为宜。

3. 头痛与呕吐

颅内压增高时，刺激、牵拉了颅内敏感结构（如脑膜、血管、神经等）而致头痛；刺激呕吐中枢、前庭系统而出现恶心、呕吐。可根据医嘱给镇痛药，行降颅压治疗。临床上常用20%甘露醇液250~500 mL，以每分钟12.5 mL的滴速静脉滴入，使颅内压力降低，症状缓解。

4. 躁动不安

烦躁患者要有专人护理。加用床栏，以防坠床。排除引起烦躁的有关因素，如尿潴留、疼痛、卧位不适等。避免不加分析地应用镇静剂，以免抑制呼吸中枢，或抑制大脑皮质而影响病情观察。

5. 消化道出血

重型颅脑损伤，尤其是丘脑下部损伤，易出现神经源性胃肠道出血。应及时用止血药，补充新鲜血液，补充血容量。

6. 呃逆

重型颅脑损伤或较大颅脑手术后，常因病变累及脑干出现呃逆，影响患者的呼吸、饮食，患者的体力消耗，严重者可引起胃出血。

7. 脑脊液外漏的护理

1）保持正确的体位：减少脑脊液流出，使漏口早日愈合。清醒患者可取半卧位，保持头部抬高，促进硬脑膜漏口的粘连而封闭漏口，一般头高位应维持到脑脊液漏出停止后 3～5 日，以免复发。意识不清或不配合者应给床头抬高 30°，头侧卧位，防止漏液流入呼吸道而造成误吸，禁止向健侧卧位，以免漏出液流入颅内引起感染。

2）保持局部清洁：注意无菌操作，防止颅内感染，枕头上铺无菌巾。及时清除鼻前庭及外耳道内的血迹、结痂及污垢，用盐水棉球擦洗，用乙醇棉球消毒局部，每日 1～2 次。用无菌干棉球置耳、鼻孔处，以吸附脑脊液，棉球饱和时要及时更换，棉球切勿严堵深塞，防止脑脊液流出不畅，发生逆流。

3）禁做腰穿：凡脑脊液漏的患者，一般不做腰穿，以免引起颅内逆行性感染和颅内积气。

4）病情观察：脑脊液外漏可推迟颅内压增高症状的出现，故应严密观察病情变化，及时发现脑挫裂伤、颅内血肿，以免延误抢救时机。

8. 脑室引流的护理

侧脑室引流可清除血性脑脊液，减轻头痛和脑膜刺激征；能及时了解颅内压情况，免去多次腰穿取液，可代替或减少脱水剂的应用。患者术后接无菌引流瓶悬挂床头，高度为 10～15 cm。过高引流不畅，达不到治疗目的，放置过低，大量脑脊液流出，使幕上压力突然下降，幕下压力相对高，使小脑中央叶被挤于小脑幕孔上，形成幕孔上疝，危及生命。一般引流 3～7 天，停止引流前先夹闭管 24 小时，观察患者有无头痛、呕吐等。如无头痛可在无菌条件下拔管，拔管后穿刺道要"U"字缝合结扎，以防脑脊液漏。

## 八、健康教育

1）恢复良好者，成人可恢复工作，学生可继续上学。因脑外伤患者有时会出现一些神经精神症状（如头痛、头昏、失眠、心悸、记忆力减退等），故应在进行对症治疗的同时做好解释工作。

2）中度残疾者，应鼓励患者树立信心，保持心情舒畅。尽量参加各种活动，增加生活乐趣。对各种后遗症应采取适当的治疗措施。有癫痫发作者应嘱其按时服药，不能做危险性活动，以防发生意外。

3）重度残疾者，因患者一般生活都不能自理，在不同程度上丧失了独立生活的能力，影响其个人卫生、仪容仪态，也难以进行正常的学习和工作。不能顺利回归社会，给患者造成了很大的心理负担，往往出现烦躁、焦虑、自卑乃至抗拒等心态。护士作为健康指导者，对废损功能的再训练应非常耐心。指导家属务必让患者随时感到被关怀、支持和鼓励。通过暗示、例证及权威性疏导，增强患者的信心。

（王丰慧）

# 第二节 胸部损伤

胸部损伤一般根据是否穿破全层胸壁，即有无通过胸壁造成胸膜腔与外界相通，分为闭合性和开放性两大类。闭合性损伤多由于暴力挤压、冲撞或钝器碰击胸部所引起。轻者仅有胸壁软组织挫伤或单纯肋骨骨折；重者多有胸膜腔内器官或血管损伤，导致气胸、血胸，甚至造成心脏挫伤、裂伤而产生心包腔内出血。开放性损伤多因利器所致，如刀、锥，战时则由火器、弹片等穿破胸壁所造成。严重者可伤及胸腔内器官或血管，引起血胸、气胸，甚至呼吸、循环障碍或衰竭而死亡。同时累及胸、腹部的多发性损伤统称为胸腹联合伤。

根据外伤史结合临床表现，一般不难做出初步诊断。对疑有气胸、血胸、心包腔积血的患者，在危急情况下，应先做诊断性穿刺。胸膜腔穿刺或心包腔穿刺是一简便而又可靠的诊断方法。抽出积气或积血，既能明确诊断，又能缓解症状。胸部 X 线检查，可以判定有无肋骨骨折、骨折部位和性质，确定胸膜腔内有无积气、积血和其容量，并明确肺有无萎陷和其他病变。

## 一、病情评估

### （一）受伤史

详细询问受伤的时间、地点、致伤方式、处理经过。但紧急情况下需立即进行救命性措施，如开放气道、控制大出血、解除心脏压塞和张力性气胸等，再向患者或护送者询问病史，尽可能得到有助于诊断的信息。

### （二）临床表现

胸部损伤常可造成肋骨骨折、气胸、血胸、血心包等。现将这几组病症分述如下。

1. 肋骨骨折

1）症状和体征：肋骨骨折断端可刺激肋间神经产生局部疼痛，在深呼吸、咳嗽或转动体位时加剧。胸痛使呼吸变浅、咳嗽无力，呼吸道分泌物增多、潴留，易致肺不张和肺部感染。胸壁可有畸形，局部明显压痛，挤压胸部疼痛加重，甚至产生骨摩擦音，即可与软组织挫伤鉴别。骨折断端向内移动可刺破胸膜、肋间血管和肺组织，产生血胸、气胸、皮下气肿或咯血。伤后晚期骨折断端移位发生的损伤可能造成迟发性血胸或血气胸。连枷胸的反常呼吸运动可使伤侧肺受到塌陷胸壁的压迫，呼吸时两侧胸腔压力的不均衡造成纵隔扑动，影响肺通气，导致体内缺氧和二氧化碳滞留，严重时可发生呼吸和循环衰竭。连枷胸常伴有广泛肺挫伤、挫伤区域的肺间质或肺泡水肿导致氧弥散障碍，出现低氧血症。

2）实验室及其他检查：X 线不但可以了解骨折的情况，而且可以了解胸内并发症，如气胸、血胸、肺损伤后不张，纵隔是否增宽，创伤性膈疝等情况。在 X 线检查时应注意，肋骨青枝骨折及肋软骨骨折，肋骨完全断裂在没有移位的情况下，有时不易发现骨折，但在4~6周再一次摄片，骨折处可发现骨痂形成而明确骨折。

2. 连枷胸

3根或多根肋骨的双处骨折或多发性肋骨骨折合并胸骨骨折或肋软骨脱位时，造成胸壁软化，形成浮动胸壁（连枷胸），出现反常呼吸，易导致严重的低氧血症和循环功能紊乱，如不及时处理可导致呼吸和循环衰竭。

3. 气胸

气胸在胸部损伤中的发生率仅次于肋骨骨折。气胸的形成多由于肺组织、支气管破裂，食管破裂，全层胸壁破裂，驱使空气进入胸膜腔所致。一般分为3类：闭合性、开放性和张力性气胸。

1）闭合性气胸：自觉症状随气胸的程度而异。小量气胸，肺萎陷30%以下者，常无明显症状；较大量气胸，可出现胸闷和呼吸短促；大量气胸可发生呼吸困难。

检查时，可见伤侧胸壁、肋间饱满，呼吸运动减低，叩诊伤侧胸部呈鼓音，听诊呼吸音减弱或消失，心脏和气管向健侧移位。X线检查可见肺萎陷，气管及纵隔向健侧移位。

2）开放性气胸：患者出现疼痛、呼吸困难、发绀，甚至休克。胸壁伤口随呼吸运动可听到"噗噗"响声。气管向健侧移位。伤侧胸部叩诊呈鼓音，听诊呼吸音减弱或消失。胸部X线检查可显示伤侧气胸、肺萎陷程度及纵隔移位程度；有时可伴有胸腔积液。

3）张力性气胸：患者表现为严重或极度呼吸困难、烦躁、意识障碍、大汗淋漓、发绀。气管明显移向健侧，颈静脉怒张，多有皮下气肿。伤侧胸部饱满，叩诊呈鼓音，呼吸音消失。胸部X线检查显示胸腔严重积气，肺完全萎陷、纵隔移位，并可能有纵隔和皮下气肿。胸腔穿刺时可见到高压气体将针芯向外推。不少患者有脉细快、血压降低等循环障碍表现。

4. 血胸

血胸均有明显创伤史，且常与气胸并存。小量出血即500 mL以下者，成人可无明显的失血征，只能在X线检查时发现。500~1 000 mL的中量出血，可表现失血征，如脉快而弱、呼吸费力、血压下降。1 000 mL以上的大量出血，可因急性大量失血引起血容量迅速减少，心排血量降低，发生失血性休克，出现面色苍白、出冷汗、脉搏细速、躁动不安，由于积血压迫膈和纵隔出现呼吸困难、发绀。大量积血可见肋间隙饱满、呼吸运动减弱、气管向健侧移位，胸部叩诊呈实音。合并气胸时，则上部为鼓音，下部为实音，听诊呼吸音减低或消失。

X线检查有液血胸、肺萎缩、纵隔移向健侧。

胸腔穿刺可抽出不凝固的血液。

5. 皮下气胸和纵隔气肿

气管、支气管、肺及食管外伤破裂均可造成纵隔及皮下气肿，多同时并有气胸。

1）皮下气肿：常是肺组织及支气管损伤的一个临床表现。一般肺表浅裂伤及支气管末梢破裂，仅发生气胸。但如有胸膜粘连，气体不能进入胸腔，则可沿胸壁软组织间隙达皮下，自伤部向四周蔓延，形成范围程度不同的皮下气肿。皮下气肿仅有轻度不适感。检查时见气肿各部皮肤肿胀，扪之有捻发音。

2）纵隔气肿：纵隔气肿常是支气管、气管、食管破裂的一个临床表现。有的可合并张力性气胸。临床上表现为气肿沿颈根及颈面部向前胸部蔓延。纵隔气肿能引起严重的呼吸循环功能障碍，特别是破裂口较大合并张力性气胸时，病情更为严重。纵隔大量积气，纵隔内大血管受压，腔静脉首先受到影响，导致循环功能紊乱。重度纵隔气肿，患者常有显著呼吸困难、发绀、脉快、血压下降等休克症状。患者还可有头昏、头痛。临床检查气肿各部皮肤肿胀，致静脉充盈，阴囊胀大如球形，触之有捻发音。如有细菌感染，可有发热、全身中毒症状及胸骨后疼痛。

胸部透视或摄片可见纵隔胸膜下有不规则的气带，上纵隔尤为显著，胸骨后及胸大肌等肌肉间均可见顺肌纹放射状不规则的空气影响。

6. 心脏压塞

心脏刺伤引起的出血，由于伤口常不大，血液积存在心包内，形成血心包。引起心包内压力急剧上升，对心脏产生压迫，临床上出现心脏压塞症，使血液回流受阻，CVP升高，回心血量减少，心排血量随之减低，冠状动脉供血不足，心肌缺血缺氧，造成急性循环衰竭。患者心前区闷胀压痛、烦躁不安。心尖冲动微弱，脉搏细速，心律不齐，颈静脉充盈、怒张，血压下降，脉压小。叩诊混浊音界增大，听诊心音遥远。

X线检查：心影扩大，透视见心搏微弱、血气胸等，严重出血者不做常规X线检查，应及早手术探查。

心包穿刺：可抽出积血。

心电图检查：对判断心肌损伤的部位，有无传导系统或冠状动脉损伤提供参考资料。

（三）实验室及其他检查

1. X线检查

如患者伤情许可，应借胸部X线检查协助诊断。

2. 胸腔穿刺

是诊断胸部损伤的简易手段，疑有血、气胸，胸腔积液，脓胸等均应做胸腔穿刺术，并收集胸液标本做检查和药敏试验。

此外，在对胸部损伤紧急处理后，还应对其他部位做详细检查，注意颅脑、腹部、脊椎等的合并伤。

## 二、治疗

（一）非手术治疗

1）首先保持呼吸道通畅，用导管清除呼吸道淤积物，必要时使用支气管镜吸出分泌物或施行气管切开术，气管切开既便于吸引又可减少呼吸道无效腔改善呼吸。神志不清者，可行气管内插管。

2）纠正休克，解除引起休克的原因如出血应补充血容量。

3）尽早闭合胸膜腔，如开放性气胸伤口应及时包扎封闭，对气血胸应尽早施行穿刺排气排液和及时采用胸膜腔闭式引流术，早期闭合胸腔是防治并发症——脓胸的主要措施。

4）维持胸廓的正常活动，如损伤造成的胸壁疼痛和浮动肋骨骨折，均可限制胸廓呼吸活动和发生反常的呼吸运动，严重影响呼吸道的通气功能，除给予适量的镇痛剂外，应按伤情采用肋间神经封闭，加压包扎或牵引固定浮动胸壁等处理。

5）给氧和抗生素预防感染。

6）严重合并伤如颅脑损伤、胸腹腔内脏器破裂等引起早期死亡的重要因素之一，应根据损伤的轻重缓急决定处理的次序。

（二）手术治疗

开放性胸部损伤，力争早期彻底清创并一期缝合；胸腔内进行性出血应剖胸止血；胸内异物若体积较大、形状不规则、带有泥沙及碎布或靠近心、大血管，宜开胸取出；支气管、食管破裂或广泛肺裂伤引起张力性气胸、严重纵隔气肿时应于胸骨切迹上切开皮肤、皮下及筋膜，紧急排气减压，并胸膜腔引流，若不见好转，则开胸修补；血心包经穿刺排血后没有改善，须切开心包清除积血，胸腹联合伤可酌情剖腹、剖胸或胸腹联合探查。

### 三、护理

（一）一般护理

1）根据病情，放置于复苏室或抢救室。

2）半卧位，保持呼吸道通畅，及时清除呼吸道分泌物或异物。

3）做好心理护理，安慰患者，使其消除紧张情绪，配合治疗。

4）对有开放性创伤的患者，应配合医生及时处理伤口，注意无菌操作。对伤口污染或组织破坏较重的患者，可应用抗生素预防和控制感染，并肌内注射破伤风抗毒血清1500 U；血胸的患者如胸膜腔穿刺抽出血性混浊液或穿刺液细菌培养阳性，应按急性脓胸处理。

5）如伤后患者不能进食，应给予全胃肠外营养疗法。病情允许进饮食后，可选用清淡、易消化吸收的食物或要素饮食。

6）根据医嘱应用镇痛、镇静药物，以尽量减轻患者的痛苦，使其能够得到安静休息和恢复生活起居。

7）严重的损伤或有明显缺氧现象时，应给予氧气吸入。一般用鼻导管给氧，氧流量3~5 L/min，直至缺氧现象改善，生命体征平稳一段时间后方可停用。

（二）病情观察与护理

密切观察病情变化，做好相应的护理，胸部创伤的严重程度不仅在于伤口的大小，更重要的是在于脏器损伤的严重程度。胸部创伤病情多变，所以，密切观察伤情变化对于每一个胸部损伤的患者均十分重要。

1. 对生命体征的观察

随时观察血压、呼吸、脉搏，一般每15~30分钟测一次，病情平稳后改为1~2小时测一次，次日酌情改为4小时一次。

2. 对休克的观察

胸部损伤严重的患者，常由于急性大失血，剧烈的疼痛以及因胸膜和肺损伤，导致呼吸、循环功能障碍而发生休克。当发现患者烦躁不安、面色苍白、出冷汗、脉快细弱、脉压小、尿量减少、CVP 降低，并有不同程度的呼吸困难则可考虑为休克。应迅速建立静脉通路，补充血容量，给氧，应备好气管切开包、胸穿包，做好术前准备。

3. 对反常呼吸的观察

此种呼吸多发生于多根、多处肋骨骨折造成胸壁软化者。吸气时局部隆起，使患侧肺不能扩张，纵隔随呼吸摆动，若不及时发现、及早处理，可因此导致心力衰竭、肺衰竭甚至死亡。发现此种情况除给氧外应局部放置 $1.0 \sim 1.5$ kg 沙袋压迫或以厚敷料加压包扎，必要时可做牵引或手术固定。

4. 对张力性气胸的观察

当患者出现呼吸极度困难、发绀、出汗、休克等症状，伤侧胸部向外鼓出，叩诊高度鼓音，听诊呼吸音消失，伴有局部性或广泛性皮下气肿或纵隔气肿时，应考虑为张力性气胸，应立即在患者第二肋间锁骨中线处插针排气，做好闭式引流准备，并协助医生进行抢救。

5. 对咯血的观察

胸部损伤患者常因支气管和肺受损而引起咯血，要注意观察咯血的量及性质。痰中带血丝为轻度肺、支气管损伤，安静休息数日后可自愈。咯血或咳大量泡沫样血痰，常提示肺、支气管严重损伤。对这样的患者首先要稳定情绪，鼓励咳出支气管内积血，以减少肺不张的发生。大量咯血时，行体位引流以防止窒息，并做好剖胸探查的准备。

6. 对伤口和切口的观察

对清创前的伤口，除了观察有无渗血和漏气外，还需要观察伤道，了解伤道的路径和可能伤及的器官。例如，对心肌前区的细小伤口也需想到可能伤及心脏。要注意观察有无心脏压塞症状（如血压低、脉压小，颈静脉怒张，心音遥远，静脉压升高，心浊音界扩大等）。

7. 对皮下气肿的观察

皮下气肿在胸部损伤患者中较为多见，气体进入组织间隙中，逐渐向皮下蔓延，局部可有肿胀，压之有捻发音。一般单纯性皮下气肿首先出现于胸部外伤处，而后向四周扩散，患者仅有局部不适和压痛，无其他影响，要向患者做解释，免除顾虑，如能除去病因往往无须特殊治疗，一周内气体可自行吸收。如观察不细致、处理不及时，胸腹腔或纵隔的气体压迫血管，尤其是压迫肺静脉时，可引起患者肺水肿及循环障碍，甚至危及生命。

8. 对合并损伤的观察

胸部损伤的患者，多数经纠正呼吸循环障碍后，病情能较快地控制，好转。如经处理后病情仍未好转，又不能用胸部损伤解释者，要注意多发伤的存在。除严密观察生命体征外，应注意观察发现有无合并颅脑、腹、脊柱、四肢等部位的损伤。

（三）症状护理

1. 协助患者咳嗽排痰

手术后清醒的患者，应鼓励其咳嗽，做深呼吸，定时翻身拍背，协助排痰，并注意记录痰的色、质、量。辅助患者咯痰是胸部损伤的重要常规护理工作，对保持呼吸道通畅，促进肺膨胀，减少并发症有重要作用。如血压稳定，咳嗽时患者宜采用坐姿或半坐卧位，护士位于患者背后，用两手分别扶住手术切口前后部位，伸开手掌紧贴于切口上，略加压力，嘱患者咳嗽，这种能减轻咳嗽时伤口振动所引起的疼痛，从而使患者有效地咳出痰液。此外，饮些温开水也有助于咳嗽。术后 24 小时内，一般宜每隔 1~2 小时辅助患者咳嗽一次，以后 2~4 小时咳嗽一次，直至双肺呼吸音清晰为止。

2. 注意保持口腔清洁

患者未清醒前，可用棉签协助清洗口腔，清醒后可给予开水含漱。

3. 根据伤情，鼓励患者早期活动

患者意识完全清醒，生命体征平稳，可先做上肢被动活动，以后随着病情的好转逐渐地增加活动量及上、下肢和主动活动。一般情况下，患者拔除胸腔引流管后即可下床活动。全肺切除或心脏手术的患者，应根据情况延长卧床时间。

（四）胸腔闭式引流的护理

胸腔闭式引流又称水封闭式引流。胸腔内插入引流管，管的下方置于引流瓶水中，利用水的作用，维持引流单一方向，避免逆流，以重建胸腔负压。胸腔闭式引流的目的：排除胸腔内液体、气体，恢复和保持胸膜腔负压，维持纵隔的正常位置，促使术侧肺迅速膨胀，防止感染。故对胸腔闭式引流的护理是否完善对于患者的病变是至关重要的。

1. 严格无菌操作，防止感染

1）胸腔引流装置在术前应准备好，并严格执行灭菌措施。

2）引流瓶及乳胶管应每日更换一次，严格无菌技术，接头处要消毒，瓶内装无菌盐水。

3）引流口处敷料应 1~2 天更换一次，如有脱落、污染，或被分泌物渗湿，则应及时更换。

4）始终保持引流瓶低于床沿，尤其在搬动患者时，更应注意引流瓶的高度决不允许高于引流管的胸腔出口平面。

2. 保持引流通畅

1）检查引流管是否通畅：如观察到玻璃管内水柱随呼吸而升降，或水封瓶内不断有液体滴出，均说明引流管是通畅的。

2）患者取半卧位，水封瓶放置于较低的位置。引流管的内径及长度要适宜，上段固定在床沿，下段应保持垂直，勿使引流管扭曲或受挤压。

3）鼓励患者多变动体位及坐起咳嗽，做深呼吸运动，以利胸膜腔内积液排出，促进肺膨胀。

4）定时挤压引流管：可每隔 1~2 小时，在引流管近胸端用手反复挤压（从上往下挤）以防引流管阻塞。

3. 注意观察引流瓶中引流物的量与性质

观察引流液量、性状。如出血已停止，引出胸液多呈暗红色；创伤后引流液较多，引流液呈鲜红色，伴有血凝块，触之引流胸管温度高，考虑胸腔内有进行性出血，应当立即通知医生，并准备剖胸手术。

4. 胸腔引流管的拔除及注意事项

24 小时引流液小于 50 mL，脓液小于 10 mL，无气体溢出，患者无呼吸困难，听诊呼吸音恢复，X 线检查肺膨胀良好，可去除胸管。方法：安排患者坐在床缘或躺向健侧，嘱患者深吸一口气后屏气拔管，迅速用凡士林纱布覆盖，再盖上纱布、胶布固定。对于引流管放置时间长、放置粗引流管者，拔管前留置缝合线，去管后结扎封闭引流管口。拔管后最初几小时观察患者有无胸闷、呼吸困难、引流管口处渗液、漏气。管口周围皮下气肿等，并给予处理。

（五）健康教育

1）胸部损伤患者常需要做胸膜穿刺、胸腔闭式引流，操作前向患者或家属说明治疗的目的、意义，以取得配合。

2）向患者说明深呼吸、有效咳嗽的意义，鼓励患者在胸痛的情况下积极配合治疗。

3）告知患者肋骨骨折愈合后，损伤恢复期间胸部仍有轻微疼痛，活动不适时疼痛可能会加重，但不影响患侧肩关节锻炼及活动。

4）胸部损伤后出现肺容积显著减少或严重肺纤维化的患者，活动后可能出现气短症状，应嘱患者戒烟并减少或避免刺激物的吸入。

5）心肺损伤严重者定期来院复诊。

（徐德臻）

# 第三节　腹部损伤

腹部损伤在平时或战时均较常见，患者男多于女，尤多见于青壮年。腹部损伤可分为闭合性与开放性两类。无论是闭合性或开放性损伤，其诊断关键是确定有无内脏损伤。如为单纯性腹壁损伤，一般病情较轻，处理原则与一般软组织损伤相同。如同时合并内脏损伤，则可因腹腔内大出血引起休克或因有空腔脏器破裂而致急性腹膜炎。病情多危急严重，死亡率可高达 20%。因此，对腹部损伤应尽早明确诊断，及时处理。

## 一、病因和发病机制

腹部损伤可分为闭合性损伤及开放性损伤，在平时多为闭合性损伤，在战时多为开放性损伤。损伤的严重程度一般与外界的暴力大小有关，但亦与腹腔内脏器解剖特点有关。闭合性腹部损伤的暴力为直接冲击、减速、施力与剪力。直接冲击可造成明显冲击、减速、施力与剪力。直接冲击可造成明显损伤，其严重程度与暴力大小、冲击过程及接触范围密切相关。突然减速多为车祸及高空坠落，身体已停止而内脏仍继续向前运动，因此其较为固定处的血管与组织可撕裂。旋力易造成撕裂伤，剪力往往产生脱手套型损伤，多有大片组织丢失，皮肤与皮下丧失来自其下方肌肉的血供。开放性损伤的致伤原因有刀戳与枪弹伤两种。刀戳伤除直接伤及大血管与生命器官外，很少有致命性结局及严重并发症。枪弹伤则常造成腹内严重破坏，其破坏程度与速度及距离有关。

在诸多致伤因素中，以机械性损伤最多见。平时以坠落伤、撞击伤、挤压伤、压砸伤等多见，且多引起闭合性腹部损伤；战争时则主要为锐器伤和火器伤，多为开放性损伤或多发性复合性损伤。

腹部损伤又可按损伤脏器分为实质性脏器损伤及空腔脏器损伤。实质性脏器损伤可引起腹腔内出血或腹膜后血肿，空腔脏器损伤内容物外溢可引起腹膜炎。因此，对腹部损伤的患者，应当及早做出诊断，积极治疗。

**二、病情评估**

（一）受伤史

包括受伤时间、地点、致伤源及致伤条件、伤情、受伤至就诊之间的病情变化及就诊前的急救措施等。若患者神志不清，可询问现场目击者及护送人员。

（二）临床表现

患者有外伤史，应注意详细询问，如受伤情况、受伤部位、受伤至就诊时间以及受伤后至就诊时的病情变化。

1. 症状

1）腹痛：腹部损伤后的最主要症状即是腹痛。伤后早期，患者指出的疼痛最重部位往往是脏器损伤部位，但早期无剧烈腹痛者并不能排除内脏损伤之可能。如脾破裂患者，有时疼痛并不显著，而以失血性休克为主要症状。

2）恶心、呕吐：空腹脏器、实质性脏器损伤均可刺激腹膜，引起反射性恶心、呕吐，腹膜炎引起麻痹性肠梗阻，多发生持续性呕吐。

3）腹胀：多在伤后晚期出现，为腹膜炎造成的肠麻痹所致，多呈持续性，且常伴有肠鸣音减弱或消失。一旦出现水、电解质平衡紊乱，可出现腹胀。

4）胃肠道出血：胃、十二指肠损伤常表现为呕血，多混有胃液、胆汁和食物残渣。如在伤后出现上腹部绞痛，随之出现呕血多半是胆管损伤。伤后大便有鲜血，说明结肠或直肠有损伤。

5）血尿：提示肾脏、输尿管、膀胱和后尿道可能有损伤。

6）肩部疼痛：肝、脾损伤后，刺激膈肌可发生放射性肩部疼痛。左肩疼痛表示可能是脾脏损伤；右肩疼痛表示可能是肝脏损伤。

7）右侧大腿放射性疼痛：腹膜后十二指肠损伤，十二指肠液流入腹膜后间隙，刺激右侧腰神经，可引起右侧大腿放射性疼痛。

2. 体征

1）伤口与淤斑：开放性腹部损伤者可见腹壁有伤口、腹壁挫伤有皮下淤斑或伴大小不等的腹壁内血肿。

2）腹膜刺激征：腹部压痛、肌紧张及反跳痛是急性腹膜炎的主要体征。压痛、肌紧张最明显处也往往是损伤病灶处。实质性脏器破裂出血，腹膜刺激征程度一般较空腔脏器破裂为轻。

3）腹部移动性浊音：腹腔内有 500 mL 的积血或渗液，当患者体位由平卧转为侧卧时，叩诊检查有移动性浊音，对确定腹内脏器损伤较有价值。

4）肝浊音界改变：胃肠破裂，尤以胃十二指肠、结肠破裂，胃肠内气体溢至腹腔，可致肝浊音界缩小或消失。肝脾破裂时因其周围有凝血块积存，故肝浊音界可增宽。

5）肠鸣音减弱或消失：判断应以频率、音调、音响三方面来分析，听诊时间应在 3～5 分钟。腹腔内出血、腹膜炎及肠麻痹都可引起肠鸣音减弱、稀疏或消失。

（三）实验室及其他检查

1. 实验室检查

腹部创伤实验室检查项目的选择必须注意"必要性"和"合理性"，常需做下列几项化验检查。

1）血常规、红细胞比容：观察红细胞计数及血红细胞比容是否下降，对腹内出血者的诊断有重要价值。必要时应连续检查对比。

2）尿常规检查：如有肉眼血尿和显微镜血尿，有助于泌尿系损伤的诊断。

3）血清胰淀粉酶测定：在胰腺创伤后 12～24 小时血清胰淀粉酶正常，以后逐渐增高，有助于胰腺损伤的诊断。若淀粉酶持续升高超过 6 天，提示有假性胰腺囊肿形成。在严重胰腺创伤，胰腺组织大量毁损，血清胰淀粉酶也可在正常范围。因此，血清胰淀粉酶正常者不能排除胰腺损伤。

2. X 线检查

凡腹内脏器损伤诊断已经确定，尤其是伴有休克者，应抓紧时间处理，不必再行 X 线检查，以免加重病情，延误治疗。但如伤情允许，有选择的 X 线检查还是有帮助的。例如胸腹部 X 线检查可发现膈下游离气体、腹内积液以及某些脏器的大小、形态位置的改变，是否合并胸部损伤等。此外，对于诊断不能肯定而病情尚稳定的腹部损伤患者，必要时可行选择性腹腔动脉或肠系膜上动脉造影，这对确定实质性脏器（如肝、脾）及腹膜后脏器损伤颇有帮助。钡餐检查对胃的移动和十二指肠壁血肿有诊断价值。钡剂灌肠在腹部损伤的估价上罕有帮助。如疑有结肠穿孔则钡剂灌肠是禁忌的。

3. B 超检查

B 超检查可发现腹腔内有无积液、脏器外形是否增大。

4. CT 检查

对于腹部损伤，特别是某些实质性器官（如肝、脾、胰、肾）损伤包括后腹膜血肿，CT 检查相当可靠，比选择性血管造影操作简便安全。

5. 腹腔穿刺

腹腔穿刺如抽出不凝固血液为实质性脏器损伤，抽出炎性渗液为空腔脏器损伤。

6. 腹腔灌洗

一般在脐下中线处做小切口或直接用套管针进行穿刺,将一多孔塑料管或腹膜透析管插入腹腔 20~30 cm。如能引流出血性物即可决定手术。如无液体可抽得,则注入生理盐水 1 000 mL(10~20 mL/kg),放低导管另一端并连接无菌瓶,令液体借助虹吸作用缓缓流出。有下列情况之一即为阳性:①肉眼血性液(25 mL 血可染红 1 000 mL 灌洗液);②有胆汁或肠内容物;③红细胞计数超过 100 000/ mL 或白细胞计数超过 500/mL;④淀粉酶测定超过 100 苏氏单位。腹腔灌洗早期诊断阳性率比腹腔穿刺高,还能进行连续观察,而不必多处反复穿刺。

### 三、治疗

腹部损伤的治疗效果如何,关键在于准确地处理威胁患者生命的紧急情况,如腹腔内大出血可对生命构成直接威胁,消化道穿孔又会引起腹腔感染造成不良后果。因此,正确选择和尽早进行确定性治疗,对腹部损伤的预后好坏关系极大。

（一）现场急救

首先处理威胁生命的因素,如窒息、开放性气胸、明显的外出血等,包括恢复气道畅通、止血、输液抗休克。若腹部有开放性伤口且有内脏脱出,不能将脱出物强行回纳腹腔,以免加重腹腔污染,应用洁净器皿覆盖脱出物,初步包扎伤口后,迅速转送。全身损伤情况未明时,禁用镇痛剂;确诊者可使用镇痛剂以减轻创伤所致的不良刺激。

（二）治疗要点

1. 非手术治疗

下列情况可考虑非手术治疗:伤后 24~48 小时就诊,无明显腹膜炎征象或内脏损伤症状或原有的腹膜炎已有局限趋势者,可继续行非手术治疗;一般情况尚好,无明显内脏损伤症状者,应在严密观察下先采用非手术治疗;就诊时已处于重危状态,不能耐受任何立即手术创伤者。

治疗措施:禁食,必要时做胃肠减压,以减少胃肠内容外溢及胃肠胀气。应用广谱抗生素,防治腹腔感染。每 15 分钟测量血压、脉搏、呼吸并进行比较分析。每 30 分钟检查一次腹部体征、血常规、红细胞比容,并进行对比。必要时进行腹腔诊断性穿刺。诊断未明确不可应用止痛剂。有伤口者须同时注射破伤风抗毒素 1 500 U。临床需注意,在有腹内脏器伤的患者中,约 10% 开始并无明确体征,因此,暂时决定进行保守治疗者,需要由有经验的医生进行连续观察。当反复观察分析仍难以确定有无内脏伤时,宁可及早剖腹,以免坐失时机,造成严重后果。

2. 手术治疗

有下列情况者应考虑剖腹探查:有明确的腹膜刺激征;有腹腔游离气体;腹腔穿刺或灌洗阳性;胃肠道出血;积极抗休克治疗病情不见好转,反而恶化,并且已排除了内科原因;红细胞计数及红细胞比容进行性下降者。一旦决定手术,就应尽快完成手术术前准备;建立通畅的输液通道,交叉配血,安放鼻胃管及尿管。如有休克,应首先快速输入生理盐水或乳酸钠林格液,对于循环血容量严重不足的危重病例,速度可以快到 15 分钟内输入 1 000~2 000 mL。反复测定 CVP,可对补液的数量和速度提供极有价值的指导。合理补充有效血容量，会使大多数患者情况好转，此时进行手术，安全性较大，手术死亡率和并发症发生率都会低得多。但如患者有腹腔内活动大出血，上述复苏措施便不会有稳定的疗效，应在积极输血的同时行剖腹检查。不能拘泥于收缩压上升到90 mmHg 以上方能手术，以免延误手术时机。

腹部损伤患者往往面临休克的威胁，因此，一般不宜选择椎管内麻醉或硬膜外麻醉。气管内麻醉比较理想，既能保证麻醉效果，又能根据需要供氧，并防止手术中发生误吸。

剖腹探查时一般采取上腹正中切口，开腹后立即吸尽积血，清除凝血块，迅速查明来源，加以控制。首先探查术前最可疑损伤的脏器；凝血块集中处一般是出血的部位，如出血迅猛，可用手指压迫止血，再给予有效措施止血。空腔脏器破裂，应进行全面探查，自膈向胆管、胃、十二指肠、小肠、结肠、膀胱检查，绝不能找到一两处损伤而满足。更应探查后腹膜，脏器处理完毕后，应彻底清除腹内异物、食物残渣和粪便等。对腹腔污染严重者，应放置有效的引流管。对腹膜后血肿、无继续扩大或搏动者，则不应切开后腹膜。

### 四、护理

#### （一）急救

腹部损伤可并发多发性损伤，在急救护理时应分清主次和轻重缓急，积极配合医生抢救患者。①首先处理危及患者生命的表现，如心跳呼吸骤停、窒息、大出血、张力性气胸等；②对已发生休克者应迅速建立通畅的静脉通路，及时补液，必要时输血；③对开放性腹部损伤，·应妥善处理伤口，及时止血，包扎固定，如伤口有少量肠管脱出，急救时应覆盖保护好，暂不要还纳，以免污染腹腔；较大伤口大量肠管脱出，应先回纳入腹腔，暂行包扎，以免加重休克。

#### （二）一般护理

1. 卧位

腹部损伤患者在观察期间应绝对卧床。如血压、脉搏平稳，应取半卧位，大小便时也可不离开床位。避免随便搬动患者，以免加重病情。

2. 心理护理

做好患者的心理疏导，使患者消除紧张情绪，使其树立战胜疾病的信心以便配合治疗。

3. 保持呼吸道通畅

检查有无呼吸道梗阻和呼吸机能障碍，消除呼吸道内的分泌物和异物，必要时给予吸氧。

4. 密切观察病情变化

观察内容包括生命体征；周围循环情况；腹膜刺激征的程度和范围；腹胀及呕吐的性质和量，肝浊音界是否缩小或消失；有无移动性浊音；肠鸣音是否存在等。发现问题要及时报告医生，并做好记录，在观察期间患者应禁食，禁灌肠，慎用止痛剂，对有烦躁不安者可使用镇痛剂。

5. 做好胃肠减压准备

对于较重的腹部闭合性损伤的患者应尽早做胃肠减压，这样既可减轻腹胀，减少可能存在的肠液外漏，又能间接反映腹内脏器出血情况，为腹部手术探查前做准备。

另外，必要时留置导尿管，观察尿量，有休克者按休克患者护理，并协助医生抢救。

（三）症状护理

几乎所有的腹部损伤（除腹壁软组织挫伤外）均需手术治疗。故腹部损伤患者的手术前后护理十分重要。其次肠瘘是其重要并发症，其专科性较强，也是腹部损伤的护理重点之一。

1. 腹部损伤的术前护理

1）心理护理：向患者及家属做好解释工作，说明手术的必要性以取得合作，消除患者的紧张和恐惧心理。

2）做好输血、补液准备：尽早采血送检、配血，用同一针头快速输入平衡液。最好选用上肢静脉补液，因为腹部损伤患者可能有下腔静脉系统的血管损伤，用下肢静脉补液有增加出血的可能。

3）留置鼻胃管：抽出胃内容物，观察有无出血，并持续引流。以防急性胃扩张和吸入性肺炎。

4）一般行剖腹探查术的患者：均宜留置导尿管，有助于了解有无泌尿系器官损伤，有利手术中、术后观察补液情况和预防尿潴留。

5）备皮：按常规备皮。

2. 腹部损伤的术后护理

目的是观察伤情，预防、发现和处理并发症，尽量减少患者痛苦，促进功能恢复。

1）术后护理：接患者回病房后，要平稳和细心地将患者移上病床，尽量减少震动，以免引起血压突然下降。要保护好手术部位和输液肢体，并注意防止体内引流管脱出，了解手术方式进行护理。

2）加强生命体征的观察：患者在术后 1～3 天体温皆略有升高，通常较少超过38.5℃，术前腹膜炎严重者除外，并逐步降至正常，此为术后反应，无须特殊处理。如术后第 3 天体温不降反而升高，应考虑术后感染。脉搏如在每分钟 100 次以上，且与体温不成比例，血压有下降趋势，应结合全身情况考虑血容量不足或有内出血之可能。应进一步检查和处理。注意呼吸频率及有无呼吸困难，必要时给予吸氧。

3）饮食护理：术后应禁食，经静脉输液，维持营养和水、电解质平衡。准备记录每日出入量。一般禁食48～72 小时，待胃肠道功能恢复，腹胀消失，排气或排便后，开始少量流质饮食，逐日加重，7 天后酌情改为半流质饮食。

4）做好各种引流管的护理：腹部损伤重的患者引流管较多，如胃肠减压管、腹腔引流管、胃肠造瘘管、留置导尿管、输液管、胸腔闭式引流管、T 形引流管等。能否保持这些管道的通畅，关系到患者的预后及生命安全。因此，加强各种管道的护理，是腹部损伤护理的重点之一。

（1）胃肠减压：必须持续吸引至肠蠕动功能恢复为止，对胃肠减压护理要注意以下几点：①胃管与玻璃接管大小要适宜，保持胃管通畅，防止内容物阻塞。②使用胃肠减压器前应检查减压装置有无漏气，是否通畅和吸引力的大小要调整适宜。③插管深度要适宜（成人一般 50~55 cm），固定要稳妥，连接要正确。④保持减压管通畅，如有引流不畅现象，应及时处理，确保其通畅，每天用生理盐水冲洗胃管，每次 30~50 mL。⑤观察并记录引流液的量与性质，一般胃肠手术后 24 小时内，胃液多呈暗红色，2~3 天渐变浅。如有鲜红胃液吸出，说明有术后出血，应停止胃肠减压，及时与医生联系并协助处理。⑥减压期间禁饮食，必要经口服药时，应将药物研碎，以温开水调成液状经胃管注入，然后夹管 30 分钟，以免将药物吸出，影响疗效。

（2）T 形管引流：用于胆管手术后。①引流管要固定牢，严防脱出。导管的长度要合适，在患者翻身起床时，嘱其注意引流管，不要牵拉，以防脱出。②保持引流管通畅，如分泌物过稠或沙石堵塞引流管，应立即报告医生，必要时可用生理盐水冲洗；但压力不可过大。严格执行无菌操作，以免引起逆行性感染或胆汁外溢扩散感染。③观察并记录胆汁量，包括性质（色泽、浊度）。同时应注意观察患者皮肤、巩膜有无黄疸，大便色泽是否正常，以了解胆汁是否已流入肠道。④每日更换引流管及引流瓶，并更换引流口处的敷料，防止引流口感染。⑤T 形管一般留置两周左右，当引流管排出的胆汁逐日减少，清晰，呈黄色，大便颜色正常，皮肤、巩膜无黄疸时，经造影证实胆管远端通畅，可试行夹管观察，48 小时后未出现发热、恶心、上腹胀痛、黄疸等，则可拔管。

（3）腹腔引流：常用的有烟卷引流、管状引流及双套管引流。①烟卷引流：换药时纱布上可见有分泌物，否则很快可能是引流不畅，应通知医生，做相应处理，使引流发挥作用。②管状引流（乳胶管引流）：应接无菌瓶，必要时接受负压吸引，引流不多时也可不接床边瓶，将引流管剪短后以厚敷料包扎即可。③双套管引流：多用于有大量持续渗液或漏液时的引流。如高位肠瘘、胆瘘、胰腺脓肿引流等。一般均需接负压吸引装置。应注意观察各管道是否通畅，保护好腹壁皮肤，使创面干燥。如在负压吸引期间仍有液体自管周溢出或引流液突然减少，患者出现腹痛、腹胀、发热等征象时，则说明引流管放置不当，或内导管没有发挥应有的作用，应及时采取措施。若吸出血性渗液，可能为组织糜烂致小血管破裂出血或吸力太大造成，须及时查明原因，进行处理。④腹腔引流物的拔除：应根据分泌物的多少而定。一般术后 48 小时如无渗液即可拔除。结肠损伤引流物多在术后 3~5 天逐渐取出，腹膜后间隙引流保留时间宜稍长，烟卷引流如需超过 5 天，应更换新的或其他引流物。为止血用的填塞物可在 5~7 天，每天抽出一小段，10~12 天完全取出。

5）密切观察伤情变化

（1）对伤口的观察：随时观察患者伤口有无出血、渗出、包扎是否严密，敷料有无脱落和移动，局部皮肤有无发红、坏死，伤口疼痛程度等，如有异常情况时应酌情给予处理。手术后 2~3 天切口疼痛逐渐减轻、加重或一度减轻后又加重，体温、白细胞计数增高，则可能有切口感染，应检查切口情况。如已有早期炎症现象，应尽早使用广谱抗生素和局部理疗等。对于健康情况较差，组织愈合能力差或切口感染的患者，在其咳嗽、呕吐、喷嚏时，应特别注意防止腹压突然增加，可用双手扶持切口两侧腹壁，预防切口裂开，同时也可减轻疼痛，有利于咳嗽。

（2）对腹部症状、体征的观察：主要观察腹痛、腹胀、腹膜刺激征，肠鸣音恢复及肛门排气等情况。当麻醉作用消失后，患者开始感觉切口疼痛。手术后24小时内最为剧烈。为了减轻患者痛苦，术后2天内应给予镇痛剂及镇静剂。腹部手术后患者常有不同程度的腹胀。但随着胃肠的蠕动恢复，肛门排气后即可缓解。如术后数日，仍未有肛门排气，腹胀明显，肠鸣音消失，可能有腹膜炎或其他原因所致的肠麻痹。后期出现阵发性腹痛、腹胀、排便及排气停止，应考虑为粘连性肠梗阻。大便次数多、体温高、下腹胀痛，要考虑盆腔脓肿。应密切观察，记录并及时报告医生及时采取措施。

6）鼓励患者早期活动：可增加呼吸深度，扩大肺活量，促进呼吸道分泌物排出，预防肺部并发症，可促进胃肠道功能恢复，减少腹胀增进食欲，预防肠粘连；可促进血液循环，减少静脉淤血，预防下肢静脉血栓形成影响伤口愈合。还可防止尿潴留及便秘等。所以护理上要做到以下几点：①当患者麻醉清醒后即开始鼓励其做深呼吸，协助其咳嗽、翻身和四肢活动；②除有禁忌者外，一般于手术后2~3日，始在床上活动四肢，注意保暖，拔除胃管后，可酌情下地活动（在护理人员协助下）。活动量及活动范围要逐步增加，不可过分活动。

7）加强口腔及皮肤的护理，防止口腔炎和压疮的发生。

3. 肠瘘的护理

肠瘘护理工作量大，除了病情观察，基础护理外，还要防止压疮及瘘口局部的护理工作，是腹部损伤护理重点之一。

1）高位肠外瘘的护理

（1）发生瘘的初期，由于炎症、水肿的存在，治疗上应充分引流，及时吸除消化液，使炎症、水肿迅速消退。保证瘘管通畅，必要可用生理盐水冲洗。吸引力不宜过大，以免损伤组织，详细记录冲洗液和引流液的量及性质。

（2）经吸引后，已形成完整的瘘管，但未愈合或已形成唇状瘘，为了减少肠液的流失，可进行"堵"。常用的是硅胶片，将其从瘘口放入肠腔将瘘口堵住，使肠内容物不外漏，达到缩小瘘口，维持营养的目的。注意观察其效果，及早防治营养不良。

2）肠造瘘术后的护理

（1）结肠造瘘口的局部护理，造瘘口开放后初期，一般粪便稀，次数多，易刺激皮肤而致湿疹。应以油纱布外翻的肠黏膜覆盖，四周皮肤涂氧化锌软膏保护。瘘口敷料需及时更换。保持局部及床铺的整洁。待3~5天黏膜水肿消退，大便变稠即可用清水洗净皮肤后使用肛门袋收集粪便。肛袋宜间断使用，否则可致造瘘口黏膜受损。

（2）对瘘口周围伤口很大，不易固定粪袋的患者，应加强局部吸引。

（3）注意饮食调节，术后肠鸣音恢复即可给予流质饮食，能量不足部分可由静脉补充。以后酌情改为半流质至普通饮食。

（四）健康教育

1）加强宣传劳动保护、安全生产、安全行车、遵守交通规则的知识，避免意外损伤的发生。

2）普及各种急救知识，在发生意外事故时，能进行简单的急救或自救。

3）一旦发生腹部损伤，无论轻重，都应经专业医务人员检查，以免贻误诊治。

4）出院后要适当休息，加强锻炼，增加营养，促进康复。若有腹痛、腹胀、肛门停止排气排便等不适，应及时到医院就医。

（姚加方）

# 第四节　口腔颌面部软组织损伤

口腔颌面部血运丰富，具有伤口愈合快的有利条件，因此，对有可能存活的软硬组织，早期缝合的适应证更广，甚至包括已游离的组织应予以保存和复位缝合。此外，颌面部损伤后初期处理的时间没有明确规定，主要根据处理前伤口的状态决定，如果伤口没有严重感染，伤后3天都可以进行清创缝合，这与其他部位伤的处理有明显不同。

## 一、闭合性损伤

软组织闭合性损伤指体表软组织浅层及其他无伤口的软组织损伤。常见的有擦伤和挫伤。

（一）擦伤

面部擦伤多发生于较为突出的部位，如颏、额、颧、鼻唇等。临床表现主要是表皮破损，并有少量渗血和疼痛，创面上常附有沙粒或其他异物。

治疗：主要是清洗创面和预防感染。多数情况下可任创面暴露而无须包扎，待其干燥结痂，自行愈合。如发生感染，应行湿敷，一般1周左右即能愈合。

（二）挫伤

挫伤是皮下组织遭受损伤而无开放性创口。多由钝性物体撞击或跌、打伤所致。伤处的小血管和淋巴管破裂，常有组织内溢血，形成淤斑，甚至发生血肿。主要特点是局部皮肤变色、软组织肿胀和疼痛。挫伤的治疗主要是止血、镇痛、预防感染、促进血肿吸收和恢复功能。小面积的血肿早期可用冷敷和加压包扎止血。如血肿较大，可在无菌条件下，用粗针头将血液抽出，然后加压包扎。已形成血肿者，1~2天可用热敷、理疗或以中药外敷，促进血肿吸收及消散。血肿如有感染，应予切开，清除脓液及腐败血凝块，建立引流，并应用抗生素控制感染。

## 二、开放性损伤

开放性损伤指皮肤或口腔黏膜的完整性受到破坏而有伤口的损伤。常见的有割伤、刺伤、撕裂伤、挫裂伤、咬伤、烧伤、火器伤及混合性损伤等。

（一）刺、割伤

刺伤是因尖锐的刀、锥、钉、笔尖、树枝等物的刺入而发生。创口小而伤道深，多为非贯通伤。刺入物可将沙土和细菌带至创口深处。切割伤的组织边缘整齐，深浅不一，伤及大血管时可大量出血。如切断面神经，则发生面瘫。刺、割伤的治疗应行早期外科处理,即清创术。

1. 清创

先清洗局部皮肤,剪短伤口周围毛发,伤口用无菌纱布保护,然后用肥皂水、生理盐水或新洁尔灭溶液将周围皮肤洗净。需要时,用乙醇或乙醚擦洗皮肤上油垢。然后,在麻醉下用 1.5% ~3% 的大量过氧化氢溶液和生理盐水冲洗伤口,并用纱布拭平。

2. 缝合

首先要彻底止血,缝合前检查有无贯通道口,防止感染扩散。暴露的骨面应用细针、细线或无损伤尼龙线缝合,以减少瘢痕形成。

(二)撕裂或撕脱伤

撕裂或撕脱伤为较大的机械力量将组织撕裂或撕脱,如长发辫被卷入机器中,可将大块头皮撕脱,严重者甚至可将整个头皮连同耳郭、眉毛及上眼睑同时撕脱。撕脱伤伤情重,出血多,疼痛剧烈,易发生休克。其创缘多不整齐,皮下及肌组织均有挫伤,常有骨面裸露。撕裂伤的处理应及时清创,复位缝合。如撕脱伤有血管可行吻合者,应即行血管吻合组织再植术;如无血管可供吻合,在伤后 6 小时内,将撕脱的皮肤在清创后,切削成全厚或中厚层皮片做再植术。如撕脱的组织瓣损伤过重,伤后已超过 6 小时,组织已不能利用时,则在清创后,切取皮片游离移植,消灭创面。

(三)咬伤

常被犬、鼠、猪等动物咬伤,被人咬伤的时也有发生。大动物咬伤可造成面颊或唇部组织撕裂、撕脱或缺损,甚至骨面裸露。处理咬伤时,应根据伤情,清创后将卷缩、移位的组织复位、缝合;如有组织缺损则用邻近皮瓣及时修复;缺损范围较大者,先做游离植皮,修复创面,后期再行整复。如有骨面裸露,无软组织可供覆盖者,可行局部湿敷,控制感染,等到肉芽组织覆盖创面后,再做游离植皮。对狗咬伤的病例,应预防狂犬病。

(四)颌面部特殊部位损伤的处理

1. 颊部贯通伤

治疗原则是应尽早关闭穿通伤口和消灭创面。如无组织缺损,可将口腔黏膜、肌肉和皮肤分层缝合,对轻度的组织缺损可做局部转移皮瓣关闭创面,对较大的缺损应尽早做游离植皮。

2. 舌外伤

舌为肌性器官,血运丰富,活动度大,黏膜较脆易撕,缝合时应采用粗针粗线深缝合,针孔距创缘 5 mm 以上,以防创口裂开或缝线松脱,大的损伤最好用褥式加间断缝合法,有利于消除无效腔和防止创口裂开。

3. 腭部损伤

多见于儿童,也可见于成年人,常因玩耍时用竹筷或玩具刺伤腭部。局部如无组织缺损,清创后应进行严密缝合,较小的损伤不缝合也可自愈;如有组织缺损而致口腔鼻腔穿通,不能直接缝合时,应转移邻近黏骨膜瓣以关闭通道;缺损不多者,可在腭部两侧做松弛切口,拉拢缝合;缺损较多者,应做黏骨膜瓣转移修补。

4. 腮腺与导管损伤

清创缝合时应严密分层缝合腺体包膜、皮下组织及皮肤，局部加压包扎。术后肌注阿托品以减少唾液的分泌。当导管损伤后，应及时找出断端，自涎腺导管开口穿入塑料管，然后将断端对位缝合，1 周后取出塑料管；对于严重损伤无法保留腮腺功能者，可将导管结扎，腮腺区加压包扎，使用药物抑制腺体分泌，使腮腺萎缩而达到治疗目的。

5. 鼻部损伤

如无组织缺损，应按正常解剖位置做对位缝合；组织缺损不大者，可做转移瓣或游离植皮关闭创面；如缺损较大或伴有软骨断裂，在清创缝合时，应将软骨置于骨膜中，然后关闭创面，术后患侧鼻孔可放置橡胶管，这样既可起到鼻成形的作用，又可促使伤口的愈合。

6. 眉睑部损伤

眉部损伤后及时做准确的对位缝合，避免出现眉毛断裂，错位畸形。睑部损伤缝合时应保持眉毛下缘至上缘的垂直长度，如有组织缺损应做全厚皮片移植术，以防睑外翻畸形。术后涂抗生素药膏于结膜囊内以减少摩擦和预防感染。

（五）颜面部烧伤

面部烧伤在战时与和平时期均常见。颜面部烧伤除具有一般烧伤的共性外，其特殊性如下：

1）头面部皮下组织疏松，血管、神经及淋巴管丰富，烧伤后组织反应大而快，水肿严重，渗出多。在伤后 24 小时内水肿逐渐加重，48 小时后最明显。

2）颜面凹凸不平，烧伤深度常不一致，加上颜面为人体仪表至关重要的部位，鼻、唇、眼睑、耳、面等处烧伤后，组织缺损或瘢痕挛缩畸形造成容貌的毁损，如睑外翻、唇外翻、鼻孔缩窄、小口畸形等，患者的精神创伤较其他部位的烧伤更为严重。

3）颜面部烧伤的同时，常可因热空气或烟雾吸入而发生呼吸道烧伤，伤后由于黏膜水肿，可出现呼吸困难，甚至有窒息的危险。必要时需立即进行气管造口术。

4）颜面部烧伤创面易受到口鼻腔分泌物或进食时的污染而感染，不易护理。

5）颜面部与颈部相连，该部位烧伤常伴有颈部烧伤，可引起颏、颈粘连以及颈部活动受限。

处理与护理：颜面部烧伤的治疗应遵循全身与局部相结合的原则，并注意颜面部烧伤的特点。全身治疗与一般外科相同。Ⅰ度烧伤局部创面无须特殊处理，主要是防止创面的再度损伤。Ⅱ度烧伤主要是防治感染。清创前，应剃净创面周围的毛发，然后用灭菌生理盐水或消毒液冲洗创面，并清除污物。水疱完整的可以保留，较大的水疱可抽出其内的液体。颜面部的烧伤创面一般都采用暴露疗法，创面上可喷涂虎杖、桉叶浓煎剂，促使创面迅速干燥，争取早期愈合。如痂下积液、积脓，应及时用抗生素液湿敷，脱痂引流，以免创面加深。对Ⅲ度烧伤患者，清创后应待创面生长肉芽组织，尽早进行刃厚皮片移植以消灭创面。还应注意固定头颈部成仰伸位，以防止瘢痕粘连可能造成的颏颈挛缩。

（六）口腔颌面部火器伤

口腔颌面部火器伤是指由于枪弹伤及爆破伤引起的口腔颌面部多器官损伤。

1）损伤类型有非贯通伤、贯通伤、切线伤及不规则软、硬组织撕裂缺损等，常引起功能障碍。

2）创面多不规则，创口内存在骨碎片、牙碎片、弹片或其他各种异物，它们常被挤压至周围组织内。

3）由于组织损伤、移位、水肿及异物与分泌物的存在，可发生呼吸道梗阻甚至窒息。伤口大量出血及疼痛可导致休克。

4）注意生命体征变化，同时确定有无颌面部以外的其他部位损伤。

5）X 线摄片可了解组织损伤情况，如异物深部定位。

处理与护理：口腔颌面部火器伤由于致伤因素复杂，伤道周围又分为坏死区、挫伤区和震荡区，坏死区和挫伤区不易区分，因此处理比较特殊。清创时切除坏死组织一般不超过 5 mm，这与普通创伤和其他部位伤的处理是不同的，清创时要敞开创面，清除异物，彻底止血，充分引流，尽早使用抗生素控制感染。伤后 2～3 天如无感染征象，进一步清创后可做初期缝合。对于严重肿胀或因大量组织缺损而难以做到初期缝合的伤口，可用定向减张缝合以缩小创面。对于有骨膜相连的骨折片，应尽量保留，在延期缝合时应妥善固定。对深部非贯通伤，缝合后必须做引流。如有创面裸露，则用抗生素溶液湿敷，待新鲜肉芽组织形成后尽早用皮瓣技术修复。

（王欣）

# 第十一章　妇产科危重病

# 第一节 异位妊娠

正常妊娠时，受精卵着床于子宫体腔内膜，当受精卵于子宫体腔以外着床，称为异位妊娠。其是妇产科常见的急腹症之一，若诊治不及时，可危及生命。异位妊娠包括输卵管妊娠、卵巢妊娠、腹腔妊娠、宫颈妊娠等，其中以输卵管妊娠为最常见。故本节主要介绍输卵管妊娠。

输卵管妊娠是妇产科的常见急腹症。根据孕卵在输卵管内着床部位的不同，分为间质部、峡部、壶腹部、伞部妊娠等，其中以壶腹部及峡部妊娠最常见。

## 一、病因

卵子在输卵管壶腹部受精后即开始分裂，并向子宫方向移动。约在受精后 7 天，孕卵已发育成囊胚时，在子宫内膜着床，下述各种原因，可使孕卵在输卵管中停留时间过长而引起输卵管妊娠。

### （一）慢性输卵管炎

慢性输卵管炎为输卵管妊娠的主要原因。因输卵管炎症，黏膜损伤，管腔狭窄，通而不畅，或内膜纤毛缺损，管壁肌层增厚，蠕动异常，或输卵管周围炎症粘连，引起输卵管扭曲等，均可使孕卵运行受阻。

### （二）输卵管发育异常

输卵管发育异常如输卵管过长，憩室、多孔、肌层发育不良等。

### （三）盆腔内肿瘤压迫或牵引

盆腔内肿瘤压迫或牵引使输卵管变细变长，迂回曲折，阻碍孕卵通过。

### （四）输卵管手术后

输卵管手术后可发生于输卵管修补术、输卵管结扎术、输卵管结扎再通术后。

### （五）盆腔子宫内膜异位症

盆腔子宫内膜异位症引起的输卵管妊娠主要由于机械因素所致。此外，异位的子宫内膜对孕卵可能有趋化作用，促使其在宫腔外妊娠。

### （六）其他

宫内节育器与异位妊娠的关系已引起有关方面的注意，各持不同的看法，未有定论。对放置节育器的妇女，当出现停经、腹痛、阴道流血症状时，应警惕输卵管妊娠的可能。

## 二、病理

### （一）输卵管妊娠的转归

输卵管妊娠时，由于输卵管壁较薄，又缺乏完整的蜕膜和黏膜下组织，孕卵通过上述组织着床于肌层，破坏肌壁微血管而引起出血。血液浸润孕卵及滋养层周围的组织，形成纤维结缔组织包膜，孕卵的发育受到限制，妊娠到一定阶段，势必引起下列病征。

1. 输卵管妊娠流产

多见于输卵管壶腹部妊娠，当胚囊向管腔膨出，由于包膜组织脆弱，常在妊娠6～12周破裂出血，整个胚囊与管壁分离落入管腔，随输卵管逆向蠕动而排入腹腔，形成完全流产，流血一般不多。有时胚囊脱离仍滞留于输卵管内，形成血肿。如仅部分分离，部分绒毛仍附着于管壁，则行成不全流产。滋养叶细胞可在相当一段时间内仍保持活力，继续破坏输卵管组织。而致反复出血进入腹腔或形成输卵管周围血肿，或血液集聚在直肠子宫陷凹。如有大量血液流入腹腔，可引起休克，流出的胚胎最后被吸收。

2. 输卵管妊娠破裂

孕卵在输卵管着床后，绒毛破坏肌层及浆膜，最后穿透输卵管全层，使管壁血管破裂，引起不同程度的出血。输卵管峡部妊娠破裂发生较早，多在妊娠6周前后。输卵管壶腹部妊娠破裂常在8～12周。输卵管间质妊娠时由于管腔周围有肌层包绕，当胎儿发育到3～4个月才发生破裂，此处为子宫血管与卵巢血管聚集部位，血运丰富，一旦破裂，往往在极短的时间内发生大量腹腔内出血，抢救不及时可危及生命。

3. 继发性腹腔妊娠

输卵管妊娠流产或破裂后，胚胎或胎儿已从穿孔部位或伞端排出，仍于原来着床部位保持血液联系，以后胎盘组织逐渐从破损部位向外生长，附着于子宫、输卵管、阔韧带或周围肠管以及盆壁腹膜组织等处。胚胎或胎儿继续生长发育，形成继发性腹腔妊娠。

（二）子宫的变化

输卵管妊娠时，由于内分泌的影响，子宫稍大而软，子宫内膜呈蜕膜样变化。蜕膜的存在与孕卵的存活有关。一旦胚胎受损，绒毛退化，蜕膜亦发生退行性改变，继而坏死脱落，脱落组织呈细小碎片脱落排出，或蜕膜可完整分离，排出三角形蜕膜管型，放入水中，见不到漂浮的绒毛，镜检也无滋养细胞。

与此同时，子宫内膜受输卵管妊娠的影响，呈现类似过度分泌的变化，称为Arlas－Setlla反应（简称A－S反应）也有一定的诊断意义。当孕卵死亡后，除上述变化外，子宫内膜还可随妊娠周数及妊娠终止时间，即体内孕激素和雌激素水平的不同，呈现各种增生或分泌期变化。

**三、病情评估**

（一）病史

详细询问月经史、腹痛经过，了解有无不孕、生殖器官炎症与治疗史，阑尾炎或下腹部手术（尤其宫外孕）史，分娩、产褥经过、人工流产、输卵管绝育或宫内节育器情况，子宫内膜异位症，性传播疾病接触史等。有节育措施或未婚者，重在临床表现和警惕本病。

（二）临床表现

输卵管妊娠的临床表现，与受精卵着床部位，有无流产或破裂以及出血量多少，出血时间长短等有关。

1. 症状

1) 停经：除输卵管间质部妊娠停经时间较长外，大都有 6～8 周停经。20%～30% 患者无明显停经史，可能未仔细询问病史，将不规则阴道流血误认为末次月经，或由于月经仅过期几天，不认为是停经。

2) 腹痛：为患者就诊的最主要症状。输卵管妊娠未发生流产或破裂前，由于胚胎在输卵管内逐渐增大，输卵管膨胀而常表现为一侧下腹部隐痛或酸胀感。当发生输卵管妊娠流产或破裂时，患者突感一侧下腹部撕裂样痛或阵发性绞痛，持续或反复发作，常伴有恶心、呕吐。若血液局限于病变区，主要表现为下腹部疼痛，当血液积聚于直肠子宫陷凹处时，可出现肛门坠胀感。随着血液由下腹部流向全腹，疼痛可由下腹部向全腹部扩散，血液刺激膈肌时，可引起肩胛部放射样痛。

3) 不规则阴道出血：输卵管妊娠终止后，绒毛膜促性腺激素即不再分泌，子宫内膜因失去激素的支持作用发生坏死脱落，所以有不规则或持续少量的阴道出血，偶在流出的血液中发现蜕膜碎片或蜕膜管型。此外，输卵管的血也可经子宫由阴道流出。

4) 昏厥与休克：由于骤然内出血及剧烈腹痛，患者常出现头晕、心悸、恶心、呕吐、出冷汗、面色苍白、脉搏快而弱、血压下降、昏厥等表现，其严重程度与阴道出血不成比例。

5) 陈旧性宫外孕：由于输卵管破裂后囊胚被大网膜或周围组织立即包绕，未造成急性症状。其病情一般较稳定，血压平稳，腹痛亦轻，腹腔内游离血已初步形成包块，或部分被吸收，移动性浊音逐渐消失，腹部压痛及反跳痛已不明显。由于盆腔内有包块形成，可能对膀胱或直肠造成压迫，或可有尿频及里急后重感。

2. 体征

1) 一般情况：与失血量有关，失血多者呈贫血貌，大量出血者可出现血压下降，面色苍白，脉搏细数等休克症状，体温一般正常。若腹腔内陈旧性出血形成包块，吸收时可有体温升高，但不超过 38℃。

2) 腹部检查：有较轻的腹肌紧张，若内出血多，则腹部膨隆，当盆腔积血 ≥ 500 mL 时，可叩及移动性浊音。下腹部有明显压痛反跳痛，尤以患侧为剧。若有反复出血积聚，形成血块，可触及下腹部包块。

3) 盆腔检查：宫颈口见少量暗红血流出，宫颈着色，呈紫蓝色，子宫稍大较软，但小于停经月份。无内出血时，仔细检查于宫体一侧可触及增粗的输卵管及压痛。若有内出血时，则后穹隆饱满触痛，并出现宫颈举痛，子宫有飘浮感，于患侧附件区偏子宫后方或在直肠子宫陷凹方向，可触及一不规则的边界不清、触痛明显之包块。若发病时间长，输卵管出血形成包裹，子宫一侧之包块为边界不清、不活动的、有触痛的包块。

另外，较少见的还有 4 种：

1. 宫颈妊娠

孕早期即有反复无痛性阴道流血，多始于孕 7～8 周或早孕 30 天后；出血多而猛。妇检宫颈多增大、充血、变蓝、变薄而软，外口扩张，宫体与宫颈等大或反而较小等。

## 2. 残角子宫妊娠

早期破裂似输卵管妊娠破裂，占多数的中期终绝发生肌层不全或完全破裂，出现内出血或休克，检查似宫角妊娠；达足月者甚少，临产后宫颈管不消失、不扩张，应想到本症。

## 3. 卵巢妊娠

似输卵管妊娠破裂，腹剧痛或休克，但发生时间可较早。近半数无停经及阴道出血，且内出血量常较严重。

## 4. 腹腔妊娠

多为继发性，可有停经腹痛史，胎动剧烈而不适，腹壁下可清楚地扪及胎儿或胎体。

### （三）实验室及其他检查

#### 1. B超检查

已成为诊断输卵管妊娠的重要方法之一。输卵管妊娠的典型声像图为：①子宫内不见妊娠囊，内膜增厚；②宫旁一侧见边界不清、回声不均的混合性包块，有时可见宫旁包块内有妊娠囊、胚芽及原始心管搏动，为输卵管妊娠的直接证据；③直肠子宫陷凹处有积液。文献报道超声检查的正确率为77%~92%，随着彩色超声、三维超声及经阴道超声的应用，诊断准确率将不断提高。

#### 2. 妊娠试验

测定 β-HCG 为早期诊断异位妊娠的常用手段。胚胎存活或滋养细胞尚有活力时，β-HCG 呈阳性，但异位妊娠时往往低于正常宫内妊娠，血 β-HCG 的倍增在48小时内亦不足66%。β-HCG 阴性，也不能完全否定异位妊娠。妊娠 β-HCG 阳性时不能确定妊娠在宫内或宫外。疑难病例可用比较敏感的放射免疫法连续测定。

#### 3. 阴道后穹隆穿刺

阴道后穹隆穿刺简单可靠。适用于疑有腹腔内出血的患者，若抽出黯红色不凝固血液，说明有血腹症存在。陈旧性宫外孕时，可抽出小血块或不凝固的陈旧血液。若抽出的血较红，放置10分钟后即凝固，应考虑针头刺入静脉的可能。无内出血或内出血量很少，血肿位置较高或直肠子宫陷凹有粘连时，可能抽不出血液，因而穿刺阴性不能否定输卵管妊娠存在。

#### 4. 子宫内膜病理检查

诊断价值有限，仅适用于阴道流血量多的患者，目的在于排除宫内妊娠流产。切片中若见到绒毛可诊断宫内妊娠，仅见蜕膜而未见绒毛有助于诊断异位妊娠。

#### 5. 腹腔镜检查

有助于提高诊断准确性，尤其适用于输卵管妊娠尚未流产或破裂的早期患者，并适用于原因不明的急腹症鉴别。腹腔内大量出血或伴有休克者，禁做腹腔镜检查。在早期异位妊娠患者，可见一侧输卵管肿大，表面紫蓝色，腹腔内无出血或有少量出血。

### （四）诊断

输卵管妊娠流产或破裂后，多数有典型的临床表现。根据停经、阴道流血、腹痛、休克等表现可以诊断。如临床表现不典型，则应密切监护病情变化，观察腹痛是否加剧、盆腔包块是否增大、血压及血红蛋白下降情况，从而做出诊断。

（五）鉴别诊断

输卵管妊娠应与宫内妊娠流产、急性阑尾炎、黄体破裂、卵巢囊肿扭转鉴别。

## 四、治疗

未产妇女输卵管妊娠者，若发现及时，且未破裂者，争取中西医保守治疗，可免除手术创伤，保留患侧输卵管并恢复其功能。其余原则上以手术治疗为主。凡停经时间长，疑为输卵管间质部或子宫残角妊娠者，更需争取在破裂前确诊及手术，防止大出血可能威胁生命。

（一）一般治疗

严重的出血并发休克者，应在积极纠正休克，补充血容量的同时，进行手术抢救。迅速打开腹腔，提出有病变的输卵管，用卵圆钳钳夹输卵管系膜以暂时控制出血，加快输液，血压上升后继续手术。

（二）手术治疗

1. 输卵管切除术

输卵管妊娠一般采用患侧输卵管切除术，尤其适用于内出血并发休克的急症患者。在积极抢救休克的同时手术，迅速钳夹输卵管出血部位暂时止血，并加快输血、输液，待血压上升后切除输卵管，有绝育要求的，可同时结扎对侧输卵管。输卵管间质部妊娠，应争取在破裂前手术，必要时切除子宫。严重内出血并发休克者，如符合自体输血的条件，采用此法是抢救的有效措施之一。

2. 保守性手术

手术取出胚胎，但保留患侧输卵管及其功能。适用于有生育要求的年轻妇女，特别是对侧输卵管已切除或有明显病变者。

（三）非手术治疗

病情稳定或患者不同意手术者，可行非手术治疗。

1. 一般药物

以支持对症治疗药物为主，输液，必要时输血以补充血容量，维持水、电解质平衡，抗生素预防与治疗感染，在诊断明确的前提下，可适当应用镇静止痛剂，补充维生素。

2. 甲氨蝶呤

目前认为本药是一种简便的摧毁存活胚胎的药物，杀胚效果确切，用药量较小，疗程短，不良反应小，可以推广。方法为每日 10～20 mg，连用 5 天为 1 个疗程，隔 5 天再治一疗程。使用本药 2 个疗程后，应测定血清中 HCG 水平，决定是否再加疗程，如虽有 HCG 下降，但同时又有绒毛膜催乳素 > 25 mg/mL，提示治疗可能失败，应做外科治疗的准备。

3. 天花粉针剂

对患者一般情况良好，内出血量不多，尚未生育，也可在严密观察及随访血 β-HCG 的情况下选用天花粉针剂 2.4 mg 肌内注射，应常规做天花粉皮肤试验，无反应者可以给药，一般于注射后 5~7 天胚胎即能死亡，妊娠反应转阴性，继用中药活血化瘀，即能治愈。如 1 周后尿 HCG 定量无明显下降，再追加天花粉治疗 1 次。为减少天花粉针剂的不良反应，可同时注射地塞米松 5 mg，每日 2 次，连用 2 天。

### 五、护理

1）患者平卧，减少搬动，严密监测生命体征，密切观察血压。

2）迅速以留置针建立静脉通路补充体液、扩充血容量，以便配合医生积极纠正休克。

3）按急诊手术要求迅速做好备皮、配血等术前准备工作，如患者情况危急，可直接送急诊手术室进行手术。

4）加强心理护理，手术前，简洁明了地向患者及家属说明此次手术的必要性，以亲切的态度、精湛的技术减少和消除患者的紧张恐惧心理，使患者积极配合手术。

5）病情观察与护理

（1）注意观察腹痛的性质，如患者突感下腹部一侧撕裂样的疼痛，逐渐扩散到全腹，持续或反复发作，常伴有恶心、呕吐、突然昏厥、肛门坠痛、排便感，下腹部有明显的压痛、反跳痛。常为异位妊娠破裂表现，应立即报告医生，并协助处理。

（2）注意观察体温、脉搏、呼吸、血压，出现休克征象如面色苍白、四肢厥冷、脉搏细弱、周身冷汗、血压下降等表现者应立即报告医生，并迅速做好抢救准备，输血、输液，抗休克，为挽救患者生命争取时机。

（3）药物治疗早期未破裂型宫外孕，可避免手术带来的并发症，但无论用何种药物治疗异位妊娠，护士均要熟悉药物的不良反应及作用机制，并注意监测以下几点：

①连续监测血、尿 HCG 或血 β-HCG 下降情况，一般每周不少于 2 次。

②注意患者血流动力学变化及腹痛、阴道流血情况。

③酌情复查 B 超、血象、肝功能、肾功能等。

④强调住院用药观察，绝对卧床休息，待病情稳定可轻微活动。

⑤注意营养、卫生，预防感染。

6）有手术指征需手术治疗者，应按妇产科手术前护理。准备腹部皮肤时，动作须轻柔，切勿按压下腹部。禁止灌肠，以免加重内出血。

7）手术后执行妇产科手术后护理。

8）健康教育。输卵管妊娠的预后在于防止输卵管的损伤和感染，因此，护理工作者应做好妇女的护理保健工作，防止发生盆腔感染。教育患者保持良好的卫生习惯，勤沐浴、勤换衣，性伴侣稳定。发生盆腔炎后，须立即并彻底治疗，以免延误病情。

（周冬梅）

# 第二节 羊水栓塞

羊水及其中的有形成分（加上皮鳞屑、黏液、毳毛、胎粪、皮脂）进入母体血液循环，引起肺栓塞、休克、凝血功能障碍等一系列症状的综合征，称之为羊水栓塞。此征一般发生于分娩过程中，亦可发生于中期妊娠引产后。起病急，无先兆，发生率虽低，但死亡率高，总死亡率 >86%，其中有 25%~50% 在 1 小时内死亡。为一严重而危险的产科并发症，是产妇死亡的主要原因之一。

## 一、病因

1）子宫、宫颈静脉或胎盘附着部位的血窦有裂口存在（如宫颈裂伤、子宫破裂、剖宫产术、前置胎盘、胎盘早剥、羊膜囊穿刺引产等），且胎膜已破者。

2）有引起宫内压增高，促使羊水进入母体循环的因素，如宫缩过强或强直性收缩、催产素应用不当，又如破膜后儿头下降或剖宫产急于在宫缩时取胎儿，均可阻挡羊水流出，使宫内压升高，将羊水逼入母血循环。

3）死胎在 2~3 周胎膜强度减弱而渗透性增强，羊水浑浊，刺激性强，均与本征发生有一定关系。

## 二、病情评估

### （一）病史

评估发生羊水栓塞临床表现的各种诱因，如是否有胎膜早破或人工破膜；前置胎盘或胎盘早剥；宫缩过强或强直性宫缩；中期妊娠引产或钳刮术，羊膜腔穿刺术等病史。

### （二）临床表现

羊水栓塞多发生在胎儿娩出前后或产后短时间内，或剖宫产手术过程中。极少发生在临产前或中期妊娠引产时及刮宫术中。

在分娩过程中，胎膜破裂后，特别是有较强宫缩时，产妇突然呛咳、胸闷、呼吸困难，烦躁不安，并迅速出现呼吸循环衰竭，休克及昏迷。少数产妇可无任何先兆，而仅仅只是一声尖叫后数分钟内即猝死。亦有患者呼吸循环方面症状不典型，只是轻度憋气感，而以出血不止且不凝为主要临床表现，使人们误认为是产后出血，而未予高度重视而失去抢救机会。一般病例在经过了呼吸循环衰竭而未死亡者，继出现多量阴道出血，注射部位出血，消化道泌尿系统出血而进入凝血功能障碍期。随病程进展而出现少尿、无尿等 ARF 的临床表现。

### （三）实验室及其他检查

1. 血液沉淀试验

在测定 CVP，插管后可抽近心脏的血液，放置后即沉淀为 3 层：底层为细胞，中层为棕黄色血块，上层为羊水碎屑。取上层物质做涂片、染色、镜检可见鳞状上皮细胞、胎毛、黏液等，诊断即可明确。

2. 痰液涂片

痰液涂片可查到羊水内容物（用尼罗蓝硫酸盐染色）。

3. 凝血障碍检查

血小板计数、出凝血时间、纤维蛋白原及凝血酶原时间测定、凝血块观察试验、血浆鱼精蛋白副凝试验（3P试验）等。

4. 床旁X线片

X线片肺部双侧弥散性点状浸润影，沿肺门周围分布，伴右心扩大及轻度肺不张。

5. 心电图

心电图提示右心扩大。

（四）诊断和鉴别诊断

根据分娩及钳刮时出现的上述临床表现，可初步诊断，并立即进行抢救。在抢救同时应抽取下腔静脉血，镜检有无羊水成分。同时可做如下检查，以帮助诊断及观察病情的进展情况：①床边胸部X线片见双肺有弥散性点片状浸润影，沿肺门周围分布，伴有右心扩大；②床旁心电图提示右心房、右心室扩大；③与DIC有关的实验室检查。

本病需与子痫、血栓性肺栓塞、空气栓塞、脂肪栓塞、心脏并发心力衰竭等鉴别。

## 三、治疗

羊水栓塞时，多数患者死于急性肺动脉高压及左心衰竭所致的呼吸循环衰竭。约40%死于难以控制的凝血功能障碍所致大出血。因此，处理上应针对这两个关键问题采取紧急措施，迅速组织抢救。

（一）纠正呼吸循环衰竭

1. 加压给氧

立即加压给氧，以保证氧的有效供应，尽快改善肺泡毛细血管缺氧，以预防或减轻肺水肿，从而减轻心脏负担。同时也改善了组织缺氧，特别是重要脏器的缺氧状况。必要时行气管插管或气管切开加压给氧。

2. 解除支气管痉挛，纠正肺动脉高压

盐酸罂粟碱30～90 mg溶于10%～25%葡萄糖液20 mL中静脉滴注，以后根据病情可重复静脉或肌内注射。心率慢时可静脉注射阿托品0.5～1 mg或者山莨菪碱20 mg，每10～15分钟1次，直至患者面部潮红或呼吸困难好转为止。心率变快时，则改用氨茶碱0.25 g加入10%葡萄糖液20 mL中缓慢静脉注射。

3. 纠正心衰

毛花苷C 0.4 mg溶于10%葡萄糖20 mL内缓慢静脉推注，必要时0.5～2小时可再注射0.2～0.4 mg，6小时后可再酌用0.2～0.4 mg，以达饱和量。用呋塞米或依他尼酸25～50 mg稀释后静脉注射，有利于消除肺水肿。为减轻右心负荷可用测血压袖带分别缚于四肢加压至收缩压与舒张压之间，以阻断部分静脉血液回流。

4. 抗休克

1）扩充血容量：积极补充血容量，恢复组织灌注，阻止低血容量休克，避免肾衰竭，一般首选低分子右旋糖酐，24小时内输入 500 ~ 1 000 mL，该药除具有扩容作用外，还能降低血液黏稠度，解除红细胞凝集，起疏通和改善微循环的作用。对于失血者应补充新鲜血和平衡液。并根据 CVP 指导输液。

2）纠正酸中毒：呼吸循环功能障碍所造成的物质代谢及气体交换障碍致使发生酸中毒，及早使用碱性药物有助于及时纠正休克和代谢紊乱。首次可给 5% 碳酸氢钠 100 ~ 200 mL，以后根据血气分析及酸碱测定，酌情补充。

3）血管活性药物：如血容量补足后血压仍不回升，可应用血管活性药物，常用多巴胺 20 ~ 40 mg 加入 25% 葡萄糖液 250 mL 中静脉滴注，最初 20 ~ 30 滴/分，以后根据情况进行调整。

（二）抗过敏

在改善缺氧的同时，应迅速抗过敏。肾上腺皮质激素可改善、稳定溶酶体，保护细胞以对抗过敏反应。首选氢化可的松：剂量 500 ~ 1 000 mg，先以 200 mg 行静脉缓注，随后 300 ~ 800 mg 加入 5% 葡萄糖液 500 mL 静脉滴注。也可用地塞米松：20 mg 加于 25% 葡萄糖液中静脉推注后，再将 20 mg 加于 5% ~ 10% 葡萄糖液中静脉滴注。

（三）DIC 的处理

采取适当措施，纠正凝血功能障碍、输新鲜血，早期可用肝素，酌情用抗纤溶药。

1. 肝素的临床使用

肝素有强大的抗凝作用，能阻断血小板和纤维蛋白原继续消耗，而羊水物质有高度的促凝活性，一旦进入血循环，迅速触发外源性凝血系统，造成 DIC，继发纤溶亢进。原则上，这是使用肝素的最强适应证，在肝素化的基础上补充凝血物质或使用抗纤溶药物，凝血功能很快得到改善。要用在 DIC 的高凝期及低凝期或有促凝物质继续进入母血时，症状发生 1 小时内应用肝素效果最佳。试管法凝血时间测定常作为肝素用量的监测指标。按每千克体重 1 mg 计算，首次剂量 25 ~ 50 mg 置于 10% 葡萄糖液 100 ~ 250 mL中，静脉滴注在 30 ~ 60 分钟滴完，继以 50 mg 溶于 5% 葡萄糖 500 mL 中静脉滴注。用药量及滴注速度根据病情及化验结果而定。以控制试管法凝血时间在 20 ~ 30 分钟为宜。若肝素过量可予以和肝素等量 1% 硫酸鱼精蛋白中和（即 1 mg 鱼精蛋白可中和 1 mg 肝素）。如临床情况好转，出血停止，血压稳定，发绀消失，即停用肝素。停用肝素后 6 ~ 8 小时复查凝血时间，以后每日检查 1 次，连续 3 ~ 5 天。

2. 补充凝血因子

在应用肝素的同时，必须补充凝血因子。首先输入新鲜血或血浆，尔后按需输入纤维蛋白原（至少 4 g）、血小板、凝血酶原复合物（400 ~ 800 U）。

3. 纤溶抑制剂的应用

妊娠晚期纤维蛋白原增多，血沉加快。DIC 继发纤溶是机体的一种生理保护措施，目的是防止和去除微循环的纤维蛋白栓塞，改善微循环保护脏器功能。但是纤溶亢进又是出血的重要原因。应在肝素化的基础上应用纤溶抑制剂。DIC 高凝期禁忌抗纤溶治疗，当继发性纤溶亢进时可加用抗纤溶治疗。常用药物：6 - 氨基己酸（EACA）、抗血纤溶芳酸（PAMBA）、酚磺乙胺等。

4. 改善微循环障碍

1）右旋糖酐：低分子右旋糖酐有降低红细胞和血小板黏附性，降低血液黏稠性，疏通微循环，有利于受损血管内皮的修复，用量一般为 500～1 000 mL/d。临床也可将肝素、双嘧达莫加入低分子右旋糖酐静脉滴注。

2）扩血管药物：促进毛细血管血流量，解除动脉痉挛，改善微循环，可用酚妥拉明 20 mg 加入葡萄糖液 20 mL 静脉滴注。

（四）防治肾衰竭

控制液体出入量，当出现肾衰竭时，在补充血容量之后，加用甘露醇，如仍尿少，可加用呋塞米 20～60 mg 静脉注射。在抢救过程中注意尿量。

（五）给予抗生素

以选用大剂量广谱抗生素为宜，因常有潜在感染，尤其是肺部和宫腔感染。需重视的是应选择对肾功能影响最小的抗生素。

（六）产科处理

1）产科处理原则上应在母体呼吸循环功能得到明显改善，并已纠正凝血功能障碍之后进行。若在第一产程发病，应行剖宫产术结束妊娠；若在第二产程发病，应尽快经阴道协助娩出胎儿。

2）除有产科指征或紧急终止妊娠外，经阴道分娩比剖宫产或子宫切除为好。

3）子宫切除适用于用无法控制阴道流血者，即使处于休克状态也应切除子宫。手术应行子宫全切除术，术后放置引流管。

4）产后尽早应用子宫收缩剂以减少出血量。

## 四、护理

（一）一般护理

1）迅速建立静脉输液，在 CVP 监测下调整输液量及输液速度。

2）配血，并协助做好有关化验检查。

3）给予氧吸入，需要时加压给氧。

4）留置导尿管以观察尿量，严格无菌操作。

5）昏迷者注意保持呼吸道通畅，呼吸道有分泌物时应及时吸出，以免发生窒息或吸入性肺炎。

6）做好阴道助产术或剖宫产术的准备工作。并配合医生进行抢救工作及产科处理。

7）做好重症护理，并做专门记录。

（二）病情观察与护理

1）注意观察病情，羊水栓塞发生后易引起呼吸衰竭、循环衰竭、肾衰竭、DIC。在抢救过程中，要注意观察生命体征如血压、脉搏、呼吸、瞳孔的变化，应每 15～30 分钟测一次，并观察患者的尿量；对昏迷者应插导尿管持续导尿，观察尿量、颜色，注意皮肤有否出血点。发现问题详细做好记录，并向医生汇报，及时采取措施。

2) 备好各种抢救药物及器械,对需要使用呼吸兴奋剂者,给药后须严密观察其疗效,若出现不良反应,如恶心、呕吐,面部或肢体抽搐,应及时减量或停药。注意水、电解质平衡,在抢救过程中应严密观察病情的动态变化,给予合理的治疗。用利尿剂时,应记录出入液量,检查血 pH 值、钾、钠、氯的变化。严密观察呼吸和血压的变化,呼吸衰竭时易导致循环功能的障碍,故应严密观察呼吸频率、潮气量、呼出的氧和二氧化碳分压以及血压、心率的变化。

(三)症状护理

羊水栓塞死亡的主要因素为呼吸衰竭、休克、急性心力衰竭、大出血及肾衰竭。临床上要针对上述因素进行护理。

1. 呼吸衰竭的监护

急性呼吸衰竭的护理原则是保持呼吸道通畅,给氧气吸入,控制呼吸道感染3个方面(详见呼吸衰竭)。

2. 急性心功能不全的护理

1)减轻心脏负担①休息:休息可减轻心脏负担,让患者绝对卧床,烦躁者可给予适当的镇静药物;②环境要求:室内要保持安静、舒适、空气新鲜,注意室内温度;③体位的选择:急性心功能不全患者出现呼吸困难,端坐呼吸等症状时,立即给患者取半卧位或坐位,以减轻心脏负荷。

2)吸氧:应给以鼻导管吸入,流量为 6~8 L/min。使用20%~30%乙醇湿化,吸氧的时间不宜过长,重患者应考虑面罩或气管插管加压给氧。

3. 大出血的护理

羊水内含有丰富的凝血活酶,进入母血后可引起 DIC,呈暂时性高凝状态时,使血中纤维蛋白原下降;同时激活纤溶系统,使血凝由高凝状态迅速转入纤溶状态,血液不凝,发生严重的产后出血及肠胃道、皮下针孔及泌尿道等部位出血。

1)有效地解除病因:迅速结束分娩,防止羊水继续进入母血。

2)改善微循环障碍:包括解除小动脉痉挛,扩充血容量,降低血液黏度,纠正酸中毒及充分给氧。

3)肝素的应用及注意事项:肝素宜早期应用,剂量要足够,疗程要充分。病情好转,出血停止,血压稳定和发绀消失等可逐渐停药。

4)输新鲜血液或血浆。

5)肾上腺皮质激素的应用:选用氢化可的松 100~200 mg/d 或地塞米松 5~10 mg/d加入葡萄糖液中 1~2 次静脉滴注。

4. 肾衰竭的护理

1)预防和控制感染:ARF 患者由于免疫功能低下,继发感染机会较多,因此,必须采取有效的措施防止感染发生。安置单人房间,做好病室清洁与空气净化,保留导尿管者应每天用1:1 000 苯扎溴铵液清洁尿道口。加强口腔护理防止口腔炎、鼻炎等。

2)多尿期的护理:多尿期由于大量排尿,可引起水与电解质紊乱,因此应充分补充营养,给予高糖、高维生素和高热量饮食,不宜摄入蛋白质,以后随病情改善,蛋白质可逐步自饮食增加摄入。

（周冬梅）

# 第三节 产后出血

胎儿娩出后 24 小时内，阴道出血达到或超过 500 mL 者称产后出血，包括胎儿娩出后至胎盘娩出前；胎盘娩出后至产后两小时，及 24 小时内 3 个时期；多发生在产后 2 小时内。产后出血是引起产妇死亡重要原因之一，居首位。发生率约为 2%。少数严重病例，虽抢救成功，但可出现垂体功能减退即席汉综合征。

产后出血大多可以避免，按原因分产后宫缩乏力性出血、胎盘滞留、软产道损伤及凝血功能障碍。

## 一、病因

以宫缩乏力、软产道损伤、胎盘因素及凝血功能障碍四类常见，子宫内翻者少。

（一）产后宫缩乏力

产后宫缩乏力占产后出血的 70%～75%。正常情况下，胎盘娩出后，子宫肌纤维收缩与缩复使宫壁上的胎盘床血窦关闭和血栓形成，出血迅速减少。如收缩、缩复功能障碍，胎盘床血窦不能关闭则可发生大出血。

影响子宫收缩、缩复功能的因素有：

1. 全身性因素

多因分娩时宫缩乏力，产程过长造成产妇极度疲劳及全身衰竭所致。此外，产妇体弱，有全身急慢性疾病，或使用镇静剂过多，或产科手术时深度全身麻醉均可引起。

2. 局部性因素

因多胎妊娠、巨大胎儿、羊水过多等引起子宫肌纤维过度伸展；多次分娩而致子宫肌肉退行性变；妊娠高血压综合征或重度贫血致子宫肌层水肿；前置胎盘附着的子宫下段收缩不良；胎盘早剥离而子宫肌层有渗血；或因子宫肌瘤、子宫发育异常等，影响子宫的收缩、缩复。

（二）产道损伤

产道损伤包括会阴、阴道、宫颈及子宫破裂出血。其中会阴裂伤分 3 度：Ⅰ 度指会阴皮肤及阴道入口黏膜撕裂，未达肌层。Ⅱ 度指裂伤已达会阴体肌层，累及阴道后壁黏膜。Ⅲ 度指肛门外括约肌断裂，甚至直肠阴道隔及部分直肠前壁有裂伤。

（三）胎盘因素

胎盘在胎儿娩出后 30 分钟尚未排出者称胎盘滞留。胎盘滞留、胎盘粘连及部分胎盘和（或）胎膜残留均可影响宫缩，造成产后出血。

影响胎盘正常剥离与娩出的因素有：

1）胎儿娩出后过早或过重：按摩子宫，促使胎盘娩出，干扰了子宫的正常收缩和缩复，致胎盘部分剥离，剥离面血窦开放而出血不止。

2）宫缩乏力或因膀胱充盈压迫子宫下段，致胎盘虽已剥离而滞留于宫腔，影响子宫收缩止血。

3）宫缩剂使用不当或粗暴按摩子宫等，刺激产生痉挛性宫缩，在子宫上、下段交界处或宫颈外口形成收缩环，将剥离的胎盘嵌闭于宫腔内，妨碍正常宫缩引起出血，血块多聚于子宫腔内，呈隐性出血。

4）由于子宫内膜慢性炎症或人流、剖宫产等手术损伤，致蜕膜发育不全，或因胎盘附着面广，均可造成胎盘与宫壁粘连，甚至胎盘绒毛侵入子宫肌层，形成植入性胎盘。前者不易，后者不能自宫壁剥离。完全不剥离者可不出血，但部分性粘连或植入者其余部分可剥离，剥离的胎盘影响宫缩，威胁最大。

5）由于挤压子宫、牵拉脐带，或胎盘发育异常，常致胎盘胎膜残留，影响宫缩，可发生大量或持续少量的出血。

（四）凝血功能障碍

凝血功能障碍主要是产科情况如胎盘早剥、羊水栓塞、死胎等引起的凝血功能障碍，少数由原发性血液疾病如血小板减少症、白血病、再生障碍性贫血或重症病毒性肝炎等引起。

（五）子宫内翻

子宫内翻少见，多因第三产程处理不当造成，如用力压迫宫底或猛力牵引脐带等。

## 二、病情评估

（一）病史

护士除收集一般病史外，尤其要注意收集与诱发产后出血有关的病史，如孕前患有出血性疾病、重症肝炎、子宫肌瘤；多次人工流产史及产后出血史；妊娠期并发妊娠高血压综合征、前置胎盘、胎盘早剥、多胎妊娠、羊水过多；分娩期产妇精神过度紧张，过多地使用镇静剂、麻醉剂；产程过长，产妇衰竭或急产导致软产道裂伤等。

（二）临床表现

出血原因不同，故临床表现也各有差异。

1. 宫缩乏力性出血

胎盘娩出前无出血或出血不多，胎盘娩出后突然大量出血，量多者产妇出现失血性休克表现，心悸、出冷汗、头晕、脉细弱、血压下降。检查腹部时往往摸不到子宫底，系子宫无收缩之故。应警惕有时胎盘已剥离，但子宫无力将其排出，血积聚于子宫腔内，按摩、推压子宫底部，可将胎盘及积血压出。

2. 软产道裂伤

软产道裂伤出血特点是出血发生在胎儿娩出后，流出的血自凝，血色较鲜红。仔细检查宫颈、阴道及外阴有无裂伤及裂伤的程度。

3. 胎盘因素

胎盘剥离不全，滞留及粘连时，胎盘未娩出前出血量较多，胎盘部分残留常在胎盘娩出后检查胎盘、胎膜时常可发现胎盘母体面有缺损或胎膜有缺损；胎盘嵌顿时子宫下段出现狭窄环。

4. 凝血功能障碍

在孕前或妊娠期已有易于出血的倾向，胎盘剥离或产道有损伤时，出血不止，血不凝。

（三）诊断

诊断关键在于迅速查明出血原因。

1. 胎盘娩出前出血

胎儿娩出时或娩出后，即出现并持续性流出鲜红色血液，多为软产道损伤；如为间歇性流出暗红色血液，混有血块，胎盘娩出延迟，常属胎盘剥离不全或滞留所造成的出血，应迅速娩出胎盘。

2. 胎盘娩出后出血

检查胎盘、胎膜完整，触诊子宫柔软，轮廓不清。按摩后子宫收缩变硬，同时排出积血。停止按摩子宫又弛缓变软，出血呈间歇性，则为子宫收缩乏力；检查胎盘、胎膜不全，则属胎盘、胎膜残留引起子宫收缩不良而发生的产后出血。如上述检查均未发现异常，也未发现软产道损伤，但仍有持续性阴道出血且血液不凝，应考虑凝血功能障碍出血，需进一步做有关凝血功能的实验室检查，尽快确诊。

3. 隐性出血

阴道外出血量少，与休克表现不一致，且宫底逐渐升高，推压子宫底时即有大量血块和血液从阴道流出者，多为宫腔内积血。

产后出血应与急性子宫翻出、产后循环衰竭、宫颈癌并发妊娠、妊娠并发阴道静脉曲张破裂等相鉴别。

三、治疗

产后出血的预后如何，关键在于早期发现，及时诊断，正确处理。治疗应该与检查出血原因同时进行。原则为防治休克，加强子宫收缩，针对病因制止出血，预防感染，产后纠正贫血。

（一）加强子宫收缩

加强子宫收缩的方法甚多，应选择方便易行、奏效快的方法。

1. 按摩子宫

助产者一手在腹部按摩子宫底（拇指在前，其余4指在后），同时压迫子宫底，将宫内积血压出，按摩必须均匀而有节律。如果无效，可用腹部—阴道双手按摩子宫法，即一手握拳置于阴道前穹隆顶住子宫前壁，另一手在腹部按压子宫后壁使宫体前屈，双手相对紧压子宫并做节律性按摩，按压时间以子宫恢复正常收缩为止，按摩时注意无菌操作。

2. 应用宫缩剂

1）缩宫素：缩宫素 10 U 宫体直接注射或 10 U 加于 5% 葡萄糖液 500 mL 中静脉滴注。

2）麦角新碱：麦角新碱0.2～0.4 mg肌内注射或宫体直接注射，也可加入25%葡萄糖液20 mL中静脉慢推，心脏病、妊娠高血压综合征及高血压者慎用。

3）米索前列醇：米索前列醇200 μg舌下含服；④卡前列甲酯：1 mg置于阴道后穹隆，止血效果好。

### 3. 宫腔纱条填塞

用特制的长1.5～2 m，宽7～8 cm的无菌不脱脂棉纱布条塞入宫腔止血。操作时助手在腹部固定子宫，术者用卵圆钳将纱布条送入宫腔内，自宫底由内向外填紧，留有空隙可造成隐性出血。24小时后取出纱布条，警惕感染，取出纱布前应先静脉滴注缩宫素10 U。

### 4. 压迫腹主动脉

在应急时，可于腹部压迫腹主动脉暂时减少出血，为寻找出血原因以便为彻底止血争取时间。亦可经阴道于宫颈两侧缝扎子宫动脉止血。此法需熟悉掌握女性生殖系统解剖及一定技术水平，故临床上使用不多。

### 5. 髂内动脉栓塞术

在放射科医生的协助下，行股动脉穿刺插入导管至髂内动脉或子宫动脉，注入明胶海绵颗粒栓塞动脉，栓塞剂2～3周被吸收，血管复通。髂内动脉栓塞术仅适用于产妇生命体征稳定时。

### 6. 切除子宫

经积极治疗仍无效、出血可能危及产妇生命时，应行子宫次全切术或子宫全切除术，以挽救产妇生命。

（二）防治休克

1）遇有产后出血患者，应严密观察血压、脉搏及一般情况，产后出血量。

2）给予吸氧、输液，必要时输血以补充血容量。

3）与抗休克同时，针对不同发病原因，积极进行病因治疗以制止出血。

（三）针对病因制止出血

如为其他原因所致产后出血，除了加强子宫收缩外，还应针对病因进行处理。

### 1. 软产道损伤所致出血

软产道损伤所致出血处理时应仔细检查损伤部位，了解损伤程度，按解剖层次予以缝合。疑有宫颈裂伤时，应以两把卵圆钳轮流依次钳夹宫颈的不同部位，寻找出血点。缝合时第一针应超过裂伤顶端0.3～0.5 cm，以免漏掉断裂血管而发生阴道血肿。

### 2. 胎盘因素

胎盘粘连或部分粘连可行徒手剥离，剥离困难者应怀疑为植入胎盘，不可强行剥离。部分胎盘残留手不能取出时，可用大号刮匙刮取残留部。胎膜残留时用手缠纱布掏宫腔取出。胎盘嵌顿者，应使用乙醚麻醉，松解子宫痉挛部分，再用手取出胎盘。

### 3. 凝血障碍性出血

凝血障碍性出血治疗原则是消除病因，纠正休克、酸中毒。早期应用抗凝药物如肝素，后期加用纤溶抑制药物如6-氨基己酸、对羧基苄胺、氨甲环酸等。在应用肝素过程中可补充血容量和凝血因子，以纠正休克、补充消耗，可输入新鲜全血、血浆和纤维蛋白原等。

（四）抗感染

凡有产后出血者，均应给予抗生素以防感染。抢救过程中还应重视无菌操作。

## 四、护理

（一）一般护理

1. 做好产前检查，及时采取相应的措施

为防止发生产后出血，首先要做好产前检查，及时发现引起产后出血的存在因素，给予相应处理。对子宫肌纤维发育不良者给予促进子宫发育成熟的药物，以促进子宫成熟。对并发子宫肌瘤者，若子宫肌瘤较大而且为多发，劝其流产或引产，待子宫肌瘤剔除术后再怀孕，若子宫肌瘤较小，而且为单发者，则可继续妊娠，但应密切观察，经常进行 B 超检查，观察子宫肌瘤的大小。对伴有贫血者给予相应的治疗。对妊娠高血压综合征患者，经常检查血压、尿及体重，以控制症状。对合并血液病患者，根据情况，确定不能妊娠者给予引产或流产，能继续妊娠者应定期检查。对胎位不正、巨大胎儿及骨盆狭窄等情况不能经产道娩出者，可行剖宫产术。

2. 饮食护理

产前应摄入足够的蛋白质、维生素及钙、铁等矿物质，尤其对贫血的患者应食入含铁丰富的食物如动物肝、木耳等。住院期间应给予含有高蛋白、高维生素易消化的食物，产后产妇应多吃营养丰富的饮食以利于恢复。

3. 心理护理

子宫收缩乏力占产后出血的 70% ~75%，其中因精神高度紧张、恐惧引起的占相当大的比例。由于产妇尤其是初产妇在分娩时下腹部疼痛而出现紧张、恐惧感。出现烦躁不安、大汗淋漓，造成体力大量消耗，以致子宫收缩乏力，造成滞产，产后易发出血。住院后，针对孕妇的心理反应，给予适当的心理护理，讲述分娩时腹痛是一种正常现象，精神紧张、恐惧会给分娩带来不良后果。为了消除这种心理反应，可采用音乐疗法，在分娩的过程中放一些能使产妇放松的音乐，这样可减轻心理反应。

4. 产后的护理

产后应测体温、脉搏、呼吸及血压情况，使产妇安静休息，保暖。严密观察子宫收缩情况，查看会阴垫以了解出血情况。发现有大量出血征象者，根据产后失血原因，尽快配合医生进行必要的处理。出血及宫腔内操作都会增加产妇产褥期感染的机会，应保持会阴部清洁，每天用洁尔阴或呋喃西林液冲洗阴道一次，并应用广谱抗菌药物。

（二）症状护理

1. 出血及休克的护理

大量出血可引起出血性休克。休克时应设专人护理，休克护理原则：

1）严密观察病情：应设护理记录，详细记录病情变化及液体出入量（特别应记录尿量），每 15~30 分钟测体温、脉搏、呼吸、血压一次，着重观察下列方面变化。

（1）意识与表情：因血流灌注不足，中枢神经处于缺氧状态，表情淡漠、烦躁、意识模糊或昏迷、神志恍惚，早期休克的患者需要心理护理，耐心劝慰患者，使其接受治疗和护理。

（2）皮肤色泽及肢体温度：休克时面色苍白、皮肤湿冷、口唇发白、四肢冰凉。皮肤有出血点或淤斑，提示可能进入 DIC 阶段。皮肤逐渐转红，出汗停止，肢体转暖，均说明血流灌注良好，休克好转。

（3）血压与脉压：通常血压低于 75/45 mmHg，且伴有毛细血管灌流量减少症状，如肢端厥冷、皮肤湿冷等。若血压渐次下降，甚至不能测知，脉压减少，说明病情加重。血压回升，脉压 >30 mmHg，或血压虽低，但脉搏有力，手足转暖，则表明休克趋向好转。

（4）脉搏：休克时脉搏增快。随着病情恶化，脉搏加速，变为细弱直至摸不到。若脉搏逐渐增强，脉率转为正常，脉压由小变大，提示病情好转。

（5）呼吸：注意呼吸次数，有无节律变化。呼吸增速、变浅、不规则为病情恶化；反之，呼吸频率、节律及深浅度逐渐恢复正常，提示病情好转。注意保持呼吸道通畅，有分泌物时及时吸出，鼻管给氧时用 40%～50% 的高流量（6～8 L/min），以保持呼吸道湿润，防止黏膜干燥。

（6）体温：出血性休克时体温均偏低。护理时防止患者受寒，因低温影响血流速度，增加血液黏稠度，对微循环不利。一般用室内调温，或可用棉被保暖。局部敷热水袋使皮肤血流扩张，破坏机体调节，减少重要器官的血液供应，对休克不利，应禁用。

（7）瞳孔：正常瞳孔双侧等大、圆形。瞳孔观察的重点是瞳孔大小，对光反应及双侧是否对称。如双侧散大，对光反应减弱或消失，说明脑组织缺氧，患者濒于死亡。

（8）尿量：尿量能反映肾血液灌注情况，对有休克者应留置导尿管，每小时测尿量一次，尿量每小时少于 25 mL，比重增加，表明肾脏血管收缩或血流量不足，每小时尿量 30 mL 以上提示休克好转。

2）及时调整输液量和输液速度：休克时尽快建立两条输液通道，一条通道可滴入血管活性药物或其他需要控制滴速的药物。另一条通道可快速滴入液体或输血。抢救休克时，常有大量的临时口头医嘱，执行前后应及时查对，避免差错。每 24 小时总结一次液体的出入量，保持适量的液体输入，注意纠正电解质紊乱。

3）应用升压药物的监护

（1）用升压药时，应 5～10 分钟测量血压一次。根据血压的高低适当调节药物浓度和滴数。

（2）静脉点滴升压药时，应随时观察有无液体外渗，以免升高药物致组织坏死，如升压药外渗应即用 2.5% 普鲁卡因、苄胺唑啉在血管周围封闭，并更换输液部位。

（3）长期输液患者，注意保护血管，选择血管时宜先难后宜，先下后上。

（4）烦躁不安或神志不清时，输液的肢体宜用夹板固定。

2. 预防压疮

对长期卧床患者，随时保持床单清洁、平整、干燥。病情许可时每 2 小时给患者翻身、拍背一次，身体的受压部位做好皮肤护理。

（周冬梅）

# 第四节　急性下腹痛

下腹部的急性疼痛，由妇科疾病引起者居多，但亦可为外科疾病的主诉，常表现为急骤而起的腹痛，病情危急，需紧急鉴别及处理。

## 一、病因和发病机制

急性下腹痛常由以下几种原因引起。

### （一）急性局限性缺血

急性局限性缺血如卵巢囊肿蒂扭转、正常输卵管扭转、输卵管积水扭转、卵巢扭转、子宫扭转、子宫内翻症，由于急骤发生的机械性障碍引起血流阻滞，局部急性出血，使器官本身的组织及邻近组织（神经、肌肉、血管）发生痉挛、变性，产生剧烈疼痛，常伴恶心、呕吐等腹膜刺激症状。

### （二）急性炎症

急性炎症多发生在产后、流产后、手术后，或卵巢肿瘤蒂扭转后，如急性子宫内膜炎、急性盆腔蜂窝织炎、急性输卵管炎、输卵管卵巢脓肿及脓肿破裂、盆腔脓肿及脓肿破裂、急性盆腔腹膜炎。常伴体温升高，白细胞增多等。疼痛与病灶部位一致。附件炎时，疼痛在下腹两侧；子宫炎症时，下腹正中疼痛；并发盆腔炎时，则整个下腹疼痛。

### （三）腹膜刺激

腹膜刺激如肿瘤破裂、异位妊娠、妊娠子宫破裂，使腹膜受到机械性、化学性或细菌毒素的急性刺激而发生疼痛，多为持续性腹痛，并出现移动性浊音。

### （四）肌痉挛

肌痉挛如痛经、流产，子宫肌反复收缩，力图将宫腔内容物排出，而引起阵发性疼痛。

### （五）盆腔异物

盆腔异物如手术后遗留异物、非法堕胎，因异物刺激而发热、腹痛。

### （六）外科疾病

外科疾病多有各疾病的典型病史及体征。

## 二、病情评估

### （一）病史

急腹症情况紧急，须尽快明确诊断，争取时间，抓住要点。

1. 月经史

如有停经史，腹痛伴昏厥者多考虑宫外孕；月经中期下腹痛伴昏厥考虑为卵巢出血、卵泡破裂；月经来潮，下腹坠痛多为痛经。

2. 生育史

有剖宫产史，妊娠末期伴剧烈休克性腹痛者，应考虑子宫破裂；产后、流产后、刮宫后应考虑子宫内膜炎、子宫体炎、急性输卵管炎。

3. 既往类似发作史

卵巢肿瘤蒂扭转、阑尾炎、尿路结石可反复发作，引起急腹痛。

4. 既往盆腔手术史

如阑尾切除、肠切除、子宫或附件切除等。腹痛可由肠粘连所致。

5. 腹痛情况

腹痛是否突然发生，有无诱因（如迅速转变体位），以后是否加重，或有阵发性缓解，或向其他部位转移与放射。妇科急腹症在发病之初，患者所称疼痛部位基本与病灶部位一致，如急性附件炎、卵巢囊肿蒂扭转多在下腹一侧，盆腔炎多在下腹。

6. 伴发症状

伴畏寒、发热的下腹痛为生殖器炎症。伴昏厥者为内出血量多，如子宫破裂、异位妊娠。伴不规则阴道流血的腹痛为流产及异位妊娠。

（二）下腹痛常见疾病的临床特点

1. 异位妊娠

异位妊娠患者常有短期暂停经史，大多在6周左右；少数患者也可无停经史。腹痛常从下腹部一侧开始，扩展到全腹，伴有恶心、呕吐。当直肠子宫陷凹有积血时，可有肛门坠胀和排便感。阴道不规则流血，偶有蜕膜管型或蜕膜碎片随血液排出。腹腔内急性大量出血和剧烈腹痛引起昏厥、休克，出现面色苍白、皮肤湿冷、脉搏细数、血压下降等征象。腹部检查下腹部有明显压痛和反跳痛。当有大量内出血时，叩诊有移动性浊音。腹腔内出血如凝固、机化与周围组织器官粘连，则可能摸到包块。阴道检查有宫颈举痛。直肠子宫陷凹如有积血，则后穹隆饱满并有触痛，后穹隆穿刺有不凝血液。

2. 卵巢肿瘤蒂扭转

卵巢肿瘤蒂扭转可引起急腹痛，向腰部放散，不能忍受，常伴恶心、呕吐。检查腹部有显著触痛，卵巢肿瘤蒂扭转后出现腹壁紧张，在腹壁上大多可以摸到肿块。盆腔检查可扪到肿块，同时触痛明显。体温一般增高，白细胞计数与血沉增高。

3. 急性输卵管炎

急性输卵管炎近期有流产、分娩、输卵管通气术或其他宫腔内操作及月经期性交史。主要是腹痛，一侧或两侧下腹部持续性剧烈疼痛，严重者伴恶心、呕吐、腹胀等腹膜刺激症状，或尿频、尿痛、便秘、鼓肠等膀胱直肠刺激症状。发热：常高热，体温可高达40℃，伴脉搏增快，每分钟可在120次左右。月经不调：月经持续时间延长或不规则，出血量增多伴脓性白带。

4. 黄体囊肿破裂

黄体囊肿破裂腹痛为单侧性，内出血多时腹痛转为弥散性；体温正常，检查下腹有压痛，但无包块，子宫大小正常，质不软，血、尿妊娠试验呈阴性反应。

5. 自然流产

自然流产疼痛在小腹，呈阵发性、痉挛性子宫绞缩痛，其停经史较异位妊娠长，阴道见红后出血量逐渐增多，检查时子宫外口松弛子宫体软，稍增大，多无触痛，白细胞计数正常或稍增。

6. 妊娠子宫破裂

妊娠子宫破裂是极其严重的产科并发症，多发生在分娩期或妊娠晚期，多因子宫肌病变、分娩机转的障碍、手术与器械的损伤、子宫手术瘢痕（如剖宫产、肌瘤挖除术、子宫角切除）而致。子宫破裂，患者突然感到下腹部撕裂样剧烈疼痛，随即子宫收缩停止，产道顿觉轻松；但很快出现面色苍白，出冷汗，脉搏细数，血压下降等休克征象，伴有阴道不定量的流血。腹部检查可见胎心音消失，胎体可于腹部清楚扪及，缩小的子宫位于胎儿一旁。此时由于排尿障碍，膀胱充盈，腹部可出现三个包块。如行阴道检查常见先露部缩回、宫颈口缩小并水肿、阴道出血多少不一，导尿多呈血性。

（三）体格检查

1. 一般情况

测体温、脉搏、血压，观察神色、面容、表情等。

2. 腹部检查

注意腹部外形，有无肌紧张、压痛或反跳痛，有无肠鸣音亢进或减弱、移动性浊音或肿块。如有肿块，注意肿块的部位、大小、质地、活动度及有无压痛。

3. 妇科检查

观察白带的色、质、量；阴道内有无积血；宫颈的色泽、大小、质地、有无糜烂，肿瘤或举痛；有无盆腔肿块，肿块的性质及与子宫的关系，子宫的大小、形态、位置与质地。

（四）实验室及其他检查

后穹隆饱满凝有内出血者，应行后穹隆穿刺，如为不凝血，考虑为异位妊娠破裂、卵巢出血。需查血、做 X 线检查、超声波检查。

（五）诊断和鉴别诊断

根据病史、临床表现，结合实验室及其他检查可做出诊断，但要注意原发疾病的鉴别。

## 三、处理

（一）非手术治疗

对急性炎症引起的下腹痛，需用足量抗生素静脉滴注，注意维持水、电解质平衡，并给予对症治疗。

（二）手术治疗

如子宫破裂、异位妊娠、卵巢囊肿破裂或卵巢瘤蒂扭转、子宫扭转、盆腔脓肿、盆腔异位、不全流产、难免流产等，均需手术治疗，并做好手术前后的准备及处理。

## 四、护理

1）炎症患者应取半卧位，有休克者应取休克卧位。

2）加强心理护理，护士要询问病史，了解腹痛性质、程度，主动给患者以关切、同情及适当的语言安慰，减轻患者对急腹症的恐惧，帮助其树立战胜疾病的信心，积极配合治疗。

3）迅速建立静脉输液通道，病情严重者给氧，输全血、血浆等胶体液。

4）严密观察病情变化，监测生命体征，并记录之。对症状、体征不典型的患者，应协助医生做好各项检查，如必要的化验等。观察期间应禁食、禁灌肠、禁服泻剂，诊断未明确前禁用止痛剂，以免掩盖症状和体征。

5）需紧急手术者，在观察期间须做好急诊手术的术前准备，如做好家属的思想工作，迅速收集各项化验的标本送检并及时收取报告单，遵医嘱迅速做好皮肤准备，按时给术前用药等。术后密切观察生命体征的变化，观察伤口及各种引流管有无出血现象，了解肠蠕动恢复情况。继续防止感染，做好皮肤及口腔护理等。

（周冬梅）

# 第五节　急性盆腔炎

女性内生殖器及其周围结缔组织以及盆腔腹膜发生炎症时，统称为盆腔炎，主要包括子宫内膜炎、输卵管炎、输卵管卵巢脓肿、盆腔腹膜炎，是常见的妇女病。炎症可局限于一个部位，也可几个部位同时发炎。按其发病过程及临床表现分为急性与慢性两种。急性盆腔炎可引起弥散性腹膜炎、败血症，甚至感染性休克等严重后果。

## 一、病因

月经期、分娩或流产后的感染，不洁宫腔手术操作是急性盆腔炎发生的常见原因。早年性交，性生活频繁，多个性伴侣者，性伴侣有性传播疾病者容易感染性传播疾病，进而引起盆腔炎。也可发生于邻近器官感染后的直接蔓延。致病菌多为厌氧菌、β化脓链球菌、葡萄球菌、大肠埃希菌和淋病奈瑟菌等。

## 二、病情评估

（一）病史

有分娩或流产史、宫腔内手术操作史及经期不卫生、不洁性交等病史。

（二）临床表现

下腹痛伴发热是典型症状，严重者可有寒战、高热、头痛、食欲缺乏及恶心、呕吐、腹胀、腹泻等。体温可高达40℃，心率快，下腹部有肌紧张、压痛及反跳痛。盆腔检查：阴道充血，并有大量脓性分泌物，穹隆有明显触痛；宫颈充血、水肿及脓性白带流出，举痛明显；宫体略大，有压痛，活动受限；双侧附件有增厚、压痛或触及痛性包块、境界不清。

（三）实验室及其他检查

1. 血液

白细胞计数及中性粒细胞均增高，血沉增速。

2. 尿常规

尿呈葡萄酒色，并出现 ARF。病情恶化，应高度怀疑产气荚膜杆菌感染。

3. 宫颈排出液

宫颈排出液培养致病菌（包括淋病奈瑟菌）及药物敏感试验。

4. 后穹隆穿刺

抽出液中含有白细胞和细菌。可送细菌培养（包括淋病奈瑟菌）及药物敏感试验，比宫颈排出液更为可靠。

（四）诊断和鉴别诊断

根据病史、临床表现，结合实验室及其他检查即可诊断。急性盆腔炎应与急性阑尾炎、异位妊娠、卵巢囊肿扭转或破裂等急腹症相鉴别。

### 三、治疗

（一）一般处理

加强营养，卧床休息，半卧位有利于脓液积聚在直肠子宫陷凹及炎症的局限。补充液体，注意纠正水、电解质紊乱及酸碱平衡失调，必要时少量多次输血。高热时给予物理降温。尽量避免不必要的妇科检查以免炎症扩散。

（二）抗生素治疗

根据药物敏感试验选用抗生素较为合理。在无条件做细菌培养和药物敏感试验结果未明之前，根据病情、结合病因、常见致病的病原体及已使用过的抗生素类型等选择抗生素。抗生素的应用要求达到足量，且要注意毒性反应。联合用药效果较好，但要配伍合理，药物种类要少，毒性要小，给药途径有静脉滴注、肌内注射和口服，以静脉滴注效果较好。联合用药常选用的方法有：

1. 青霉素或红霉素与氨基糖苷类药物及甲硝唑配伍

青霉素每日 320 万 ~ 960 万 U 静脉滴注，分 3 ~ 4 次加入少量液体中做间歇快速滴注；红霉素每日 1 ~ 2 g，分 3 ~ 4 次静脉滴注；庆大霉素 1 次 80 mg，每日 2 ~ 3 次，静脉滴注或肌内注射；阿米卡星每日 200 ~ 400 mg，分 2 次肌内注射，疗程一般不超过 10 日；甲硝唑葡萄糖注射液 250 mL（内含甲硝唑 500 mg），静脉滴注，每 8 小时 1 次，病情好转后改口服 400 mg，每 8 小时 1 次。本药通过乳汁排泄，哺乳期妇女慎用。

2. 第一代头孢菌素与甲硝唑配伍

尽管第一代头孢菌素对革兰阳性菌的作用较强，但有些药物对革兰阴性菌较优，如头孢拉定静脉滴注，每日 2 ~ 4 g，分 4 次给予；头孢唑啉钠每次 0.5 ~ 1 g，每日 2 ~ 4 次，静脉滴注。甲硝唑用法同前。

3. 克林霉素或林可霉素与氨基糖苷类药物（庆大霉素或阿米卡星）配伍

克林霉素 600 mg，每 8 ~ 12 小时 1 次，静脉滴注，体温降至正常后改口服，每次 250 ~ 500 mg，1 日 3 ~ 4 次；林可霉素每次 300 ~ 600 mg，每日 3 次，肌内注射或静脉滴注。克林霉素或林可霉素对多数革兰阳性菌及厌氧菌有效，与氨基糖苷类药物联合应用，无论从实验室或临床均获得良好疗效。此类药物与红霉素有拮抗作用，不可与其联合；长期使用可致假膜性肠炎，其先驱症状为腹泻，遇此症状应立即停药。

4. 第二代头孢菌素或相当于第二代头孢菌素的药物

头孢呋辛钠，每次 0.75 ~ 1.5 g，每日 3 次，肌内注射或静脉注射。头孢孟多静脉注射或静脉滴注，每次 0.5 ~ 1 g，每日 4 次，较重感染每次 1 g，每日 6 次。头孢替安每日 1 ~ 2 g，分 2 ~ 4 次给予，严重感染可用至每日 4 g。头孢西丁钠每次 1 ~ 2 g，每日 3 ~ 4 次，此药除对革兰阴性菌作用较强外，对革兰阳性菌及厌氧菌（消化球菌、消化链球菌、脆弱类杆菌）均有效。若考虑有衣原体感染，应同时给予多西环素 100 mg 口服，每 12 小时 1 次。

5. 第三代头孢菌素或相当于第三代头孢菌素的药物

头孢噻肟钠肌内注射或静脉注射，1 次 0.5 ~ 1 g，1 日 2 ~ 4 次；头孢曲松钠 1 g，每日 1 次静脉注射，用于一般感染，若为严重感染，每日 2 g，分 2 次给予；头孢唑肟每日 0.5 ~ 2 g，严重者 4 g，分 2 ~ 4 次给予；头孢替坦二钠每日 2 g，分 1 ~ 2 次静脉注射或静脉滴注。头孢曲松钠、头孢唑肟及头孢替坦二钠除对革兰阴性菌作用较强外，对革兰阳性菌及厌氧菌均有抗菌作用。若考虑有衣原体或支原体的感染应加用多西环素 100 mg，口服，每 12 小时 1 次，在病情好转后，应继续用药 10 ~ 14 日。对不能耐受多西环素者，可用阿奇霉素替代，每次 500 mg，每日 1 次，连用 3 日。淋病奈瑟菌感染所致盆腔炎首选此方案。

6. 哌拉西林钠

哌拉西林钠是一种新的半合成的青霉素，对多数需氧菌及厌氧菌均有效。每日 4 ~ 12 g，分 3 ~ 4 次静脉注射或静脉滴注，严重感染者，每日可用 10 ~ 24 g。

7. 喹诺酮类药物与甲硝唑配伍

喹诺酮类药物是一类较新的合成抗菌药，本类药物与许多抗菌药物之间无交叉耐药性。第三代喹诺酮类药物对革兰阴性菌及革兰阳性菌均有抗菌作用。常用的有环丙沙星每次 100 ~ 200 mg，每日 2 次，静脉滴注；氧氟沙星每次 400 mg，每 12 小时 1 次，静脉滴注。甲硝唑用法同前。

（三）手术治疗

有脓肿形成，如输卵管积脓、输卵管卵巢积脓、盆腔脓肿等，经抗生素药物治疗已局限时，应选择时机进行手术。若有脓肿破裂，脓液流入腹腔致突然腹部剧痛、寒战、高热、恶心、呕吐、腹胀拒按等急腹症症状，或已有中毒性休克现象时，应刻不容缓立即急诊剖腹探查，排出脓液，治疗休克，抢救生命。

**四、护理**

（一）一般护理

1）执行妇科一般护理常规。

2）患者应卧床休息，取半卧位，以利于脓液积聚于直肠子宫陷凹，使炎症局限。并给予富有营养而易于消化的食物和水分。若有腹胀可行胃肠减压，纠正电解质紊乱及酸碱失衡。必要时可少量输血。

3）如有阴道流血者，注意外阴清洁，用苯扎溴铵棉球擦洗外阴，每日 1~2 次。

4）采用中医药治疗的患者，应向患者说明疗程较长，应坚持服药治疗。

（二）病情观察与护理

1）严密观察病情，观察体温、脉搏、呼吸的变化。观察药物的疗效及反应，发现异常，及时报告医生。

2）如为产褥感染者，体温超过 38℃暂停喂奶，每 4 小时用吸奶器吸乳 1 次。注意恶露变化，患者出院后，应严格消毒用具及床铺。

3）按医嘱给予持续下腹部热敷，应用抗生素或中药消炎治疗。如盆腔脓肿经阴道切开引流者，应注意引流的量及性质，及时更换外阴敷料，保持外阴清洁。

### 五、健康教育

1）加强经期、孕期及产褥期的卫生宣教工作。严格掌握产科、妇科手术指征。术前做好充分准备，术时注意无菌操作，术后加强护理，预防感染。计划生育手术应与其他手术同等对待，严格遵守无菌操作常规。

2）近年来性病又有迅速蔓延的趋势，以淋病尤为多见。目前因淋病导致急性盆腔炎时有发生，故应提高对性传播疾病的认识，才不致忽略了淋菌性急性盆腔炎的发生和诊治。

（周冬梅）

# 第六节  妊娠滋养细胞疾病

妊娠滋养细胞疾病（GTD）是一组来源于胎盘滋养细胞的疾病，一般分为葡萄胎、侵蚀性葡萄胎、绒毛膜癌（简称绒癌）及胎盘部位滋养细胞肿瘤。各种滋养细胞疾病的发生分别与胎盘或配子形成的不同阶段的病理改变有关，相互之间存在一定联系。葡萄胎属于异常形成的胎盘，并伴有特异性遗传学异常，与绒毛滋养细胞有关，属于良性绒毛病变；侵蚀性葡萄胎系葡萄胎发展而来，绒癌和胎盘部位滋养细胞肿瘤可发生在葡萄胎、足月妊娠、流产或异位妊娠以后，分别与绒毛前和绒毛外滋养细胞有关。侵蚀性葡萄胎、绒癌和胎盘部位滋养细胞肿瘤又统称为妊娠滋养细胞肿瘤（GTT）。滋养细胞肿瘤绝大多数继发于妊娠，极少数来源于卵巢或睾丸生殖细胞，称为非妊娠性绒癌，不属于本节讨论范围。

### 一、葡萄胎

葡萄胎因妊娠后胎盘绒毛滋养细胞增生、间质水肿，而形成大小不一的水泡，水泡间借蒂相连成串，形如葡萄而名之，也称水泡状胎块。葡萄胎可分为完全性葡萄胎和部分性葡萄胎两类，其中大多数为完全性葡萄胎。

（一）病因

发病原因至今不明，各种假说很多，但不能解释全部临床现象。

1. 营养不良

研究显示，葡萄胎在不发达地区发病较高，在滋养细胞疾病患者血清中叶酸活力较低，滋养细胞疾病高发区饮食结构以大米、蔬菜为主，且习惯熟食，可造成营养物质破坏，叶酸缺乏。

2. 病毒感染

滋养细胞疾病与妊娠关系密切，妊娠期易合并各种病毒感染，部分病毒可通过胎盘屏障或产道，引起宫内感染，导致流产、死胎、畸形。

3. 内分泌失调

资料显示，滋养细胞疾病，在年龄＜20岁或＞40岁发病率相对升高，卵巢功能尚不稳定或卵巢功能逐渐衰退等内分泌因素可能导致滋养细胞疾病。

4. 免疫功能失调

对孕妇来说，胎盘是一种不被排斥的异体移植物，葡萄胎的免疫遗传学特性为葡萄胎有免疫源性，滋养细胞在母体组织中游走，侵蚀甚至种植而不被排斥。

5. 细胞遗传异常

研究发现，绝大多数葡萄胎的滋养细胞均为性染色质阳性，完全性葡萄胎染色体核型95%是46XY，46条染色体均来自父方，提出了完全性葡萄胎空卵受精学说，及部分性葡萄胎的双精子受精学说。

6. 种族因素

葡萄胎发病率在东南亚地区明显高于世界其他地区，在新加坡，欧亚混血人种葡萄胎的发病率比中国、印度及马来西亚高2倍，提示可能与种族有关。

（二）病理

1. 病理类型

1）完全性葡萄胎：宫腔内充满葡萄样水泡样组织，水泡间隙混有血液。

2）部分性葡萄胎：宫腔内除水泡状组织外，还有部分正常的胎盘组织和胚胎。

2. 镜下组织学特征

1）滋养细胞（细胞滋养层细胞和合体滋养层细胞）不同程度增生。

2）绒毛间质水肿呈水泡状。

3）绒毛间质中血管稀少或消失。

（三）病情评估

1. 临床表现

1）症状：葡萄胎患者可出现下列临床症状与体征。

（1）停经后阴道流血：为最常见的症状，多数患者在停经1~2个月，迟至2~3个月时出现不规则反复阴道流血，时断时续，开始量少，呈咖啡色黏液或暗红色血，以后逐渐增多，至葡萄胎自行排出前，常可发生大量出血。可因反复大量出血造成贫血及继发感染，有时在血中可发现水泡状物。

（2）腹痛：当葡萄胎增长迅速，子宫急速膨大时，可表现为阵发性下腹胀痛，葡萄胎间歇性出血前常伴阵阵下腹隐痛，一般能忍受。

（3）子宫异常增大、变软：由于绒毛水肿及宫腔积血，50%以上的葡萄胎患者的子宫大于相应月份的正常妊娠子宫，且质地极软。1/3 患者的子宫大小与停经月份相符。小于停经月份的只占少数，可能因水泡退行性变，停止发展的缘故。

（4）妊娠呕吐及妊娠高血压综合征征象：出现妊娠呕吐较正常妊娠早，持续时间长，且症状严重。少数患者孕 24 周前出现高血压、蛋白尿、水肿等征象，子宫增大迅速者尤易发生。1/4 的患者发展为先兆子痫。

（5）甲亢现象：约 7% 的葡萄胎患者出现轻度的甲亢现象，但突眼少见，葡萄胎清除后，症状可迅速消除。

（6）贫血与感染：多因反复出血或突然大出血未及时治疗而致不同程度的贫血。可因急性失血而发生休克，个别患者可死于大出血。患者因阴道出血，宫颈口开放，贫血致抵抗力低，细菌从阴道上行侵袭造成宫腔感染，甚至全身感染。

2）体征

（1）子宫大小与停经月份不符合，半数以上大于停经月份，质软，听不到胎心或胎动，也摸不到胎体。

（2）在双侧附件处，多数可摸到大小不等、活动的囊肿，即卵巢黄素囊肿。

注意检查时不要用力压子宫，特别对子宫增长速度快的患者，压迫子宫易将水泡挤入血循环，引起广泛性肺栓塞，甚至可导致患者即刻死亡，故尽量少做检查。

2. 实验室及其他检查

1）HCG 测定：葡萄胎时，血清中 HCG 浓度大大高于正常妊娠相应月份。测定 HCG 水平的常用方法有 2 种：尿 HCG 酶联免疫吸附试验及血 HCG 放射免疫测定。

2）超声检查

（1）B 超检查：葡萄胎时见明显增大的子宫腔内充满弥散分布的光点和小囊样无回声区，仪器分辨率低时呈粗点状或落雪状图像，但无妊娠囊可见，也无胎儿结构及胎心搏动征。

（2）超声多普勒探测胎心音：葡萄胎只能听到子宫血流杂音，听不到胎心音。

3. 诊断

根据临床表现，尤其排出血中可见水泡状组织，结合 HCG 明显增高和超声检查征象即可诊断。

4. 鉴别诊断

1）流产：有停经、阴道出血及下腹疼痛。通过妇科检查子宫与孕周相符或较小。

2）多胎妊娠：停经后子宫比单胎妊娠增大明显，早孕反应较重，无阴道出血及腹痛。超声检查可协助确诊。

3）羊水过多：妊娠中期以后子宫异常增大，伴有明显压迫症状，可借助超声、X线检查鉴别。

（四）治疗

葡萄胎一经诊断明确，应及时清除宫内容物。但若有严重并发症时，如重度贫血、甲亢、妊娠高血压综合征、心力衰竭等，则应先处理并发症，待情况好转后再处理葡萄胎。葡萄胎的处理包括葡萄胎组织的清除，并发症的处理，恶性变的预防及术后调理，随访等。

1. 清除宫腔内容物

一般采用吸刮术，吸管宜尽量选用大号，以免吸出物堵住管腔而影响操作。为预防术中大出血，术前应做好输血准备。手术中当宫口扩大后可静脉点滴缩宫素（5～10 U加于250 mL葡萄糖液中，每分钟15～30滴）以加强子宫收缩，减少出血，但不宜在手术开始前使用，以免宫口未开而子宫收缩，将滋养细胞或绒毛压入宫壁血窦内，增加转移或栓塞的机会。子宫大于妊娠12周者，一般吸刮2次，1周后再刮宫1次，所有清除物均需送病理检查。

2. 子宫切除术

年龄超过40岁者，葡萄胎恶变率较年轻妇女高4～6倍，处理时可直接切除子宫、保留附件；若子宫超过孕14周大小，应考虑先吸出葡萄胎组织再切除子宫。然而，单纯切除子宫只能去除病变侵入局部的危险，不能防止转移的发生。

3. 卵巢黄素囊肿

随着葡萄胎的排出、HCG下降，黄素囊肿可自行消退，一般不需处理。如发生扭转者需剖腹探查。

4. 贫血者应争取输血

急性失血造成失血性休克者更需立即输血，以便及早清宫。如果一时不能输血而又有活动性出血，在输液情况下，立即清宫，制止出血。

5. 预防性化疗

约14.5%的葡萄胎可发生恶性变，为防止葡萄胎恶变，对高危患者进行预防性化疗：①年龄大于40岁；②葡萄胎排出前HCG值异常升高；③滋养细胞高度增生或伴有不典型增生；④葡萄胎清除后，HCG下降曲线不呈进行性下降，而是降至一定水平后即不再下降，或始终处于高值；⑤出现可疑转移灶者；⑥无条件随访者。一般选用氟尿嘧啶或放线菌素D单药化疗1～2个疗程。

6. 随诊

为了早期发现葡萄胎后的恶性变，定期随访极为重要。葡萄胎清除后每周1次作HCG定量测定，直到降至正常水平。开始3个月内仍每周复查1次，此后3个月每半月1次，然后每月1次持续半年，第2年起改为每半年1次，共随访2年。同时应注意有无阴道异常流血、咳嗽、咯血及其他转移灶症状。随诊期间应坚持避孕，用避孕套或阴道隔膜或口服避孕药，不宜放置宫内避孕器，以免因引起流血而与葡萄胎之并发症（残存或恶变）混淆。

（五）护理

1. 一般护理

1）患者入院后，护士应主动热情接待，向其介绍有关知识及治疗方法和疗效，消除患者紧张焦虑心理，使其主动配合治疗。

2）按医嘱给予普通饮食，有恶心、呕吐、发热者给予半流质饮食，合并妊娠高血压综合征者给予低盐饮食。

3）阴道流血患者要绝对卧床休息，给予消毒纸垫，每日用 0.1% 苯扎溴铵擦洗外阴。

4）加强心理护理，通过护理活动与患者建立良好的护患关系，鼓励其表达不能取得良好妊娠结局的哀伤，接受现实。向患者讲解有关疾病知识和清宫手术的过程，纠正其错误认识，以解除顾虑和恐惧，增强信心。

2. 病情观察与护理

1）严密观察阴道流血量及排出物，必要时保留会阴垫以备医生检查。阴道流血多者，严密观察血压、脉搏的变化。清宫术后注意观察阴道流血量及子宫收缩情况，有异常及时通知医生处理。

2）做好治疗配合，刮宫前配血备用，建立静脉通路，并准备好催产素和抢救药品及物品。

3）如有阴道大量出血时，压迫腹主动脉止血，并立即通知医生，按医嘱输血、输液，并做好术前准备。

4）患者的子宫壁特别柔软，宫腔操作时极易穿孔，因此，在刮宫时（清除宫腔容物），动作要轻柔，当大致刮净后即结束手术，5~7 天子宫已经收缩，再做第二次刮宫。首次手术结束后可静脉点滴催产素，并观察有无大量阴道出血与严重腹痛，前者提示子宫收缩不良或有组织残留，后者提示有子宫穿孔的可能。

5）一般葡萄状胎块排出后 40 天内，妊娠试验应转为阴性。如有胎块残留或侵入子宫肌层或恶变为绒毛膜上皮癌，则妊娠试验可持续阳性。因此，在出院前应再次留尿化验，妊娠试验阴性者可出院。出院时做好复查劝告，嘱患者定期复诊和避孕 2 年。

（六）健康教育

适当活动，保证睡眠充足。每次刮宫手术后要禁止性生活 1 个月，保持外阴清洁，以防感染。定期随访，一般是第 1 次葡萄胎刮宫术后每周随访 1 次血、尿 HCG 阴性后每月检查 1 次。如连续阴性，半年后改为 3 个月检查 1 次，1 年后每半年 1 次，直至 2 年。在 2 年中宜采用阴茎套或阴道隔膜避孕。

## 二、侵蚀性葡萄胎

侵蚀性葡萄胎（IHM）指葡萄胎组织侵入子宫肌层局部，少数转移至子宫以外，因具恶性肿瘤行为而命名。侵蚀性葡萄胎来自良性葡萄胎，多数在葡萄胎清除后 6 个月内发生，也有在未清出前即恶变者。侵蚀性葡萄胎的绒毛可侵入子宫肌层或血管，或两者俱有，起初为局部蔓延，水泡样组织侵入子宫肌层深部，有时完全穿透子宫壁，引起腹腔内大出血，并可扩展进入阔韧带或腹腔形成肿块。半数以上病例随血运转移至肺、阴道、宫旁甚至脑部。

（一）病因和病理

侵蚀性葡萄胎多由葡萄胎恶变而来，少数继发于自然或人工流产之后，如当时流出物未经化验，则不能完全排除继发于葡萄胎后的可能。侵入子宫肌层的水泡状组织可继续发展穿透肌层及其血管导致腹腔内出血、阔韧带血肿；或随血流转移，破坏局部组织，引起出血，形成血肿。血行转移的最常见部位是肺，其次为阴道，尤其是阴道前壁及尿道口处，脑转移亦不少见。转移灶可出现在葡萄胎排出前，但较多出现在葡萄胎排出后数周或数月内。侵入子宫肌层的深度可仅数毫米，也可直达浆膜面，以致子宫表面有单个或多个紫蓝色结节。剖视子宫，可见肌层内有不等量的水泡状物，周围为出血及坏死组织；镜下滋养细胞中、高度增生，并分化不良。个别病例，肉眼检查转移灶仅见血块及坏死组织，镜检才能找到残存绒毛结构。

（二）病情评估

1. 临床表现

1）病史：侵蚀性葡萄胎多数发生在葡萄胎排空后 6 个月之内，若发生在葡萄胎排空后半年至 1 年则约有一半为侵蚀性葡萄胎。

2）症状与体征

（1）原发灶表现：最主要的症状是阴道不规则流血，出血量多少不定。子宫复旧延迟，葡萄胎排空后 4~6 周子宫未恢复到正常大小，黄素化囊肿持续存在。若病灶穿破子宫浆膜层时，则表现为腹痛及腹腔内出血症状。

（2）转移灶表现：其症状、体征视转移部位而异。最常见部位是肺，其次是阴道、子宫旁，脑转移较少见。在肺转移早期，胸片显示肺野外带单个或多个半透明小圆形阴影为其特点，晚期病例所见与绒癌相似。阴道转移灶表现为紫蓝色结节，溃破后大量出血。脑转移的典型病例出现头痛、呕吐、抽搐、偏瘫及昏迷，一旦发生，致死率高。

2. 实验室及其他检查

1）HCG 连续测定：葡萄胎排空后 9 周以上或子宫切除术 8 周以上，血及尿 HCG 仍持续高于正常水平，或曾一度降至正常而又再次升高，已排除葡萄胎残留或再次妊娠，可诊断为侵蚀性葡萄胎。在怀疑有脑转移时，可做脑脊液 HCG 测定。

2）B 超检查：子宫壁显示，局灶性或弥散性强光点或光团与暗区相间的蜂窝样病灶。难与绒癌相鉴别。

3）其他检查：包括 X 线胸片、CT 等，见绒癌相应检查。

4）组织学诊断：单凭刮宫标本对诊断侵蚀性葡萄胎的价值相对较低，因为仅从刮宫组织难以判断肌层侵犯的深度。若在子宫肌层内或子宫外转移灶中见到绒毛或退化的绒毛结构，即可诊断为侵蚀性葡萄胎。若原发灶和转移灶诊断不一致，只要在任一标本中见有绒毛结构，均可诊断为侵蚀性葡萄胎。

3. 诊断

根据葡萄胎清除后半年内出现典型的临床表现或转移灶症状，结合辅助诊断方法，临床诊断可确立。

4. 鉴别诊断

1）残存葡萄胎：葡萄胎排出后，有不规则阴道出血，子宫大而软，血及尿中 HCG 仍较高，首先应排除残存葡萄胎。可行刮宫术，如刮出葡萄胎组织，术后血或尿 HCG 转为正常，子宫出血停止，且恢复正常大小，即可诊断为残存葡萄胎。

2）较大的卵巢黄素囊肿尚未萎缩：盆腔检查可摸到双侧卵巢肿大，血及尿 HCG 定量测定数值均在低水平而未见上升，阴道出血亦不常见。B 超检查可协助诊断。

3）肺、脑等转移病灶与原发疾病的鉴别：主要依据病史、临床表现、妇科检查及血和尿 HCG 的测定相鉴别。

（三）治疗

侵蚀性葡萄胎以化学治疗为主，包括全身化疗和局部病灶化疗，可取得良好的治疗效果，患者多能治愈。个别对化疗不敏感者，且病灶局限于子宫者可行子宫切除术。

1. 化疗

以化疗为主。因患者多为年轻女性，要求保留生育能力，用化疗可达痊愈。

1）单药治疗：主要用于早期病例。

（1）6 – 巯基嘌呤（6 – MP）：$6.0 \sim 6.5$ mg/（kg·d），分早 8：00 和晚 8：00 2 次口服。10 天为 1 个疗程，间隔为 4 周。

（2）5 – 氟尿嘧啶（5 – FU）：$28 \sim 30$ mg/（kg·d），溶于 500 mL 5% 葡萄糖液中，缓慢静脉滴注，8 小时滴完，10 天为 1 个疗程，疗程间隔为 2 周。

（3）放线菌素 D（KSM）：10 μg/（kg·d），溶于 500 mL 5% 葡萄糖液中静脉滴注 $2 \sim 4$ 小时。10 天为 1 个疗程，疗程间隔为 2 周。

2）联合用药：主要用于晚期病例及复发病例。

（1）5 – FU + KSM：KSM 26 mg/（kg·d），KSM 6 μg/（kg·d），分别溶于两瓶 500 mL 5% 葡萄糖液中，先滴 5 – FU，8 小时滴完后再滴 KSM $2 \sim 4$ 小时。8 天为 1 个疗程，疗程间隔为 3 周。

（2）5 – FU + 硝卡芥：5 – FU 26 mg/（kg·d），溶于 500 mL 5% 葡萄糖液中，缓慢静脉滴注（8 小时滴完）。硝卡芥每日 30 mg，溶于 20 mL 生理盐水中，静脉注射，8 天为 1 个疗程，疗程间隔为 3 周。

（3）KSM + 硝卡芥：KSM 6 μg/（kg·d），溶于 500 mL 5% 葡萄糖液中静脉滴注。硝卡芥用量同前，8 小时为 1 个疗程，疗程间隔 3 周。

（4）5 – FU + KSM + 硝卡芥 + 长春新碱：5 – FU 用量为 26 mg/（kg·d），KSM 用量为 6 μg/（kg·d），硝卡芥 0.6 mg/（kg·d）。用法同上，5 天为 1 个疗程，疗程间隔为 3 周。

（5）三联序贯疗法：在抗癌药物生物类（有丝分裂抑制剂）、抗代谢药类、抗生素类和烷化剂四类中，挑选任何三类，每日用一种，每 3 小时轮用 1 次，各共 5 次，15 天为 1 个疗程。疗程间隔为 2 周。具体用法有多种方案，常用 ACM 和 ACE，也可由 5 – FU 或 6 – MP 代替甲氨蝶呤（MTX）。

2. 手术治疗

病灶在子宫，化疗无效时可切除子宫。

（四）护理

1. 一般护理

1）执行妇科一般护理常规。

2）做好患者的思想工作及心理护理，使其树立战胜疾病的信心，积极配合治疗。

3）按医嘱给予高蛋白、高维生素、营养丰富易消化的饮食，并鼓励患者多进食，保证足够的营养，化疗期间给予特别饮食。

2. 病情观察与护理

1) 严密观察腹痛及阴道流血情况，记录出血量，流血多时除密切观察患者的生命体征外配合医生做好施救工作。认真观察转移灶症状，发现异常，及时报告医生。

2) 有转移灶者，按相应的症状护理

（1）阴道转移患者的护理：①嘱患者减少走动，尽量卧床休息，密切观察阴道有无破溃性出血，禁做不必要的检查如窥阴器检查，以防局部转移灶破溃致大出血。②如发生溃破大出血，应立即通知医生并协助抢救。

（2）肺转移患者的护理：①卧床休息，减轻患者的消耗，有呼吸困难者给予半卧位，并吸氧。②患者有大量咯血时可有窒息、休克甚至死亡的危险，如发现立即通知医生，给予患者头低侧卧位并保持呼吸道通畅，轻叩背部，以助排除积血。

（3）脑转移患者的护理：①注意观察病情及生命体征、出血量和电解质紊乱的症状，并做好记录。②采取必要的护理措施预防患者发生跌倒、咬伤、吸入性肺炎、角膜炎、压疮等情况。

3. 手术前、后护理

手术治疗者按腹部手术前、后护理常规。

（五）健康教育

给予高蛋白、高维生素、易消化饮食。鼓励患者进食，以增强机体的抵抗力。注意休息，不过分劳累，有阴道转移者应卧床休息，以免引起溃破大出血。注意保持外阴清洁，以防感染。节制性生活，落实避孕措施。

（六）预后及随访

如能早期诊断和治疗，一般预后好。有死于脑转移、肺栓塞、腹内转移灶破裂大出血者，或发展成为绒毛膜癌。故应严密随访。

### 三、绒癌

绒癌是滋养细胞疾病中恶性程度最高的一种。早期就可通过血行转移至全身，破坏组织或器官。患者多为育龄妇女，其中50%继发于葡萄胎，少数发生于足月产、流产及异位妊娠后。绒毛膜癌也可发生于绝经后的妇女，这是因为滋养细胞具有可隐匿多年的特性。

（一）病因

绝大多数绒癌与妊娠有关，主要发生于生育期妇女，是由于这次妊娠时滋养细胞发生恶性变化而成。40%～50%继发于葡萄胎，30%继发于流产（包括异位妊娠、人工流产、稽留流产等）；20%～30%继发于足妊娠之后（包括早产）；极少数绒癌与妊娠无关，故称为非妊娠性或原发性绒癌，可发于未婚或绝经后的妇女并常和卵巢的恶性肿瘤同时存在。

（二）病理

子宫绒癌可形成单个或多个大小不等的子宫壁肿瘤，呈紫蓝色或棕褐色，肿瘤可位于肌壁间，突向子宫腔或突于子宫浆膜层，造成子宫穿孔。肿瘤软硬不一，但质地极脆。其剖面可显示新旧血块或坏死组织。镜下检查找不到完整的绒毛，可见增生的滋养细胞侵犯子宫肌层及血管，伴有大片坏死及出血，并常有远处转移。但个别病例可仅有近似细胞滋养的细胞型的增生，细胞大小比较一致，聚集成团或环绕在血管周围，排列规则，分化一致，全部细胞体积小，菱形核致密而不典型，镶嵌于细胞团中，从病理形态上看很易误诊为鳞癌。绒癌几乎皆由血行播散，可转移至任何器官和组织，最常见者为肺（70%），其次为肝（20%），脑转移者也不少见，且常向阴道、外阴转移。绒癌恶性度高、发展迅速、转移较早，近年来，绒癌的化疗进展很快，是人体恶性实体瘤中第一个可以单独应用化学药物治愈的肿瘤。即使有远处转移的晚期患者，通过化疗也能获得较好的疗效。

（三）病情评估

1. 临床表现

1）病史：有葡萄胎、流产、足月产或异位妊娠病史。有葡萄胎清除史者，清除在1年以后发生恶变者，多为绒癌。有流产或足月产史者，先行妊娠至绒癌发病的时间在3个月以内者占44%，1年以内者为67.2%，1年及1年以上者为32.8%。

2）症状

（1）阴道流血：产后或流产后，尤其在葡萄胎清除后，出现持续的阴道不规则流血，量多少不定。有时月经正常一段时间后发生闭经，然后阴道出血。

（2）失血性贫血：因阴道长期出血而致贫血，出现面色苍白、心悸、气短、乏力等症状，有时因大量出血而致休克。

（3）腹痛：癌组织侵及子宫壁或子宫腔积血引起下腹胀痛，也可因癌组织穿破子宫或脏器转移灶破裂而致急性腹痛。

（4）感染：因贫血致患者抵抗力下降，或宫内肿瘤出血、坏死，极易发生宫内感染。可出现体温升高、蛋白尿及血白细胞计数上升等现象。

（5）转移灶表现：常见转移部位依次为肺、阴道、脑和肝。对于原发灶消失而转移灶发展的患者，可仅表现为转移灶症状。①肺转移：表现为咳嗽、咯血、胸痛、呼吸困难，X线胸片可见肺转移阴影。②阴道转移：为突出于阴道黏膜的紫蓝色结节，破溃后可发生致命性大出血。③肝转移：可出现黄疸、上腹部疼痛，是预后不良的因素之一。④脑转移：是死亡的主要原因，临床病程分为 a. 瘤栓期：出现猝然跌倒、失明、失语等一过性症状，为脑组织局部缺血所致；b. 脑瘤期：主要症状为头痛、呕吐、偏瘫、视觉障碍、抽搐甚至昏迷；c. 脑疝期：颅内压升高，导致脑疝；可突然死亡。

2. 实验室及其他检查

1）HCG测定：一般情况下，葡萄胎清除后84～100日、人流后30日、自然流产后19日、足月产后12日、异位妊娠手术后8～9日，血 β-HCG 值应降至正常水平。若超过上述时间 β-HCG 仍持续高值或有上升，结合临床应高度怀疑绒毛膜癌或侵蚀性葡萄胎。

2）影像学检查：B超及彩色多普勒血流显像（CDF1）对子宫病灶有诊断价值。胸片、CT、MRI等对肺、脑、肝、肾等处转移灶具有重要的诊断价值。

3）病理检查：根据有无绒毛结构鉴别绒毛膜癌或侵蚀性葡萄胎。

3. 诊断和鉴别诊断

1）诊断：凡流产、分娩、异位妊娠后 4 周以上出现症状或转移灶，并有 HCG 升高者，可诊断为绒癌。葡萄胎清除后 1 年以上发病者，临床可诊断为绒癌；半年至 1 年内发病者则侵蚀性葡萄胎和绒癌均有可能，需经组织学检查鉴别。

2）鉴别诊断

（1）恶性葡萄胎：发生于葡萄胎后，出现持续不规则的阴道流血，妊娠试验阳性，在葡萄胎排出后半年以内出现肺及其他部位的转移。

（2）合体细胞子宫内膜炎：足月产后特别是流产或葡萄胎清除后，刮宫或子宫切除病检可在浅肌层内尤其是胎盘附着部位，可见散在滋养细胞及炎性细胞，深肌层无浸润，血或尿内 HCG 测定多为阴性。

（3）肺部其他肿瘤：结合病史、照片及其他有关检查，不难做出鉴别。

（4）颅内出血：育龄妇女原因不明颅内出血，结合病史、妊娠试验阴性及其他检查可行鉴别。

（四）治疗

宜采用化疗为主、手术为辅的综合治疗。尤其是侵蚀性葡萄胎，几乎完全用化疗代替手术，但手术治疗在控制急性大出血、感染及去除残余耐药病灶方面仍占主导地位。

1. 化疗

恶性滋养细胞肿瘤的化疗与其他肿瘤不同，为保证疗效，宜采用大剂量用药方法。

低危组：HCG > 10 万 U/24 h 尿，病程 < 4 个月，转移灶仅发现在盆腔及肺。此组病例可仅用 MTX 每日 10～30 mg，肌内注射，5 天为 1 个疗程，缓解率可达 100%。

高危组：HCG > 10 万 U/24 h 尿，病程不拘，肝脑转移。此组病例用三联药物：每日 MTX15 mg 肌内注射；放线菌素 D 0.5 mg，苯丁酸氮芥 10 mg 口服或环磷酰胺 200 mg 静脉注射，连用 5 天。缓解率为 70%～85%。

转移灶的治疗：

1）外阴、阴道转移灶：瘤体内及其周围注射 5 - FU500 mg，每日 2 次，至病灶消失为止。如转移结节破溃、出血，5 - FU 每日 28～30 mg/kg 静脉注射 5～6 日。局部纱布填塞止血。

2）盆腔转移灶：切除有困难者，采用腹壁下动脉插管，每日滴注 5 - FU 26～28 mg/kg，1 日 1 次，10 次为 1 个疗程。靠近阴道穹隆或近腹壁肿块，可行肿块穿刺，注入 5 - FU 500～1 000 mg，缓慢推入，每 2 日 1 次或每周 2 次，至肿块缩小不易注入为止。

3）肺转移灶：静脉滴注 5 - FU 和 KSM。如有血胸，胸腔注入硝卡芥，每 5～7 日 1 次。

4）脑转移灶：是绒毛膜癌的主要死亡原因之一。均继发于肺转移。

（1）全身治疗：当前最常用的全身治疗药物为 5 - F U 合用 KSM。其用量和方法同前述，但为加强脱水作用，所用葡萄糖溶液宜用 10% 的，其他用药尚有磺巯嘌呤钠（溶癌呤）、硝卡芥等。

（2）局部用药：有鞘内给药及颈内动脉给药 2 种。

鞘内给药：可选用 MTX，10～15 mg/次溶于4～6 mL 的双蒸水中（不用盐水，也不用脑脊液溶化），每毫升中含2.5 mg。每隔1～3天注射1次（视病情而定，一般情况下第一针和第二针相隔1天，第二、三、四针隔2～3天，如病情急可缩短间隔），3～4次为1个疗程，第一二针各为15 mg，第三四针各为10 mg，总量为50 mg。为避免颅内压增高、穿刺时发生脑疝，操作时须注意：①腰穿前先给予甘露醇等脱水药，必要时需于4小时后再给1次。然后穿刺；②穿刺宜用细针，应一次成功，避免针眼过大或过多，以免发生脑脊液外渗，诱发脑疝；③穿刺时不可放取过多的脑脊液做常规化验，一般可将测颅压时测管内脑脊液留下，进行蛋白含量测定即可，细胞计数可从脑脊液外观上（清亮度）估计（如呈粉色则需要镜检红细胞是新鲜的或陈旧的，以鉴别是颅内出血或是穿刺损伤）。鞘内给 MTX 时，如全身用5-FU+KSM，各药量可不必减少，如不良反应明显，则5-FU和KSM用药可减至5天，鞘内给药也可免去第四针（10 mg）。为巩固疗效，一般需要持续3～4个疗程，疗程间隔为3～4周。

颈动脉插管法：可选用5-FU或6-MP。方法有2种：①由甲状腺上动脉插入颈内动脉，输入药物可通过大脑前和大脑中动脉全部进入脑内，但操作较困难；②由颞浅动脉逆行插入颈总动脉，操作较简单，但输入药液只部分经颈内动脉进入脑内，部分经颈外动脉进入面部，故以颈内动脉插管较为理想。

动脉给药的方法有：①将输液瓶挂高2 m（从患者心脏所在的高度算起），利用液体压力将药输入，优点为方法简单，无须特殊设备，但有加液或换瓶时需要登高进行之缺点，不可将瓶放下以免管内回血导致堵塞。同时，患者应长期卧床，护理工作量很大。②接上特制的动脉泵，利用机械压力将药输入，特点为护理较简单，特别是携带式动脉输液泵，患者能下地活动。但不及时加液则可出现药液走空后发生气栓的危险。且动脉泵目前国内供应不多，一般单位无此设备。药物用法和用量与静脉给药基本相似。但如插入颈内动脉则药量可酌减 [26 mg/(kg·d)]，每日用药1次，每次约经8小时滴完。其余时间输10%葡萄糖液，缓慢滴注，500 mL 滴注12小时，以维持插管通畅。此外，葡萄糖输液器应每日换1次，插管及周围皮肤需要每日用75%乙醇消毒，以防发生感染。为避免药液走空，需要有专人护理。颈动脉插管给药，由于插管技术复杂，术后护理工作要求高，工作量大，目前已少应用。

（3）应急治疗：主要有以下几项，①持续降低颅内压，以减少症状，防止脑疝。一般可用甘露醇等。一般需要4～6小时给药1次，每次20%甘露醇250 mL，须于半小时内滴完，否则起不到降低颅内压的作用，连续2～3天，至症状缓解，然后逐步撤除。若肾功能良好，也可用尿素脱水，但需要新配制，且不宜反复用，以防损伤肾脏功能。也可用地塞米松静脉滴入，5 mg/次，有良好的消除脑水肿、降颅压作用。其他依他尼酸（利尿酸）和呋塞米等也可选用。②应用镇静止痛药，以控制抽搐和剧烈头痛等症状。为控制抽搐可肌内注射副醛6 mL 或地西泮10～20 mg，3～4小时酌情给予维持量。为控制剧烈头痛，可给哌替啶等强效止痛药，为减少用药可静脉注射哌替啶100 mg，2小时后再静脉滴注100 mg（溶于1 000 mL 10%葡萄糖液中，8～10滴/分），止痛作用可维持10～12小时，对呼吸无影响。③控制液体摄入量：以免输入过多抵消脱水作用。脑转移患者由于用药多，且大半需要经静脉滴入，输液常偏多，与脱水治疗发生矛盾。

为不影响脱水疗效，每日输液量应限制在 2 500～3 000 mL（包括甘露醇等各种药物量）。所用液体最好为高渗的 10% 葡萄糖液。禁止钠盐的摄入。为了不限制输液量而影响其他药物的应用，应每天做出计划，计算好总输入量，并规定各阶段的用药和输入量以便随时核对。④给予有效止血药：以防止颅内出血。可静脉滴注氨甲环酸（止血环酸），200～300 mg/次。如患者可口服，也可给云南白药，4 小时 1 次，0.3 g/次。⑤防止并发症：昏迷、抽搐、偏瘫可发生跌伤、咬伤、吸入性肺炎和压疮等，需要做好护理工作，采取预防性措施。同时要注意电解质及酸碱平衡，如有失调，需要及时纠正。

化疗的不良反应：化疗药物在杀伤癌细胞的同时，对人体的免疫功能和体内增生活跃的正常细胞亦有破坏和抑制作用。主要表现为，①骨髓造血功能抑制：患者白细胞和血小板下降明显，多发生在疗程后几天和停药后 1～2 周，白细胞的下降一般在停药后 1 周降至最低水平，持续 2 日后开始回升，经 1 周左右恢复到正常水平；血小板下降稍晚，下降至最低后迅速回升。患者可表现为乏力、精神淡漠、鼻出血、皮下出血，严重时可发生败血症及内脏出血而危及生命。在化疗过程中应隔日查血常规，如白细胞 $<4 \times 10^9/L$ 或血小板计数 $<100 \times 10^9/L$，则停药 1 天，如白细胞和血小板回升超过以上标准则可继续用药，同时可给患者少量多次输鲜血或成分输血。②消化系统反应：由于药物刺激或消化道黏膜受损所致，表现为食欲下降、恶心、呕吐、口腔溃疡、腹痛和腹泻等，如出现血便时应警惕伪膜性肠炎，立即停用化疗药物；肝脏的损害表现为血清丙氨酸氨基转移酶增高，严重者可出现黄疸和腹水。可给予对症处理、预防感染和保肝治疗。③其他：皮肤损害可表现为脱发、皮炎；泌尿系统反应有出血性膀胱炎等。

2. 手术治疗

手术治疗对控制大出血等各种并发症，消除耐药病灶，减少肿瘤负荷，缩短化疗疗程等方面有一定作用，在一些特定的情况下应用。手术方式有子宫切除术、病灶切除术、肺叶切除术等。

3. 放射治疗

放射治疗目前应用较少，主要用于脑转移和肺部耐药病灶的治疗。

（五）护理

1. 一般护理

1）执行妇科一般护理常规。

2）做好心理护理，护理人员应积极做好患者的思想工作，给予同情，增强其信心，纠正消极的应对方式，积极配合治疗。

3）积极处理，减轻不适，重视患者的主诉如疼痛、化疗不良反应等，积极采取措施，减轻症状，尽可能满足患者的合理要求。

4）给予营养丰富、易于消化的饮食。鼓励患者多进食，以增强体质。化疗期间药物反应重，必要时改特别饮食。

5）化疗主要由静脉给药，静脉穿刺频繁，应注意保护和合理使用静脉。宜自肢体远端的细小静脉开始，采用头皮针穿刺，保留 1～2 条较大静脉以备抢救用。

6）化疗患者应注意口腔护理。出现口腔溃疡可用 1∶5 000 呋喃西林液含漱，局部涂甲紫、冰硼散、口炎散等。口腔溃疡严重时，除每日口腔护理外，应给柿霜、金达液涂局部，疼痛严重，用0.5%～1%丁卡因或2%利多卡因1～2滴，滴在口腔溃疡面上，可起到短时麻醉作用而止痛。

7）出现恶心、呕吐、腹泻等胃肠道症状，应及时报告医生。腹泻严重者根据医嘱服用药物。

8）出现脱发和皮肤色素沉着时，应向患者做解释。说明停药后可逐渐恢复，以消除顾虑。

2. 病情观察与护理

1）严密观察腹痛及阴道流血情况，记录出血量。出血多者观察生命体征，阴道大量出血或剧烈腹痛常提示伴有内出血，可能为癌肿穿破子宫，应立即通知医生处理。

2）接受化疗者给予化疗护理，化学药物能抑制骨髓造血功能，降低白细胞、血小板等。当血小板减至（50～100）×10$^9$/L、白细胞降至3×10$^9$/L时，应停药。白细胞继续下降至1×10$^9$/L时，要采取急救措施。

（1）移至单间，实行保护性隔离。

（2）绝对卧床休息，加强生活护理。

（3）立即抽血做配血试验，给予输血，并严密观察输血反应。

（4）按医嘱给予升白细胞药物，应用抗生素防治感染。

（5）出现鼻出血时，嘱患者安静，立即通知医生处理。

（6）高热者给予物理降温。

3）观察转移症状，出现时应及时通知医生，并做相应的护理（详见侵蚀性葡萄胎有关内容）。

3. 手术前、后护理

施行手术切除病灶者，执行妇科手术前后的护理。

（七）健康教育

1）鼓励进食，提供患者喜欢的食谱。

2）出院患者每隔3～6个月或1年复查1次。保留子宫者须避孕2～5年。若有阴道流血、咯血、头痛等症状及时复查。

3）节制性生活，有阴道转移者严禁性生活。

（八）随访

患者治疗结束后应严密随访，第一年每月随访1次，1年后每3个月1次直至3年，以后每年1次，共5年。随访内容同葡萄胎。随访期间应严格避孕。

（周冬梅）

# 第七节 宫颈癌

宫颈癌是最常见的妇科恶性肿瘤之一，严重威胁妇女的生命。宫颈癌中常见的是鳞状细胞癌（简称鳞癌），占90%～95%，其余为腺癌或鳞腺癌。鳞癌的好发部位为宫颈阴道部鳞状上皮与宫颈管柱状上皮交界处。宫颈癌的癌前病变称为宫颈上皮内瘤样病变（CIN），其中包括宫颈不典型增生及宫颈原位癌。近40年来，由于国内外普遍采用阴道脱落细胞涂片检查方法进行普查，在早期诊断的基础上配合手术及放疗等，有效地控制了宫颈癌的发生和发展。中华人民共和国成立以来，政府及有关部门高度重视妇女保健，广泛开展防癌的宣传及普查、普治工作，使宫颈癌发病率和死亡率明显下降。

## 一、病因和发病机制

宫颈癌的病因尚不清楚。国内外大量临床和流行病学资料表明，早婚、早育、多产、宫颈慢性炎症以及有性乱史者，宫颈癌的发病率明显增高。凡有阴茎癌、前列腺癌或前妻曾患宫颈癌者均为高危男子。与高危男子有性接触的妇女易患宫颈癌。此外，宫颈癌发病率还与经济状况、种族和地理因素等有关。近年来还发现，通过性交而传播的某些病毒，如单纯疱疹病毒Ⅱ型、人乳头瘤病毒、人巨细胞病毒等也可能与宫颈癌的发病有关。

（一）子宫颈癌的组织学分类

1. 鳞癌

鳞癌占90%～95%，其生长方式有外生型、内生型和溃疡型。其中外生型易出血；内生型临床表现出现晚而淋巴转移发生早；溃疡型易继发感染并有恶臭分泌物排出。

2. 腺癌

来源为被覆宫颈管表面和颈管内腺体的柱状上皮，占5%～10%，其外观与鳞癌相似。

若鳞癌与腺癌并存时，称为鳞腺癌；腺癌合并有鳞状上皮化生时，称为宫颈腺角化癌。

镜检时，根据细胞形态均可分为高分化、中分化和低分化三类，对于选择和制订具体治疗方案有参考价值。

（二）子宫颈癌的病程发展阶段

1. 不典型增生

属于癌前病变。表现为细胞分化不良、排列不齐、核深染等。

2. 原位癌

又称上皮内癌、宫颈上皮内癌，宫颈上皮全层被癌细胞所替代，但未穿透基底膜。

3. 浸润癌

早期浸润癌，是指癌细胞穿破基底膜，出现间质浸润，但深度不超过 5 mm，宽不超过 7 mm，无临床特征。若进一步发展则成为子宫颈浸润癌。

（三）宫颈癌的转移途径

1. 直接蔓延

向下方沿阴道黏膜蔓延是最常见的方式，其次为向上至子宫下段肌层，向两侧至阔韧带、阴道旁组织，甚至达骨盆壁。晚期可致输尿管阻塞，向前后可侵犯膀胱和直肠。

2. 淋巴转移

其发生概率与病程进展阶段有关，愈近晚期，转移率越高。首先受累的是宫颈旁、髂内、髂外及闭孔淋巴结，次为骶前、髂总、腹主动脉旁及腹股沟淋巴结，晚期可转移至左锁骨上淋巴结。

3. 血行转移

血行转移多发生于晚期，癌组织破坏小静脉后，经体循环至肺、肾、脊柱等处。

## 二、病情评估

（一）病史

注意询问患者初次性生活的年龄、性伴侣的情况，尤其是与高危男子（患阴茎癌、前列腺癌或其前妻曾患宫颈癌的男子）有性接触史；注意有无慢性宫颈炎以及性传播疾病的病史；有无接触性出血、不规则阴道流血、排液、腰骶部疼痛、尿频及肛门坠痛等症状；有无肿瘤家族史。

（二）身体状况

早期患者一般无自觉症状，宫颈表面光滑或仅似普通宫颈糜烂，多数是在妇科病普查过程中行宫颈刮片细胞学检查时被发现。晚期患者可见宫颈外观呈菜花状或结节状、质硬、触之易出血，或表面坏死脱落形成溃疡，或宫颈管增粗变硬；子宫旁受侵时可有增厚或结节。晚期患者可出现贫血、消瘦、发热等全身衰竭状况。

宫颈癌患者一旦获悉宫颈刮片细胞学检查报告异常，首先感到震惊，表现为无所适从，迫切希望得到确诊。当诊断确定之后，几乎所有的患者都会产生焦虑不安、悲伤甚至恐惧，害怕疼痛、被遗弃和死亡等不良心理。

（三）实验室及其他检查

1. 宫颈刮片细胞学检查

是普查采用的主要方法。刮片必须在宫颈移行带处。涂片后用巴氏染色，结果分为 5 级：Ⅰ级正常，Ⅱ级炎症引起，Ⅲ级可疑，Ⅳ级可疑阳性，Ⅴ级阳性。Ⅲ、Ⅳ、Ⅴ级涂片必须进一步检查明确诊断。

2. 碘试验

用于识别宫颈病变的危险区，以便确定活检取材的部位，提高诊断率。

3. 氮激光肿瘤固有荧光诊断法

用于癌前病变的定位活检。固有荧光阳性，提示有恶性病变；阴性，提示无恶性病变。

4. 宫颈和宫颈管活体组织检查

宫颈和宫颈管活体组织检查是诊断宫颈癌的主要依据。但应注意有时因取材过少或取材不当而有一定的假阴性，所以多采用在宫颈碘染色情况下，在着色与不着色交界处多点取活检。如宫颈刮片细胞学检查为Ⅲ级或Ⅲ级以上涂片，而宫颈活检为阴性者，应用小刮匙搔刮宫颈管，将刮出物送组织病理学检查。

5. 阴道镜检查

用特制的阴道镜，可将宫颈组织放大数十倍，借以发现肉眼所不能看见的早期宫颈癌的一些表面变化。对于宫颈刮片细胞学检查为Ⅲ级以上者，应立即在阴道镜检查下，观察宫颈表面有无异型上皮或早期宫颈癌病变，并提供活检部位，以提高活检阳性率。

6. 宫颈锥形切除检查

宫颈刮片多次阳性，阴道镜下活检又不能确诊者；或活检为重度异型增生，原位癌或镜下早期浸润者；无条件追踪或活检无肯定结论者，可做宫颈锥切术，并将切除组织分块做连续病理切片检查，以明确诊断。目前诊断性宫颈锥切术已很少采用。

### 三、治疗

宫颈癌的治疗应根据临床分期、患者年龄、全身情况、设备条件和医疗技术水平决定治疗措施，常用的方法有手术、放疗及化疗等综合应用。

（一）手术治疗

适用于Ⅰa～Ⅱa期患者、无严重内外科并发症、无手术禁忌证者。多主张采用子宫根治术和盆腔淋巴结清扫术，卵巢无病变者可将其保留。

（二）放射治疗

一般而言，放射治疗（简称放疗）适用于各期患者。目前对早期病例主张以腔内照射为主，体外照射为辅。晚期癌，特别是局部瘤体巨大、出血活跃或伴有感染者，则先行体外照射，辅以腔内照射。放疗的优点是疗效高、危险少，缺点是个别患者对放疗不敏感，并能引起放射性直肠炎、膀胱炎等并发症。

（三）手术及放射综合疗法

适用于宫颈病灶较大者，术前放疗，待癌灶缩小后再行手术；或手术后证实淋巴结或子宫旁组织有转移者，放疗作为术后的补充治疗。

（四）化疗

适用于晚期或复发转移的宫颈癌患者。近年也有采用化疗作为手术或放疗的辅助治疗，用以治疗局部巨大肿瘤。常用的化疗药物中以顺铂疗效较好，通常主张采用联合化疗方案。

### 四、护理

（一）一般护理

鼓励患者摄入足够的营养，食谱应多样化以满足机体需要，维持体重不继续下降。指导患者维持个人卫生，保持外阴清洁，及时更换会阴垫，每天冲洗会阴2次。协助患者擦身、更衣，注意室内空气流通，提高舒适度。对于晚期宫颈癌患者还应注意督促患者增加日常活动，促进与病友间的交流，以分散注意力，减轻疼痛。

（二）心理护理

向患者介绍有关宫颈癌的医学常识，使患者对疾病有正确的了解。鼓励患者提出疑问，解除疑虑，缓解其不安情绪。介绍各种诊治过程中可能出现的不适及有效的应对措施，使患者以积极的态度主动配合治疗。充分利用家属、亲友及已治愈的同类患者等支持系统的鼓励和帮助，使患者增强信心，保持乐观情绪，以取得最好的治疗效果。

（三）手术前、后护理

1. 术前护理

1）执行妇科腹式手术前护理常规。

2）手术前 3 天给 1 : 5 000 高锰酸钾溶液阴道冲洗，每日 1 ~ 2 次。

3）手术前 2 天少渣饮食，手术前 1 天晚给流质饮食，手术日晨禁食。

4）手术前 1 天晚肥皂水灌肠 1 次，手术日晨清洁灌肠。

5）手术前 1 小时准备阴道，用肥皂水棉球擦洗阴道后，用温灭菌外用生理盐水冲洗，再以无菌干棉球擦干，宫颈及穹隆部涂 1% 甲紫，然后填塞纱布条，其末端露出阴道口外，便于术中取出。

6）手术前在无菌操作下留置尿管，以无菌纱布包好尿管开口端并固定。

2. 术后护理

1）执行妇科腹式手术后护理常规。

2）持续导尿 5 ~ 7 天，于第 5 天后开始行膀胱冲洗，每日 1 次，连续 2 ~ 3 天，保持尿管通畅，每日更换接管及尿袋，观察尿量及性质。

3）拔尿管前 2 天改间断放尿，每 2 ~ 3 小时开放尿管 1 次，训练膀胱功能。

4）拔尿管后，根据患者排尿情况适时测残余尿，残余尿量 80 mL 以下者，即膀胱功能恢复正常。若残余尿超过 100 mL 者，需保留尿管给予间断放尿。

5）注意保持腹腔负压引流管通畅，观察引流液量及性质，每 6 ~ 8 小时抽负压 1 次。48 ~ 72 小时可拔出引流管。

6）密切观察病情变化，观察体温、脉搏、呼吸及血压的变化。按医嘱给予抗生素。如发现异常，应及时通知医生给予处理。

（四）放疗护理

放疗是女性生殖器官恶性肿瘤的主要治疗方法之一。放射线在抑制和破坏肿瘤细胞的同时，也对正常组织产生不良影响。人体各个器官对放射线的敏感度不一样，卵巢属高度敏感，阴道与宫颈中度敏感。

1. 放疗患者的心理支持

患者对放疗不了解，常误认为放疗是不治之症的姑息治疗。在放疗期间由于局部和全身的反应，往往难以完成疗程。护士在患者放疗期间除耐心细致地做好护理工作外，还要给患者以精神的支持，解除患者的思想顾虑。详细叙述放疗的原理和疗效，使患者明白放疗绝不是癌症晚期的姑息治疗，某些肿瘤经过几个疗程的治疗是可以治愈的，并要讲清放疗的效果与患者的身体和心理状态有关，放疗的一些不良反应是可以通过治疗和护理来预防和减轻的，说服患者坚持治疗。

**2. 放疗患者的一般护理**

放疗患者常出现乏力、疲劳、头晕等全身症状，应嘱患者多休息，有充足的睡眠。饮食上尽可能增加食量，给易消化食品，少食多餐，并辅以各种维生素。放疗患者全身抵抗力较低，易于感染，要保持清洁卫生的环境，所住房间应定时用紫外线消毒等。

**3. 注意观察一些特殊症状**

放疗引起患者血液系统的变化较多，主要因放射线抑制骨髓的造血功能，这与接受放射治疗的剂量、次数、照射面积有关。有白细胞下降、血小板下降、出凝血时间延长，毛细血管通透性增高，因此可以造成出血或大出血。要注意患者有无口腔牙龈出血、鼻出血，注意大便颜色，有无皮下斑点或出血点。若有这些出血倾向，可以输成分血。当白细胞低于 $3 \times 10^9/L$ 或血小板低于 $50 \times 10^9/L$、血红蛋白降至 $70\ g/L$ 以下，以及其他全身反应严重时，应考虑暂停放疗，注射用维生素 $B_4$、$B_6$、脱氧核苷酸；或口服利血生、复方核苷酸等。

也有的外照射后皮肤瘙痒，是为放射皮肤反应，可用无刺激软膏，严重的似灼伤，出现水疱，可将水疱刺破，但不要擦破水疱上皮肤，以防感染，涂以 10% 甲紫、磺胺粉等，使其自愈。

**4. 对放疗反应严重者**

对放疗反应严重者或晚期癌接受放疗时，应有特别护理如助翻身防止压疮、照料饮食、床头护理、照顾生活等。

（五）健康教育

1）加强防癌宣传教育，开展性卫生教育、青春期教育、婚前教育，加强孕产期监护。

2）建全妇女防癌保健网，定期开展对妇女疾病，特别是宫颈癌的普查普治，做到早期发现、早期诊断和早期治疗。发现宫颈病变如重度慢性宫颈炎、子宫上皮不典型增生等应积极治疗。此外，应注意个人卫生，应勤换衣裤，保持清洁，防止阴部感染。

3）本病患者在患病期间应禁忌性生活，即使在病灶消退、症状消失以后也要节制性生活。

4）护士要鼓励患者及家属积极参与出院计划的制订过程，以保证计划的可行性。凡手术治疗者，必须见到病理报告单才可决定出院与否。如有淋巴结转移，则需继续接受放疗以提高 5 年存活率。

5）对出院患者认真随访，一般为：治疗后最初每月 1 次，连续 3 个月后改为每 3 个月 1 次，一年后每半年 1 次，第 3 年开始每年 1 次或信访。如出现症状应及时随访。

6）护士注意帮助患者调整自我，重新评价自我能力，根据患者具体情况提供有关术后生活方式的指导，性生活的恢复须依术后复查结果而定，护士应认真听取患者对性问题的看法和疑虑，提供针对性帮助。

（周冬梅）

# 第十二章  危重患者的营养

# 第一节 危重患者的代谢变化

危重患者合理营养支持是危重病医学最重要的进展之一。人体内器官和组织只有在获得充分营养条件下才能发挥正常生理作用。应激（如损伤和严重感染等）情况下，机体物质代谢将发生一系列变化，以适应其高代谢、高分解状态。此时，如果没有提供充分营养物质，人体将处于分解状态，表现为体重下降、低蛋白血症、低钠血症和低磷血症。及时、合理的营养支持能增强机体抵抗力，促进病情好转，改善患者预后，提高生活质量。

危重患者多呈高代谢状态，分解代谢高于合成代谢；也可以是低代谢率，但即使是低代谢率，分解代谢仍然高于合成代谢。危重患者中的绝大多数是高代谢，只有那些高度营养不良或器官功能不全的患者，机体内贮存的脂肪、蛋白质已高度消耗，难以供机体应用，分解代谢低，合成代谢更低。高代谢是由于机体对外来侵袭过度急性反应的结果。细胞因子 TNF、IL-1、IL-6 等引起神经内分泌改变，分解激素如儿茶酚胺、胰高血糖素、肾上腺皮质激素等大量增加，出现了肌肉蛋白质和脂肪分解，糖异生增加，但胰岛素的效应降低，出现葡萄糖耐量下降、血糖增高的现象，因而有大量氮的丢失，出现负氮平衡，脂肪廓清加速，急性时期反应物增加，代谢率可增加 20% ~ 100% 或更高。营养底物不足，细胞代谢障碍，进而加重器官功能的损害，出现器官功能不全甚至衰竭。这是危重患者出现多器官功能不全，最终发生衰竭的一个原因。

危重患者不单有代谢率增高，分解代谢增加，还有组织损害、生理功能受扰、免疫功能障碍等。为恢复正常状态均需有营养素参与调控，因此，营养支持在危重患者的作用不是单纯地保持机体的肉体，而是保持机体组织、器官的结构与功能，维护细胞的代谢，参与生理功能调控与组织的修复，以促进患者康复。营养支持是危重患者的一个重要治疗措施，应贯穿在整个的监测治疗过程中。

（刘丽丽 耿美玉）

# 第二节 营养状态的评定

所谓营养评定就是对患者营养状态进行全面的估价。通过营养评定，可判断患者是否存在营养不良及其种类和程度，估计各种营养素的需要量，比较患者营养支持前后的营养状态以了解营养支持的效果和患者代谢改变。

### 一、体重测定

体重变化可反映营养状态，但应排除脱水或水肿等影响因素。标准体重与性别、身高及体型有关，可查表获得或用公式推算：

身高 $>165$ cm 者，标准体重（kg）＝（身高 $-100$）$\times 0.9$

身高 $<165$ cm 者，男性标准体重（kg）＝（身高 $-105$）$\times 0.9$

女性标准体重（kg）＝（身高 $-100$）$\times 0.9$

如果没有水肿或脱水的影响，患者体重较标准低 15% 提示有营养不良。

### 二、三头肌皮皱厚度

是测定体脂贮备的指标。测量方法：患者坐位，臂自然下垂；也可平卧，臂在胸前交叉。用特制夹子以一定的夹力（$10$ g/mm$^2$）捏住肩峰与尺骨鹰嘴连线中点处的上臂伸侧皮肤，测定其厚度。

### 三、上臂中部肌周长

可反映全身肌肉及脂肪的状况。可通过公式推算，即：

上臂中部肌周长（cm）＝上臂中部周长（cm）$-0.314 \times$ 三头肌皮皱厚度（mm）。

上臂中部周长按前述姿势测量上臂中点的周长。

### 四、肌酐/身高指数

从肾排出的肌酐量和体内肌肉量直接相关，本指数可判定体内肌肉量。

$$肌酐/身高指数 = \frac{24\text{ 小时实际排出的尿肌酐量（mmol）}}{标准的\ 24\text{ 小时尿肌酐排出量（mmol）}} \times 100$$

### 五、内脏蛋白测定

包括血清蛋白、转铁蛋白浓度测定。是营养评定的重要指标。营养不良时该测定值均有不同程度下降。白蛋白的半寿期较长（20 天），转铁蛋白及前白蛋白的半寿期均较短，分别为 8 天及 2 天，后者常能反映短期内的营养状态变化（表 12-1）。

表 12-1 内脏蛋白正常值及营养不良指标

| 项 目 | 正常值 | 营养不良 | | |
|---|---|---|---|---|
| | | 轻 | 中 | 重 |
| 白蛋白/（g/L） | $>35$ | $28 \sim 34$ | $21 \sim 27$ | $<21$ |
| 转铁蛋白/（g/L） | $2.5 \sim 2.0$ | $1.8 \sim 2.0$ | $1.6 \sim 1.8$ | $<1.6$ |

### 六、淋巴细胞计数

周围血淋巴细胞计数可反映机体免疫状态。计数 $<1\,500$ 则提示免疫功能不良。

### 七、氮平衡

蛋白质是生命的基础。因为体内任何蛋白质都执行一定的功能，不存在贮备的蛋白质。所以，机体在丢失蛋白质的同时也丧失了其相应功能。通过氮平衡测定蛋白质分解和合成状态，虽然不够精确，但至今仍被视为营养治疗中观察营养摄入是否足够和了解分解代谢演变的最好方法。它的变化基本上与营养状态呈平行关系。

测定 24 小时尿中尿素氮，可基本反映体内蛋白质分解量。此外，经皮肤、呼吸、粪便也丢失少量的氮。摄入氮量可按 6.25 g 蛋白质 = 1 g 氮来进行计算：

氮平衡 = 24 小时摄入氮量 − 24 小时总氮丧失量

= 蛋白质摄入量/6.25 − ［24 小时尿中尿素氮（g）+ 3 g］

上述公式中，数值 3 g 代表从呼吸、皮肤等丧失的非尿素氮的氮量。另外，患者每排粪便一次，应在公式的丧失量中加 1 g 氮，以代表从粪便中丧失的氮量。

（刘丽丽　耿美玉）

# 第三节　危重患者的营养支持方法

营养支持是危重患者的一项重要治疗措施，然而，应重视应用营养支持的时间、量与方法，否则，将产生并发症，加重患者的代谢紊乱与感染，使病情更加危重、复杂。在危重患者应用营养支持时，一般应注意下列几点。

1）在危重患者住院后，应用营养支持前应进行营养状态的评估，还应了解这次病前有关营养状态的病史，如有无肝病、心力衰竭、肾衰竭、肿瘤等，并及早给予营养支持。

2）给予的营养量应进行计算，最好能以间接能量测定仪测定能量的需要量。如无此设备，常规给予的能量是 25 ~ 30 kcal/(kg·d)。葡萄糖量以 4 mg/(kg·min) 为度，但血糖应在 12.3 mmol/L 以下。营养过少或过多都将加重机体的代谢紊乱。

3）肠内营养应是首选，可用鼻胃管，或在腹部手术患者术时预行空肠置管造口。在胃无张力或血容量不稳定、内脏血流减少的患者，应限制肠内营养量以防胃滞留或误吸。

4）当胃肠道功能紊乱，或进食量不足时，应及早应用肠外营养，以保证患者能获得能量、蛋白质与水、电解质的补充。当胃肠功能恢复后，再由肠外营养过渡到肠内营养。

5）危重患者的代谢紊乱情况常因人、因病而异，且有器官功能障碍，因此，应用营养支持时应仔细监测，及时调整输入营养的质与量，避免发生更多的代谢紊乱及器官功能障碍。

### 一、肠内营养

肠内营养（EN）系指经口或喂养管提供营养物质至胃肠内的方法。随着对胃肠道结构和功能研究的深入，逐步认识到胃肠道在免疫防御中的重要地位，故目前已不再将胃肠道看作单纯的消化吸收器官，而是将其视作免疫器官之一。因此，与胃肠外营养（PN）支持相比，EN 支持的优越性除在营养素的吸收、利用更符合生理、给药方便、费用低廉外，更有助于维持肠黏膜结构和屏障功能完整性。故在决定提供患者营养治疗方式时，首选 EN 已成为众多临床医生的共识。

（一）营养制剂分类

胃肠内营养所含的各种营养素齐全，能基本满足患者的生理需要。根据蛋白质消化与否可分为：

1. 多聚体膳

多聚体膳一般由牛奶、豆浆、鸡蛋和蔗糖配制而成的液体。可持续滴入或间断注入，其内还可加入食盐和水，每日总量可达 3 000 mL。也可将天然食物捣碎后制成匀浆。

2. 要素膳

要素膳是以氨基酸混合物或蛋白质水解物为氮源，以不需消化或很易消化的糖类为能源，混以矿物质、维生素及少量提供必需脂肪酸的脂肪的完全膳食。亦有以脂肪提供热量 20% ~30% 的高脂肪要素膳。

3. 特殊用途要素膳

如不能耐受蛋白的婴儿可用 Nutramigen、Pregestimil，用于对双糖不能耐受或胃肠道疾病的婴幼儿，尚有专为肝、肾衰竭与糖尿病等应用的特殊要素膳。

4. 协调膳

协调膳仅提供一种或几种微量营养物或常量营养物，为含营养成分不完全的营养膳，适用于能耐受某些营养物的患者。

（二）适应证

1. 不能或不愿经口摄食的患者

如口腔、咽喉或食管手术，肿瘤，炎症或损伤时；大面积烧伤、创伤、脓毒症、癌症及化疗、放疗时；中枢神经系统紊乱、知觉丧失、脑血管意外及咽反射丧失而不能吞咽时。

2. 胃肠道疾病

主要应用于短肠综合征、胃肠道瘘、溃疡性结肠炎、局限性回肠炎、胰腺功能不全、结肠手术前准备及术后处理、憩室炎、胆盐腹泻、吸收不良综合征及顽固性腹泻。

3. 其他

如术前或术后营养补充，肝、肾衰竭，先天性氨基酸代谢缺陷病。

（三）禁忌证

对伴有腹泻、消化道活动性出血及肠梗阻患者应禁用肠内营养。

（四）输入途径

胃肠内营养的输入途径主要靠管饲。置管的方法很多，最简单的是鼻—胃管。可用内径为 3 mm 的硅胶管经鼻或在手术时插入胃、十二指肠或空肠上段，也可从瘘口向近侧或远侧插入。

（五）肠内营养的投给方式

1. 一次性投给

将配好的液体饮食用注射器缓慢注入胃内，每次约 200 mL，每日 6～8 次。因易引起腹胀、腹痛、腹泻、恶心与呕吐，多数患者难以耐受此种方式，仅部分患者经过几天的适应可逐渐耐受。这种投给方式仅适用于鼻饲法注入匀浆饮食。对于肠插管造口患者不应采用一次性投给，因其可导致肠管扩张使患者感到明显不适。

2. 间歇重力滴注

将液体饮食经输液管及莫非滴管与 EN 喂养管相连缓慢滴注，每次 250～500 mL，速率为 10 mL/min，每日滴注 4～6 次。此投给方式适用于鼻饲法，输注要素饮食和混合奶。如患者胃肠道正常或病情不严重时，多数可以耐受。这种方式较为常用，其优点是有更多的活动时间，并类似正常膳食的间隔时间。

3. 连续输注

与间歇重力滴注装置相同，通过重力滴注或输注泵连续 12～24 小时输注。除输注匀浆饮食者，目前多主张用此种投给方式，特别是用于危重患者及空肠造口患者。如果胃内连续输注，注入的体积、浓度与速率必须从低值逐渐调节至患者能耐受的程度，速率和浓度不可同时增加。如系小肠内连续输注，饮食的浓度不宜过高，速率由 40～60 mL/h 开始，以后增至 80 mL/h，待 3～5 天可达 100～125 mL/h。再逐渐增加浓度，直至达到能耐受并满足营养素需要的浓度、速率及体积，通常需要 7～10 天。

（六）肠内营养的并发症

1. 与插管有关的并发症

长期经鼻插管可引起口、咽、鼻腔黏膜糜烂，压迫十二指肠或空肠导致穿孔，尤其多见于婴儿。因鼻饲管较细，在意识不清患者易误入气管。经胃或肠插管可能引起导管周围瘘或感染，长期插管可引起原因不明的低热。

2. 误吸

这是较常见与较严重的并发症，多见于胃内营养，常由于胃潴留，经食管反流而误吸。胃内营养时，注入营养膳后数小时内宜头高位，当胃潴留液超过 150 mL 时不宜胃内营养，十二指肠或空肠内营养可避免其发生。

3. 腹泻和便秘

腹泻的原因及防治：

1）脂肪吸收不良：可采用供脂肪要素膳。

2）高渗溶液：肠腔内渗透负荷过重，改用等渗或稀释高渗溶液。

3）滴速太快：减慢速度或改用连续滴注。

4）乳糖不耐症：改用无乳糖膳。

5）抗生素治疗：服用乳酸菌制剂。

6）溶液被细菌或真菌污染：导致细菌性或真菌性肠炎，注意无菌配制及运送，悬挂时间不超过 8 小时。

7）低白蛋白血症：输入血浆或白蛋白。

便秘的原因为水分摄入不足及膳食纤维不足。应补充足够水分、补加膳食纤维，每天 2 ~ 5 g。

**4. 肠道功能紊乱**

包括肠痉挛、腹胀、恶心和呕吐。系由于膳食输入速度太快、膳食浓度高、量大或气味不佳、溶液温度和胃排空延缓引起。应根据患者具体情况，减慢输入速度或降低浓度，加入调味剂等。

**5. 水、电解质平衡失调**

脱水、高钠、高氮、高磷和氮质血症的原因主要是水的供给不足，高钠、高钾、高磷膳食而肾排泄功能不全引起。高渗营养液引起腹泻后会加重脱水、高血钠，严重者可发热、昏迷，甚至死亡。多数患者的高钠血症系缺水而非过多引起，防治方法为供给无溶质水，加强患者的监护，观察血电解质变化及尿素氮水平，严格记录患者出入量。肾功能不全者要改用低钾、低磷膳食。高血钾症时要行血液透析。

**6. 血糖紊乱包括高血糖症和低血糖症**

高血糖症是因患者应激状态、用高糖膳及糖尿病所致。防治方法为监测尿糖与酮体，给予胰岛素，减慢灌注速度改用高脂肪膳，增加水分。

## 二、胃肠外营养

完全胃肠外营养（TPN）指患者所需全部热量与氮量完全由胃肠外供给，胃肠道功能是否有效，是选择肠内或肠外营养的主要依据。

（一）适应证

1）不能从胃肠道正常进食，如高位肠瘘、食管胃肠先天性畸形、短肠综合征，癌肿患者在手术前后、放疗和化疗期间胃肠反应过重时也可应用。

2）严重烧伤和严重感染。

3）消化道需要休息和消化不良，如溃疡性结肠炎、局限性回肠炎、长期腹泻等。

4）特殊病情，如坏死性胰腺炎、急性肾功能衰竭、肝功能衰竭等。

（二）肠外营养制剂

1. 葡萄糖

葡萄糖是肠外营养的主要能源物质，具有利用率高、价格低廉、易得等优点，对于有糖尿病或糖耐量较差的患者，可以给予果糖或山梨醇。

葡萄糖输入的浓度为 20% ~ 25%，但在急性肾功能不全患者，可用 40% ~ 50% 的浓度输入。葡萄糖的用量一般应从每日 200 ~ 300 g 开始，以后每天增加 50 ~ 100 g，一般每日剂量为 600 g，于 24 小时内恒速输入。当有创伤、手术后休克、感染时，葡萄糖的利用率减少；当有隐性尿糖、合并胰腺疾病时，葡萄糖的利用率也降低。因而开始输入葡萄糖剂量不宜过高，应逐渐增加至需要剂量。高渗性葡萄糖的剂量、速度调节不当，可发生高渗性利尿、非酮性高渗性昏迷、反应性低血糖。严重创伤、复杂手术后、严重感染、肝功能不全、老年人，易发生非酮性高渗性昏迷，应特别注意。

应用高渗性葡萄糖时，一般需用胰岛素，胰岛素的用量开始为 6~8 g 葡萄糖加一个单位胰岛素。其后因内源性胰岛素分泌增加，可逐渐减少胰岛素的用量，并注意不能突然中断葡萄糖的补给，以防止发生低血糖症。

2. 脂肪乳剂

脂肪乳剂除了提供热量外，另一个问题是能预防必需脂肪酸（EFA）缺乏症。亚油酸有 18 个碳原子和两个不饱和键的脂肪酸。这些脂肪酸只能从食物得到，所以称为必需脂肪酸。亚油酸是细胞膜的重要成分。亚油酸可以延长到 20 个碳原子和 4 个双键，为花生四烯酸，即前列腺素的前驱。有人认为每周给 500 mL 脂肪乳剂一次，可以预防必需脂肪酸缺乏。这个剂量可以抑制异常脂肪酸生成。另一研究说明，长期 TPN 支持的患者每日用 500 mL 10% 脂肪乳剂时，仍不能使红细胞磷脂中的必需脂肪酸完全正常。所以，每日 500 mL 脂肪乳剂可能是最低的需要量。脂肪乳剂安全无毒，但需注意使用方法。单独输注时速度要慢，先以 1 mL/min 开始，500 mL 的输注需用 5~6 小时。输注太快可致胸闷、心悸或发热等反应。脂肪乳剂可按其脂肪酸碳链长度分为长链甘油三酯（LCT）及中链甘油三酯（MCT）两种。LCT 内包含人体的 EFA——亚油酸、亚麻酸及花生四烯酸，临床上应用很普遍。MCT 的主要脂肪酸是辛酸及癸酸。MCT 在体内代谢比 LCT 快，代谢过程不依赖左卡尼汀，且极少沉积在器官、组织内。但 MCT 内不含 EFA，且大量输入后可致毒性反应。临床上对于特殊患者（例如肝功能不良）常选用兼含 LCT 及 MCT 的脂肪乳剂（两者重量比为 1:1）。

3. 复方氨基酸溶液

复方氨基酸溶液是由人工合成的结晶左旋氨基酸配置的复方溶液。这种溶液纯度高、不含肽类、含氨低，可被充分用于蛋白质合成，不良反应少，是 TPN 的最佳供氮物质。复方氨基酸的配制模式按临床不同需要而定，可分为支持用的平衡氨基酸液及适用于创伤、肝衰竭、肾衰竭患者的特殊氨基酸液。平衡氨基酸液是按人乳、鸡蛋清内的氨基酸组成模式配制而成。在溶液中所含的氨基酸除含有必需氨基酸（占 40%~50%）外，还有非必需氨基酸（占 50%~60%）。较多地提供非必需氨基酸有利于机体合成蛋白质，谷氨酰胺还具有促进氮平衡的作用。

用于 ARF 的营养液，其氨基酸系含有 8 种必需氨基酸和精氨酸、组氨酸组成的溶液；肝衰竭的氨基酸溶液含较高浓度支链氨基酸。支链氨基酸可与芳香族氨基酸竞争通过血—脑屏障，具有治疗肝性脑病的作用。

4. 电解质

肠外营养时需补充的电解质主要是钾、钠、氯、钙、镁和磷 6 种。相应的溶液有 10% 氯化钾、10% 氯化钠、10% 葡萄糖酸钙、25% 硫酸镁和 13.6% 磷酸二氢钾。

5. 维生素及微量元素

较长期使用 TPN 的患者，可能有维生素及微量元素缺乏。但其缺乏症的表现往往没有特异性，不易被察觉。临床上则以预防性使用为原则。用于 TPN 的维生素和微量元素均分别制成复合液，每支含量恰为正常人的日推荐量。维生素制剂含水溶性和脂溶性维生素共 12 种。常用的微量元素复合液有锌、铜、锰、铬 4 种元素。

6. 生长激素

基因重组的人生长激素具有明显的促合成代谢作用。对于特殊患者（高分解代谢状态、肠瘘等）同时应用生长激素能增强肠外营养的效果。但应严格掌握指征及疗程。

7. 全营养混合液

将脂肪乳剂、氨基酸、碳水化合物、电解质、微量元素及维生素混合于一个口袋中，称为全营养混合液（TNA）。这种配置技术又称"AIO"，是"TIO"的发展。这种TNA营养液既可经中心静脉又可经周围静脉输注，是目前医院内和家庭中进行 TPN 治疗的一种非常成功的方法。全营养混合液是在无菌环境下配制，使用过程中无须排气及更换输液瓶。全封闭的输注系统大大减少了污染的机会。全营养混合液的配制过程要符合规定的程序，由专人负责，以保证混合液中的脂肪乳剂的理化性质仍保持在正常状态。

（三）输入途径

1. 周围静脉

因周围静脉血流缓慢，如长时期或高浓度溶液输入易损伤静脉内膜，导致静脉炎，所以主要用于以中浓度（10%）葡萄糖组成 TPN 输入。但也不能长期输注，一般少于2 周。

2. 中心静脉置管

常经锁骨下静脉和颈内静脉穿刺置管。因深静脉直径大、血液流速快，输入的液体能被快速稀释而不易损伤静脉内膜，故可输入以高浓度（25% ~ 50%）葡萄糖作为主要能源的 TPN，可 24 小时连续滴注，并可较长期使用。

1）锁骨下静脉穿刺置管法：穿刺技术要求高，穿刺时并发症发生率较高，进入上腔静脉路径长，但穿刺成功后易固定，维持时间长，患者活动不受限制，护理比较方便。

准备用物：①深静脉穿刺套管一套（内有特制穿刺针、空针、导丝、扩张器、留置管）；②穿刺包一个（内有 2 ~ 3 块纱布、无菌巾一块、剪刀、持针器、针、线、镊子）；③1% 利多卡因 5 mL；④肝素稀释液 1 瓶，1 mg/mL；⑤无菌手套；⑥碘酒、乙醇、棉签或棉球、镊子。

穿刺步骤：①患者取去枕平卧位，头偏向对侧，肩背部垫一小枕，有利于两肩后展。②颈、胸、肩部，常规消毒皮肤。③打开无菌穿刺包，铺无菌巾，戴手套。④抽取1% 利多卡因 5 mL 做局部浸润麻醉。⑤取出深静脉穿刺套管，抽取肝素稀释液，注入留置管使其充盈。⑥选穿刺点：经锁骨上途径为胸锁乳突肌锁骨头外侧缘与锁骨形成的夹角平分线上 1 cm 处，方向指向胸锁关节下缘。经锁骨下途径为锁骨中点下缘下方约 1 cm，再偏内侧 1 cm 处，方向指向胸锁乳突肌胸骨头与锁骨形成的夹角平分线上 1 cm处。⑦针刺入 3 ~ 4 cm 后抽回血，见回血置入导丝，退出穿刺针，用扩张器再扩张皮肤及皮下组织后退出，最后置入中心静脉留置管，深为 12 ~ 15 cm，局部进行固定，外表覆盖纱布封闭或用一次性贴膜封闭。

穿刺中注意点：①做好患者心理护理，以取得患者的合作；②物品准备齐全，避免穿刺过程中来回取物；③穿刺方法一定要准确，防止盲目乱穿出现并发症；④整个操作过程必须无菌，防止污染发生感染；⑤穿刺置管入上腔静脉后，必须关闭调节夹，防止空气进入形成气栓等。

2）颈内静脉穿刺置管法：令患者平卧位，头部稍偏向对侧，取头低脚高位（15°～20°）。术者站在患者头顶侧方。穿刺点消毒，局麻，穿刺点选择在胸锁乳突肌锁骨头前缘大约颈外静脉横过处，此点相当于甲状软骨下缘平面。进针方向与患者身体纵轴平行。针体空间位置应与水平面成30°角，并使针尖朝向胸锁关节部位。进针时，术者用左手触摸颈动脉，在颈动脉外侧进针。注射器回血后进行插管，方法同前。

颈内静脉插管法与锁骨下静脉相比，有人认为本法并发症较少，但有效的固定和维护颈内静脉导管较困难。患者活动时容易损伤导管，感染的机会也可能较锁骨下静脉穿刺置管法为大。

国外目前许多单位已采用穿刺射管法，即用一种特制的注射器，在穿刺后将硅胶导管射入静脉腔内。此法并发症较少。

3. 治疗中护理

1）保持导管输液通畅：要将插入深静脉的导管妥善固定，不得随意推进或拔出，严防打折、扭曲受压，防止脱出，不应由此管抽血、输血等，以免阻塞管腔。

2）防止感染：感染是深静脉插管的一种严重并发症。感染多因导管逆行感染或由输入液体不洁引起，故应严格无菌操作。加强预防措施为：①插管处皮肤用无菌纱布包扎固定，每日更换一次；②接头处用乙醇消毒，每日2次；③液体应现配现用；④严格无菌技术。

3）输液速度均匀：以糖为标准，每小时每千克体重输入不应超过1.2 g。过快可引起高渗性非糖性昏迷，过慢则高营养的优越性不能发挥。故应根据每日的总液体量，计算每分钟的滴数，保持均匀稳定的滴速。

4）预防代谢性并发症发生：①观察患者的神志改变，有无水、钠潴留或脱水，有无低钾、低钙的表现，有无发热。准确记录24小时出入液量。②应力求均匀输入营养液，以防高血糖的发生；对需限制入水量者宜用输液泵，便于调节速度。当需要停止含高渗葡萄糖的营养液时，应缓慢减速或由外周静脉输入等渗葡萄糖营养液作为过渡，以防止发生延迟性低血糖。③测定氮平衡、血糖及电解质浓度，为TPN的配方提供依据。定期了解肝肾功能、做血气分析。

5）指导患者进行家庭胃肠外营养：随着TPN应用的日趋成熟，对于一些需长期胃肠外营养、病情允许的患者（如短肠综合征、肠道炎性疾病等），可以不必住院而在家庭内进行胃肠外营养。对这些患者应首先评估其自理能力，以便采取不同的护理系统满足其治疗性护理需要。帮助患者及家属理解TPN的程序，辅导和训练他们掌握最基本的无菌技术，自行完成营养液配制和导管护理等。

（四）肠外营养并发症的防治

1. 导管性并发症

随着经周围静脉营养支持的开展，以及腔静脉置管技术的规范化和日趋熟练，过去被认为是可怕的腔静脉置管并发症，如气胸、神经血管损伤、导管栓子、静脉栓塞、空气栓塞等现象已很少发生。而由导管引起的感染或败血症仍是当前肠外营养治疗过程中值得重视的并发症，患者常因此而中断肠外营养支持，严重者可危及生命。导管性败血症有其特有的临床表现：①突发寒战、高热；②拔管前畏寒与发热呈持续性间歇发作；③导管拔除后 8 ~ 12 小时发热渐退；④导管尖与周围静脉血的细菌培养相一致。临床诊断一经确立，应立即拔除静脉导管并给予相应处理。确立导管感染前应除外其他原因引起的寒战、高热，高度怀疑有导管感染时亦应及时拔除导管，观察等待有时可使感染加重，导致严重后果。一般情况下导管拔除后 12 小时左右症状逐步缓解，症状持续 5 天以上则病情危重。

2. 代谢性并发症

1）糖代谢紊乱：血糖浓度的维持取决于输入人体内葡萄糖量、人体的耐受量及排泄量。一般正常情况下葡萄糖摄取量约 $0.5 \ g/(kg \cdot h)$，在一些病理情况下，对葡萄糖的耐受力明显下降，出现高血糖或低血糖。①高糖高渗性非酮性昏迷，主要是短时间内输入大量高浓度葡萄糖，而内生胰岛素一时不能相应增加，不能调节血糖水平所致。②低血糖症是在全胃肠外营养支持中，胰岛素在一个较高水平，停输糖液后 6 ~ 12 小时血胰岛素浓度迅速下降。当胰岛素尚未明显下降，而糖分骤减时，会出现低血糖。可发生在停输糖 15 分钟后。

2）必需脂肪酸缺乏症：在应用葡萄糖氨基酸系统营养液的患者，如未补充脂肪乳剂，可出现必需脂肪酸缺乏症。

3）其他代谢方面的并发症有：①血浆氨基酸不平衡；②高氨血症；③酸碱平衡失调；④电解质紊乱（低钾、低磷、低镁）；⑤维生素、微量元素缺乏症等。

（五）全胃肠外营养的监测

1. 全身情况

有无脱水、水肿，有无发热、黄疸等。

2. 血清电解质、血糖及血气分析

开始时每天测定，3 天后视稳定情况每周测 1 ~ 2 次。

3. 肝肾功能测定

每 1 ~ 2 周 1 次。

4. 营养指标

包括体重、淋巴细胞计数、血白蛋白、转铁蛋白、前白蛋白测定，每 1 ~ 2 周一次。有条件时测氮平衡。

（耿美玉　刘丽丽）

# 第十三章　常用急救护理技术

# 第一节  心脏起搏术

人工心脏起搏器是利用外源性电流间断发放电脉冲，致使心肌除极，促使心脏机械性收缩的一种电子装置。

## 一、人工心脏起搏治疗的适应证

（一）临时起搏治疗的适应证

适用于对药物治疗无效的一切心动过缓患者。

1）AMI 的起搏指征（特别是用于下壁 MI）：①心动过缓，心率少于 50 次/分，阿托品治疗无效；②完全性房室传导阻滞；③不完全房室传导阻滞，莫氏Ⅰ型心率少于 50 次/分及莫氏Ⅱ型；④急性双束支传导阻滞及三束支传导阻滞。

2）高血钾引起心肌传导阻滞。

3）冠心病发生完全性心脏阻滞，心动过缓和 QRS 波增宽。

4）快速心律失常，药物治疗无效。

5）心脏术后心动过缓或房室传导阻滞。

6）触电、溺水所致的心跳停止。

（二）永久性起搏治疗的适应证

1）病态窦房结综合征。

2）全性房室传导阻滞，阿—斯综合征心率少于 45 次/分，前壁 MI 引起的莫氏Ⅱ型房室传导阻滞。

3）双束支和三束支传导阻滞，症状明显者。

4）手术损伤传导系统引起房室传导阻滞。

5）快速心律失常，如折返型房性心动过速等药物治疗无效，电击复律禁忌者（指洋地黄中毒）。

## 二、操作步骤

（一）术前准备

1）向家属说明必要性和可能发生的并发症，签同意手术书。

2）临时起搏时，应检查临时起搏导管及连接线的电路通畅情况，并放在 75% 乙醇中浸没消毒 2 小时备用。检查体外按需型起搏器的电池，以及机器的各种性能是否正常。

3）备齐急救药物和面罩加压呼吸皮球等。

4）埋藏起搏时，应检查埋藏起搏器及导管电极包装之消毒日期。

5）术前遵医嘱应用抗生素，并建立静脉通路。

（二）操作方法

1. 临时起搏

1）经胸壁心腔穿刺紧急心内膜起搏

在特别紧急情况下，可用一般的心腔穿刺针于胸骨左缘第 4 肋间做右心腔穿刺。当针头进入右室腔内（可抽出血）时，迅速插入特制的 L 形或 J 形尖端 0.5 cm 长没有绝缘层的金属导线，然后拔出穿刺针；再于右胸或上腹部皮下插入一针刺电极作阳极，心腔内电极作阴极；接上体外起搏器，取电压 4 ~ 5 V，即可起搏。如果接触良好、起搏可靠，视病情需要再积极准备经静脉心内膜电极起搏。

2）经静脉心内膜电极起搏

（1）局部消毒麻醉，切开或穿刺周围静脉（如大隐静脉、贵要静脉或股静脉）。

（2）在 X 线透视下经静脉插入双极导管电极至右室心尖部嵌入肌小梁中接触心内膜。

（3）将起搏导管接体外携带式起搏器即可起搏。

（4）注意局部感染、心脏穿孔、电极移位等并发症。

2. 永久起搏

1）常规消毒左上胸皮肤（根据情况可以在右上胸或左、右颈静脉处）。局麻后，经皮穿刺左锁骨下静脉插入单极心内膜起搏导管。

2）导管电极定位的最佳部位为右室心尖部，将电极顶端固定在乳头肌肌小梁之间。

3）试行起搏，选取起搏阈值低的心内膜部位（通常 0.5 ~ 1.0 V）。

4）确定合适的电极位置后，固定电极导管。

5）包埋起搏器。

（6）描记有效起搏的体表心电图，并行胸部正位及右侧位片备以后对照。

### 三、人工心脏起搏器的不良反应及处理

（一）局部皮肤疼痛

放置电极的局部皮肤受到刺激而产生疼痛，这与电极的大小有关。电极越小，刺痛感越重，但大多数人可以耐受。疼痛严重时可稍微移动电极位置。放置刺激电极前要仔细检查局部皮肤，以避免皮肤上的小伤口。

（二）局部肌肉刺激性收缩

轻微的肌肉收缩患者可以耐受，但时间及频率过快及脉冲电流在 70 mA 以上时患者不易耐受。这时除进行适当的调整外可使用少量的镇痛镇静剂如吗啡或地西泮等。

（三）心律失常

可发生在安置起搏器的任何时期。早期，当电极进入心室腔，刺激心内膜时，可引起室性早搏、室性心动过速、心室颤动等室性心律失常。有心源性昏厥史的患者尤易发生。多为短暂性，当电极导管固定或稍退出后即可消失，如果不消失可静脉推注利多卡因 50 ~ 100 mg。心室颤动者应立即拳击心前区及电击除颤。

起搏器性能不同，也是心律失常的原因之一，如双腔房室顺序起搏器（DVI），可

因心房刺激脉冲落入心房的"易损期"而诱发心房颤动；心房同步心室按需起搏器（VDD）和双腔感知功能的起搏器（DDD），由于存在缓慢的室房逆传，可引起折返性心动过速。因此，在安置这类起搏器前，应先行电生理检查，以减少心动过速发生的机会。

### （四）感染

经皮穿刺的体外携带式（目前主要是临时性）起搏器，因导线暴露，难免导致感染。体内埋藏式因局部囊袋积血、炎症感染形成脓肿，皮肤坏死引起局部感染。全身感染少见，由于心腔内有电极易损伤心内膜产生细菌性心内膜炎。术中应严格无菌操作，术后预防性用抗生素。局部血肿、脓肿应抽吸或切开引流。全身感染时，应大剂量使用抗生素，必要时移除起搏器及导管，另选途径安置。

### （五）皮肤坏死

见于覆盖在起搏器或导管上的皮肤坏死。多见于高龄及瘦弱患者，可能因皮下组织少、囊袋紧、压迫致局部循环不良而形成，也可因慢性炎症或异物反应而形成，最常见于颈外静脉插入处。要争取在皮肤没有破溃以前处理。可做局部热敷，以改善血液循环，无效者可改道或移除起搏器。感染时行局部及全身抗生素治疗。

### （六）电极脱位

大多数发生在安置后 1 周内，尤其是 24 小时内最高。脱位时起搏不良，但用心电图机检查，脉冲信号良好，X 线透视可确诊。发生脱位者应按初次插管法进行复位。术后 1 周内发生脱位者，可从原切口处进行复位。后期或因局部感染等，原切口处复位有困难时，可改道重新插管。

### （七）心功能减退

安置起搏器后心功能是否减退，主要决定因素是患者的原发病性质和严重程度，原来心功能较差，再加年龄的增长，安置起搏器后心功能可能会逐渐减退。符合正常生理状态的双腔顺序起搏器，会降低起搏器本身影响心功能的因素。

## 四、安置人工心脏起搏器患者的护理

在安置永久性心脏起搏器的治疗中，护理工作的正确与否是保证手术成功的重要环节。因此，这就要求护士具有一定的专业理论知识，熟悉并掌握安置起搏器的术前护理、术后的观察要点。

### （一）术前护理

1. 心理护理

患者发病初期，由于对疾病不了解，加之疾病的痛苦往往惊恐万状，情绪沮丧，思想顾虑较重，认为手术风险大，紧张、恐惧不安，对未来失去信心。另外，由于心脏起搏器价格较高，经济负担重，担心手术不成功，人财两空。针对这种情况，护士应多接触患者，态度和蔼地向患者解释病情，多给患者安慰和鼓励。向患者讲解安装人工心脏起搏器的必要性和意义，介绍手术过程及安全性，同时还要做好患者亲属的工作，使其了解病情，明确治疗目的及治疗过程，使患者及家属有充分的思想准备，减轻心理压力，消除顾虑，稳定患者情绪，增强信心，消除紧张心理状态，避免手术时患者精神过度紧张，引起肌肉和血管的痉挛，给插起搏电极造成困难。积极配合治疗，使手术顺利完成。

2. 手术区域的准备

术前 3 天让患者洗澡，备皮，术前 1 天清洗局部皮肤，避免感染。

3. 术前常规检验及备好抢救物资

术前查血常规、出凝血时间及血型，并备好常用的抢救药品，以及氧气、除颤器、吸引器、起搏器等设备，使之处于备用状态。

4. 术前一日做青霉素、普鲁卡因皮肤试验。术前 6 小时禁食，术前 30 分钟肌内注射地西泮或苯巴比妥等镇静剂。

（二）术后护理

人工心脏起搏手术完毕仅是抢救成功的第一步。术后护理是保证起搏器正常工作，防止并发症的重要环节，因此，术后护理应该抓好以下几方面。

1）手术后立即做体表心电图，记录 12 个导联，以备将来观察和对照。

2）拍 X 线正、侧位片，观察电极及导线系统，为随访打好基础。

3）心电监护：心电监护是起搏器术后观察起搏器功能状态的主要手段。包括以下指标：观察心率、心律、心电图、起搏阈值、起搏频率、起搏信号与 P 波或 QRS 波的关系等，以了解心脏起搏器的工作情况。

（1）心率：无房性或室性夺获又非应答时，起搏频率应是相对固定，一般相差 ±3%，若超过这个参数可能是起搏不良或室性期前收缩、房性期前收缩，或起搏故障。应查找原因并及时处理。

（2）心律：安置起搏器后，心律应是规整的（在无室性夺获和非频率应答型）。

（3）心电图：PR 间期，一般在三度 AVB 患者是无规律的；在安置 DDD 型起搏器，可通过遥控器调节，一般不超过调定数的 20%；ST – T 的观察，心室起搏时，由于电除极和复极顺序发生了改变，其 T 波低平，ST 段也可能有改变，这可能正常，但要与心肌缺血相区别。

（4）感知：若是 DDD、单腔起搏器（VVI）等，心脏电极与起搏器感知应当良好，在 2.5 mV 左右，若感知不良，可能是起搏器电极脱位，也可能是起搏器故障。

（5）阈值：起搏器在植入后，由于局部组织极化、水肿等，在植入后 20 天内有起搏阈值过度升高，可能是电极脱位。

4）术后严密监护 48~72 小时，观察脉冲信号发放是否正常，按需功能是否良好，有无并发心律失常。术后一般常规静脉滴注利多卡因 24 小时，若合并有室性心律失常者，静脉滴注利多卡因酌情延长或改用其他抗心律失常药物在慢—快综合征者，往往并发室上性心律失常，应给维拉帕米、普罗帕酮或胺碘酮。

5）埋藏式起搏器者术后绝对卧床休息 5~7 天，上肢不能大幅度活动，一般取仰卧位或左侧卧位。临时性起搏术后除按上述体位卧床休息至拔除起搏电极外，应适当限制插入导管电极侧肢体活动，防止电极脱位。

6）临时性起搏者除严密观察心律外，还必须固定导管电极的插头与起搏器的插座，有中继线者还必须固定好中继线的交接处。患者更换体位是除防止电极脱位外，更需防止导管电极折断。

7）术后局部可放置 500 g 沙袋，压迫止血 6 小时，每小时活动沙袋一次，防止压迫时间过长引起局部组织缺血坏死，在活动沙袋的同时，注意观察刀口有无渗血、出血，有无皮下血肿，要保持敷料的清洁、干燥，防止刀口感染。若伤口无渗血、无红肿，则不需要换药，若局部有红肿者，则每天换药 1 次。

8）密切观察生命体征变化，防止并发症的发生。术后 12 小时内，每小时测量体温、脉搏、呼吸、血压及心律一次并记录，平稳后改为 4 小时测量一次。同时注意观察肢体活动及有无栓塞症状，特别是肺栓塞、气胸、血胸等；认真观察有无手术后咳嗽、胸闷、呼吸困难、呼吸音减弱或消失、移动性浊音等。观察心肌缺血情况。由于安置起搏器后，心脏收缩加快，有可能加重原有的心肌缺血。血压的改变：安置起搏器后，少数人由于心脏收缩负荷改变和电极造成三尖瓣反流，出现血压降低现象，一般 3 ~ 5 天即能适应。

9）防止电极脱落。让患者绝对卧床 3 ~ 5 天，平卧或稍向左侧卧，不得来回变换体位，起搏器埋藏一侧的肢体不可过度活动，以防止电极脱落。出现以下情况者，可能为电极脱落。①起搏无效：即不能起搏；②左束支阻滞型改为右束支阻滞型；③膈肌随起搏器冲动而出现收缩；④心包腔内有积血；⑤超声或 X 线透视发现电极脱位。

10）局部换药，必要时可全身用抗生素 3 ~ 7 天以防感染。术后 7 ~ 10 天拆线。

11）临时性起搏患者，在心律恢复正常后停起搏器或者将起搏频率减至自主心率以下，再观察 2 ~ 3 天，若自主心率稳定，则可以拔除临时性导管电极。若临时性起搏在 7 天后，患者的自身心率仍慢或传导阻滞无改善者，则可建议医生改装永久性起搏。

12）若有效起搏后患者出现呃逆和腹壁跳动影响休息，可以给阿托品或甲氧氯普胺，无效者则提示导管电极插入过深，应提醒医生是否要重新更换电极位置。

13）若安装永久性 VVI 型起搏器者，卧床休息 7 天后，第 1 次起床活动一定要扶住患者，并注意坐位、立位时血压。若起床后有头昏、头晕、血压偏低者，一定要逐渐增加每日起床活动时间，使患者逐渐适应改变了的血流动力学变化，防止发生昏倒。在护理已经做到上述几点后，仍有晕厥者，则为起搏器综合征，必要时可改装生理性起搏器。

14）积极处理原发病，纠正电解质紊乱及其他心律失常。预防、处理并发症。

15）安置起搏器的患者行外科手术时应避免用高频电刀及电凝器。

16）术后心理护理。少数患者术后总感到有异物在体内，担心起搏器出故障，出意外而卧床不敢活动，从而影响了疾病的恢复，针对这种恐惧心理需耐心细致地向其解释起搏器安装后的安全范围，注意事项，并指导患者在允许的范围内适当活动，同时加强基础护理，协助患者翻身及其他生活护理，使其达到心理平衡，树立战胜疾病的信心，早日康复。

（徐德臻）

# 第二节　动、静脉穿刺置管术

## 一、静脉穿刺置管术

（一）适应证

外周静脉穿刺困难，需要建立静脉通路；急救时需快速静脉输液、输血、注药和测CVP；穿刺法行心导管检查术；全胃肠外营养等。

（二）禁忌证

患者出血倾向或局部感染。

（三）用物

清洁盘，深静脉穿刺包，选择合适的中心静脉导管1根，穿刺套管针。必要时用扩张管1根，生理盐水250 mL，无菌5 mL注射器及针头1副，1%普鲁卡因1 mL。

（四）操作方法

1. 股静脉穿刺置管术

1）患者取仰卧位，大腿轻度外展与身体长轴成45°。

2）常规消毒穿刺部位，待干。

3）冲洗及检查中心静脉导管及套管针是否完好。

4）术者站于穿刺侧，戴无菌手套，局部麻醉下，以左手食指与中指在腹股沟韧带中点下方扪清动脉搏动最明显部位。

5）右手持穿刺套管针，在腹股沟韧带下2～3 cm，股动脉内侧，针头与皮肤成30°～45°角刺入。回抽活塞，可缓慢边抽边退，抽得静脉回血后，用左手固定穿刺套管针，右手插入导引钢丝，退出穿刺套管针，必要时扩张管扩张，在导引钢丝引导下插入中心静脉导管，取出导引钢丝，缝合固定。

2. 锁骨下静脉穿刺置管术

1）患者仰卧，将床尾抬高约30 cm，以增加锁骨下静脉压力，便于穿刺，避免空气进入静脉发生气栓。两肩下垫一小枕，使锁骨突出。穿刺侧肩部略上提、外展，使上肩三角肌膨出部变平，以利穿刺。

2）两侧锁骨下静脉均可采用，一般多选用右侧，因为左侧有胸导管经过，胸膜顶位置较高，易误伤；且右侧锁骨下静脉较直，易于插入导管，故多采用右侧。局部严格消毒，戴无菌手套，铺孔巾，取锁骨下缘中点、内中1/3交界点或外中1/3交界点。

3）选定穿刺点后，可先用小针头行局麻，并用局麻针做试探穿刺，以便掌握锁骨下静脉的方向与深度（但勿将局麻药注入）。

4）将5 mL注射器吸生理盐水5 mL，与穿刺针头连接，排净空气，连接处必须紧密，不得漏气。如插导管可用8号粗针头（或BD14～17号针头，其外径为2.5 mm，可通过外径1.85 mm导管），在穿刺点进针，针头方向指向头部，与胸骨纵轴约成45°角，并与胸壁平面成15°角，以恰能穿过锁骨与第一肋骨的间隙为准。

5）要紧贴锁骨背面刺入，当进针3～5 cm后有"穿透"感，然后抽动活塞，如有静脉血流入注射器则证明已刺入锁骨下静脉。

6）取锁骨下内中1/3交界处为穿刺点时，穿刺针斜向同侧胸锁关节上缘；取锁骨下外中1/3为穿刺点时，则穿刺针应斜向甲状软骨下缘。

7）穿刺成功后，如单纯做静脉注射即可注药，完毕后迅速退出注射针，并用无菌棉球压迫片刻。如输液、输血，可在患者呼气时取下注射器，由助手协助迅速换接输液器的玻璃接头，并在针座或接头下方垫无菌纱布，再用胶布固定针头，调整滴速。如插导管则在取下注射器后，迅速用左手拇指垫无菌纱布堵住针尾，助手将已盛满生理盐水的导管递给术者，放开左手拇指，迅速由针尾插入，一般深度为10 cm左右，再接输液或测压装置，局部盖以无菌纱布并用胶布固定。

3. 颈内静脉穿刺置管术

1）取仰卧位，头低20°～30°或肩下垫一小枕以暴露胸锁乳突肌。头转向穿刺对侧（一般多取右侧穿刺）。

2）穿刺点多选用胸锁乳突肌的锁骨头、胸骨头和锁骨三者所形成的三角区的顶端。

3）穿刺方向与矢状面平行，与冠状面成30°，向下向后及稍向外进针，指向胸锁关节的下后方，边进针边抽吸，见有明显的静脉回血，表明进入颈内静脉。

4）静脉抽出回血后，操作同上。

（五）注意事项

局部应严格消毒，勿选择有感染的部位做穿刺；避免反复多次穿刺，以免形成血肿；如抽出鲜红血液，即示穿入动脉，应拔出，紧压穿刺处数分钟至无出血为止；防止血液在导管内凝聚，经常用稀释的肝素液冲管；疑有导管源性感染，须做导管头培养。若进行颈内静脉或锁骨下静脉穿刺置管时还应注意以下几点。

1）若技术操作不当，可发生气胸、血肿、血胸、气栓、感染等并发症，故不应视作普通静脉穿刺，须从严掌握适应证。

2）躁动不安而无法约束者，不能取肩高头低位的呼吸急促患者，胸膜顶上升的肺气肿患者，均不宜施行此术。

3）由于置管入上腔静脉，故常为负压，输液时注意输液瓶绝对不应输空，更换接头时应先弯折或夹住导管，以防空气进入，发生气栓。

## 二、动脉穿刺置管术

（一）适应证

重度休克须经动脉注射高渗葡萄糖液及输血等，以提高冠状动脉灌注量及增加有效血容量；施行某些特殊检查，如选择性动脉造影有左心室造影等；重危及大手术后患者有创血压监测；施行某些治疗，如经动脉注射抗癌药物行区域性化疗；需动脉采血检验，如血气分析。

（二）禁忌证

出血倾向、局部感染、侧支循环差。

（三）用物

普通注射盘、无菌注射器及针头、肝素注射液。动脉穿刺插管包：弯盘1个、洞巾1块、纱布4块、2 mL注射器1支、动脉穿刺套针1根，另加无菌三通开关及相关导管、无菌手套、1%普鲁卡因溶液、动脉压监测仪。

（四）操作方法

1. 动脉穿刺部位选择

腹股沟处股动脉、肘部肱动脉、腕部桡动脉等，以左手桡动脉为首选。

2. 操作步骤

1）充分暴露穿刺部位，局部皮肤常规消毒。

2）术者戴无菌手套，铺消毒巾。如仅穿刺，可不必戴手套而用碘酒、乙醇消毒术者左手食指、中指指端即可。

3）扪及动脉搏动所在，将动脉固定于两手指之间，两指间相隔0.5~1 cm进针。

4）右手持针（事先用肝素冲注）。凡用插管套针者，应先用1%普鲁卡因1~2 mL于进针处皮肤做局麻。将穿刺针与皮肤成15°~30°角朝近心方向斜刺，将针稳稳地刺向动脉搏动点，如针尖部传来搏动感，则表示已触及动脉，再快速推入少许，即可刺入动脉，若为动脉穿刺采血，此时可见鲜红动脉血回流，待注射器内动脉血回流至所需量即可拔针；若行动脉插管，则应取出针芯，如见动脉血喷出，应立即将外套管继续推进少许，使之深入动脉腔内以免脱出，而后根据需要，接上动脉压监测仪或动脉加压输血装置等。若拔出针芯后无回血，可将外套管缓慢后退，直至有动脉血喷出，若无，则将套管退至皮下插入针芯，重新穿刺。

5）操作完毕，迅速拔针，用无菌纱布压迫针眼至少5分钟，以防出血。

（五）注意事项

1）局部应严格消毒，操作须保持无菌，防止感染。

2）动脉穿刺及注射术仅于必要时使用（如采血送细菌培养及动脉冲击性注射疗法等）。

3）穿刺点应选择动脉搏动最明显处。若行注射，则头面部疾病注入颈总动脉，上肢疾病注入锁骨下动脉或肱动脉，下肢疾病注入股动脉。

4）置管时间原则上不超过4天，以预防导管源性感染。

5）留置的导管用肝素液持续冲洗（3 mL/h）滴速，肝素浓度（2 U/mL），保证管道通畅，避免局部血栓形成和远端栓塞。

（姚加方）

# 第三节  胸膜腔穿刺术

胸膜腔穿刺是指对有胸部外伤、胸部疾病造成胸腔大量积水积气，为了诊断和治疗而通过胸膜腔穿刺，抽出积液和积气的一种操作，抽出的胸膜腔积液可送检验室涂片、培养、细胞学和一系列化学检查，以助诊断和治疗。同时可因放出胸膜腔积液，使受压肺扩张，达到缓解患者胸部压迫症状，减轻患者症状的目的。

## 一、适应证

适用于各种原因所致的胸膜腔积液，为明确积液的性质，用于诊断性穿刺；胸膜腔大量积液、积气、压迫症状明显，导致呼吸、循环障碍，通过穿刺抽出积液、积气，缓解胸部压迫症状，减轻患者痛苦；脓胸患者可通过穿刺抽脓、脓腔冲洗、注入药物行局部治疗。严重肺气肿、广泛肺水肿以及心、肝、脾肿大和有出血倾向或全身衰竭的患者应慎重掌握。

## 二、物品准备

清洗盘1套，无菌胸膜腔穿刺包（内有12号或16号胸膜腔穿刺针、注射器及针头、小药杯、药碗、玻璃接头、无菌试管、血管钳、洞巾、纱布等）、无菌手套、乙醇灯、1%～2%普鲁卡因溶液及根据病情所需要备的药物、靠背椅或靠背架，冷天应另备绒毯。

## 三、操作步骤

1）穿刺前向患者解释穿刺的目的及意义，消除紧张恐惧心理，并嘱排尿。

2）轻症患者仅骑坐于靠背椅上，面朝椅背，双手平置于椅背上，头伏于前臂。重症患者可取半卧位。

3）穿刺部位如系气胸患者，穿刺点应选在叩诊鼓音处，常取胸前第2肋间锁骨中线处。如为胸腔积液，穿刺点常选叩诊音区较低的位置，一般取肩胛角线第7～9肋间。

4）常规消毒，术者戴无菌手套，铺无菌洞巾，用1%普鲁卡因局麻至胸膜壁层。

5）用止血钳夹住连接穿刺针头的胶管，或连接三通活栓，以免空气进入胸腔。左手拇指、食指绷紧穿刺部位皮肤，右手持穿刺针，沿穿刺点垂直缓慢刺入，至阻力突然消失即进入胸腔。

6）助手用血管钳固定穿刺针，接上注射器，放开夹住胶管的血管钳，即可抽液或抽气，或连接三通活塞抽吸，以免空气进入胸腔。抽液后需注药者，可接上吸有药液的注射器，将药液注入，记录抽液量并送检。

7）抽液后，拔出穿刺针，局部盖以无菌纱布或棉球并用胶布固定。

### 四、注意事项

1）术前应明确积液、积气程度，定准穿刺点。

2）病变靠近纵隔、心脏、大血管或有严重肺气肿、广泛肺大疱者，胸腔穿刺要慎重。

3）穿刺过程中，应注意观察患者反应，如有头晕、面色苍白、出汗、心慌、胸部压迫感、连续性咳嗽或晕厥等情况，应立即停止操作，并做对症处理。

4）抽液不宜过多、过快，首次一般不超过 600 mL，以后每次不超过 1 000 mL。诊断性抽液只需 50 ~ 100 mL 即可。

5）使用三通活塞时，事先检查其通闭方向，以便正确使用。

6）抽液完毕，嘱患者卧床休息 2 ~ 3 小时，继续观察 4 ~ 8 小时，注意有无不良反应。

### 五、术后护理

1）嘱患者卧床休息，避免过多活动。

2）注意穿刺点有无渗血或液体漏出。

3）观察患者有无胸痛及呼吸困难加重情况，有异常改变及时报告医生。

（马丹）

# 第四节　胸膜腔闭式引流术

胸膜腔闭式引流是开胸术和处理胸部损伤过程中常用的基本技术。通过胸膜腔闭式引流以排出胸膜腔内的积液、积血、积气和感染分泌物；迅速消除术后残腔，维持胸膜腔内负压，使肺得以充分膨胀，防止胸腔内感染，同时使两侧胸膜腔压力平衡，避免发生纵隔移位，引起心肺功能紊乱。

### 一、适应证

适用于食管、肺及心脏等开胸手术后，急、慢性脓胸，胸部外伤及各种类型的气胸、血胸等。

### 二、物品准备

（一）消毒盘
消毒盘内有碘酒、乙醇、镊子等。
（二）胸膜腔闭式引流包
胸膜腔闭式引流包内有引流管、套管穿刺针（内径 > 0.5 cm）、玻璃接头、小药杯、药碗、血管钳、纱布、注射器等。

（三）引流管

引流管长 60~75 cm。内径 0.5 cm 左右的导管或医用塑料管均可用以排气；内径 1.5 cm 左右的导管可用以排液。引流管端头剪成椭圆形，距头端 1.5 cm 处开一两个侧孔。引流管应有一定弹性和硬度。

（四）无菌水封瓶

容积为 2 000~3 000 mL，瓶内装 1/2 量的生理盐水。水平面应做标记，以观察引流量。瓶内装有长、短 2 根玻璃管，胸膜腔引流管长管下端插入水面下 2~3 cm，短管与外界相通。

### 三、定位

血胸或液气胸取腋后线第 6~7 肋间或根据 X 线及超声波检查确定最低部位。气胸取患侧第 2 肋间，锁骨中线稍外侧。

### 四、操作步骤

患者取半卧位，常规消毒皮肤，术者戴无菌手套，铺无菌巾，局麻。在引流部位肋骨上缘做一约 2 cm 的皮肤切口，用血管钳分开肌层，刺破胸膜，将引流管插入 2~3 cm。引流管末端与无菌水封瓶中长玻璃管相连。若仅以排气为目的，可采用套管穿刺针法。在预定部位做皮肤小切口后进针。进入胸腔后，拔去针芯，将引流管通过套管插入胸腔，退出套管针，引流管末端连接无菌水封瓶。观察水封瓶的长管水柱波动情况，调整引流管位置至满意后，以缝线固定引流管于胸壁皮肤上，缝合切口两侧。

拔管特征：胸膜腔闭式引流后肺膨胀良好，水封瓶内水柱不波动，24 小时引流液少于 50 mL，且呈淡黄色；夹闭引流管 24~36 小时，无胸闷气急；X 线检查胸腔内无积气、积液。

### 五、注意事项和术后护理

1）应注意无菌操作，防止院内感染，注意操作前洗手，更换负压瓶内液体，注意开瓶日期，要以无菌纱布包裹瓶口。

2）保持水封引流瓶密封，各处衔接要严密，避免空气进入胸膜腔内。胸壁伤口，即引流管周围，要用油纱布包盖严密，水封瓶的长管下端在水面下 2~3 cm，并保持直立位。搬动患者时，先夹住引流管。患者翻身时，固定引流管以防滑落。

3）引流瓶应置于患者胸部水平下 60~100 cm 处，引流管太短会影响患者活动，太长易扭曲且增大无效腔，影响引流。任何情况下，引流瓶都不能高于患者胸部，严防引流液体倒流。鼓励患者咳嗽和深呼吸。

4）注意观察和记录引流液的颜色、性质和量，手术后引流液的颜色逐渐由深变浅，液量由多变少。术后第 1 个 5 小时内，要每小时记录 1 次，以后每 8 小时 1 次或按需要记录。前 8 小时引流量多呈血性。如果短时间内有深颜色血性液大量流出，应考虑胸膜腔内出血，需严密观察血压、脉搏的变化，及时通知医生。

第十三章　常用急救护理技术

5）保持引流通畅。术后初期每30~60分钟要向水封瓶方向挤压引流管1次，引流管要避免受压、折叠、扭曲、滑落及被血块、脓块阻塞。患者咳嗽时，观察是否继续排出气液。随时观察长管中的水柱是否波动，正常水柱波动为4~6 cm，疑有不通时，用手向水封瓶方向挤压引流管。

6）通常胸膜腔引流管安置48小时后，肺可完全复张，8小时内引流液少于50 mL，无气体排出，患者无呼吸困难，听诊两肺呼吸音正常，必要时胸透证实后，即可拔管。

7）拔管后局部用油纱布堵塞，观察患者有无呼吸困难、气胸或皮下气肿。拔管第二日更换敷料，检查引流口是否继续渗液，如有异常及时与医生联系。将引流管与水封瓶装置冲洗干净，消毒液浸泡后高压灭菌备用。

（马丹）

# 第五节　导尿管留置法

导尿管留置法是导尿后将导尿管保留在膀胱内，以引流尿液，避免多次插管引起感染，以及反复插管造成患者的痛苦。

## 一、目的

1）抢救危重、休克患者时，需正确记录尿量、比重，借以观察病情。

2）盆腔脏器手术前，行导尿并留置导尿管，使膀胱空虚，有利手术并避免术中误伤膀胱。

3）某些泌尿系统的脏器手术前导尿并留置，便于术后持续引流和冲洗，并可减轻手术切口的张力，有利于愈合。

4）昏迷、尿失禁或会阴部有损伤者，留置导尿管，以保持会阴部清洁、干燥。

## 二、物品准备

除导尿用物外，另备一次性无菌集尿袋（引流袋）、胶布、细绳、玻璃接管、橡胶引流管、安全别针。

## 三、操作步骤

1）常规导尿法前剃去阴毛，以便于固定导尿管。

2）按导尿术导尿。

3）待尿液流尽后固定尿管。

女性：为女患者固定尿管，可用宽4 cm、长12 cm胶布1块，将长度2/3撕成3条，胶布完整的1/3贴在阴阜上，撕开的三条中间一条贴于导尿管上，两旁的两条分别交叉贴在对侧大阴唇上。

· 307 ·

男性：为男患者固定尿管可用蝶形胶布固定在阴茎两侧，再用细长胶布做环形一圈，固定于阴茎上，开口向上，在距尿道口 1 cm 处再用细绳将折叠的两条胶布扎在导尿管上，剪去过长绳头。

4）导尿管固定后将导尿管末端和玻璃接管相连，接管另一端和橡胶引流管相连，橡胶引流管末端置于集尿袋中，用安全别针固定橡胶引流管于床单上，橡胶引流管须留有一定长度，防止患者翻身时将导尿管拉出。

### 四、注意事项

1）指导患者注意保持尿液引流通畅，避免因尿管脱出、受压、扭曲、堵塞等，影响尿液引流。为防止感染，可用无菌生理盐水冲洗膀胱，每日 2 次。

2）集尿袋内尿液应及时倾倒，橡胶引流管和集尿橡胶应保持清洁，定时观察和记录尿量、颜色、比重、性状，如有异常及时送检或报告医生及时处理。

3）保持尿道口清洁，防止逆行感染。每日清洁消毒 1 次，男患者尿道口周围涂抗生素药膏，女患者加强会阴部护理，固定尿管的胶布保持清洁。

4）每周更换导尿管 1 次（更换前排空膀胱，休息 4～6 小时再行插入），玻璃接管、橡胶引流管、集尿袋每日更换或消毒一次。

5）长期留置导尿管的患者，应鼓励患者多饮水及经常更换卧位，以防产生泌尿系结石。要定时服用氯化铵、维生素 C 等。免使尿液变为碱性。及时反映各种异常感觉如烧灼、疼痛等膀胱激惹症状，观察引流出尿液的质和量并及时记录。如男性患者尿道口有脓性分泌物时，可用手自阴茎根部向前轻轻按摩，以利尿道分泌物排出。

6）长期持续引流的患者，定时做间歇性引流夹管，预防膀胱因无尿液充盈而致痉挛，并可锻炼膀胱反射功能。

（刘海云）

# 第六节　鼻饲术

对于昏迷患者，或因消化道疾病如肿瘤、食管狭窄、颅脑外伤以及其他不能由口进食者，为保证患者能摄入足够的蛋白质和热量，可通过导管供给其营养丰富的流质饮食。根据胃肠道插管的途径，将胃管经鼻腔插入胃内，从管内灌注流质食物、药物和水分，这种方法称为鼻饲术。

### 一、适应证和禁忌证

（一）适应证
1）昏迷、牙关紧闭不能进食者。
2）不能吸吮的早产儿。

3）鼻饲给药进行某些治疗。

（二）禁忌证

1）食管癌、食管狭窄、肝硬化并食管静脉曲张者。

2）溃疡病出血2周以内者。

3）严重心肺功能不全者。

### 二、物品准备

治疗盘内盛放治疗碗、消毒胃管（婴幼儿用硅胶管）、镊子、治疗盘、50 mL注射器、纱布、液状石蜡、75%乙醇、汽油或乙醚、棉签、胶布、治疗巾、夹子、别针、听诊器，备温开水适量，鼻饲饮料200 mL，温度为38～40℃。

### 三、操作步骤

1）备齐用物携至患者床旁，向神志清醒的患者说明治疗目的、方法、次数、操作步骤和基本原理，以取得合作。

2）患者取坐位或卧位，颌下铺治疗巾，清洁鼻腔。

3）用棉签蘸液状石蜡润滑胃管前段，左手持纱布托住胃管，右手持镊子夹住胃管前段沿一侧鼻孔缓缓插入，到咽喉部时（14～16 cm），嘱患者做吞咽动作，同时将胃管送下，插入深度为45～55 cm（相当于患者发际到剑突的长度）。若患者出现恶心，应暂停片刻，嘱患者做深呼吸或做吞咽动作，随后迅速将管插入，以减轻不适。插入不畅时应检查胃管是否盘在口中。插管过程中如发现呛咳、呼吸困难、发绀等情况，表示误入气管，应立即拔出，休息片刻后重插。

4）昏迷患者，因吞咽和咳嗽反射消失，不能合作，为提高插管的成功率，在插管前应将患者头向后仰。当胃管插至15 cm（会厌部）时，以左手将患者头部托起，使下颌靠近胸骨柄以增大咽喉部通道的弧度，便于管端沿后壁滑行，徐徐插入至预定长度。

5）检查胃管是否在胃内，可用注射器抽吸胃内容物，如有胃液流出，用注射器注入10 mL空气，用听诊器在胃部听气过水声，证明胃管已插入胃内，然后将胃管用胶布固定于鼻翼两侧。

6）开口端接注射器，先回抽，见有胃液抽出，再缓慢注入少量温开水，再次试验胃管是否通畅并确定在胃内（因水误至气管可导致呛咳，而食物误入气管则造成吸入性肺炎）。然后将鼻饲饮料缓慢注入。每次鼻饲量不超过200 mL，间隔时间不少于2小时。最后再注入少量温开水以冲净胃管，避免食物存积管腔中变质，造成胃肠炎或堵塞管腔。

7）最后将胃管开口端反折，用纱布包好、夹子夹紧，用别针固定于患者枕旁，需要时记录饮食量。将注射器洗净放入治疗盘内，用纱布盖好备用。所有用物应每日消毒1次。

### 四、注意事项

1）鼻饲前要先检查鼻、口腔、食管有无阻塞，有义齿者应取出，检查胃管是否通畅，并辨清标志。

2）插管动作应轻稳，特别是在通过食管3个狭窄处时（环状软骨水平处、平气管分叉处、食管通过膈处），以免损伤食管黏膜。

3）管喂饮食的量开始时宜少，待患者适应后再逐渐增加。长期鼻饲的患者，护士应每天为其进行口腔护理，每隔5~7天换胃管一次，于晚间末次喂液后将胃管拔出，次日晨再由另一鼻孔插入胃管。

4）拔管时要备好拔管用物如治疗盘、治疗巾，加热后的管饲饮食，50 mL管饲注射器、弯盘、血管钳、汽油或乙醚、75%乙醇、棉签、纱布等携至床旁，给患者喂饲后，将胃管开口端用血管钳夹紧，置于弯盘内，将弯盘放在患者颌下，轻轻揭去固定的胶布，再将近鼻孔处的一段胃管用纱布裹紧，边拔管边用纱布擦胃管，至咽喉处时快速拔出，以免液体滴入气管。胃管拔出后放于弯盘内，然后协助患者漱口，用汽油擦净胶布痕迹，再用乙醇擦去汽油，协助患者取舒适卧位。最后清洁用物，消毒胃管备用。

（刘海云）

# 第七节 洗胃术

洗胃术是服毒物后，清除胃内毒物，防止其吸收的首选治疗方法。其排毒效果好，并发症少。

## 一、胃管洗胃术

（一）目的

1）除去吞服毒物者的胃内毒物，减轻吸收中毒。

2）洗去胃扩张、幽门梗阻者的胃内潴留物，减轻症状，解除患者痛苦。

3）为手术、钡餐或胃镜检查做准备。

（二）适应证与禁忌证

1. 适应证

1）清除胃内各种毒物。如服毒物6小时以内者或服大量毒物、胃排空较慢、24小时以内者，若闻及明显的毒物气味，即使达72小时，也有洗胃的必要。

2）治疗完全或不完全性幽门梗阻，为胃肠道手术准备。

3）治疗急、慢性胃扩张。

2. 禁忌证

1）腐蚀性胃炎（服入强酸或强碱）。

2）患有食管或胃底静脉曲张、胃癌、上消化道出血。

3）食管或贲门狭窄或梗阻。

4）严重心肺疾患。

5）胃穿孔或抽搐、惊厥剧烈尚未控制者。

（三）用物

治疗盘内备漏斗洗胃管、纱布、镊子（以上各物用无菌巾包裹）、棉签、液状石蜡、量杯、弯盘、橡皮围裙（或橡皮单、治疗巾）。水壶内盛洗胃液、水桶，必要时备压舌板、开口器、舌钳、清洁试管。

（四）操作步骤

1）备齐用物，携至患者床旁，向患者解释清楚，以取得合作。

2）患者取坐位或半坐位，中毒较重的取左侧卧位，取橡皮围裙围于胸前，如有活动义齿应先取下，水桶放头部床下，置弯盘于患者口角处。

3）多采用经鼻腔插入，将涂有润滑剂的胃管缓缓经鼻孔向内推进，至口咽部时（相当于鼻翼至同侧耳垂前长度），清醒患者嘱其做吞咽动作，及时同步下插入食管，对昏迷者应取头前倾位嘱助手固定术，术者在患者呼气时插入。插管中如患者出现刺激性咳嗽，呼吸困难，说明已插入气管，应立即退出重插。

4）当胃管已插入50 cm左右，表示胃管已进入胃内。如从胃管中抽出酸性胃内容物，或用注射器向管内快速注入空气，于胃部闻及气过水声时，则证明胃管已插入胃内。然后需先将胃内容物抽出，必要时留取标本送检，再行灌洗。

5）将胃管末端的漏斗提高50 cm，注入洗胃液（500～1 000 mL）后，将漏斗放低，利用虹吸原理将胃中液体吸出。如流出不畅，可挤压胃管中部橡皮囊以增快流速。洗胃液一般可用1∶5 000高锰酸钾溶液、生理盐水或清水，或根据毒物性质选用其他洗胃液。当流出量基本等于灌入量时，再抬高漏斗、重新注入洗胃液，如此反复，直到洗清为止。

（五）注意事项

1）插管迅速，手法要轻柔。

2）洗胃前应保持呼吸道通畅，注意患者生命状态。昏迷患者插入胃管后应侧卧，以免发生吸入性肺炎。对心脏停搏、呼吸停止者先复苏后洗胃。

3）务必证实胃管确实插入胃内才能灌洗。

4）第一次抽出或洗出的胃内容物，应留做检查或毒物分析。

5）中毒患者洗胃必须彻底，直至流出液与灌洗液相似为止。

6）洗胃过程中，如出现腹痛、洗出液呈血性等情况，应停止洗胃。

7）服毒量大、喉头水肿、痉挛者插胃管确实困难的危重患者，应及时进行剖腹切开洗之。

**二、洗胃机洗胃术**

洗胃机洗胃术是利用洗胃机的电磁泵作为动力源，通过自控电路的控制，使电磁阀自动转换，分别完成向胃内冲洗药液和由胃内吸出内容物的洗胃过程。洗胃机洗胃术能迅速而有效地清除毒物，并且节省人力，准确计算洗胃的液量和避免患者的呕吐物污染衣物，防止毒物再被吸收。

（一）目的

同胃管洗胃法。

（二）用物

备自动洗胃机 1 个，塑料桶 2 只（1 只盛胃灌洗液，一只盛污水）与胃管（用无菌巾包裹）、灌洗溶液（按需要准备）、液状石蜡、棉签、弯盘、纱布、橡皮单、治疗巾、胶布等。必要时备压舌板与开口器。

（三）操作步骤

1）按照自动洗胃机装置要求，备好洗胃机，携其他所需用物至患者床旁。向患者解释取得合作。

2）按胃管洗胃法准备，并插入胃管。按胃管上的进出标记与洗胃机胃管接嘴处进出标记相配接好。

3）洗胃时，按"连续"键，机器工作，在向胃内注入洗胃液的同时，从胃内吸出污水。在洗胃过程中如发现胃管堵塞，可即交替按"手冲"和"手吸"键，重复冲洗数次，直至管路畅通，按"连续"键，连续进行洗胃。

4）洗胃完毕，将胃管与药水管同时放入清水中，污水管放到下水道口，按"连续"键进行清洗。清洗完毕将机内存水排净再关机。

（四）注意事项

同胃管洗胃法。

（刘海云）

# 第八节　胃肠减压与肛管排气技术

## 一、胃肠减压术

（一）适应证

1）用于单纯性及麻痹性肠梗阻时，解除肠内压力。

2）在有发生肠梗阻倾向时，可先应用双腔管，以预防其发生。

（二）操作步骤

1. 术前准备

1）向患者说明胃肠减压的目的及注意事项，取得患者的合作。

2）备胃肠减压装置（手提式或翻转式重力吸引器、三瓶重力吸引器、气箱式吸引器均可），现多采用一次性负压吸引器。治疗盘内放治疗碗、胃管、血管钳、弯盘、纱布、棉球、胶布、注射器、液状石蜡。

2. 操作方法

1）备齐用物，先检查胃管是否通畅、完整，将用物带至床旁，放于床旁桌上。

2）患者取卧位或坐位，头稍向后仰，昏迷患者应平卧。用液状石蜡棉球润滑胃管，右手用血管钳夹住胃管，左手用纱布托住胃管，自鼻孔插入胃中。当胃管插到患者咽喉部时，嘱患者做吞咽动作，以免发生呛咳。

3）插入胃管深度一般为 45～55 cm，或从耳垂至鼻尖、再从鼻尖至剑突的距离之和。

4）插毕，应检查胃管是否在胃内。常用的方法有以下几种。

（1）用 50 mL 注射器向胃内注入 10 mL 气体，用听诊器在胃部听到气过水声，即说明胃管已进入胃内。

（2）将 50 mL 注射器接在胃管的末端抽吸，若吸出胃液，则表明胃管已进入胃中。

（3）将胃管末端置于盛水的杯中，无气体逸出即已进入胃内。若有大量气体逸出，表明误入气管。

5）插入后，以胶布固定，将胃管接胃肠减压器吸引管，持续减压。

（三）注意事项及术后护理

1）行减压前，认真检查胃管或减压吸引管是否通畅，检查减压装置安装是否正确，有无漏气和阻塞。

2）保持胃肠减压通畅，每 4 小时用少量温水冲洗一次胃管或减压吸引管，以免发生阻塞。胃管固定要牢固，防止上、下移动，引起恶心。

3）注意观察吸出物，进行口腔护理。及时清洗收集瓶及更换瓶内液体。

4）拔管时应先停止减压 6 小时，患者如无腹胀再拔管。拔管后擦净鼻腔及口腔周围，然后将胃管及胃肠减压器刷洗干净，消毒后备用。

## 二、肛管排气术

（一）目的

排除肠腔积气，减轻腹胀，解除患者痛苦。

（二）物品准备

治疗盘内盛：肛管、玻璃瓶（内盛 1/2 水）、玻璃接管及长橡胶管、滑润剂、胶布、卫生纸。

（三）操作方法

1）备齐用物，携至患者床旁，向患者解释有关知识，取得合作。围屏风，帮助患者仰卧或侧卧。

2）将盛水玻璃瓶系于床旁，橡胶管一端插入盛水玻璃瓶中，玻璃接管连接肛管，润滑肛管前端后插入直肠内，深度 15～18 cm，以胶布固定，橡胶管须留出足够患者翻身的长度。

3）观察和记录排气情况，如排气不畅，可在腹部按结肠的解剖位置离心按摩或帮助患者转换体位，以助气体排出。

4）保留肛管约 20 分钟，拔出肛管，清洁肛门，整理用物，消毒洗净后归还原处。

（四）注意事项及术后护理

1）橡皮管勿扭曲、折压。

2）排气不畅按摩时，应以结肠部位按摩为主。亦可热敷，或针刺足三里、上巨虚穴，以促进排气。

（刘海云）

# 第九节　血液净化技术

## 血液透析

血液净化是指将患者的血液在体外通过净化装置，除去血液中某些致病物质，从而净化血液的技术总称。目前的血液净化方式有：血液透析（HD）、高通量透析（HFD）、血液滤过（HF）、血液透析滤过（HDF）、连续性血液净化（CBP）、血浆置换（PE）、血液灌流（HP）等。

### 一、水和溶质清除作用原理

（一）水的清除

水的清除统称为超滤。有以下两种清除方式：半透膜两侧溶液中水可由渗透压低侧向渗透压高侧移动，称为渗透；另一种是人为地加大膜一侧液面压力，使膜两侧有流动差（跨膜压），加速分子跨膜移动（从加压侧向不加压侧），称为对流。渗透作用的水清除量与半透膜两侧溶液渗透压差有关；而对流作用的水清除量则与半透膜两侧静水压差有关。

（二）溶质的清除

1. 弥散

弥散是指各种物质的分子或颗粒都呈无规律的热运动，又称布朗运动。这些物质可由高浓度向低浓度方向移动，逐渐达到两处浓度相等。

2. 对流

对流是指溶质随着溶剂（水）的跨膜移动而移动，它的移动速度比扩散快得多。

3. 吸附

通过正、负电荷的相互作用或范德华力的作用，溶质与固定吸附剂（临床常用树脂和活性炭）结合而被清除称为吸附。当吸附剂上固定某种溶质的抗体，溶质作为抗原与吸附剂上抗体结合而被清除，称为免疫吸附。另外，一些特殊半透膜或吸附剂，能特异性地与需清除物质分子表面的一些化学基团结合，从而特异性地清除致病物质。

4. 分离

利用孔径较大的半透膜或离心的方法，将血浆与血细胞分离，弃除血浆（带有致病物质），再把细胞成分和与弃去血浆等量的置换液一起回输体内，称为分离。

**二、血液透析装置**

HD 是根据膜平衡原理将患者血液与含一定化学成分的透析液同时引入透析器内，在透析膜两侧流过，分子透过半透膜做跨膜移动，达到动态平衡。患者体内积累的小分子有害物质得到清除，人体所需的某些物质也可由透析液得到补充，所以 HD 部分地代替正常肾脏功能，延长患者生命。

HD 俗称"人工肾"，即将血液与透析液分置于一人工合成的半透膜两侧，利用各自不同的浓度和渗透压互相进行扩散和渗透的治疗方法。HD 可将患者体内多余的水及代谢废物排出体外，并从透析液中吸收机体缺乏的电解质及碱基，以达到纠正水、电解质及酸碱平衡的目的。

（一）透析机

1. 基本构造

由于透析机的基本功能是把血液从体内引出来，通过体外循环在透析器内与透析液进行物质交换，然后将血液输入体内，故其基本结构就分为两大部分，体外循环系统和透析液系统。为了保证透析过程中患者的安全，两个系统均附加多种精密的监控装置，致使透析机变得复杂及专业化。

1）体外循环系统：包括血泵、肝素泵、血流量表、动脉压表、静脉压表和空气探测器。主要配件是透析器和动、静脉血液管道。

2）透析液系统：包括比例泵、透析液流量计、加温装置、漏血探测器、负压泵和电导度计。

2. 体外监护报警装置

即动脉压报警、静脉压报警、漏血报警、空气报警、透析液温度报警、透析液浓度报警和负压报警等 7 个报警装置组成了透析机的监护系统。这 7 种报警装置预先定好上限和下限，超过限度即自动发生报警，产生视觉和听觉信号，报警未排除，机器会自动不再继续进行透析。

3. 体外循环系统

血透的体外循环从动脉（实际是扩张的静脉远心端）穿刺针开始，通过血液管道与透析器相连，再从透析器通过血液管道回到静脉穿刺针。透析器前的部分称动脉血路；透析器后的部分称静脉血路。动脉血路上的第一个侧管通动脉压测量器；接着是血泵。第二个侧管通肝素泵。动脉血路进透析器之前有一个除泡器；透析器后的静脉血路上还有一个大的除泡器，可以收集空气；并引出三个侧支，其作用：①测量静脉压；②注射或输液通道；③调节液面。静脉除泡器之后，有空气探测器和钳夹装置，最后在静脉穿刺针处结束体外循环。

1）血泵：普通内瘘动、静脉压很小，因此，需要血泵为动力，以达到有效透析所必需的血流量 200 ~ 300 mL/min（范围 0 ~ 400 mL/min）。

2）血流量测定：小分子物质的清除率与血流量有关，因此，其测量有重要意义。

3）体外循环的压力：体外循环的压力在血泵前是负的；在血泵后是正的。

（1）动脉压：动脉压在血泵前测量，故为负压，它取决于血泵速度，动脉血流量，动脉针在血管内的位置、长度和内径。负压应尽可能小，以避免将血管壁抽进穿刺针管腔内，并且避免空气进入管道系统。

（2）静脉压：静脉压在血泵后测量，故为正压，它取决于血泵速度及回流血液在透析器、静脉针和血管内的阻力。血液通过透析器时压力下降，但使用平板型和空心纤维透析器，压力仅轻度下降。静脉压如缓慢升高则是由于肝素化不足，除泡器滤网被纤维素阻塞；突然升高是静脉血路受压扭曲。静脉压缓慢下降见于血压下降；突然下降见于动脉血流减少或阻断。

4）空气探测器：空气栓塞的发生率为 0.05%，原因为泵前输液或透析时关闭了空气报警。以超声空气探测器最为灵敏。

4. 透析液系统

1）透析液供给装置：现代化透析液供给装置均采用自动混合装置，分为中央式透析液供给系统或单机透析液混合装置，前者通过管道把混合好的透析液供给每架机器，但透析液成分不能个体化，还易污染；后者可根据患者需要改变透析液成分，一旦失灵，只影响一位患者，可用备用机器随时替换。由活塞式比例泵或电导度控制混合系统将净化水与浓缩透析液按比例混合制成透析液。由电导度监护装置控制，防止不合比例的透析液进入透析器。

2）电导度：溶液电导度是由它的总离子浓度和温度决定的。电导度的校准是用 $Na^+$ 和 $Cl^-$ 的含量（mmol/L）来设置的，且必须严格，如超过规定值的 ±5% 则报警。

3）流量控制器：流量控制器由一个阈门构成，预先调好的流量是 500 mL/min。

4）加温器：透析液应维持在 37℃，温度显示器的精确度要求 ±1℃，报警界限不要超过 41℃。热消毒水温约 90℃。

5）除气装置：除气装置是利用加温和负压除去透析液中的溶解气体，以免其透过半透膜进入血液侧，形成泡沫或堵塞部分透析器。

6）漏血探测器：漏血探测器是利用光度计持续监视透析器流出的透析液，如透析膜破裂，血液进入透析液，则光密度增加，发生报警。

7）透析液负压：为增加超滤以清除水分，可在透析液流出侧安装一个负压泵，使透析液侧产生负压，通过调节负压来调节超滤。现代化透析液供给装置尚可仅产生负压，而不让透析液进入透析器，以进行单纯超滤。

（二）影响透析效能的因素

1. 透析器性能

透析器性能包括膜面积、膜材料、膜厚度、溶质清除率、超滤系数等。

2. 血液和透析液的流量

在一定范围内血流量和透析液流量越高，清除率也越高。当常规 HD 时血流量 200~300 mL/min，透析液流量为 500 mL/min，此时溶质清除率已接近最大，如进一步增加血流量和透析液流量，溶质清除量增加较少。如采用高效透析器和高通量透析器，则血流量和透析液流量可分别增加到 300~400 mL/min 和 600~800 mL/min。

3. 透析时间

在一定范围内透析时间越长，溶质清除量也越大，但随着透析的进行，溶质血浓度逐渐降低，且透析膜表面也不断有纤维蛋白等黏着而影响透析膜清除效率，故一般常规血液透析的时间为每次 4~6 小时。由于常规 HD 对中、高分子溶质清除效率不如小分子溶质，故透析时间的延长对中、高分子溶质清除量增加较为明显。

4. 跨膜压

跨膜压（TMP）越大，则水清除越多，经对流作用清除的溶质也越多。一般最高 TMP 不超过 550 mmHg，以防止透析膜破裂。由于透析过程中小分子溶质主要靠弥散清除，而中、大分子溶质清除更多依赖于对流作用。故超滤量的增加主要提高中、大分子溶质清除量。如不伴超滤时，尿素和维生素 $B_{12}$ 的清除率分别为 150 mL/min 和 20 mL/mim，伴超滤时，两者的清除率分别为 152.5 mL/min 和 29 mL/min，尿素清除率仅升高 1.67%，而维生素 $B_{12}$ 清除率则升高了 45%。

5. 溶质分子量

在弥散过程中溶质清除量与溶质分子量有关，溶质分子量越小则清除率越高。因为扩散是溶质布朗运动的结果，分子量越小，运动速度越快，与半透膜撞击次数越多，清除量也越大。而在对流过程中溶质清除量与分子量无关，在膜截留分子量以下溶质的清除取决于溶液转运速率。一般分子量 35 000 u 以上溶质不能被清除。

### 三、血管通路的建立

血管通路指体外循环血液引出和回流的通路。对血管通路方式的选择主要依据肾衰竭的类型（即估计透析时间的长短）、透析的紧急性、患者自身血管条件等因素。理想的血管通路要求有充足的血流量，一般在 250~400 mL/min。不同血液净化技术对血流量的要求不同。

（一）动静脉内瘘

适用于慢性肾衰竭维持性 HD 患者。由动脉与邻近静脉吻合而成，最常选用桡动脉和头静脉，因为该部位易于反复穿刺及维护。动静脉内瘘吻合术后数周，静脉管壁由于压力的作用而增厚，可耐受反复穿刺。一般内瘘成熟需 6~8 周。当邻近血管条件差时，可进行自身血管移植或选用人造血管。动静脉内瘘引起动静脉短路，使心脏负荷增加 1/100~1/5 应尽可能在透析前择期做动静脉内瘘，时机选择在内生肌酐清除率（Ccr）低于 25 mL/min，预计 1 年内将做血液透析治疗者。

（二）中心静脉插管

适用于 ARF 等需紧急透析、慢性肾衰竭动静脉内瘘术前或内瘘堵塞等引起内瘘失功能时。常选择股静脉、颈内静脉和锁骨下静脉做中心静脉插管。操作简便，不易出血，不加重心脏负荷，对血流动力学影响小。一般保留 2~3 周。常见的并发症为血栓形成、血流量不足和感染。

由于血管条件所限，又需做长期透析者，也可选择颈内静脉或锁骨下静脉穿刺，体外段导管埋置于皮下隧道。这种方法的感染并发症显著低于一般的中心静脉插管，可留置数月至数年。

### 四、适应证和禁忌证

（一）适应证

1. ARF

凡有下列指标之一者，即可进行透析：

1）无尿或少尿 2 天以上。

2）尿素氮（BUN）>35.7 mmol/L 或每日上升 >8.92 mmol/L 的高分解代谢者或肌酐（Scr）880 μmol/L。

3）血 $K^+$ >6.0 mmol/L。

4）$CO_2CP$ >13.4 mmol/L，或碱储备 <15 mmol/L。

5）有严重水肿、肺水肿、脑水肿。

6）输血或其他原因所致溶血、游离血红蛋白 >800 g/L。

7）临床出现明显尿毒症症状者。

2. 慢性肾衰竭

临床出现恶心、呕吐、肾性贫血、重症高血压、体液潴留、心功能不全及神经系统症状者，如有下述指标之一者即可进行透析：

1）Ccr <10 mL/min。

2）BUN >28.6 mmol/L。

3）Scr >707.2 μmol/L。

3. 急性药物或毒物中毒

应用 HD 治疗急性中毒的主要条件是：

1）毒物能够通过透析膜而被透出，即毒物是小分子，不与蛋白结合，在体内分布比较均匀，而未固定局限某一部位。

2）毒性作用时间不能太快，否则来不及准备透析。

3）透析时间应争取在服毒后 8~16 小时。

透析有效的中毒药物：

1）镇痛剂：水杨酸盐、对乙酰氨基酚。

2）酒精：乙醇、甲醇。

3）镇静剂：巴比妥盐、格鲁米特（导眠能）、安宁、丙咪嗪。

4）抗生素、青霉素、半合成青霉素、磺胺药、氯霉素、四环素、异烟肼。

5）其他：地高辛、环磷酰胺、甲氨蝶呤。

以上是可由透析去除的药物，但并不是说这些药物中毒时非得用透析治疗。如上述任何一种药物透析时因药物进入透析液，则达不到有效的治疗浓度。

4. 其他

1）顽固性、全身性水肿。

2）高血钾及其他电解质紊乱。

3）急性左心衰竭、肺水肿。

4）银屑病。

5）精神分裂症。

6）肝性脑病。

（二）禁忌证

1. 严重的心功能不全及严重心律失常

有时可因腹膜透析过度。

2. 高热

体温在 39℃ 以上需降温后方可进行透析。

3. 休克

需纠正休克后方可进行透析。

4. 严重的出血倾向

可因腹膜透析过度，如病情需要也可用体外肝素化来进行血液透析。

5. 其他

尿毒症终末期已出现不可逆性并发症。年龄大于 70 岁者，应慎重。

### 五、操作技术与疗效

（一）操作技术

1. 透析器的选择

多数选用空心纤维透析器及多层平板透析器。

2. 透析液选择

ARF 病例，选用碳酸氢盐进行常规透析较好。优点为从代谢观点看是比较符合生理的治疗，对心血管功能稳定性较好，血压控制较好，减少透析中及两次透析间的症状；缺点为透析液制备比较麻烦，需要新的附加设备，花费较大。碳酸氢盐透析适用于透析前有严重代谢性酸中毒，老年或心血管不稳定者，肝功能不全，存在与肺功能不全有关的缺氧症时。

3. 肝素化方法

通常有全身肝素化及局部肝素化两种方法。

1）全身肝素化：本法较简单，为常用的肝素化法，透析前按每千克体重 1～1.5 mg 计算，静脉内 1 次注入。透析器预充液内加肝素 10 mg，透析开始后每小时加入肝素 10 mg。这种方法适用于没有出血倾向和手术创面的患者。根据病情可略加大或减少肝素用量。如在透析中静脉压增高，气泡驱除器中气泡增加，提示肝素用量不足，即将出现凝血现象，此时，应立即在透析器中加肝素 10 mg，透析结束前 1 小时停止使用肝素。

2）体外肝素化：在透析开始即从透析器的动脉端连续注入肝素，使透析器内凝血时间维持在 40～60 分钟；与此同时，在透析器的静脉端注入鱼精蛋白，以中和肝素，使体内凝血时间维持在 15 分钟以内。这样，既可防止透析器中凝血，又可防止肝素过多进入人体内引起出凝血障碍。体外肝素化发生透析器内凝血或透析后肝素反跳等并发症的机会较全身肝素化法高。

3）小剂量肝素化：对于有出血倾向和曾经有过出血病史的患者，是一种安全、有效的肝素化方法。在透析开始时首次注入小剂量肝素 5 ~ 10 mg，后每小时注入 5 ~ 10 mg，使体内凝血时间维持在 20 ~ 30 分钟。

由于在透析过程中，有众多的因素影响着凝血过程，因此，肝素的应用必须考虑到以下两个方面：

1) 每个患者对于肝素的敏感性以及肝素在每个患者体内的代谢速率都不尽相同，因此，无论是负荷量肝素还是维持量的肝素都应做到个体化。

2) 除了患者的个体因素外，在透析过程中，透析器及其管道的血相容性程度以及血流量大小对于凝血过程也有相当大的影响。譬如：同样的肝素用量，在血流量为 200 mL/min 的情况下有满意的抗凝效果，而当血流量降低到 100 mL/min 时则可能出现透析器内凝血。反之，如果透析器的血相容性相当好而血流量又能达到 300 mL/min 以上的话，甚至可以不用肝素而完成 3 ~ 4 小时的血液透析。

（二）疗效

1. ARF

对于 ARF 患者，血液透析可有效维持水、电解质和酸碱平衡，纠正高钾血症、水钠潴留和代谢性酸中毒，并为抗生素、营养疗法的实施和原发病的治疗创造条件。目前，在透析患者，ARF 的死亡原因主要为严重的原发病和并发症，而死于 ARF 直接相关并发症如水钠潴留引起的急性左心衰竭、高钾血症和代谢性酸中毒者很少。

2. 慢性肾衰竭

影响血液透析治疗慢性肾衰竭疗效的因素较多。剩余肾功能较好、无明显其他脏器病变、营养状态较好者，预后较好。与透析本身的因素主要是透析剂量和实施方法。目前已有部分患者依赖血液透析存活 20 年以上。

（三）透析充分性

透析充分性是指在摄入一定量的蛋白质的情况下，使血中毒素清除适量，并在透析间期使之保持在一定的低水平值，充分纠正酸碱和电解质失衡状态，透后患者感到舒服和满意。

（四）透析剂量及处方

透析处方指为达到设定的溶质和水清除目标所制订的各项透析方案。包括透析器的选择、血流量和透析液流量、脱水量和速度、抗凝剂应用、透析频率和每次透析时间。一般每周透析 3 次，每次 4 ~ 6 小时，每周透析时间为 12 ~ 15 小时。体重高、食欲好、残余肾功能差时，应选用较大透析膜面积的透析器，并提高血流量和透析液流量。透析脱水量和速度的设定主要根据透析间期体重的增长、心功能和血压等。一般单次透析脱水量为干体重的 3%，不超过 5%。

## 六、透析故障及处理

（一）血流量

血流量 ≤ 100 mL/min 为流量不足，其原因为：①动静脉管道不通畅；②血容量不足而致低血压；③肝素量不足；④透析器或透析液温度过低。可作相应处理诸如监察管道、补充血容量、增加肝素用量和调节温度等。

（二）透析液流量不足

常见原因为负压泵功率小，流量计阻塞和透析液管道或平板阻塞等。查出原因后做相应处理。

（三）负压升高

透析时负压升高，常见于透析液管道折叠、阻塞、流量下降，以至破膜，应及时处理。

（四）静脉压异常

静脉压力过高系指超过 8.00 kPa，如≥13.3 kPa 则有凝血危险。常见原因为患者心功能不佳、肝素不足或血液高凝状态、透析管道内纤维蛋白析出阻塞滤网，应定时检查及时排除故障。静脉压力降低而血流不畅，常因患者血压下降、动静脉瘘不畅所致。

（五）机器性故障

常见原因，①电源断电：停电时需停止透析，将手摇曲柄置于血泵轴上，用手转动，使血液返回体内。②透析器破膜：负压过大或静脉端阻塞，跨膜压力超过 66.5 kPa 即可引起透析膜破裂。此时透析液呈血色，可见血液自空心纤维喷出，透析液出现泡沫。所有现代化机器均有高度敏感的漏血探测器，通过光电管监测，发出警报，自动停止透析。更换透析器后再行透析。③加温异常：温度过低可致凝血（≤35℃），过高可致溶血（≥43℃），前者常由于控制热敏电阻损坏、加热器失灵或加热棒表面有沉淀物所致，应即时处理，后者应立即停止加温。④透析液浓度异常：透析液浓度由电导度计控制，偏离≤3% 不报警，≥10% 可引起致死性高钠血症和严重的低钠血症。随着备有电导度监护装置的现代化透析机问世，这种并发症已极少出现。

### 七、并发症的处理

（一）透析膜破裂

需换用新的透析器。

（二）透析液温度过高

立即停止透析，透析器内血液不能输回体内，病重者则需要输新鲜红细胞。

（三）硬水综合征

此征的发生主要是血压不稳定，皮肤刺激征及有明显的胃肠道症状，由于对人体内环境的稳定干扰很大，一旦发生须立即中断治疗，以防造成不良后果。

（四）失衡综合征

失衡综合征是在透析中或透析结束后数小时出现的暂时性中枢神经系统及骨骼系统的急性医源性症状的总称。其原因目前普遍认为主要是由于血液中溶质浓度（主要是尿素）急速降低，使血液和脑组织间产生渗透压差，低钠透析液造成的钠平衡失调和透析液碱化剂的组成，血液 pH 值的变化和 $HCO_3^-$ 在血液与脑脊液间的浓度差也是不可忽视的原因。此外，高效能透析器的使用，超滤量过大、过快等，故需要继续治疗者应适当输血以及平时加强营养，特别注意高效价动物蛋白的摄入量。静脉输入高张葡萄糖液，提高透析中葡萄糖含量以防止该征的发生。

（五）出血

动脉外瘘管脱落，连续血路及穿刺针松脱，都可产生出血。

（六）凝血与溶血

此与肝素量、透析液温度及透析时间有关。故在透析过程中，要严密观察血流情况与温度的控制。

（七）心血管方面意外

在血液透析过程中患者发生血压下降、虚脱、休克其主要原因是动静脉瘘管增加了心脏负担，循环血量的改变以及输血所致的热原反应，透析液成分误差，血容量突然增加等原因造成。故要严密观察患者的体温、脉搏、呼吸及面色等情况的变化，并及时纠正出入血量的失衡，立即采取急救措施。

### 八、血透患者的护理

HD 患者的监护是在透析全过程中对患者进行连续的全面观察，其中对临床表现、生命体征和血液体外循环进行严密监测最为重要。及早发现病情和不良反应，及时处理，保证透析安全，减少透析并发症，使患者逐渐康复，提高生活质量。

（一）血透前的准备

1. 首先要做好患者及家属的心理护理

尿毒症患者在血透前精神负担很大，对自己以后的生命、预后、事业、经济等忧心忡忡，要耐心做好思想工作，树立治疗疾病的信心。

2. 建立动静脉内瘘管

常用的动静脉内瘘配对血管：①桡动脉—头静脉；②桡动脉—肘前静脉；③胫后动脉—大隐静脉；④肱动脉—肘前静脉。血管选择的顺序是先上肢、后下肢、先左后右，最好选择质地柔软、通畅、管径较大无炎症的静脉。

3. 其他

准备好动静脉瘘局部皮肤，对患者讲明目的要求，取得合作。了解患者的一般情况，准确测量体重、体温、脉搏、呼吸、血压。根据患者的病情，决定透析方式、脱水量、肝素用法及用量，配好预冲液及透析液。透析室内空气、地面严格消毒，备齐抢救药品及器械等。连续好透析器。

（二）透析过程中的监护

1）熟练掌握透析机各监护系统的性能、操作程序，以及故障的排除。

2）血管的固定与连接必须良好，随时检查，防止由于肢体活动后接管滑脱。

3）根据肝素化的方法控制肝素量，体外凝血时间维持在 3 分钟以内。

4）密切注意进出血量是否平衡，回流管路的阻力是否增加（除泡器压力与膨胀度）。

5）核对肝素剂量是否足够，空气除泡器内的泡沫是否增加，有无纤维析出。并严密观察滤网血流的宽度，以及回流管内的血液有否分层。

6）每 15～30 分钟测量脉搏、呼吸、血压一次；每 30 分钟测量体温一次，每小时记录透析液的温度、浓度、流量、负压、静脉压、血流量及透析液 pH 值一次。血生化

1~2 小时检查一次，出凝血时间 1 小时检查一次。

7）要密切观察血漏报警的发生如血漏报警不能排除应停止透析，防止造成严重后果。

（三）透析后及透析间期的护理

患者在透析后及透析间期，应密切观察并发症的发生。

1）透析结束后要立即测血压和体重，嘱患者卧床休息，以防发生体位性低血压。

2）透析后要注意保持内瘘管通畅，穿刺点的压迫力量要适当，防止发生血肿的栓塞。护士及患者均应知道不在造瘘侧肢体测血压和采集血标本，禁止在插管处近端结扎肢体，以保证血液正常流动。指导患者预防血栓形成，如睡觉时不要压迫术侧肢体，术侧肢体不穿过紧衣服；不用术侧上肢背包、扛行李及提取重物。术侧上肢不过度活动、运动；保持术侧肢体体位舒适。透析术后早期教会患者锻炼术侧肢体，促进内瘘愈合。教会患者如何在动静脉瘘部位触脉搏和震颤，以检查动—静脉血流是否通畅，如果脉搏和震颤消失可能是通路堵塞，需要立即就医。

3）血透常规使用肝素，要特别注意观察穿刺部位的出血情况。一般内瘘压迫止血 10~20 分钟即可，桡动脉、足背动脉穿刺应加压止血 30 分钟以上，并用沙袋或绷带等压迫止血数小时，如有出血倾向，可用鱼精蛋白中和。

4）注意水分控制，为减少透析并发症的发生，患者在两次透析之间的体重增长（即水分摄入）应控制在体重的 4% 以内。

5）透析过程中常丢失一定量的蛋白质、各种氨基酸和维生素等，因此，对慢性维持性透析的患者应注意营养补充。每周透析 2 次和 3 次的患者，每日每千克体重蛋白质摄入量为 1.0 g 和 1.5 g。用含必需氨基酸的高生物价蛋白如蛋、牛奶、瘦肉、鱼补充。有高血压、水钠潴留或心功能减退者要限制钠盐。高钾血症是造成心脏骤停的原因，应尽量少进含钾高的蔬菜、水果、坚果类、蘑菇、茶、可可、巧克力、速溶咖啡等。高磷血症可造成骨质变软，故应控制磷的摄入量，一般每日 <900 mg，含磷高的食物有奶制品、蛋白、心脏、肝脏、虾仁、肉松、豆制品、坚果类、花生、芝麻等。应适当补充水溶性维生素和微量元素。

6）做好心理护理。慢性维持性透析的患者，常因代谢性或器质性脑病而出现神经精神症状，也可因环境及心理影响而出现悲观、抑郁等症状。心理护理是其治疗过程中必不可少的重要环节。所以医护人员要了解患者的内心世界，同情理解患者，与患者交朋友，取得患者的信任。利用血透治疗与患者接触的机会进行交谈，注意倾听患者的叙述，帮助患者解除心中的苦闷、忧伤等情绪。同时，正确地宣教有关透析和肾移植治疗的知识，使患者看到未来，看到希望，树立信心，争取合作。

## 血液滤过

HF 是模拟肾小球的滤过功能而设计的，即将患者的动脉血引入具有良好通透性并与肾小球滤过膜面积相当的半透膜滤器中，使血液中的水分、氮质、中分子物质等被滤出，从而达到清除体内过多水分，排除氮质、中分子物质和酸性产物的目的。由于流经滤器的血流量仅为 200～300 mL/min（为正常肾血流量的 1/6～1/4），故在动脉端用血泵加压，并在半透膜对侧造成负压，从而扩大跨膜压（≤66.5 kPa），使流过滤器的 35%～45% 的血浆液体（无蛋白质）被滤出，滤过率为 60～90 mL/min（为正常肾小球滤过率的 1/2～3/4）。滤过率的大小取决于血流量、跨膜压、滤过膜面积和筛过系数。HF1 次的滤液总量约为 20 L，为了保持机体内环境的平衡，在滤器前（后）补回置换液约 18 L。现已研究模拟肾小管重吸收功能，超滤液经过处理（除去有害物质等）后重新输回体内，以免丢失蛋白质、氨基酸和生物活性物质。

## 一、血液滤过机

主要由血泵、负压泵、输液泵组成，用以保持和调整超滤液和置换液的平衡。其他诸如肝素泵、空气探测器、漏血探测器和各种压力监护器、加温装置与血透机相同。

## 二、滤器

基本结构与透析器相同，分空心纤维型和小型积层平板型。滤过膜是用高分子聚合材料制成的非对称膜（即微孔基础结构所支持的超薄膜），中、小分子的清除率相差不多，具备如下特点：①制备材料无毒、无致热源、与血液生物相容性好；②截留分子量明确，使小、中分子顺利通过，而大分子物质（如蛋白质等）不丢失；③高通透性和高滤过率；④蛋白质不易黏着其上，避免形成覆盖膜，影响滤率；⑤物理性能高度稳定，能耐受一定压力。常用材料诸如赛璐珞醋酸纤维（A）、聚丙烯腈（PAN）、聚酰胺（PA）、聚甲基丙烯酸甲酯（PMMA）、聚砜（PS）和聚碳酸酯（PC）等。

## 三、置换液（平衡液）

基本配方为钠 140～150 mmol/L，钾 0～2 mmol/L，氯 104～118 mmol/L，钙 1.875～2.125 mmol/L，镁 0.5～1 mmol/L，乳酸钠 40～45 mmol/L（或醋酸钠 35～40 mmol/L），葡萄糖液 0～11.1 mmol/L。

由于 HF 清除小分子物质（如尿素氮、肌酐）比 HD 差，故需要滤出相当超滤液才能达到治疗目的。但究竟需要滤出多少为宜，可采用下述方法确定。

（一）标准固定量

每次 20 L，每周 3 次。

（二）尿素动力学计算法

$$每周交换量（L）=\frac{每日蛋白质摄入量（g）\times0.12\times7}{0.7（g/L）}$$

0.12 为每克蛋白质产生尿素氮克数；7 为每周天数；0.7 为超滤液中平均尿素氮浓度。

每周交换量除以 3 即为每次交换量。

（三）体重计算法

$V/2 = 0.47 \times BW - 3.03$

$V/2$ 为血尿素氮降低 50% 时，每次治疗的超滤量；BW 为体重（kg）。

（四）残余肾功能计算法

HF 的目的是使患者的血浆清除率最少维持在 5 mL/min 以上。每日的超滤液应为 7.2 L（5 mL × 60 × 24），否则不能达到上述要求（指患者残余肾功能为零者）。每周的超滤量至少为 50.4 L，一般按 60 L 计。置换液与超滤液的比例为 1∶1，故置换液的最少用量为 60 L，可按每周 3 次，每次 20 L。

## 四、方式

（一）前稀释法

将置换液在滤器前输入。虽由于血液进入滤器前经置换液稀释，致血流阻力小，滤过量稳定，不易在滤过膜上形成蛋白覆盖层，但由于血液稀释后清除率低，要输入大量的置换液（50～70 L/次），目前已少用或不用。

（二）后稀释法

将置换液在滤器后输入。减少了置换液用量（20～35 L/次），提高了血浆清除率，目前采用此法为多。

（三）连续动静脉血液滤过（CAVH）

不用血泵和血滤机，将滤器直接与患者动静脉接通，利用动静脉血流压力差和重力作用进行持续超滤，超滤量和清除率不高，但由于长时间连续进行，可达到一定的疗效，血管稳定性好、病情重者最为适合。

## 五、适应证

适应证基本上与血透相同，但对下列情况优于血透。

（一）高血容量所致的心力衰竭

由于 HF 能迅速等渗地清除体内过多的水分，故其既能有效减轻心脏的前负荷，又能维持血压稳定，对强心、利尿剂反应不佳的上述患者疗效甚佳。

（二）顽固性高血压

可能和有效地清除体内过多水分、加压物质有关，至少由于 HF 进行时能保持心血管系统和细胞外液容量的相对稳定，从而避免了对肾素—血管紧张素系统的激惹。

（三）低血压和严重水钠潴留

HF 与血透过程中低血压的发生率分别为 5% 与 25%～50%，其原因：①能保持细胞外液的钠略高于细胞内，使细胞内水分向细胞外转移，故清除水分的同时仍维持细胞外液容量的稳定；②减少过高的血容量时去甲肾上腺素浓度升高，周围血管阻力增加，保持血压稳定；③低氧血症轻于 HD；④避免醋酸盐的副作用；⑤血浆渗透压稳定；⑥返回体内的血液温度低，可刺激加压反射；⑦滤器的滤过膜较透析器的滤过膜的生物相容性好。

（四）尿毒症性心包炎

由于对中分子物质及水分的清除较血透为佳，故治疗心包炎的疗效较血透为佳。HF 治疗中并发心包炎者未见报告。

（五）周围神经病变

由于中分子物质的排除，左下肢腓总神经传导速度，可经 HF 治疗明显改善。且 HF 治疗中周围神经病变发病率低。

（六）高脂血症

其增高幅较血透为低，可能是中分子量的脂蛋白酶抑制因子能被 HF 清除之故。

（七）ARF

CAVH 除了具备 HF 的优点外，且由于在床边进行，故对心血管功能不稳定、多脏器功能衰竭和病情危重的老年患者有独特的优点。

## 六、并发症

均由于输入大量置换液和产生大量超滤液所致。如置换液污染而致的热源反应和败血症；置换液中含铝等微量元素及钙浓度低等引起的铝中毒和透析骨病；超滤液中虽仅含微量蛋白，但长期大量的丢失，其量也甚可观，加之氨基酸和激素的丢失也应引起注意。

腹膜透析

腹膜透析（简称腹透）自 1923 年应用于临床后，曾因感染难以控制而一度被废用。后来由于抗生素的发现，加之操作技术上的逐步提高，腹透又广泛用于治疗尿毒症。近年来，发现腹膜对中分子尿毒素的清除率比人工膜为佳，纠正水、电解质失衡安全有效，且可辅助血液透析的不足。

### 一、腹透的原理

腹膜是一具有半渗透性的生物膜，不仅有扩散和渗透作用，而且有分泌和吸收功能。腹透即利用腹膜作为透析膜。将配制的透析液灌注入腹膜腔，根据膜两侧溶质渗透浓度的不同，可使溶质从浓度高的一侧向浓度低的一侧移动（弥散作用）。而水分则从渗透浓度低的一侧流向高的一侧（渗透作用），达到动态平衡，使体内代谢的废物和过多电解质及水分进入透析液排出体外。如此，间歇不断地更换透析液即可达到清除体内聚积的代谢物质和纠正水、电解质及酸碱失衡的目的。

### 二、适应证和禁忌证

（一）适应证

腹透指征与 HD 相同，但腹透尚可用于不宜做血液透析者。尤其适用于老年及儿童肾衰竭、心血管功能不稳定及有出血倾向者。此外，对水中毒、高钾血症、氮质血症、代谢性酸中毒也为本疗法的适应证。重症药物或毒物中毒者为迅速排除毒物亦可做腹透。

（二）禁忌证

腹透无绝对禁忌证，但在下列情况下不宜进行：①广泛腹膜粘连；②腹腔内脏外伤；③近期内腹部大手术；④结肠造瘘或粪瘘；⑤膈疝；⑥腹膜广泛感染；⑦腹腔内弥漫性恶性肿瘤；⑧严重肺部病变伴肺功能不全；⑨妊娠。

### 三、透析前准备

**（一）准备腹透管**

近来均采用小孔硅胶管，分成两大类。①临时性腹透管：长 30~35 cm，管外径 4.9 mm，末端 7~9 cm 处的侧壁上有 4 行直径 0.9 mm 的小孔，孔间距 5 mm。此类腹透管用于急性短时间的腹透；②永久性腹透管：以 Tenkhoff 管为代表，在管上增加 1 个或 2 个涤纶套，一个套置于皮下，另一个位于腹膜外，结缔组织长入涤纶套内，从而使腹透管固定牢固，并可阻止细菌进入腹腔。腹透管使用前要消毒，并消毒 Y 形接管、地瓶、穿刺套管针等。

**（二）准备透析液**

目前，有袋装的商品透析液，其中每升含（mmol）$Na^+$ 131.8，$Cl^-$ 99.1，$Ca^{2+}$ 2，$Mg^{2+}$ 0.75，醋酸盐 36.7，葡萄糖液 20 g，总渗透压 374.3 mmol/L。当无现成的商品透析液而又急需透析时，可以用输液制剂临时配制：5% 葡萄糖盐水 500 mL，5% 葡萄糖液 250 mL，等渗盐水 250 mL，5% 氯化钙 5 mL，10% 氯化钠 3 mL，4% 碳酸氢钠 60 mL，其中含 $Na^+$ 144 mmol/L，$K^+$ 4 mmol/L，$Cl^-$ 122.9 mmol/L，$Ca^{2+}$ 1.7 mmol/L，$HCO_3^-$ 28.5 mmol/L，葡萄糖液 37.5 g/L。

**（三）患者准备**

嘱患者排空膀胱，灌肠，准备腹部皮肤。

### 四、操作方法

**（一）置管法**

在手术室植入或在床边用套管针穿刺置入。

1. 穿刺法

局麻下用特殊的套针（Trocar）进行。穿刺前应先将 1 000~2 000 mL 腹透液注入腹腔，可以减少穿刺时损伤腹腔脏器的机会。如原有腹水者可不注入。穿刺点以腹直肌外缘处穿刺较好。操作步骤为：在脐下 3 cm 处局麻，用尖刀做 0.5 cm 皮肤切口，然后用套针向腹腔内垂直刺入，并令患者鼓起腹部，经两次落空感（第 1 次为白线筋膜，第 2 次为腹膜）后进入腹腔，拔出针芯即可见透析液（或腹水）流出。随即将装有导丝的腹透管放入套针并送向直肠子宫陷凹，待腹透管末端进入该腔，患者常诉有排尿或排便感，此时伸出导丝，在腹壁打一皮下隧道，将腹透管皮外段从隧道内穿出，缝合原切口，即可开始透析。此方法可在床旁进行。

2. 切开法

切口选择在正中线或正中旁线脐下 3 cm 处，长 2~4 cm；也可选择右下腹麦氏点或左下腹相应位置。在局麻下切开皮肤，钝性分离皮下组织。剪开腹直肌前鞘，用直角钩牵开腹肌，剪开腹直肌后鞘，将腹膜做一小切口，以仅能通过透析管为度，并在其周围做荷包缝线，暂不结扎。

导管植入前，以少量肝素溶液冲洗管腔、向腹腔内灌入透析液 500 ~ 1 000 mL（有腹水者例外）用金属管芯插入导管管腔内，以助 Tenckhoff 透析管从手术口向膀胱直肠陷凹（女性为直肠子宫陷凹）徐徐放入。插入腹腔内的长度，约相当于脐至耻骨联合距离。如导管位置恰当，则患者感便意而无痛苦，且回抽通畅。此时便可以收紧腹膜的荷包缝线，结扎腹膜切口，然后缝合腹直肌鞘，固定涤纶套于腹直肌鞘前。在皮下脂肪层做一隧道，至原皮肤切口的外上方（隧道长 5 ~ 7 cm），在此处做第二切口（0.5 cm），将导管皮外段从此口拉出。第 2 个涤纶环放在距皮肤出口 2 cm 处，然后缝合皮肤。此法比较安全，尤其适用于肠麻痹患者。但操作较复杂，对患者损伤亦较大，应在手术室进行。

3. 腹腔镜法

自 1981 年此法应用于临床以来，和其他两种插管方法比较，腹腔镜法早期透析效率最高，插管并发症发生率最低，尤其在发生流出道梗阻和漏液方面，优于穿刺法和切开法。

（二）腹透液的配制

腹透液有市售的袋装透析液，也可自制。分别为等渗、高渗、含钾、无钾、乳酸盐及醋酸盐等多种类型。

1. 透析液的处方原则

1）电解质的组成和浓度与正常血浆相近。

2）渗透压稍高于血浆。

3）根据病情适当地加入药物，如抗生素、肝素等。

4）高压消毒，无内毒素、无致热原。

2. 透析液的基本配方

标准腹透液成分见表 13 - 1。

表 13 - 1　标准腹透液成分

| 葡萄糖 | 1.5 ~ 4.25 g/L |
|---|---|
| 钠 | 132 ~ 141 mmol/L |
| 氯化物 | 95 ~ 102 mmol/L |
| 镁 | 0.25 ~ 0.75 mmol/L |
| 钙 | 1.25 ~ 2.5 mmol/L |
| 醋酸或乳酸根或碳酸氢根 | 35 ~ 40 mmol/L |
| 渗透压 | 340 ~ 390 mmol/L |
| pH 值 | 5.0 ~ 7.0 |

醋酸透析液有扩血管作用，抑制心肌收缩，且对腹膜刺激较大，可引起纤维性腹膜炎，降低超滤率。乳酸盐对腹膜刺激小，没有醋酸盐的副作用，但有肝损害者不宜用。碳酸氢钠需临时加入，以防止发生碳酸钙结晶而堵管或引起化学性腹膜炎，适用于肝损伤者。

在紧急情况下，若无现成透析液，可用静脉注射液配制（表 13 - 2）。

表 13-2　静脉注射液配制腹透液配方

| 透　析　液 | 用　量（mL） |
|---|---|
| 5% 葡萄糖盐水 | 500 |
| 5% 葡萄糖 | 250 |
| 0.9% 氯化钠 | 250 |
| 4% 碳酸氢钠 | 60 |
| 10% 氯化钾 | 3 |
| 5% 氯化钙 | 5 |
| | 1 068 |

（三）腹透方法

目前，使用的腹透方式有 4 种，一种为急性腹透，三种为慢性腹透。

1. 急性腹透（APD）

每 30 分钟到 2 小时，腹透液被灌入和排出腹腔，通常治疗时间为 48~72 小时。

2. 持续性不卧床腹透（CAPD）

每次灌入透析液 2 000 mL，白天每次在腹腔保留 4~6 小时，交换 3 次，夜间保留一夜，24 小时共交换 4 次。透析总量为 8 000 mL。

CAPD 的标准治疗方案是，每天交换透析液 4 次，每次 2 L（8 L/d）。交换时间，上午 8 点，中午 12 点，下午 5 点，就寝时（晚 10 点）。透析液选择，白天 3 次用含糖 1.5%，晚间 1 次用含糖 4.25% 的透析液。也可以按患者的具体情况选用。

CAPD 不论在医院、家庭或外出旅行时均可进行，是当今慢性肾衰竭患者首选的腹透方法。其优点具有简单、方便、价格低、不依赖机器等优点，是慢性肾衰竭患者家庭最常用的方法。其缺点是腹膜炎的发生率稍高于间歇性腹透和持续循环式腹透。由于现代的 CAPD 连接器的使用以及其他连接辅助装置和较好技术的应用，已减少了 CAPD 的缺点。

3. 持续循环式腹透（CCPD）

CCPD 是一种借助于机器进行腹透的方法。患者白天腹腔保留透析液，睡前与透析机连接，进行 4~5 次透析。翌晨，把最后一袋透析液留在腹腔中，然后脱离透析机自由从事日常活动。

CCPD 标准方案，每天交换透析液 5 次，每次 2 L（共 10 L）。交换时间，晚 10 点开始，翌晨 8 点关机，夜间每 2.5 小时交换 1 次，共 4 次，进液 10 分钟，留置 2 小时，放液 20 分钟，白天保留 14 小时。透析液的选择，夜间各次均用含糖 1.5% 的，白天用含糖 4.25% 的透析液。

CCPD 的优点是夜间进行治疗，不影响白天活动，连续次数较少，减少了腹腔感染的机会。在透析前将透析处方的参数输入机器中，不需额外操作，保证患者夜间睡眠不受干扰。另外，CCPD 治疗腹疝和导管周围漏液的发生率低于 CAPD，可能与白天交换液量少、腹腔压力低有关。

CCPD 的缺点是治疗费用高于 CAPD。

4. 间歇性腹膜透析（IPD）

每次灌入透析液 1 000 ~ 2 000 mL，在腹腔保留 45 ~ 60 分钟，然后将液体放出，丢弃，再放入透析液，一天共透析 8 ~ 12 L。夜间不做。

IPD 的优点是减少透析日数（3 ~ 4 透析日/周），只需 36 ~ 45 小时/周，患者不易感到疲劳。腹膜炎的发生率相对较低。腹疝和导管周围漏液的发生率也较低。

IPD 的缺点是溶质的清除受限，在透析最初的数月至数年，透析不充分的现象可不明显。当最终肾功能完全丧失时，患者就会表现出透析不充分的症状、体征。此外，IPD 如用腹透机价格昂贵，也需要大量一次性循环管道。IPD 适用于卧床不起的行动不便或需家庭护理的患者。

（四）透析过程管理

1）各种管道连接需严格遵守无菌操作。

2）透析室每日用紫外线照射及来苏水拖地 2 次。

3）透析液加温到 38℃左右。

4）输液皮条、地瓶、管道每日更换消毒。

5）记录透析液进出量。

6）每日第一次腹腔流出液做血常规、细胞计数、涂片及细菌培养。

7）每日查血尿素氮、肌酐、血电解质、血糖、血渗透压。

8）每日观察血压、体重、体温、患者症状。

## 五、透析并发症

（一）腹痛

发生原因有灌注或排出液体过快，透析液温度过低；腹腔感染；应用高渗性透析液；腹腔灌注量过多等。处理方法是去除病因，可在透析液中加入 2% 利多卡因 3 ~ 5 mL/L。无效时酌情减少透析次数。

（二）腹膜炎

发生原因有透析管道内及管道周围操作时污染，细菌由管道内及管道周围进入腹腔；透析液污染；远处感染灶经血液播散至腹腔；阴道内细菌上升性感染等。腹膜炎诊断标准为：①透析液混浊；②腹部疼痛及压痛；③透析液细菌培养阳性，具有以上两条即可诊断。处理方法是进行腹腔冲洗，腹腔内快速注入含 1.5% 葡萄糖的透析液，快速引流出，每次 1 ~ 2 L，加肝素 1 000 U，腹水转清后可加入抗生素，保留 1 ~ 3 小时，然后，恢复正常透析。

（三）水、电解质紊乱

可发生水潴留及肺水肿、高张性脱水、低血钾和高血钾、高氯性酸中毒、代谢性碱中毒等。应注意电解质测定，调节透析液中各种电解质及葡萄糖的含量。

（四）肥胖、高酯血症

肥胖、高酯血症是由于腹透液中葡萄糖吸收造成。应用乳酸盐透析液代替醋酸盐透析液可减少肥胖和高脂血症的发生。

（五）其他并发症

有透析性骨病、心血管并发症、肺部并发症、腰背部痛等。

### 六、腹透的护理

1）腹透患者较血透患者丢失更多的蛋白质、氨基酸及水溶性维生素，故应指导患者用高热量、高生物效价、优质蛋白、高维生素、低钠低钾饮食。

2）反复示教腹透管道的护理方法、操作方法及注意事项，使患者出院后能顺利进行自我透析。如保持室内环境清洁，正确的洗手技术，操作时戴口罩，检查透析液有效期、葡萄糖含量、有无渗漏和杂质。按正确步骤进行腹透，夹闭管道或打开透析液时要执行无菌操作技术。

3）根据病情适当限制液体入量：尽量集中静脉给药，以减少液体摄入量。抬高水肿肢体，增加静脉回流、减轻水肿。建议患者穿宽松的衣服，避免穿紧身衣裤，防止静脉淤血。经常变换体位以利引流，抬高床头并协助患者翻身，引流不完全可引起膈肌上升导致肺部并发症。长期透析者应定期查血尿素氮、肌酐和电解质、肝功能、血常规等，如出现低血钾应中断透析报告医生。

4）当患者出现体液不足症状时提醒医生注意透析液浓度，输入低渗透析液，以免患者出现严重脱水；如患者体重增加 1 kg 以上，明显水肿，出现肺水肿或脑水肿症状，提示水分过多，需增加透析液渗透压。

5）腹透全过程需严格无菌操作，腹透室要严格消毒。保持引流袋低于腹部，以防引流液倒流。透析液在腹腔内停留期间。要夹闭透析管道。腹透管的出口部位和相关切口应当按外科手术伤口护理。保持透析管皮肤出口处清洁干燥，用无菌纱布覆盖，并注意消毒。向患者讲解感染的诱发因素及其症状、体征。告诉患者出现感染症状时及时就医。怀疑有腹腔感染时，遵医嘱应用敏感抗生素加肝素做腹膜腔灌洗；如果应用氨基苷类抗生素，应监测血浓度，注意其肾毒性及耳毒性。

6）对腹痛患者，在床旁透析时，注意排净空气，以免空气进入腹膜腔，引起不适；保持透析液适当的温度，凉的透析液易引起痉挛性疼痛。

7）重视家庭腹透患者的指导和随访。CAPD 的主要优点之一在于它能适应家庭透析的需要。目前，我国在这方面还不够重视，对患者进行家庭透析的训练不够充分，满足于在医院的透析治疗效果，而忽视家庭透析的质量。随着 CAPD 的进一步发展，家庭透析将成为 CAPD 的主流。

其他血液净化方法

### 一、单纯超滤

单纯超滤是模拟肾小球的滤过功能而设计的，即将血液引入透析器后，不用透析液，单纯依赖负压，扩大跨膜压，以超滤方式达到清除体内水分的目的。其优点是在短期内可脱去大量水分而不发生低血压现象，故其既能有效减轻心脏的前负荷，又能维持血压稳定，对强心、利尿剂反应不佳的上述患者疗效甚佳。其缺点是对尿毒症毒物清除很少，不能调节电解质及酸碱平衡；主要用于治疗体内水过多的各种情况。

## 二、序贯透析

在单纯超滤前或后进行血液透析。它具有清除了过多水分，又清除尿毒症毒物的双重优点。

## 三、连续动静脉血液滤过

这是一种简单的血液滤过方法。其特点是不用机器，利用动静脉压力差使血液通过高通透性的小型滤器，除去体内过多水分；同时，以对流方式清除溶质。按需要补充部分置换液；是治疗水潴留和急性肾衰竭的一个简易方法。

## 四、血液透析滤过

这是血液透析和血液滤过的结合，也就是弥散和对流同时进行。故在单位时间内对中、小分子的清除优于弥散血透和血液滤过，具有治疗时间短、效果好及耐受性良好的优点。换句话说，血液透析滤过除兼有血液透析和血液滤过两者的优点外，并由于血液透析滤过的总清除率比单独的血液透析和血液滤过均高，而属短时、高效透析的一种形式。但它需要高流量特殊滤器、大量置换液及有电脑控制的容量超滤及液体平衡装置；且价格昂贵。

## 五、血液灌流

借助体外循环，通过具有广谱解毒效应的吸附装置，清除血液中外源性或内源性毒物，达到血液净化的一种治疗方法。血液灌流对抢救药物中毒等的患者有良好的效果。由于能吸附某些中分子物质及尿酸、肌酐等，因此对尿毒症心包炎具独特的治疗作用。但不能排出水分，不能调节电解质平衡，消除尿毒症的作用亦小，如与 HD 合并使用有提高疗效、缩短治疗时间、延长透析间隔的作用。有时血液灌流器还可以与血流滤过串联使用。最新的发展之一是其吸附剂具免疫吸附作用，从而可以应用于治疗某些免疫性疾病。

## 六、血浆置换术

该术是 1975 年以后进入临床使用的血液净化技术。其原理是让血液通过血浆分离滤器或离心器，将血细胞与血浆分离，弃去有毒血浆，将有形成分与新鲜血浆或冰冻血浆、白蛋白等置换液一起输回人体。

（一）适应证

①抗—基膜抗体介导的肾炎；②非抗—基底膜介导的新月体性肾炎；③其他类型的肾小球肾炎，诸如 I gA 肾病、Ⅱ型膜增生型肾炎；④狼疮性肾炎；⑤韦格内肉芽肿；⑥多动脉炎；⑦溶血尿毒症综合征；⑧血栓性血小板减少性紫癜；⑨多发性骨髓瘤性肾病；⑩肾移植，移植前可用以清除多种白细胞抗原的淋巴毒抗体，移植后用以治疗急性